EVROPA

Europäische Bibliothek
12

gegründet von Henning Ritter

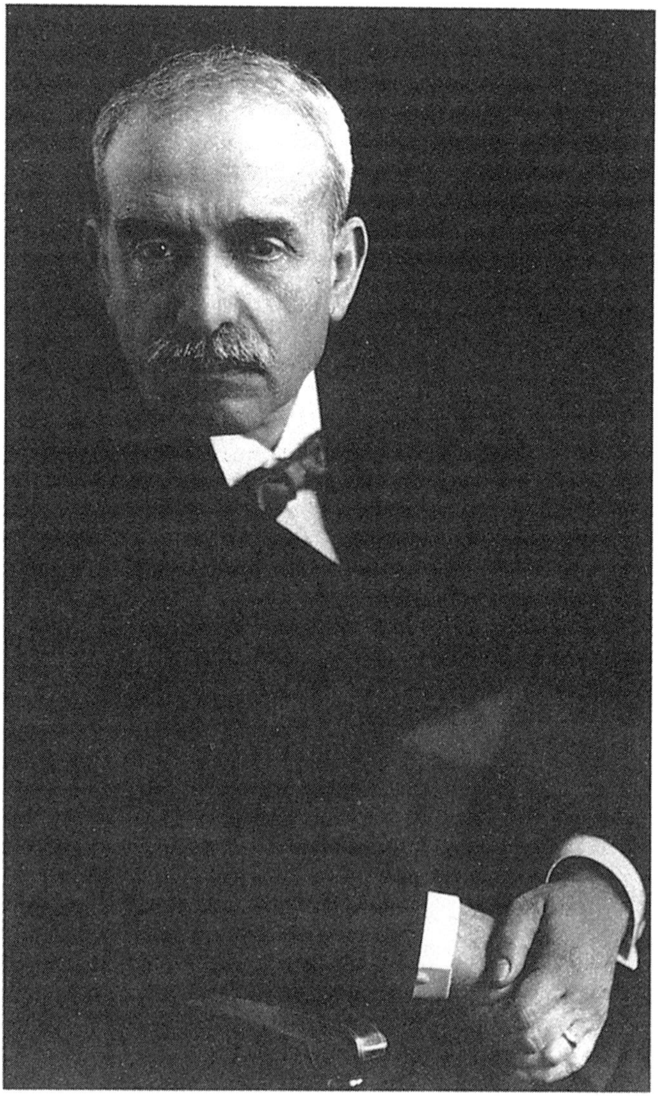

ABY WARBURG 1925.

Ernst H. Gombrich

Aby Warburg
Eine intellektuelle Biographie

Aus dem Englischen von
Matthias Fienbork

Europäische Verlagsanstalt

Titel der Originalausgabe:
Aby Warburg. An Intellectual Biography
(London: The Warburg Institute, University of London, 1970)

Die Deutsche Bibliothek – CIP-Einheitsaufnahme
Gombrich, Ernst H.:
Aby Warburg: eine intellektuelle Biographie/
Ernst H. Gombrich.
Aus dem Engl. von Matthias Fienbork.
– Hamburg: Europ. Verl.-Anst., 1992 (Europäische
Bibliothek; 12)
Einheitssacht.: Aby Warburg <dt.>
ISBN 3-434-00708-3
NE: GT

Umschlaggestaltung: MetaDesign, Berlin
Uli Mayer (Reihenkonzeption), Heike Nehl (Titelgestaltung)
Motiv: Aby Warburg, 1925
Signet: Dorothee Wallner nach Caspar Neher „Europa“ (1945)
Herstellung: DIE HERSTELLUNG, Stuttgart
Druck: Ebner Ulm
Printed in Germany

INHALT

VORWORT ZUR DEUTSCHEN AUSGABE

Es ist der Initiative des Verlages zu danken, daß dieses Buch, das im Jahre 1970 auf englisch erschien, nun auch in der Muttersprache Aby Warburgs und des Verfassers zugänglich ist. In den wenigen Jahren seit seiner ursprünglichen Veröffentlichung hat das Interesse an Warburg im deutschen Sprachgebiet ungeheuer zugenommen. Der umfangreiche Sammelband von Dieter Wuttke, *Aby Warburg, Ausgewählte Schriften und Würdigungen,* ist bereits 1980 in zweiter Auflage im Verlag Valentin Koerner erschienen, und die darin enthaltene Bibliographie erlaubt es, das stets wachsende Schrifttum über Warburg zu überblicken. Vor allem sind es auch zwei handliche Sammelbände, die anläßlich von Warburgs 50. Todestag erschienen, die die eindrucksvolle Gestalt Warburgs dem Leser nahezubringen geeignet sind: *Die Menschenrechte des Auges,* mit Beiträgen von Werner Hofmann, Georg Syamken und Martin Warnke (Europäische Verlagsanstalt, 1980), und *Mnemosyne,* herausgegeben von Stephan Füssel (Gratia Verlag, Göttingen 1979), mit alten und neuen Würdigungen.

Dieser Widerhall gründet sich gewiß auf die Hoffnung, in Warburgs Werk und Arbeitsweise einen Ausweg aus der Sackgasse engen Spezialistentums zu finden und auf seinen Spuren weiteres Neuland der kunst- und kulturwissenschaftlichen Forschung zu erschließen. So begrüßenswert und berechtigt diese Einstellung auch ist, scheint es mir doch, daß man Gefahr läuft, sich den Zugang zu Warburg zu erschweren, wenn man ihn nicht im Zusammenhang mit seiner Zeit und seiner Generation zu sehen lernt. Denn so kritisch er auch oft seinen Zeitgenossen und seinem Milieu gegenüberstand, so war die Umwertung aller Werte gewiß nicht sein Anliegen. Es gibt keinen Anhaltspunkt dafür, zu glauben, daß er je die heute vielgeschmähten und vielverkannten Bildungswerte verwarf, die die bürgerliche Welt des neunzehnten Jahrhunderts noch von Goethe und Burckhardt empfangen hatte. In seinem geistigen Universum standen die griechische Antike und die Renaissance selbstverständlich im Zentrum, und er hat nie an der Auffassung gerüttelt, daß das Kunstschaffen der Menschheit in den Werken eines Leonardo, Michelangelo oder Raffael einen Höhepunkt erreicht hatte, jenseits dessen ein Abstieg begann. So wie seine Zeitgenossen hatte er dennoch eine persönliche Vorliebe für die Florentiner Meister der Frührenaissance, er respektierte die einsame Kunst eines Rembrandt und begrüßte den Kampf der Moderne gegen die philiströse Salonkunst, aber er stellte dabei nie die überkommenen Wertmaßstäbe in Frage, die auch schon der Kunstgeschichte des neunzehnten Jahrhunderts eigen waren. Auch die Auffassung, daß diese Kunstentwicklung nur im Zusammenhang mit der Kultur verstanden werden kann, teilte er mit seinen Lehrern und Fachkollegen. Als Kulturhistoriker glaubte er mit Herder an die Möglichkeit, das Ideal der Humanität zu verwirklichen, und auch in seinen pessimistischsten Stimmungen ließ er sich diesen Glauben nicht nehmen. Gerade weil er mit seinen Zeitgenossen an den Fortschritt glaubte, hielt er es auch für seine Pflicht als Forscher, von den Errungenschaften der Naturwissenschaften Kenntnis zu nehmen, die zum ersten Mal die Kulturentwicklung der Menschheit unter die psychologische Lupe nahmen. Sein Ideal einer Kulturpsychologie war durchaus vom Evolutionismus geprägt, der uns heute so fremdartig anmutet. Das Kind und der sogenannte Primitive standen in dieser Auffassung noch dem Tiere näher, und es blieb die Aufgabe des Kulturmenschen, diese urtümlichen Reaktionen zu bändigen und zu beherrschen.

Gerade weil Warburg diese Auffassungen des neunzehnten Jahrhunderts nicht nur teilte, sondern bitter ernst nahm, erscheint er uns im Rückblick so prophetisch gewesen zu sein. Haben wir doch, wie auch er, den Durchbruch des Irrationalen mit all seinen schrecklichen Folgen schaudernd erlebt, und im düsteren Licht dieser Entwicklung wirkten seine Überzeugungen nun unheimlich aktuell. Das sind sie gewiß. Er wäre aber nicht der erste bedeutende Mensch, der zu seiner Zeit sprechen konnte, weil er die gültigen Überzeugungen der Vergangenheit nicht zum alten Eisen warf, sondern in die geänderte Lage hinüberrettete. Er vollzog diese Umschmelzung im Feuer seiner eigenen seelischen Leiden und Leidenschaften. Was hier, in direkter Anlehnung an den englischen Titel, als seine »Intellektuelle Biographie« bezeichnet wird, bemüht sich, diesen Umwandlungsprozeß zu dokumentieren. Um ihm innerlich zu folgen, muß der Leser bereit sein, auch den Ballast des neunzehnten Jahrhunderts mit an Bord zu nehmen, der es Warburg ermöglichte, in den Stürmen seines inneren und äußeren Lebens Kurs zu halten.

London, im Juli 1981 E. H. Gombrich

I
EINFÜHRUNG

I

Dieses Buch verfolgt zwei Absichten. Es will den Leser mit den Ideen und der Persönlichkeit eines Gelehrten bekannt machen, der auf die Entwicklung der Kunstgeschichte einen bedeutenden Einfluß ausgeübt hat – durch seine wenigen Veröffentlichungen, durch das Institut, das seinen Namen trägt und durch seine Schüler, zu denen einige der hervorragendsten Gelehrten auf diesem Gebiet gehören. Gleichzeitig will dieses Buch zum ersten Mal eine Übersicht über die vielen unveröffentlichten Schriften, Projekte und Entwürfe vorlegen, die sich zu Warburgs Lebzeiten angesammelt haben und mit deren Hilfe die Gedanken, die seiner Forschung und seiner Bibliothek zugrunde liegen, erst völlig verständlich werden. Diese beiden Zielsetzungen sind hoffentlich nicht unvereinbar; es steht allerdings außer Zweifel, daß eine Einführung in Warburgs Ideenwelt durch eine stärkere Konzentration auf das Wesentliche gewonnen, eine Veröffentlichung seines schriftlichen Nachlasses jedoch von einer größeren Fülle profitiert hätte. Der Leser hat daher ein Recht, zu erfahren, wie und warum dieser Kompromiß zustande kam, den dieser Band zwangsläufig darstellt.

Als Aby Warburg im Oktober 1929 im Alter von 63 Jahren in Hamburg starb, wurde unter seinem Nachfolger Fritz Saxl eine vollständige Ausgabe seiner Gesammelten Schriften geplant. Die ersten beiden Bände wurden im Jahre 1932 vorgelegt. Sie umfaßten die publizierten Werke, mit philologischer Sorgfalt ediert von Warburgs Assistentin Gertrud Bing, die in einem Anhang sämtliche handschriftliche Notizen aufnahm, die Warburg später in seine Handexemplare eingetragen hatte. Der Umfang dieser Notizen und die Anmerkungen der Herausgeberin bezeugen die fundierte Kenntnis, die sie von Warburgs Denken besaß und die Hingabe, mit der sie sich den Themen seiner Forschung widmete. Sie wußte jede Andeutung, jeden Namen und jeden Begriff zu deuten und konnte alle Lücken ergänzen, auf die Warburg selbst hingewiesen hatte. Aus enger Zusammenarbeit mit dem alternden Gelehrten, den sie auf seinen letzten Reisen nach Italien begleitete und der ihr seine ersten Entwürfe manchmal diktierte, entstand eine völlige Vertrautheit, ja sogar Identifikation, mit seinen Ideen.

Es war beabsichtigt, so stand auf der ersten Seite der Gesammelten Schriften zu lesen, den zwei Bänden der publizierten Werke Warburgs fünf weitere folgen zu lassen. Der dritte Band sollte dann das Werk umfassen, mit dem sich Warburg in den letzten Lebensjahren beschäftigt hatte, den *Mnemosyne* genannten »Atlas«, eine umfangreiche Bildersammlung, die Warburgs Anschauung von den Kräften, die die Entwicklung des abendländischen Geistes bestimmt hatten, rekapitulieren und erläutern sollte. Der nächste Band sollte sämtliche unveröffentlichten Vorträge und kleineren Abhandlungen enthalten. Der fünfte Band galt seinen Fragmenten zur »Ausdruckskunde auf anthropologischer Grundlage«, der sechste den Briefen, Aphorismen und autobiographischen Aufzeichnungen, und als siebten Band wollte Fritz Saxl schließlich den Katalog der Bibliothek Warburg veröffentlichen, denn, wie er schrieb, »die Bibliothek und die Schriften bilden erst zusammen die Einheit von Warburgs Werk«.

Die Hindernisse, die der Verwirklichung dieser weitgesteckten Ziele im Wege standen, waren äußere wie innere. Im Hinblick auf die äußeren Schwierigkeiten sprechen die Daten eine deutliche Sprache. In dem Jahr, das der Publikation der ersten beiden Bände folgte, kam Hitler an die Macht, Bibliothek und Mitarbeiter emigrierten nach England. Sämtliche Bücher, Notizen und Entwürfe von Warburg wurden in Kisten verpackt und mit dem Schiff nach London transportiert; die Arbeit an der Edition dieses ganzen Materials hatte zweifellos einen schweren Rückschlag erlitten. Zwar haben sich Fritz Saxl und Gertrud Bing hier wie in allen anderen Dingen, für die sie sich eingesetzt hatten, geweigert, sich geschlagen zu geben. Was sie aber vielleicht nicht hatten voraussehen können, war die enorme Last, die auf ihnen ruhte, anderen Exilierten mit Rat und Tat zur Seite zu stehen, denn die Lage in Deutschland und in der ganzen Welt wurde immer ernster. Ein immer größerer Strom von verzweifelten und verstörten Flüchtlingen aus Deutschland kam in die provisorischen Räume der Bibliothek Warburg, um dort wenigstens Anteilnahme und Rat zu finden.

Stets bemüht, der Verpflichtung nachzukommen, die Saxl den Angehörigen Warburgs wie auch der ganzen Welt gegenüber übernommen zu haben glaubte, suchte er jemanden, der Gertrud Bing bei der Vorbereitung der angekündigten Edition assistieren könnte. Im Herbst 1935 sprach er, anläßlich einer Reise nach Wien, in dieser Angelegenheit mit dem inzwischen verstorbenen Ernst Kris, und dies war der Augenblick, als der Verfasser des vorliegenden Buches in Erscheinung trat. Wir kamen überein, daß ich am 1. Januar 1936 meine Arbeit in London aufnehmen sollte, und am Abend dieses Tages sah ich zum ersten Mal Teile des »Atlas«-Projektes. Unter der Führung von Gertrud Bing, die mich mit Warburgs Absichten bekannt machte, sollte ich Erläuterungen zu den einzelnen Tafeln schreiben, und zwar auf englisch, obwohl meine Englischkenntnisse für eine solche Aufgabe nicht ausreichten. Damals lernte ich auch Teile des Archivs kennen, die Unmenge von Notizen, die Warburg hinterlassen hat, von denen einige zur Vorbereitung ihrer Veröffentlichung noch in Deutschland abgetippt worden waren. So wurde mir bewußt, welche inneren Schwierigkeiten sich für dieses Projekt von der Sache her ergaben. Warburg, so stellte sich heraus, hatte niemals ein Stück Papier weggeworfen. Er schrieb unter großen Schwierigkeiten, und er schrieb fortwährend. Ein großer Teil seines Nachlasses bestand aus Entwürfen, flüchtig hingeworfenen Stichworten, Formulierungen und Fragmenten. Manchmal entdeckten wir, daß ein dickes Notizbuch hauptsächlich Versuche enthielt, einen Titel in verschiedenen Kombinationen und Permutationen zu formulieren. Viele Notizen bestanden aus einzelnen Stichworten, was darauf hindeutet, daß Warburg bestimmte Bilder oder Beispiele hinzufügen wollte, und viele von ihnen wiederholen sich kaleidoskopartig immer wieder. Die Edition eines derartigen Materials schien mir ungeheuer schwierig. Aber ohne seine Veröffentlichung wäre die Photographiensammlung, die den »Atlas« bildet, für den Uneingeweihten ebenfalls unverständlich. Auch die äußeren Bedingungen der Jahre kurz vor dem Zweiten Weltkrieg waren ja für solch ein nahezu utopisches Unternehmen nicht sehr günstig. Bald war auch Österreich von Hitler besetzt worden, und die Kriegsgefahr wuchs. Bei Ausbruch des Krieges wurde ich zur BBC verpflichtet, wo ich sechs Jahre lang im Abhördienst arbeitete. Fritz Saxl und Gertrud Bing waren entschlossen, ihre Verpflichtung gegenüber Warburgs Vermächtnis einzuhalten, und sie machten sich immer wieder an die

Arbeit, obwohl sie durch den Tod Hans Meiers, des Institutsbibliothekars, der bei einem Luftangriff ums Leben kam, durch die Evakuierung der Bibliothek und durch viele andere Schicksalsschläge jener tragischen Jahre immer wieder aus der Bahn geschleudert wurden. Saxl begann tatsächlich mit der Arbeit an einer Warburg-Biographie, wozu er einige der Tagebücher und Teile der an Warburg gerichteten Briefe heranzog, aber er gab dieses Vorhaben auf halbem Wege auf. Ich habe sein Fragment mit Gewinn benutzt und verweise an einigen Stellen dieses Buches darauf. In vollem Umfang habe ich jedoch nur Saxls Kapitel über die Bibliothek aufgenommen, die er so gut kannte und deren Struktur in so hohem Maß auf seine Initiative zurückgeht.

Was mich betrifft, so hatte die Distanz, die sich aus meiner ungewollten Abwesenheit ergab, immer mehr meine Überzeugung gestärkt, daß Warburgs Notizen nicht einfach veröffentlicht, sondern sehr viel eher im Rahmen einer Darstellung seiner Ideen verwendet werden sollten. In dieser Richtung hatte ich während des ersten Kriegsmonats schon gearbeitet, und als ich schließlich in das Institut zurückkehrte, schlug ich vor, mit der Arbeit auf diese Weise fortzufahren. Ein großer Teil des Buches, das der Leser jetzt in seinen Händen hält, wurde dann zwischen 1946 und 1947 geschrieben, um diese Absicht zu verwirklichen. Der Verzicht auf das ursprüngliche Vorhaben, der sich aus meinem Vorschlag zwangsläufig ergab, ist Gertrud Bing nicht leicht gefallen, und als ich ihr meine Entwürfe vorlegte, war sie über die kritische Distanz meiner Darstellung nicht immer glücklich. Es lag in der Natur der Sache, daß ich ihre Identifikation mit Warburgs Sicht und Forschungsinteresse, die für sie etwas Selbstverständliches war, nicht teilen konnte. Dennoch beschloß ich, auf meinem Standpunkt zu beharren, und es hat mich gefreut, sie in vielen Fällen von der Berechtigung meiner Interpretation überzeugen zu können. Aus dem Manuskript war allmählich der Entwurf zu einem Buch geworden, das Saxl publizieren wollte, obwohl er erklärte, er habe keine Ahnung, wer das Buch überhaupt lesen würde. Saxl aber starb im Jahre 1948, und es ergaben sich neue Probleme. Es wurde entschieden, daß jegliche Darstellung von Warburgs Ideen ohne ein Bild seiner Persönlichkeit, ohne eine Biographie unvollständig wäre. Es stand von Anfang an fest, daß nur ein Mensch diese Biographie schreiben könnte – Gertrud Bing. Meine Darstellung sollte daher solange beiseite gelegt werden, bis sie als ein zweiter Band der maßgeblichen Warburg-Biographie von Gertrud Bing veröffentlicht werden konnte.

Aber erneut war die Realität stärker als alle guten Absichten. Als unermüdliche Stellvertreterin von Saxls Nachfolger, Henri Frankfort, fand Gertrud Bing nicht die Ruhe, sich ihrem geliebten Vorhaben zu widmen, und als sie, nach Frankforts Tod im Jahre 1955, zur Direktorin des Instituts berufen wurde und den Umzug in ein eigenes Institutsgebäude im Universitätsviertel zu überwachen hatte, da stand ein solches Unternehmen einfach nicht zur Debatte. Nach ihrer Pensionierung im Jahre 1959 ging Gertrud Bing mit großer Freude daran, fortzuführen und zu vollenden, worin sie ihr wahres Lebenswerk erblickte. Sie begann, durch ein umfangreiches Lektüreprogramm für sich selbst eine Grundlage zu erarbeiten, die sie in die Lage versetzen sollte, dem Werk Warburgs einen festen Platz in der Geistesgeschichte zu geben. Sie konnte nur mit Mühe dazu bewegt werden, in einer Vortragsreihe des Courtauld Institute of Art über Warburg zu sprechen, und sie sagte der Akademie der Wissenschaften in Heidelberg eine Abhandlung über die Sprache Warburgs zu. Aber selbst mit dem Entwurf war sie nie zufrieden, sie zerriß ihn. Im Sommer 1964 erkrankte sie und starb im Alter von 72 Jahren. Die Biographie, auf die wir alle gewartet hatten, war nicht geschrieben worden.

In dieser tragischen Situation zog ich meinen alten Entwurf wieder hervor und legte ihn mehreren Lesern vor, insbesondere Carl Georg Heise, dem ehemaligen Schüler und Freund von Aby Warburg. Seine Antwort war so ermutigend, daß ich beschloß, die Arbeit wieder aufzunehmen. Eines war klar: die Kritik all jener, die gemeint hatten, man könne Warburgs Ideen nicht im luftleeren Raum und von seiner Persönlichkeit losgelöst darstellen, war berechtigt. Ich machte mich daher an die Arbeit und versah das Manuskript mit dem unerläßlichen biographischen Gerüst. Dabei erhielt ich die Unterstützung von Max Adolf Warburg, dem Sohn Aby Warburgs, der sich mit der Korrespondenz seines Vaters beschäftigt und von vielen Briefen, die für den Biographen von Interesse sind, eine Abschrift angefertigt hatte. Ich bin ihm für die Erlaubnis, seine Auszüge zu verwenden, sehr dankbar.

II

Es sollte aus der Geschichte dieses Buchs deutlich geworden sein, in welchem Umfang der Leser auf einen Kompromiß zwischen den beiden Absichten, die ich zu Beginn dieser Einführung erwähnt habe, gefaßt sein muß. Die Absicht, Warburgs unveröffentlichte Schriften bekanntzumachen, führte zwangsläufig zu einer stärkeren Konzentration auf seine unvollendeten Projekte und auf seine Notizen als auf seine publizierten Abhandlungen, die schon seit längerer Zeit zugänglich sind. Diese Zielsetzung hat ihrerseits das Problem der Darstellung sowohl für den Leser als auch für den Verfasser noch erschwert. Der Leser wird häufig mit Warburgs eher unverständlichen, rasch hingeworfenen Notizen konfrontiert, mit Formulierungen, die er mehr für sich selbst als für andere schrieb und die folglich im Lichte dessen, was über Warburgs Lektüre und Interessengebiete bekannt ist, erklärt und vervollständigt werden müssen. Dies gilt ganz besonders für die Fragmente zur Ausdruckskunde, die auf Warburgs Studentenjahre zurückgehen und in die angekündigte Gesamtausgabe aufgenommen werden sollten (S. 93ff.). Selbst die kleine Auswahl, die ich für dieses Buch getroffen habe, wird den Leser vielleicht eher entmutigen. Ich konnte sie aber nicht weglassen, weil sie gewiß deutlicher als alle anderen Warburgschen Notizen die ganze Breite und die Ambitionen seiner intellektuellen Bestrebungen zeigen, die weit über die Grenzen der Kunstgeschichte hinausführten. Eine ganz andere Schwierigkeit läßt sich an einem weiteren Fragment vor Augen führen, dem imaginären Briefwechsel über die »Ninfa Fiorentina«, den er mit seinem Freund Jolles im Jahre 1900 führte. Keine der veröffentlichten Schriften Warburgs trägt auch nur annähernd wie dieses mißlungene Projekt den Stempel des Fin de siècle und des Renaissancekults, der damals so sehr in Mode gekommen war. Es ist begreiflich, daß Warburg es liegen ließ, und doch gehört es dazu, wenn die Geschichte seiner inneren Entwicklung erzählt werden soll. Diesen Teil kann man nicht einfach auslassen, auch auf die Gefahr hin, den Leser des zwanzigsten Jahrhunderts ein wenig zu befremden.

Aber auch die Schwierigkeiten des Verfassers sollten hier erwähnt werden. Die von Warburg aufgegebenen Projekte verfolgten ihn natürlich weiter und wollten sich in einer anderen Form Ausdruck verschaffen. Die Tatsache z. B., daß Warburg sich entschloß, die Korrespondenz über die »Nympha« nicht fortzuführen, bedeutete nicht, daß er an dem Problem der bewegten Frauenfigur nicht mehr interessiert war. Im Gegenteil, Skizze auf Skizze belegt, daß er auf dieses Motiv und auf das, wofür es in seiner Deutung der Florentiner Renaissance stand, immer wieder zurückkam. Auf den ersten Blick mag man diese immer neuen Versuche für bloße Wiederholungen halten, die man getrost weglassen könnte. Aber das täuscht. Es war für Warburgs Denken und für seine Methode charakteristisch, daß er mit einer begrenzten Anzahl von Motiven und Elementen operierte, diese aber in immer neuen Permutationen und Kombinationen prüfte. Eine winzige Drehung des Kaleidoskops führt zu einem neuen Muster. In der Tat wird der Leser bei einiger Beharrlichkeit entdecken können, daß es an Warburgs Lebenswerk kaum etwas Aufregenderes und Beeindruckenderes gibt als diese ruhelose Suche, die einer tiefen Unzufriedenheit über die landläufige Interpretation der Renaissance entsprang, deren Erbe er war und die er in seinen frühen Studentenjahren zum Teil auch übernommen hatte. Zeitweilig hatte diese Unzufriedenheit, dieses Bedürfnis, die Bildelemente zu verschieben und neu zu ordnen, eine fast lähmende Wirkung auf Warburg. Das Bild wollte sich nicht setzen. Die Wiederholungen und Umformulierungen sind daher nichts Beliebiges, Überflüssiges, das nur darauf zurückzuführen wäre, daß Warburg alle seine Notizen aufbewahrte. Sie gehören in die Darstellung seiner geistigen Laufbahn. Die Tagebücher und Briefe bestätigen, welche Bedeutung diese Kämpfe für Warburgs Leben hatten; sie führten dazu, daß er bei mehreren Anlässen einen Ruf auf einen Lehrstuhl ablehnte, und sie beeinflußten damit indirekt die Entwicklung seiner Privatbibliothek und die Gründung seines Instituts.

Dennoch kann nicht bestritten werden, daß das Bild, das sich aus der Durchsicht von Warburgs privaten Aufzeichnungen ergibt, ein wenig einseitig ist. Es liegt in der Natur des Materials, das diesem Buch zugrunde liegt, daß die Fragen, die Warburg quälten, mehr zur Geltung kommen als die, die ihm weniger Schwierigkeiten bereiteten. Die meisten Menschen leiden mehr unter inneren Spannungen, als sie es anderen gegenüber eingestehen wollen, und das Bild seiner Psyche, das der Historiker aus derartig ungesichteten persönlichen Aufzeichnungen gewinnt, wie sie Warburg uns hinterlassen hat, wird mit dem Bild des Menschen, das seine Zeitgenossen von ihm hatten, nie ganz übereinstimmen.

III

Als ich an das Londoner Warburg Institute kam, waren seit Warburgs Tod etwas über sechs Jahre vergangen. Der Umzug von Hamburg nach London hatte natürlich das Milieu zerstört, in dem Warburg gelebt und gearbeitet hatte, aber ich kannte und traf noch immer viele Menschen, die die große Wirkung seiner Persönlichkeit erlebt hatten – an erster Stelle Gertrud Bing. Aus allen Berichten geht zweifelsfrei hervor, daß Warburg auf diejenigen, mit denen er zusammentraf, den Eindruck eines ganz ungewöhnlichen Menschen machte. Von kleiner Statur, entsprach er dennoch dem Bild eines »großen Mannes«. Die meisten Menschen, die ihn gekannt haben, sprechen von dem intensiven Blick seiner dunklen Augen, von der tiefen Melancholie, die sie an die Schrecken der seelischen Krankheit erinnerte, die er überwunden hatte, und von der unerwarteten Lebhaftigkeit seiner Äußerungen, seinem Hamburgischen Humor, seinem epigrammatischen Witz, seiner Freude an Anekdoten und von seinem Nachahmungstalent, das ihn, wie er gerne erzählte, zum Schauspieler hätte werden lassen, wenn er ein wenig größer gewesen wäre.[1] Dieses Einfühlungsvermögen, das Warburg deutsche und italienische Dialekte gut imitieren ließ, machte ihn zu einem scharfsinnigen und manchmal unbarmherzigen Beobachter der Menschen. Er liebte es, einen Menschen mit ein paar Worten zu charakterisieren, und einige Formulierungen blieben Bestandteil der »Folklore« des Kreises um Warburg. Es liegt in der Natur der Sache, daß diese Augenblickswirkung seiner Persönlichkeit nicht viele Spuren in seinen Notizen hinterlassen hat, obwohl es in seinen Tagebüchern nicht wenige scharfsinnige Charakterisierungen anderer Menschen gibt und er sogar ein oder zwei Vorfälle für seinen eigenen Gebrauch festhielt.

Aber natürlich hätte Warburg seine Zeitgenossen nicht bloß durch seine brillanten Gespräche beeindrucken können. Der Name, den er sich in der Fachwelt gemacht hat, beruhte zuallererst auf seiner fundierten Gelehrsamkeit, auf seiner Kenntnis der Florentiner Archive und auf seiner bibliographischen Sachkenntnis. Sein Briefwechsel zeigt, daß man sich an ihn wandte, wenn es um

1 Im Entwurf eines polemischen Briefes läßt Warburg seinen Gegner fragen: »Wer sind Sie denn?« und erwidert: »Ein kleiner Herr mit schwarzem Schnurrbart, der manchmal Dialektgeschichten erzählt. 1,59 m« *(Kunsthistoriker)*.

die Erklärung eines Wappens oder um die Identifizierung eines Stifters ging. Für Florentiner Studien und für die Geschichte der Mythographie und Astrologie galt er als unerreichter Spezialist. Es steht zu befürchten, daß sogar diese wichtige Seite der Persönlichkeit Warburgs demjenigen, der dieses Buch eher beiläufig liest, nicht so unmittelbar deutlich wird. Abertausende Zettel, geordnet in Kästen, die eine ganze Wand bedecken, bezeugen, ebenso wie natürlich die Bibliothek, die er nahezu eigenhändig aufbaute, den ungeheuren Fleiß und seine harte Arbeit. Im großen und ganzen war er am glücklichsten, wenn er auf diese Weise Material oder Bibliographien sammelte. Während dieser Perioden intensiver Aktivität griff er jedoch kaum auf sein Tagebuch oder seine Notizbücher zurück. Diese behielt er den schwierigen Problemen vor, und so wird selbst die Persönlichkeit des Gelehrten, die aus diesem Porträt hervortritt, vielleicht gequälter wirken, als sie es gewöhnlich war.

Schreiben und Publizieren war für ihn in der Tat etwas sehr Qualvolles, dem er sich oft durch Flucht in andere Richtungen entzog, die sein Auftreten in der Öffentlichkeit geprägt haben: Er hatte Freude am Organisieren, ließ keinen Kongreß aus, um seiner Einsamkeit in der akademischen Welt entgegenzuwirken, und führte eine umfangreiche Korrespondenz über Angelegenheiten von öffentlichem Interesse und über Probleme seiner Vaterstadt Hamburg. In seinen Briefen wirkt er durchaus als ein Mann von Welt, als geschickter Diplomat, liebenswürdig, taktvoll und bestimmt, aber doch nicht unhöflich, ein Meister der eleganten Formulierung. Selbst die Routinekorrespondenz, in der er um Informationen oder um ein Photo nachsucht, erweist ihn als den kultivierten Gelehrten, der mit Menschen umgehen kann. Warburg hat seine handschriftlichen Briefe jahrelang in Kopierbücher geschrieben, und obgleich diese Kopien inzwischen sehr schwer zu entziffern sind, sollte eine Auswahl von Warburgs Briefen und Tagebüchern eines Tages doch noch veröffentlicht werden, um die vorliegende Untersuchung abzurunden und richtigzustellen.

Wenn es auch eine Unzulänglichkeit darstellt, daß wir Warburgs Persönlichkeit, so wie sie auf die Öffentlichkeit wirkte, hier vernachlässigen, so kann dies vielleicht teilweise dadurch wettgemacht werden, daß uns seine Notizen die Möglichkeit geben, den Zusammenhang zwischen einigen seiner persönlichen Probleme und seiner geistigen Leistung zu beleuchten. Zweifellos gibt es solche Zusammenhänge in dem Leben eines jeden Gelehrten, aber es wird, wenn überhaupt, nur wenige Historiker geben, bei denen die Voraussetzungen für eine solche Untersuchung so günstig sind wie bei Warburg.

In seiner Abhandlung über Kausalanalyse in der Geschichte[2] hat Maurice Mandelbaum den Mangel einer »detaillierten Analyse der mannigfaltigen Hypothesen auch nur eines einzigen Historikers« erörtert und beklagt. Die vorliegende Monographie trägt vielleicht dazu bei, diese Lücke zu schließen. Das Quellenmaterial ist in seiner Vollständigkeit wahrscheinlich einmalig, gerade seine Fülle stellt gleichzeitig aber auch ein großes Problem. Die Passagierlisten und Speisekarten von Warburgs Atlantiküberquerungen sind ebenso erhalten wie seine detaillierte Buchführung, bis hin zu den Ausgaben für einen Haarschnitt. Fast immer ist es möglich, herauszufinden, wann er ein Buch gelesen hat, da er Bücher gerne mit Anmerkungen versah. Das Archiv befindet sich, dank der Mühen, die vor allem Gertrud Bing aufgewandt hat, in einem recht guten Zustand, so daß, wer daran interessiert ist, die Angaben und Verweise in diesem Buch ohne größere Schwierigkeiten weiterverfolgen kann. Wenn diese Urkunden möglicherweise einmalige Quellen darstellen, so kann der Biograph in Warburgs empfindlichem seelischem Gleichgewicht doch auch die Gründe für seine persönliche Anteilnahme deutlicher erkennen, als es bei einem eher extrovertierten Gelehrten der Fall wäre. Heutzutage muß man wohl nicht besonders hervorheben, daß die Intensität dessen, was den Gelehrten ganz persönlich beschäftigt, den Wert seines Werkes nicht im geringsten schmälert. Genauer gesagt käme das nur in Frage, wo persönliche Eigenbedeutungen ein so großes Gewicht bekommen, daß sie jene Fähigkeit zur Selbstkritik, die den Gelehrten ausmacht, behindern. Wir werden in Warburgs publizierten Schriften auf ein oder zwei Beispiele stoßen, wo er an einer Hypothese wegen der Bedeutung, die sie für ihn besaß, festhielt, aber diese Fälle sind nicht die Regel, und ihre Richtigstellung würde an seinen wesentlichen Ergebnissen kaum etwas ändern.

Diese Irrtümer sollte man natürlich nicht fortbestehen lassen um so weniger, als die Zahl derjenigen, die sie selbst aufdecken könnten, notwendigerweise klein ist. Seine Irrtümer waren jedoch ein geringer Preis für die persönliche Dynamik, die Warburgs For-

2 »Causal Analysis in History«, *Journal of the History of Ideas*, 3 (1942).

schungsarbeit inspiriert und getragen hat. Stuart Hampshire hat jüngst in einer scharfsinnigen Abhandlung über die Ethik des Gelehrten auf den Stellenwert seelischer Konflikte in der Entstehungsgeschichte großer, bedeutender Werke hingewiesen:

> »Die Bedeutung eines Schriftstellers, ob Dichter, Philosoph oder Historiker ... beruht nicht in erster Linie auf der bewußten Intention seines Werkes, sondern in der uns heute erkennbaren genauen Verfassung der Konflikte und imaginativen Unstimmigkeiten in ihm ... Jede Form zivilisierten Lebens wird aufrechterhalten um den Preis von Verleugnungen oder Verkehrungen des Fühlens, durch Selbsttäuschung und die Bildung von Mythen und spekulativen Hypothesen, die in den Augen eines völlig neutralen und wissenschaftlichen Beobachters einer späteren Zeit als eine Art von Wahnsinn oder zumindest als eine gewisse Bereitschaft zur Selbsttäuschung erscheinen ... Im allgemeinen können wir nur rückblickend erkennen, warum ein Interesse, das zu seiner Zeit marginal, scholastisch oder akademisch im schlechten Sinne des Wortes schien, in Wirklichkeit an einem scheinbar befremdlichen oder gar trivialen Material auf exemplarische Weise einen Konflikt verarbeitete, der eine viel weitreichendere Bedeutung hatte.«[3]

Die vorliegende Untersuchung beabsichtigt keineswegs, die seelischen Konflikte, die Warburgs intellektuelle Entwicklung inspiriert haben, vollständig aufzudecken. Sie will keine Leidensgeschichte schreiben, deren Ausgangspunkt in jedem Fall die zahlreichen Tagebücher zu sein hätten, die Warburg während seiner Krankheit geschrieben hat und die ich in meine Arbeit nicht einbezogen habe. Offensichtlich im Zustand der Erregung und Angst geschrieben, sind diese Bleistiftaufzeichnungen schwer zu lesen und für den Leser ohne Kenntnisse in der Psychiatrie nicht aufschlußreich. Sie erhärten kaum die Legende, der Patient habe sich damals hauptsächlich mit seinen früheren Forschungen über Dämonenfurcht und Aberglauben beschäftigt. Aber es steht fest, daß der Kampf gegen seine seelische Krankheit so sehr zu Warburgs Selbsterkenntnis beigetragen hat, daß die bei weitem beste Interpretation, die man zur persönlichen Komponente seines Werks vorlegen kann, am Ende aus seiner eigenen Feder stammt.

---

3 Max Black (Hrsg.), *The Morality of Scholarship,* Ithaca, N. Y., Cornell University Press, 1967, S. 46, 51.

IV

Meine Entscheidung, diese persönlichen Dinge im Hintergrund zu lassen, ist nicht nur darauf zurückzuführen, daß ich meine eigenen Grenzen kenne. Der Psychologe, der aus diesem Material seine Schlußfolgerungen ziehen wollte, müßte sich zunächst bewußt machen, daß diese innere Anteilnahme an den Fragen der Kultur der Renaissance keinesfalls nur für Warburg eigentümlich ist. Seit dem späten achtzehnten Jahrhundert galt die Einstellung eines Menschen gegenüber diesem bedeutenden Zeitalter als ein Prüfstein seiner Einstellung zu den Problemen seiner eigenen Zeit. Galt doch die Renaissance als das Zeitalter der Emanzipation aus den Fesseln der Kirche und des feudalen Staates, eine Emanzipation, die im neunzehnten Jahrhundert durchaus noch nicht abgeschlossen war. Für die Romantiker war die Renaissance der Sündenfall, der Verrat am christlichen Mittelalter, für die Fortschrittlichen war sie Vorbote der Freiheit. Es war dieser ausdrückliche Verweis auf dieses Spannungsverhältnis, mit dem der große Antiklerikale Michelet in seiner Geschichte Frankreichs von 1855, in der er von der Entdeckung des Menschen und der Welt sprach, sich zum Anwalt der Renaissance machte. Die Worte, die er in einem Brief schrieb, während er an seinem Werk arbeitete, könnten von Warburg stammen:

> »Ich habe keine noch so kleine soziale Tatsache erklären können, ohne alle Bereiche menschlichen Tuns zu Hilfe zu rufen ... Wenn man es unternimmt, so viele einander fremde Elemente miteinander zu verbinden, dann bedeutet dies, daß man in sein Inneres eine große verwirrende Kraft aufnimmt. So viele Leidenschaften in sich nachzuvollziehen, heißt nicht die eigenen beruhigen. Eine Lampe, die heiß genug ist, um ganze Völker zu verschmelzen, ist heiß genug, ihr eigenes Herz zu verzehren.«[4]

Es kann kein Zweifel daran bestehen, daß die Vision der Renaissance als einer großen Emanzipationsbewegung, die den Menschen aus sozialen und sogar ethischen Fesseln befreite, besonders anziehend auf Menschen wirkte, die das Gewicht dieser Schranken und die durch sie erzeugten Konflikte selbst empfanden. J. A. Symonds, der bedeutendeste englische Historiker der Re-

---

4 Zitiert in Edmund Wilson, *To the Finland Station*, New York, 1940, Teil I, 2. Kap.

naissance, ist ebenfalls ein gutes Beispiel dafür, wie den Schriften eines Gelehrten, die Gesundheit und Stärke leidenschaftlich preisen, ein Leben gegenüberstehen kann, das immer wieder von Nervenzusammenbrüchen erschüttert wird. Die klugen Augen eines so großen Psychologen wie Emile Zola haben diesen Zusammenhang zwischen Renaissancekult und Neurose klar erkannt. In seinen Bemerkungen über Hippolyte Taine, der die Renaissance in ähnlicher Weise verherrlicht hatte, sagt er über diesen Konflikt:

> »... Würde ich ihn nicht kennen, ich wäre geneigt, ihn breitschultrig, in weite und prächtige Gewänder gehüllt, ein Schwert zückend, mitten in der Renaissance, zu schildern ... Tatsächlich gehört Taine zu unserer Welt der Nerven. Er ist ein kranker und ruheloser Geist mit dem leidenschaftlichen Hang zur Kraft und zu einem freien Leben.«[5]

Wir werden sehen, daß Warburgs wachsende Abneigung gegenüber so vereinfachenden Darstellungen der Renaissance als eines Zeitalters sinnlicher Übermenschen für ihn kein Grund ist, sich auf diese Konflikte nicht einzulassen. In den Gründerjahren sah kein Gelehrter in Florenz nur eine der vielen Städte, in denen es schöne Kunstwerke und vielversprechende Archivsammlungen gab. Die vielen Deutschen, Engländer und Amerikaner, die damals Florenz zu ihrem Domizil gemacht hatten, waren überzeugt, zu den Quellen ihrer eigenen Kultur zurückzukehren. Vier Jahre, bevor der junge Student Warburg nach Florenz kam, veröffentlichte »Vernon Lee« (Violet Page) ihren *Euphorion*, in dem es u. a. heißt:

> »Es handelt sich um bloße, aus Studien gewonnene Impressionen, nicht nur Gedanken- und Gefühlsströmungen, die ich aus dem reichen Leben der Renaissance herausgelöst habe, sondern um Gedanken und Gefühle in mir selbst, die bestimmte Themen der Renaissancekultur in mir geformt und mir zugetragen haben.«[6]

Diese Gedanken und Gefühle, die ein bestimmtes Bild von der Renaissance geprägt haben, unterschieden sich bei Warburg von denen seiner Vorgänger nicht so sehr im persönlichen Ausdruck,

5 »Mes haines«, *Œuvres complètes*, Bd. XL, Paris, 1929, S. 158, 159. Zitiert in *Journal of the History of Ideas*, Bd. III, 1942, S. 351.
6 London, 1899, S. 16.

als in ihrer psychologischen Bedeutung. Der Renaissancekult des Fin de siècle hatte das Florentiner Quattrocento zu einem utopischen, goldenen Zeitalter gemacht, zu einem mühelosen Erwachen aus den Alpträumen eines mittelalterlichen Dogmatismus. Wir werden sehen, daß es diese Vision einer mühelosen Befreiung war, der Warburg widersprach, denn für ihn war Emanzipation zwar notwendig, aber schmerzhaft. Seine eigene Emanzipation von jüdischer Strenggläubigkeit mit den Problemen, die sich für die Familie daraus ergaben, war eine der Erfahrungen, die in diese Richtung deuteten. Andere gingen vielleicht noch stärker auf seine seelische Veranlagung zurück. Er fiel Depressionen, Angstzuständen und Wahnvorstellungen zum Opfer, und sein ununterbrochener Kampf gegen diese dämonischen Mächte verschmolz in seiner Vorstellung mit dem Kampf der Menschheit gegen Irrationalität und primitiven Trieb.

Warburgs Neuinterpretation der Renaissance als eines Ausdrucks von Konflikten sollte jedoch nicht allein auf seine Psyche zurückgeführt werden. Auch diese neue Deutung lag in der Luft. Sie verlief parallel, besser: sie folgte der Neuinterpretation der Antike, die im späten neunzehnten Jahrhundert entwickelt wurde. Das antike Griechenland war schon für die deutschen Klassiker, für Winckelmann, Goethe und Schiller, ein Traumland der Wünsche, und der ideale Grieche war Gegenstand ihrer Sehnsucht, weil er von den Konflikten, die das Christentum in der menschlichen Seele ausgelöst hatte, noch nichts wußte. Dieses Idealbild brach unter der Last des historischen und ethnologischen Beweismaterials in sich zusammen.

Bachofen untersuchte die primitiven Schichten der griechischen Religion; Burckhardt sah im griechischen Geist eine Widerspiegelung seines eigenen Pessimismus; Nietzsche erregte die Aufmerksamkeit seiner Generation mit seinem Buch über die *Geburt der Tragödie,* in dem die Ruhe der Griechen als Maske oder als Schutz vor dem Ansturm der dionysischen Mächte erscheint; und einer von Warburgs Lehrern, Hermann Usener, untersuchte die Ursprünge des griechischen Mythos im primitiven Denken. Unterdessen entwickelte sich eine ähnliche Neueinschätzung der antiken Welt rasch auch in England, wo Jane Harrison die griechische Kultur im Licht völkerkundlicher Theorien darstellte. Ihre Auffassung übte einen großen Einfluß auf Gilbert Murray aus, dessen Deutung der griechischen Literatur und Religion im zwanzigsten

Jahrhundert zu einer Richtschnur für die gebildeten Laien wurde. Frazers erfolgreiches Werk, *The Golden Bough,* vollendete diese Verschmelzung zwischen der antiken und der primitiven Welt. Überall wurde die Macht des Irrationalen hervorgehoben, und die Rolle, die Magie und Aberglauben im Gewebe der Kultur spielten, drängte sich der Aufmerksamkeit der Historiker immer mehr auf.

Nicht daß es sich bei Warburg um einen bewußten Entschluß handelte, diese neue Betrachtungsweise der Antike auf die Renaissance anzuwenden. Es ist in der Tat gar nicht sicher, ob er oder sein Publikum sich dieser Parallele, die lange Zeit seines Lebens bestand, bewußt war. Erst nach dem Ersten Weltkrieg erkannte man, daß Warburgs Forschungsergebnisse zur Geschichte der Astrologie der Renaissance Teil jener Bewegung waren, die zu einer Neuinterpretation von Vernunft und Fortschritt in der Geschichte der Menschheit geführt hatte. Warburg selbst hätte diese pessimistische Interpretation seiner Erkenntnisse zurückgewiesen und sich zweifellos von dem Kult des Irrationalen distanziert, der im Deutschland der zwanziger Jahre so verhängnisvolle Dimensionen annahm. Obwohl sein Kontakt zu Hermann Usener ein Verbindungsglied zwischen seinen eigenen Untersuchungen und denen der Altertumsforscher darstellt, so war sein Verhältnis zu Nietzsche ambivalent. Die Wiederentdeckung Bachofens kam erst gegen Ende seines Lebens und berührte ihn nicht. Auch Freuds Auffassung des Mythos nahm er nicht eigens zur Kenntnis. Obwohl er die Renaissance als ein Forum der Auseinandersetzung zwischen Vernunft und Unvernunft betrachtete, stand er völlig auf der Seite der Vernunft. Für ihn war die Bibliothek, die er aufbauen und an die nachfolgenden Generationen weiterreichen wollte, ein Instrument der Aufklärung, eine Waffe im Kampf gegen die Kräfte der Dunkelheit, die die mühsam erkämpfte Rationalität so leicht überwältigen konnten.

Selbst als Warburg seine Studien zum Florentiner »Milieu« um Lorenzo de' Medici in eine »Kulturpsychologie« ausweitete, mit der er, in seinen eigenen Worten, eine Diagnose der abendländischen Menschheit vorlegen wollte, selbst da empfand er sich nicht als distanziert-klinischen Beobachter. Er wollte warnen, er wollte die bösen Geister bannen und die guten beschwören. Er war ein Prophet oder Prediger, der sich statt eines Textes der Bilder bediente, die ihm im Lauf seiner Forschungen am wichtigsten geworden waren. Diese Einstellung und diese Überzeugung haben alle beeindruckt, die mit Warburg in den Jahren nach seiner Krankheit zusammentrafen. Aber selbst hier könnte man sagen, daß er eine Stelle einnahm, die die Tradition seines Faches ihm anbot. Die Kunstgeschichte als Schlüssel zu vergangenen Kulturen zu betrachten, war nach dieser Tradition nicht bloß eine Angelegenheit objektiven Forschens. Schon vorher hatte es bedeutende prophetische Gestalten gegeben, die das Evangelium der Kunst verkündeten. Man denke an Winckelmann im achtzehnten Jahrhundert und mehr noch an Ruskin im neunzehnten. Ruskins Predigten spielten eine wichtige Rolle, nicht nur in Warburgs Lehrjahren, sondern sogar noch im frühen zwanzigsten Jahrhundert. Die enge Verbindung zwischen der Entscheidung eines Menschen in Fragen des Geschmacks und der Moral, wurde selbst von denen akzeptiert, die Ruskins Verehrung des Mittelalters nicht teilten. In Hamburg selbst verkündete Alfred Lichtwark das Evangelium der Moderne als eine soziale Botschaft und fand in ganz Deutschland begeisterte Hörer und Anhänger. Warburg kannte Lichtwark recht gut und sehnte sich nach einem ähnlichen Widerhall. Aber von seinem Temperament her eignete er sich nicht zum Kunstkritiker. Statt dessen übertrug er seinen rigorosen Moralismus auf das Gebiet der wissenschaftlichen Arbeit und bekämpfte journalistischen Stil und Effekthascherei im akademischen Leben, wo immer er sie zu spüren glaubte. Auch hier trugen die hohen Anforderungen, die er stellte, zu seinem Rang unter seinen Zeitgenossen bei, die die Strenge seiner Gelehrsamkeit bewunderten.[7]

Nichts ist für Warburg charakteristischer als diese Verbindung zwischen einem moralischen und einem intellektuellen Gewissen, die aber manchmal in zweifellos entgegengesetzte Richtungen gingen. Der Gelehrte beabsichtigte, die historischen Tatsachen mit großer Genauigkeit vorzutragen, während der Prediger sich danach sehnte, diese Tatsachen zum Bestandteil seiner Botschaft zu machen. Das führte oft zu Lähmungserscheinungen. Warburg hat in seinem Leben sehr wenig veröffentlicht, aber das, was er

7 In der Erinnerung derer, die Warburg kannten, ließ sich diese Betonung der intellektuellen Redlichkeit in der Maxime »Der liebe Gott steckt im Detail« zusammenfassen. Warburg notierte sie als eines der Motti für sein erstes Seminar an der Hamburger Universität (1925-26), aber er hat sie wahrscheinlich nicht als eigene Erfindung beansprucht. Die französische Version »le bon Dieu est dans le détail«, auf die ich gestoßen bin, ist Flaubert zugeschrieben worden. Ihre Herkunft ist aber noch immer nicht geklärt.

publizierte, ist mit dieser inneren Spannung geladen, die ihren Ausdruck in Warburgs Sprache findet.

Warburgs Stil entfernte sich im Laufe seines Lebens immer mehr von der konventionellen Prosa wissenschaftlicher Darstellungen. Er gewann eine so unverkennbar persönliche Note, daß es begreiflich ist, daß Gertrud Bing sich mit dem Gedanken trug, sich dem Wesen von Warburgs Persönlichkeit durch seinen Stil zu nähern. Man kann nur beklagen, daß sie den Plan nicht verwirklichte, denn wenn je das Wort zu Recht bestand, daß der Stil der Mensch selbst sei, so gilt das für Warburg.

Eine Äußerung seines Bruders Max aus einem Nachruf auf Aby[8] bietet vielleicht einen ersten Zugang zu diesem Thema:

> »Er war von Haus aus journalistisch begabt, geistreich und hätte leicht blendende Vermutungen mit Erfolg aussprechen und verfechten können. Da er diese nach seiner Ansicht mindere Begabung kannte, kämpfte er gegen dieselbe an, mit unerbittlicher Strenge, und wurde nun durch Selbstdisziplin ein außerordentlich langsam und schwer arbeitender Produzent. Daher hat er auch verhältnismäßig wenig publiziert.«

Die Diagnose leuchtet ein, wenn sie auch nur eine Seite des Problems trifft. Gewiß fiel es Warburg nicht schwer, so wie begabte Journalisten mit sprachlichen Bildern zu spielen, und es gibt auch in seinen Gelegenheitsschriften genug Beispiele für diese Neigung. So appellierte er etwa an seine Zuhörer bei der Wiedereröffnung des Kunsthistorischen Instituts in Florenz im Jahre 1927:

> »Wir wollen, daß sich hier für jedermann, der sucht, eine seelische Zentralheizung entwickelt, und bitten um Ihre Unterstützung, sowohl was die realen äußeren Feuerungsmittel als auch was die flammende innere Begeisterung angeht . . .«

Aber wenn er in derselben Ansprache von der »ununterbrochenen Abschiedssymphonie des Lebens« spricht, so berührt er schon wesentlich tiefere Schichten.

Worauf es hier vor allem ankommt, ist, daß Warburgs innerer Widerstand gegen journalistische Effekte ihn keineswegs dazu verführte, einen trockenen Gelehrtenstil zu schreiben. Die deutsche Kunstgeschichtsschreibung besaß ja gültige Vorbilder ge-

8 Abgedruckt in *Mnemosyne*, hrsg. von S. Füssel, Göttingen, 1979, S. 23-28.

pflegter Prosa in den Werken von Jacob Burckhardt, Hermann Grimm und Ludwig Justi, die alle letztlich auf Goethe zurückweisen. Aber die ruhige Gelassenheit dieser Meister der Sprache widerstrebte Warburgs Temperament. Er wollte weniger beschreiben als beschwören. Ging es ihm doch darum, dem Leser ein anschauungsgesättigtes Bild von der Vielfalt des historischen Geschehens zu übermitteln, wie es ihm vorschwebte.

Wenn er etwa in einem frühen Aufsatz über die Medicibildnisse in Santa Trinità (1902) Ghirlandajos Darstellung der Bestätigung des Franziskanerordens mit der Giottos vergleicht, so zieht er alle Register der Sprache:

> »Giottos Gestalten wagten sich als irdische Geschöpfe nur unter dem Schutze des Heiligen an die Oberfläche, Ghirlandajos selbstbewußte Figuren patronisieren die Personen der Legende. Aber nicht aus stupider Selbstüberhebung; sie sind lebensfreudige Kirchgänger, die die Geistlichkeit gewähren lassen muß, weil sie sich nicht mehr in demutsvoller Zerknirschtheit halten lassen; und der Künstler und sein Auftraggeber wahren ja auch die guten Formen; sie überschreiten die Grenze nicht wie eine kriegerische Patrouille, sondern bringen ihr Konterfei in die Kapelle ›alla buona‹, wie das bizarre Volk der Drôlerien den Rand des mittelalterlichen Gebetbuches als sein gutes Recht okkupiert, oder mehr noch in der erbaulichen Stimmung des Fürbittenden, der sein wächsernes Abbild als Votivgeschenk dankbar oder hoffend an ein wundertätiges Bild heftet.« (*Ges. Schr.*, I, 98-99)

Der aufmerksame Leser wird in diesem vielfältigen Gewebe mehrere Spannungsfelder entdecken. Das liegt zunächst an dem Anteil, den hier wie so oft die Polemik an Warburgs Darstellung hat. Er betont zunächst, was Ghirlandajos Kunst eben *nicht* sei, seine Gestalten bezeugen keine »stupide Selbstüberhebung« und »überschreiten die Grenze nicht wie eine kriegerische Patrouille« – die Grenze, die sie einhalten (so müssen wir ergänzen), ist die zwischen Mittelalter und Renaissance. Mit anderen Worten, es darf hier nicht die Rede sein von einer »Avantgarde« einer fortschrittlichen, weil unchristlichen Auffassung, wie sie meist von schöngeistigen Schriftstellern in der angeblich »weltlichen« Gesinnung dieser Werke gefunden wurde. Aber hier geht der verhaltene Konflikt des Autors mit seinen Zeitgenossen fast unmerklich in die Darstellung der Spannungen über, die er in der Situation im Mediceischen Florenz am Werke findet. Denn einerseits hat die weltliche Deutung der Renaissance nicht so unrecht, da sich Auftraggeber und Künstler von der Geistlichkeit »nicht mehr in demutsvoller Zerknirschtheit« halten ließen; andererseits respektieren sie eben doch den kirchlichen Anstand, so wie – und hier kommt ein überraschender Vergleich ins Gewebe – »das bizarre Volk der Drôlerien«, das bloß den Rand des mittelalterlichen Gebetbuchs okkupiert. Das Tertium comparationis ist hier offenbar der Abstand, den das Weltliche gegenüber dem Heiligen zu wahren weiß, wobei offen bleiben muß, ob Warburg mit dieser flüchtigen Anspielung auch daran erinnern will, daß selbst im Mittelalter auch andere Tendenzen am Werke waren als christliche Demut. Jedenfalls schiebt er den Vergleich wieder zurück, denn »mehr noch« gilt diese Zwiespältigkeit für jene »lebensfreudigen Kirchgänger«, die ja auch wundergläubig waren und Exvotos stifteten.

Natürlich verfälscht man Warburgs Darstellung, wenn man sie so pedantisch seziert und ihre Bruchstellen aufweist. Ging es ihm doch stets darum, mit atmosphärischen Mitteln zu arbeiten. Der altmodische Ausdruck »ihr Konterfei« und die italienische Wendung »alla buona« sollen ihn als Zeugen legitimieren, der sich bewußt durch lange Arbeit im Archiv zum Mitlebenden gemacht hat.

Kehrt man von dieser Analyse zu Warburgs kurzem Absatz zurück, so muß man zweifellos zugeben, daß er etwas viel in die wenigen Worte hineingepfercht hatte. Aber der Zauber und auch die Schwierigkeit seiner Schriften liegen gerade in diesem ständigen Ringen, alles auf einmal zu sagen. Er hat oft sichtlich Mühe, der Fülle der Gesichte Herr zu werden und das Nebeneinander einer historischen Situation in ein sprachliches Nacheinander zu zwingen. So entwickelt er einen vielschichtigen Stil, eine Art von sprachlicher Kontrapunktik, die es ihm ermöglichen soll, ein Thema anklingen zu lassen, während gleichzeitig das Gegenmotiv in der Begleitung weiterläuft. So wie der Zuhörer einer Symphonie muß auch der Leser von Warburgs Schriften darauf eingestellt sein, auf die lapidarste Anspielung anzusprechen und dem polyphonen Aufbau des Arguments zu folgen.

Auch hier muß ein Beispiel genügen: In dem kurzen Aufsatz »Arbeitende Bauern auf burgundischen Teppichen« (in der *Zeitschrift für bildende Kunst,* 1907) ging es Warburg darum, dem Leser die Wichtigkeit dieser Kunstgattung begreiflich zu machen, von deren weiteren Verbreitung auch im mediceischen Florenz ihn die Archivarbeit überzeugt hatte. Er hatte in Inventaren auch gemalte

Leinwandbilder mit grotesken Genreszenen, z. B. Moreskentänzer, erwähnt gefunden, deren derber Charakter so wenig mit dem Renaissancebild der gebildeten Laien in Einklang stand. Und doch mußte man auch hier der Versuchung widerstehen, den Kontrast einfach zu sehen, denn die derben Bauern der Wandbehänge haben ja auch viel mit den antiken Satyrgestalten gemeinsam, in denen die klassizistische Hochrenaissance »ihr eigenes und ihrer humanistischen Gesellschaft angemesseneres Temperamentsventil wiederentdeckte«.

»Vor dem elementaren echten Orgiasmus des heidnischen Satyrn, dem noch dazu der nackte Körper das ungehemmte Doppelspiel von Miene und Körper verlieh, zog sich der grimassierende nordische Spaßvogel zurück, bis auch der Satyr im abschleifenden Tauschverkehr der Formen Wert und Prägungsfrische eingebüßt und nun Breughel seinen Bauern im Reiche der Sammlerkunst neu gewann, was sie eigentlich von altersher besessen das Hofnarrenprivilegium spätmittelalterlicher höfischer Kultur.« (*Ges. Schr.* I, S. 229)

Zwei Themen überschneiden sich in diesem langen Schlußsatz. Das eine ist der Ausblick von den spätmittelalterlichen Genreszenen auf Brueghel, das jedem Kunsthistoriker nahegelegen hätte. Das andere ist die spezifisch Warburgische These, wonach die ungeschlachten Holzfäller auf den Teppichen das nordische Äquivalent der antiken Satyrn im Süden seien. Diese Annahme erschwert ihm nun den Übergang zu Brueghel und verlangt die interessante Hilfshypothese, nach der der Satyr erst durch eine Art Inflation seine psychologische Funktion einbüßen mußte, bevor Brueghels Bauern den Kunstsammlern wieder Eindruck machen konnten.

Kein Wunder, daß die Formulierung eines so komplexen Sachverhalts Warburg Schwierigkeiten bereitete. Das erhaltene Manuskript zeigt ihn noch in dem späten Stadium mit den vielen Gedanken ringend, immer wieder streichend, einfügend und neu fassend. Wenn man Warburg so bei der Arbeit über die Schulter schaut und Zeuge seines Strebens wird, immer mehr in seine Schachtelsätze hineinzuzwängen, ohne sie nüchtern und prosaisch wirken zu lassen, versteht man auch, warum er selbst in diesen Jahren von seinem »Aalsuppenstil« sprach (*Tagebuch*, 24. November 1906). Daß dieser Stil nicht nur schwer verdaulich, sondern auch tief und hintergründig wirkt, verdankt er seiner gedanklichen Dichte und vor allem seinem Bilderreichtum. Besonders in den späten Schriften, wie etwa in seiner Arbeit über Luther, besitzt dieser anschauliche Stil geradezu dichterische Kraft.

»Die Furcht vor den wahrsagenden Naturwundern am Himmel und auf Erden, die ganz Europa teilte, wurde durch die Tagespresse in ihren Dienst genommen: War schon durch den Druck mit beweglichen Lettern der gelehrte Gedanke aviatisch geworden, so gewann jetzt durch die Bilderdruckkunst auch die bildliche Vorstellung, deren Sprache noch dazu international verständlich war, Schwingen, und zwischen Norden und Süden jagten nun diese aufregenden ominösen Sturmvögel hin und her, während jede Partei versuchte, diese ›Schlagbilder‹ (wie man sagen könnte) der kosmologischen Sensation in den Dienst ihrer Sache zu stellen.« (*Ges. Schr.* II, S. 513)

Gerade in Warburgs späten Notizen, die in diesem Bande oft an ihrer Stelle angeführt werden, hält das dichterische Bild dem rein Begrifflichen oft die Waage. Je tiefer er an einem Problem beteiligt war, desto mehr dachte er in Bildern. Gerade dieser innere Anteil, aus dem heraus Warburg von Anfang an schrieb, ist ja das eigentliche Thema dieses Buches.

Sowohl Warburgs Größe als auch seine Grenzen liegen darin begründet, daß er kaum etwas veröffentlichen konnte, was diese persönliche und allgemeine Bedeutung nicht besaß. Die Konzentration auf gewisse Themen führt ja nicht nur zu der bereits erwähnten Tendenz, sich zu wiederholen; sie führt hier und da auch zu dem Eindruck, daß Warburg selbst in seinem Spezialgebiet, der Florentiner Renaissance, weite Bereiche wissentlich außer acht gelassen hat. Obgleich er sich mit bestimmten, von Florentiner Künstlern übernommenen klassischen Gewandmotiven beschäftigte, taucht der Name Lorenzo Ghiberti in seinen veröffentlichten Schriften nirgendwo auf. Dennoch hat ein Referat über Ghiberti, das er in Justis Seminar gehalten hatte, zweifellos mit dazu beigetragen, daß sich seine Aufmerksamkeit auf das Problem der Gewandmotive richtete. Derartige Beispiele lassen sich in großer Zahl anführen. Aber selbst wenn wir Warburgs selektive Haltung bei der Auswahl seiner Themen und Beispiele nicht belegen könnten, hätten wir einen zwingenden Beweis für diesen Gegensatz in der engen Konzentration seiner historischen Forschungen einerseits und der weiten Perspektive seiner Bibliothek andererseits. Es sieht fast so aus, als ob der Themenreichtum der Bücher, die er mit so untrüglichem Gespür für ihre Bedeutung auf ganz verschiedenartigen Forschungsgebieten erwarb, ihn nach so langen Jahren tätigen Lebens für die unnachgiebige Enge seiner Untersuchungsgegenstände entschädigen sollte. In seiner Überzeugung, daß es notwendig sei, alle Gegenstände zu untersuchen und sie von allen Seiten in immer neuen Permutationen zu betrachten, wollte er auch ein Instrument aufbauen, das es ihm und anderen ermöglichen würde, diese Methode auf Gebiete anzuwenden, die er geglaubt hatte, ignorieren zu müssen. Das gelang ihm besser, als er es sich je hätte erträumen können.

Welchen Gebrauch nachfolgende Forschergenerationen von diesem Instrument gemacht haben, müßte in einem anderen Buch beschrieben werden. Natürlich haben die Anforderungen der Benutzer auf die Bibliothek zurückgewirkt. Dieser Prozeß begann noch zu Warburgs Lebzeiten, und er hat ihn gefördert. Soweit es möglich ist, geht diese Entwicklung weiter.

Für viele Studenten, Freunde und Benutzer des Instituts, die heute in verschiedenen Richtungen forschen, die sich zwangsläufig von dem ursprünglichen Interesse des Gründers weit entfernt haben, ist Warburg nur ein Name. Nicht wenige verbinden seinen Namen nur mit dem Bankhaus und sehen in dem Institut nur eine von viele Stiftungen, die das Gedächtnis an eine wohlhabende Persönlichkeit bewahren sollen. Ein Historiker, der das Wort ΜΝΗΜΟΣΥΝΗ, »Gedächtnis«, über den Eingang seiner Schöpfung schrieb, verlangt und verdient, im Gedächtnis derjenigen zu bleiben, die ihm so viel verdanken. Wenn dieses Buch über den immer größer werdenden zeitlichen Abstand hinweg der jüngeren Generation etwas von dem Glauben Warburgs an seine Sendung, von seinen Qualen, aber auch von seinen Triumphen vermitteln kann, dann wird es seinen Zweck erfüllt haben.

II
AUFTAKT

(1866-1886)

Aby Warburg kam am 13. Juni 1866 als Sohn des Bankiers Moritz Warburg und seiner Ehefrau Charlotte, geb. Oppenheim, in Hamburg zur Welt. Er war das älteste von sieben Kindern, und drei seiner Brüder haben sich in der Finanzwelt einen Namen gemacht; der ein Jahr jüngere Max sollte im deutschen Bank- und Handelswesen eine bedeutende Stellung erlangen, während der ein Jahr darauf geborene Paul nicht nur Bankier, sondern auch Nationalökonom war und ein bedeutender Mann im amerikanischen Staatsdienst, wo er sich seinem jüngerem Bruder Felix anschloß.

Das wenige, was wir über Warburgs Kindheit und Jugend wissen, stammt in der Hauptsache aus Aufzeichnungen, die er und sein Bruder Max ein halbes Jahrhundert später während Warburgs Krankheit machten. 1873, im Alter von sechs Jahren, hatte er Typhus. Er erinnert sich, daß er während dieser Krankheit in seinen Träumen von den grotesken Illustrationen zu Balzacs *Petites misères de la vie conjugale* (Abb. 1) verfolgt wurde. Er sprach dabei von ihren »satanische(n) Unheimlichkeiten, besonders in den Größenverhältnissen«. Diese Bilder müssen deshalb zu den ersten gezählt werden, die in Warburgs empfänglichem Geist einen nachhaltigen Eindruck hinterließen. Was immer Psychologen aus diesem Erlebnis folgern mögen, eines ist durch die Erinnerungen seiner Brüder sicher: die Krankheit ließ den kleinen Jungen in einem anfälligen Gesundheitszustand zurück, und die Ärzte hatten strikte Anweisung gegeben, daß er sich nicht aufregen dürfe. Offensichtlich lernte der junge Aby sehr bald, diese Situation soweit auszunutzen, daß er seine Brüder und Schwestern prügelte und ihnen das Verbot vorhielt, wenn sie ihm mit Vergeltung drohten.

Ein anderes Ereignis, das ihn in früher Jugend stark berührte, war die schwere Krankheit, von der seine Mutter 1874 während eines Aufenthalts der Familie in dem österreichischen Kurort Ischl befallen wurde. Es ist bewegend, aus Warburgs Aufzeichnungen

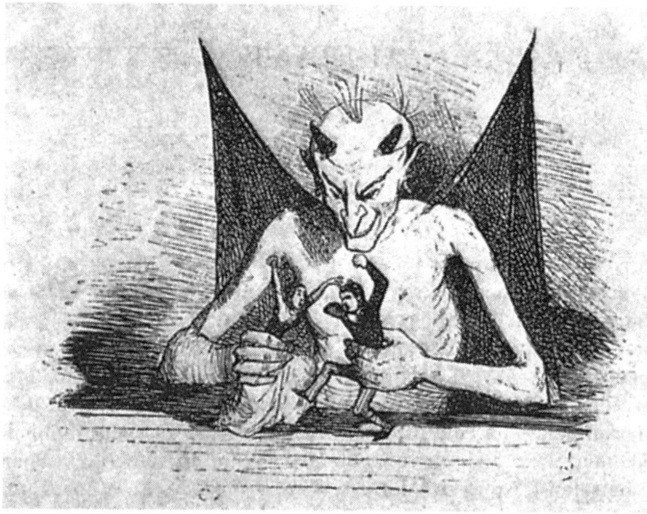

1 Bertall, Illustration zu Balzac,
Die kleinen Leiden des Ehestandes, Leipzig 1848.

zu erfahren, daß auch diese Berührung mit dem Leiden sich in seiner Vorstellung mit Bildern aus der Kunst verband. Er erinnert sich, daß seine Mutter, bevor sie der Krankheit nachgab, so schwach war, daß sie auf einem Ausflug zum Kalvarienberg bei Ischl darum bat, auf einer Sänfte getragen zu werden: »Bei welcher Gelegenheit ich zum ersten Mal in ganz entarteten Bauernbildern die tragische, unverhüllte Wucht der Passionsszenen aus dem Leben Christi vor Augen sah und dumpf empfand.«

Ob aus diesem oder einem anderen Grunde, die Erinnerungen an diesen schrecklichen Sommer blieben für Warburg mit seiner Entfremdung von der jüdischen Religion verbunden.

»Ein einmaliger Besuch bei meiner armseligen und verstört aussehenden Mutter, das Zusammensein mit einem minderwertigen jüdisch-österreichischen Studenten, der als Hauslehrer galt, erzeugten eine Atmosphäre der inneren Verzweiflung, die ihren Höhepunkt erreichte, als mein Großvater kam und uns sagte: ›betet für eure Mutter‹ – worauf wir uns mit hebräischen Gebetbüchern auf Schließkörbe setzten und etwas herunterlasen ... Als Reaktion gegen diese unbegreiflichen Erschütterungen gab es zweierlei: einen Delikatessenladen unten, wo wir zum ersten Mal unvorschriftsmäßig Wurst zu essen bekamen und eine Leihbibliothek, die voll war von Indianer-Romanen. Diese Indianer-Romane habe ich in ganzen Haufen damals konsumiert und dadurch offenbar das Mittel gefunden, mich von einer erschütternden Gegenwart, die mich wehrlos machte, abzuziehen ... Die Schmerzempfindung reagierte sich ab in der Fantasie des Romantisch-Grausamen. Ich machte da die Schutzimpfung gegen das aktiv Grausame durch ...«

(Notizen für den *Kreuzlinger Vortrag,* 1923, S. 16-18)

Ganz unverwartet erholte sich seine Mutter wieder, und ein Brief, den sie zwei Jahre später, im Sommer 1876, von einem Urlaubsaufenthalt in Ostende an Aby und die anderen Kinder schrieb, soll hier aus zweierlei Gründen angeführt werden. Aus ihm geht nicht nur hervor, wie sie Aby zum Lesen anhielt, sondern er veranschaulicht auch lebhaft die geistige Atmosphäre und die Bedeutung der Sparsamkeit, die für das Milieu charakteristisch waren:

»... Dein Aufsatz, lieber Aby, hat mich zwar als Zeichen Deines Fleißes gefreut aber weshalb nimmst Du dazu Dein gutes Wiener Papier? Glaubst Du daß mir Deine Arbeit werther ist wenn oben ein schönes Schiff gemalt ist? Du weißt wie ich über dergleichen denke und ich kann Dich nicht genug ermahnen sparsam und ordentlich zu sein und Deine Sachen zu Rathe zu halten. Ferner muß ich Dich auf einige Unrichtigkeiten aufmerksam machen. Die Ägypter sind nach meiner Ansicht nicht ›das älteste Volk das wir kennen‹ – dies dürften wohl eher die Inder sein. Dann schreibst Du Ägypten sei ein ›unfruchtbares Land‹. Welche Idee! Wenn es auch richtig ist, daß es dort wenig regnet, so tragen bekanntlich die alljährlichen Überschwemmungen des Nils dazu bei das Land gerade zu einem der fruchtbarsten zu machen ...

Wenn Du ferner schreibst: ›Vor mehreren hunderttausend Jahren‹ ... so ist dies auch nicht gut möglich, da von einem so langen Zeitraum hier nicht die Rede sein kann. So alt ist die Weltgeschichte überhaupt noch nicht. Nun, mein lieber Sohn, vergleiche einmal mit Deinen Büchern und sage mir ob ich recht habe ...

Mein lieber Max, denkst du auch daran täglich etwas für Dich zu lesen und zwar halblaut? Paul und Felix hören Dir gern zu wenn Du ihnen etwas vorliest. Dagegen kannst Du Paul etwas vorschreiben, Du schreibst ja so hübsch! Wenn Paul dagegen an Felix die hebräischen Buchstaben lehren wollte, so hätte ich nichts dagegen. So teilt jeder dem anderen etwas von seinen Kenntnissen mit ...« (24. Juni 1876)

Das Bild des jungen Aby als Büchernarr wird auch in den Erinnerungen seines Bruders bestätigt, der schreibt, daß »er keinen Widerspruch duldete und alle Bücher las, die er lesen wollte, obwohl der Bücherschrank verschlossen war. Zwischen seinem sechsten und zwölften Lebensjahr kann ich ihn mir nur mit Büchern vorstellen; er las das ganze Lexikon von A bis Z.«

Gegen Ende dieser Periode, als Aby dreizehn Jahre alt war, ereignete sich etwas, was Teil der Warburg-Legende geworden ist. In seiner Rede zur Gedenkfeier am 5. Dezember 1929 berichtet Max Warburg über diesen Vorfall:

»Als er dreizehn Jahr alt war, offerierte er mir sein Erstgeborenenrecht. Er als Ältester war bestimmt, in die Firma einzutreten. Ich war damals zwölf Jahre, noch nicht sehr überlegungsreif, und erklärte mich einverstanden, ihm das Erstgeborenenrecht abzukaufen. Er offerierte es mir aber nicht für ein Linsengericht, sondern verlangte von mir die Zusage, daß ich ihm immer alle Bücher kaufen würde, die er brauchte. Hiermit erklärte ich mich nach sehr kurzer Überlegung einverstanden. Ich sagte mir, daß schließlich Schiller, Goethe, Lessing, vielleicht auch noch Klopstock von mir, wenn ich im Geschäft wäre, doch immer bezahlt werden könnten und gab ihm ahnungslos diesen, wie ich heute zugeben muß, sehr großen Blankokredit. Die Liebe zum Lesen, zum Buch ... war seine frühe, große Leidenschaft.«

Durch seine Krankheit verlief Abys schulische Laufbahn nicht ganz regelmäßig. Er wurde ein Jahr später als seine Altersgenossen und deshalb gemeinsam mit seinem Bruder Max eingeschult, holte aber »infolge seiner Begabung das verlorene Jahr sehr schnell« ein und kam im richtigen Alter aufs Gymnasium. Er besuchte ein Realgymnasium, eine Schule, in der zwar Latein unterrichtet wurde, die aber die mathematisch-naturwissenschaftlichen Fächer betonte. Er war, wie wir hören, sehr einseitig begabt und hatte Schwierigkeiten mit Chemie und Mathematik.

Sowohl in Fragen der Religion als auch der Berufswahl scheint er schon früh seine Unabhängigkeit behauptet zu haben. Er rebellierte gegen das strenge jüdische Ritual seines Elternhauses und äußerte offen seine Abneigung gegenüber dem Vorschlag seiner

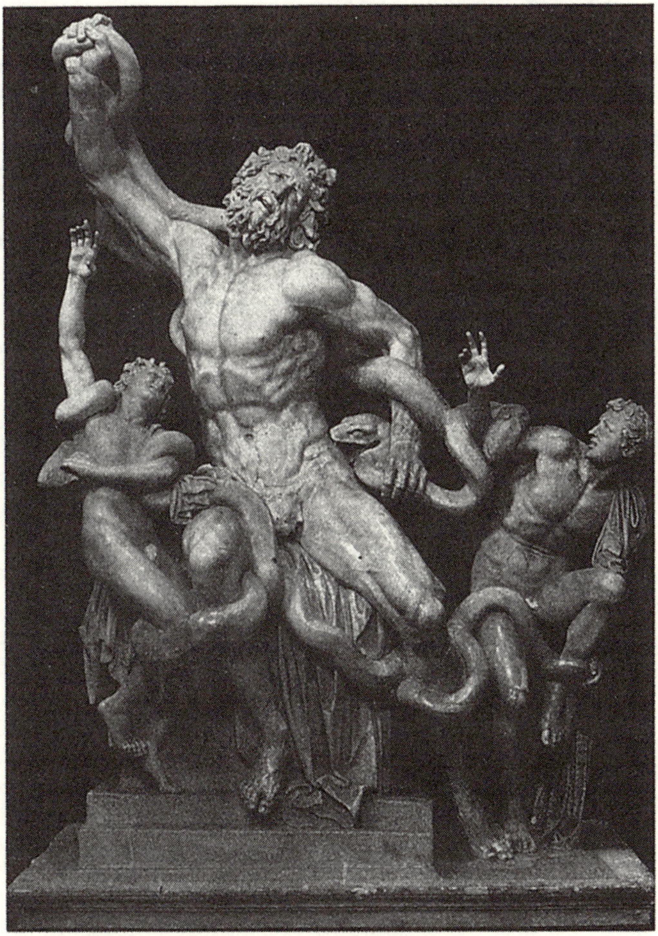

2 Laokoongruppe.
Um 50 v. Chr. Vatikan.

Großmutter, Rabbi zu werden. Von einer Karriere als Arzt oder Anwalt wollte er auch nichts wissen.

Statt dessen erklärte er seine Absicht, Kunstgeschichte zu studieren. Nach Max Warburg stieß diese Entscheidung in der Familie auf heftigen Widerstand. Als Warburg Verwandte seiner Mutter in Frankfurt besuchte, versuchte jedes einzelne Familienmitglied ihn davon abzubringen.

Für die damalige Zeit ist dies nicht sehr überraschend. In den Augen einer konservativen jüdischen Familie war dies keine normale Laufbahn. Geisteswissenschaftliche Forschung und Buchgelehrsamkeit hatten in diesen Kreisen natürlich eine ehrwürdige Tradition, aber die Beschäftigung mit Bildern, die zwangsläufig entweder heidnisch oder christlich waren, muß Warburgs Verwandten suspekt gewesen sein. Heute wissen wir allerdings, daß er nicht der einzige junge Mann aus diesem Milieu war, der dieses Studium aufnahm. Zwei der berühmtesten Kunsthistoriker Deutschlands kamen aus ähnlichen Verhältnissen. Adolph Goldschmidt (1863-1944), auch er ein Bankierssohn aus Hamburg, hatte 1884 seine kaufmännische Lehre in London aufgegeben, um in Jena Kunstgeschichte zu studieren. Auch Max J. Friedländer (1867-1958), Sohn eines Berliner Bankiers, schlug zur selben Zeit diese Laufbahn ein.

Die Entscheidung, dieses Fach an einer Universität zu studieren, verlangte von Warburg beträchtliche Opfer. Damals wurde die Geschichte der alten und der neuen Kunst noch als ein einziges Fach betrachtet, und kein Student wäre ohne einen Schulabschluß nicht nur in Latein, sondern auch in Griechisch zu diesem Studium zugelassen worden. Deshalb mußte er nach Abschluß des Realgymnasiums im üblichen Alter von achtzehn Jahren noch weitere anderthalb Jahre die Hamburger Gelehrtenschule des Johanneum besuchen und außerdem Privatunterricht nehmen, um diese Anforderungen zu erfüllen. Es zeugt von seiner Zielstrebigkeit, daß es ihm nach so kurzer Zeit gelang, die Griechischprüfung zu bestehen. Der Pionier in der Erforschung des Nachlebens der Antike hatte selbst keine fundierte humanistische Bildung genossen; aber er wußte, was Gelehrsamkeit war.

Vermutlich fesselte jedoch nicht die Literatur der klassischen Antike seine Vorstellungskraft, sondern ein psychologisches Problem der Ethik und des Ausdrucks, das in der deutschen Kultur schon lange mit einem berühmten Werk der antiken Kunst verbunden war. Als richtungweisend für sein Denken hat Warburg häufig Lessings *Laokoon* (Abb. 2) genannt, den er gemeinsam mit seinem Lehrer Oscar Ohlendorff gelesen hatte. Die intellektuellen Probleme, die von diesem Klassiker des kritischen Denkens aufgeworfen wurden, begleiteten Warburg in der Tat sein ganzes Leben, und so abstrakte Fragen wie die nach dem Wesen des Bildes und seiner spezifischen Funktion in der Hierarchie der Zeichen sollten ihn auch in Zukunft beschäftigen. Aber es kann ebensogut ein anderes Thema in Lessings Abhandlung gewesen sein, das Warburg faszinierte. Das Problem des Ausdrucks von Leiden, Selbstbeherrschung und Hemmungslosigkeit in Situationen äußerster Gefühlserregung mag den jungen Warburg, einen reizbaren, zu Wutanfällen neigenden Heranwachsenden, tief berührt haben.

Man wird sich daran erinnern, daß Lessing sich hauptsächlich mit der Frage befaßt, warum es legitim ist, daß Vergil die Schmerzensschreie des leidenden Priesters beschreibt, während der Bildhauer Laokoon nur ein Seufzen gestattet. Das ganze Problem des Überschwangs der Gefühle, die Antike nannte es *parenthyrsus*, spielt in Lessings Lehre eine zentrale Rolle. Ein so extremes Pathos konnte in der bildenden Kunst nicht zugelassen werden, weil visuelle Zeichen statisch sind und Bewegung nur andeuten können. Wenn Malerei und Plastik diese Beschränkung aufheben, dann verlassen sie das ihnen eigene Gebiet, den Bereich der sichtbaren Schönheit. Warburg hat diesen Standpunkt nie völlig aufgegeben. Das Problem des Pathos, der heftigen Bewegung und der Gebärde hat ihn auch später nie losgelassen, aber auch er hat diese Extreme in der Kunst nicht so sehr als Zeichen der Stärke, sondern eher als Zeichen der Schwäche, des moralischen Verfalls betrachtet.

III
ERSTE LEHRER
UND UNIVERSITÄTSJAHRE

(1886-1888)

KULTURPSYCHOLOGIE

Im Gegensatz zu Warburgs Kindheit und früher Jugend besitzen wir für die Zeit nach seinem zwanzigsten Lebensjahr, als er sich an der Bonner Universität eingeschrieben hatte, reichlich Quellenmaterial. Da sind die Briefe, die er häufig nach Hause schrieb und in denen er von seinen Studien berichtete, von den Karnevalsvergnügungen und von seiner Weigerung, bestimmte Speisevorschriften einzuhalten, was noch immer der Wunsch seines Vaters war. Wichtiger für uns, die wir Warburgs geistige Entwicklung verfolgen wollen, sind die sorgfältigen Aufzeichnungen, die er in den meisten Vorlesungen machte, seine Notizen sowie Entwürfe und Endfassungen von Referaten. So können wir uns ein ungewöhnlich vollständiges Bild von den Faktoren machen, die ihn beeinflußt haben. Ein Biograph, der dieses sehr umfangreiche Material sichtet, kann natürlich nicht anders als retrospektiv vorgehen. Nicht jede Vorlesung, die Warburg besuchte, und nicht jedes Referat, das er hielt, wird ihn für immer geprägt haben. Im Gegenteil, wer Warburg nur aus seinen Schriften kennt, in denen er das Mittelalter manchmal fast zu ignorieren scheint, der wird überrascht sein, wie viele Seminare über die Geschichte des deutschen Mittelalters er besucht hat. In einem der Ritterschen Seminare (Juli 1889) hielt er sogar ein Referat über die von Heinrich IV. errichteten Burgen.

So erscheint es angebracht, sich hauptsächlich mit solchen Themen und Motiven aus Warburgs Studienzeit zu beschäftigen, die in seine Gedankenwelt eingegangen sind. Warburg hatte nicht nur ein ausgezeichnetes Gedächtnis, er hielt auch gern an einzelnen Beobachtungen und Ideen fest und wendete sie in seinen Aufzeichnungen so lange hin und her, bis sich gezeigt hatte, ob sie ihm bei der Formulierung der eigenen Fragen nützlich sein konnten. Wir werden noch sehen, wie der Sinn, den sie für ihn gewonnen hatten, sich manchmal so sehr veränderte, daß seine Gedanken nur mit Mühe zu entziffern sind. In solchen Fällen erweist es sich als unschätzbar, die Herkunft seiner Gedanken zu kennen.

Es gibt einen Brief Warburgs an seine Eltern, den er in den ersten Wochen nach seiner Ankunft in Bonn geschrieben hat. Er zeigt den zwanzigjährigen Studenten, der voller Begeisterung viel zu viele Vorlesungen besucht und sich darüber freut, von einem jüngeren Dozenten als »Kollege« angesprochen zu werden:

> »Mich aber sonst irgendwie in gesellschaftliche Pflichten einzulassen, habe ich absolut keine Lust. Ich bin durch die Unmasse neuer Eindrücke so angestrengt – ich höre nämlich jetzt auch bei Thode, über den ich Dir weiter unten berichten werde – daß ich meine freie Zeit ganz für mich haben will. Thode, ein junger, sehr kluger und gelehrter Mann, gesellschaftlich und pecuniär sehr gut von Haus aus . . . freute sich sehr, in mir und einem jungen Mecklenburger namens Burmeister, ›Collegen‹ wie er sich ausdrückte, zu finden und hoffe ich in der That an ihm eine sichere Einführung in mein spezielles Studium zu finden. Was er bis jetzt in seinem Colleg ›die italienische Malerei bis 1800‹ uns bot, ist vorzüglich. Ich habe sein Colleg belegt und dafür das philosophische von Meyer fallen lassen. Philosophie bekomme ich in dem Colleg von Usener genug. Professor Justi, den Haupt-Mann für Kunstgeschichte, werde ich im nächsten Semester hören, nachdem ich mich genauer mit eigentlich philologischen Studien beschäftigt habe. Somit habe ich die Woche 21 Stunden Colleg, was ganz gewiß genug ist.« (11. November 1886)

Zwei Wochen später berichtet er aber von einer Änderung seiner Pläne:

> »Ich habe letzthin auch eine Vorlesung des berühmten Professor Justi über ›niederländische Malerei‹ belegt und habe ihn gestern zum ersten Mal gehört; er gefällt mir sehr gut . . .«
> (25. November 1886)

Wer sich mit Warburgs veröffentlichten Schriften beschäftigt hat, den wird von allen in diesen Briefen erwähnten Namen der von Henry Thode (1857-1920) überraschen. Die vornehme Art, die dem jungen Studenten an dem nur neun Jahre älteren Dozenten aufgefallen war, sollte Thode später dazu verführen, eine Rolle zu spielen, die der nüchterne Warburg nicht gutheißen konnte.

Gleichwohl war Thode in Warburgs geistiger Entwicklung vielleicht so etwas wie ein Katalysator. Denn die Frage, der Warburg später seine Forschungsarbeit und seine Bibliothek widmete, das Problem des Nachlebens der Antike, kann durchaus durch die Renaissanceinterpretation veranlaßt worden sein, mit der Thode sich einen Namen gemacht hatte. Zwei Jahre vor Warburgs Ankunft in Bonn hatte Thode ein Buch über *Franz von Assisi und die Anfänge der Kunst der Renaissance in Italien* (Berlin, 1885) veröffentlicht, in dem er enthusiastisch für die These Sabatiers eintrat, es sei die Botschaft des *fraticello,* die die Menschen von einer rein kontemplativen Haltung zu einer Bewunderung der göttlichen Schöpfung gebracht habe. Der *cantico del sol* mit seiner Auffassung von Natur und Schönheit wurde nach dieser Deutung zur Geburtsurkunde der Renaissance. Durch diese neue Einstellung sollte die Kunst Giottos und damit der Beginn des neuen Realismus in der Kunst erklärt werden. In dieser Interpretation hatte der Einfluß der Antike auf die heraufdämmernde Renaissance zweifellos keinen Platz. Wenn Warburg, immer nachdrücklicher, zu fragen begann: »Worin liegt die Bedeutung des Nachlebens der Antike?«, so deshalb, weil diese Bedeutung auf einer neuen Grundlage untersucht werden mußte.

Warburgs Notizen zu Carl Justis Vorlesung über die Niederländische Malerei machen uns deutlich, daß der »berühmte Professor« die Ansicht seines jungen Dozenten teilte. »Jetzt weiß man«, läßt Warburg ihn sagen, »daß die italienische Kunst ein eigenes Leben hatte und der Antike kaum bedurfte.« »Erst im Verfall«, sagte Justi später, »wurde von Palladio alles auf Vitruv gegründet.« Das Wort »Renaissance«, so Justi, sei völlig unangebracht, wenn Künstler wie Jan van Eyck nur deshalb als »Vorläufer« dieser Bewegung bezeichnet würden, weil sie Realisten seien. Eine genaue Bestimmung des Verhältnisses zwischen dem nordischen Realismus und den italienischen Anleihen aus der Antike sollte eines der Probleme sein, das Warburg sein ganzes Leben lang fesselte.

Im Unterschied zu Thode war Justi (1832-1912) eher zurückhaltend. Nach Warburgs Notizen zu urteilen waren seine Vorlesungen trocken und sachlich und wurden nur gelegentlich durch eine persönliche Meinungsäußerung angenehm unterbrochen. Allerdings muß er eine sehr eindrucksvolle Persönlichkeit gewesen sein, der Warburg nie seine Loyalität aufkündigte, auch dann nicht, als er sich zurückgewiesen fühlte.

Justi kam von der klassischen Philologie her. Er hatte sich mit seiner meisterhaften dreibändigen Winckelmann-Biographie (1866-1872) einen Namen gemacht. Als Warburg nach Bonn kam, muß er wohl gerade im Begriff gewesen sein, sein größtes Buch, die 1888 erschienene Velazquez-Monographie in Druck zu geben. Ebenso wie die vorangegangene Biographie präsentiert auch dieses Buch seine Zentralfigur in einem Monumentalgemälde. Mindestens ebenso wichtig wie diese Zentralfigur war für Justi der kulturelle Zusammenhang. Als Kulturhistoriker stand Justi ganz in der Burckhardtschen Tradition. In seinem Unterricht scheint er jedoch mehr Gewicht auf die Forschungsmethode gelegt zu haben. Im Sommersemester 1887 hielt Justi ein Seminar über Vasari, konzentrierte sich aber auf das Leben Michelangelos, des Künstlers, dem er sein drittes großes Buch widmen sollte. Zweifellos wurde Warburg hier zum ersten Mal mit den italienischen Meistern vertraut, so wie Justis folgende Vorlesung im Wintersemester 1887 ihn in die »Ästhetik, unter besonderer Berücksichtigung der Bildenden Künste« einführte.

Aber nicht aus dieser gelehrten Einführung kam Warburgs Interesse an philosophischen Problemen. »Philosophie bekomme ich in dem Colleg von Usener genug«, hatte er geschrieben. Wir besitzen auch seine Aufzeichnungen aus der Vorlesung über Mythologie, die ein an klassischer Archäologie interessierter Student selbstverständlich besuchte. Durch diese Vorlesungen des großen Hermann Usener (1834-1905) (Abb. 3) kam Warburg zum ersten Mal mit jener bedeutenden Strömung in der Gedankenwelt des neunzehnten Jahrhunderts in Berührung, die die Erkenntnisse der modernen Naturwissenschaft für die Fragestellungen der Geisteswissenschaften fruchtbar zu machen suchte. Psychologie und Anthropologie schienen einen Schlüssel zu den Problemen des Altertums zu bieten, den kein Altertumsforscher nun außer acht lassen durfte.

Für den jungen Warburg muß es sehr erregend gewesen sein, zu hören, wie Usener gleich in der ersten Vorlesung den traditionellen Ansatz eines »Systems« der klassischen Mythologie verwarf. Mythologie war vielmehr die »Kunde von der Vorstellung eines Volkes über das Transzendente«. Die Mythenbildung ist ein psychologisches Problem. Je mehr die Menschheit im Wissen fortgeschritten ist, desto mehr verlieren die Mythen an Bedeutung – »und doch wird die Menschheit nie ohne Mythen auskommen, weil

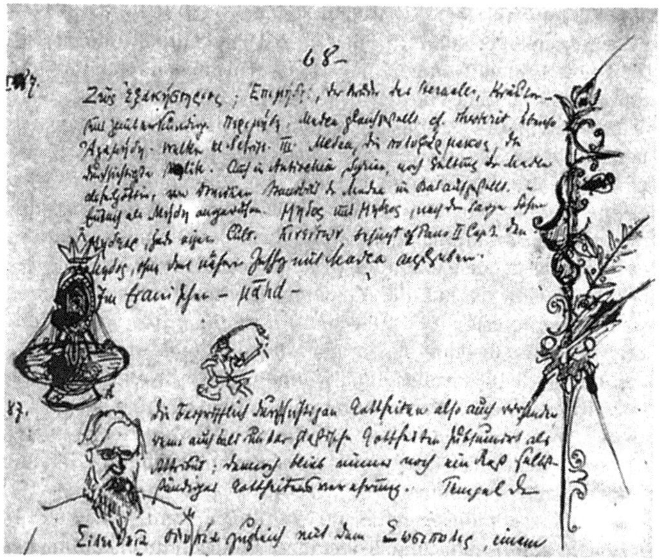

3 Seite aus Warburgs Notizen zu Useners Vorlesungen mit einem Porträt Useners. Januar 1887.

Göttliches und Menschliches unkommensurabel (sind). Hierin liegt für uns auch das Interesse, als Beitrag zu den quälenden Fragen der Menschheit.« Noch immer stecken Mythen in uns. Nichts zeigt deutlicher das Konservative des menschlichen Geistes. Alte Gedanken werden nicht einfach wie abgetragene Kleidungsstücke beiseite gelegt, und selbst sehr widersprüchliche Meinungen werden aufbewahrt. Zur Zeit des Pausanias, so erinnerte Usener seine Hörer, habe es im griechischen Kulturgebiet noch Kannibalismus gegeben.

Dieses Interesse am Nachleben, am Beharrungsvermögen primitiver Traditionen war eines der immer wiederkehrenden Themen in Useners Vorlesungen. Er verwies gerne auf so merkwürdige Dinge wie die Tierprozesse im fünfzehnten und sechzehnten Jahrhundert oder auf den Aberglauben, der sich im russischen Volkstum an Namen heftet. Plötzlich öffnete sich die Welt der Altertumswissenschaft und schloß nun die Erforschung der ganzen

Menschheit ein. In Useners Vorlesung beschäftigte man sich ausführlich mit Theorien der Mythologie, mit Mythographen und deren unterschiedlichen Interpretationen, ein Thema, das nicht nur für Warburgs Leben zentral ist, sondern auch für die Wissenschaft, die von ihm ihren Ausgang genommen hat. Für Usener aber war die Erörterung der frühen Interpreten, von den Neuplatonikern zu den Romantikern, nur ein vorbereitender Schritt zur Kritik der Theoretiker des neunzehnten Jahrhunderts, Max Müller, Herbert Spencer und Edward Tylor.

Usener, der auf die Versuche des italienischen Philosophen Tito Vignoli hinwies, eine Mythentheorie auf der Grundlage der Assoziationspsychologie zu formulieren, befürwortete eine vergleichende Kulturwissenschaft, die auf einer Untersuchung der Geschichte von Wörtern und Begriffen aufbauen sollte.[1] Er hielt ein Seminar über die »Formenlehre der religiösen Vorstellungen«, über das Verhältnis von Wort und Begriff im religiösen Leben. Die Theorie, der Usener zuneigte, beruhte nämlich auf der Annahme, die Götter seien von ihren Namen abgeleitet. Jede lebhafte Sinneswahrnehmung mündet in einen Ausruf, und eine Wiederholung dieser Erfahrung wird zu ihrer Benennung führen. »Das Wort als Bezeichnung ist ursprünglich nur Prädikat eines unbekannten Subjektes«, notiert Warburg am 11. Dezember 1886. Usener dachte dabei an Eindrücke, wie sie durch Blitz oder Donner hervorgerufen werden. Er stellte sich vor, daß der Primitive auf diese Eindrücke mit einer Äußerung reagiere, die in der Wiederholung schließlich zu einem Wort für Blitz oder Donner wird. In der Vorstellung des Primitiven bezeichnete dieses Wort jedoch eine Tätigkeit und verlangte nach einem Handelnden. Zeus war ursprünglich nur »derjenige, der donnert«.

Useners Vorlesungen und seine dann folgenden Schriften galten zu einem Großteil einer detaillierten Untersuchung der Namen und Beinamen von Göttern, wodurch sich diese Evolutionstheorie vielleicht erhärten ließ. Was Warburg davon jedoch festhielt, war das Bild des primitiven Menschen, der auf lebendige Eindrücke so reagiert, daß er sich Ursachen vorstellt. Das mythologische Denken ist ein Zeugnis dafür, daß beim primitiven Menschen die sinnliche Wahrnehmung dominiert. »In dem Maße, als die Sinneseindrücke schwächer werden, gewinnt unser logisches Denken die

1 *Kollegnachschriften*, 10. Dezember 1886; zu Vignoli siehe S. 94f.

Oberhand«, schreibt Warburg am 3. März 1887. Nach dieser Deutung der Geschichte hatte die Vernunft die unmittelbaren Reaktionen des Menschen auf seine Umgebung zu unterdrücken. So war das logische Denken, ebenso wie bei Lessing die Erlangung der Schönheit, das Ergebnis von Selbstbeherrschung.

Die Eindrücke, die Warburg in Useners Vorlesungen im Wintersemester 1886/87 gewonnen haben muß, wurden zweifellos verstärkt, als er im folgenden Sommersemester die Vorlesungen von Karl Lamprecht (1856-1915) besuchte. Lamprecht war ja, mehr noch als Usener, ein Verfechter des modernen »naturwissenschaftlichen« Ansatzes in den Geisteswissenschaften.[2] Er war weniger subtil und weniger gelehrt als Usener, dafür aber leidenschaftlich an Fragen der Methode interessiert. Er forderte die Historiker ganz bewußt heraus, um ihnen zu beweisen, wie problematisch die unausgesprochenen Prämissen waren, aus denen sie ihre Folgerungen zogen.

Leider war seine Objektivität hier und da von Parteilichkeit getrübt, und so fiel es den konservativen Historikern nicht schwer, auf die Fehler und Versäumnisse seiner ehrgeizigen *Deutschen Geschichte* hinzuweisen. Als Warburg seine Vorlesungen besuchte, waren diese Bände noch nicht geschrieben, und die Polemik hatte eben erst eingesetzt. Aus Warburgs Notizen geht aber deutlich hervor, daß die zentralen Annahmen der Lamprechtschen Theorie schon weit entwickelt waren. Sie waren vielleicht weniger originell, als Lamprecht dachte, aber doch originell genug, um junge Studenten zu veranlassen, sich mit den Grundfragen der Geschichte auseinanderzusetzen.

Lamprechts »neue« Geschichtsschreibung läuft im Grunde auf einen Versuch hinaus, das Hegelsche Geschichtssystem in psychologische Begriffe zu übersetzen. Hegels »objektiver Geist«, dessen Fortschreiten zum Bewußtsein wir in der Geschichte beobachten, wird nun Ausdruck psychologischer Veränderungen im Denken des Individuums. Lamprecht bezeichnet seinen Ansatz als »wissenschaftliche Sozialpsychologie«. Bei der Psychologie, die dieses theoretische Gebäude tragen sollte, handelte es sich um eine Variante der Assoziationspsychologie, die im frühen neunzehnten Jahrhundert von Herbart entwickelt worden war. In ihr waren die Gedanken von Locke und Condillac weitergeführt, sie bestand

2 Vgl. Karl J. Weintraub, *Visions of Culture*, Chicago, 1966, S. 161-207.

aber weiterhin auf dem Primat der Sinneseindrücke. Aus ihrer Sicht ist der Geist eine Tabula rasa, auf die die Sinne ihre Erlebnisse eintragen. Die Aufgabe der Psychologie besteht darin, die Eigentümlichkeiten des Denkens, der Erinnerung, der Sprache und der Kunst auf der Grundlage dieser Theorie zu erklären. Der Sinneseindruck hinterläßt in unserem Bewußtsein ein Residuum, das sich mit anderen derartigen Residuen zu mehr oder weniger festen Vorstellungen vereinigt. Das Bewußtsein aber kann innerhalb seines engen Raumes nur wenige solcher Vorstellungen oder Bilder unterbringen. Die lebhafteren oder stärkeren Vorstellungen werden die schwächeren jenseits der Bewußtseinsschwelle halten, wo sie auf ihr Stichwort warten, bis die eine oder andere Assoziationskette sie wieder ins Bewußtsein holt. Herbart hielt es für möglich, ein rein mechanisches Modell dieser aufeinanderprallenden Gebilde herzustellen, das sich mathematisch darstellen ließ. Dann würde man wissen, warum eine Vorstellung oder ein Bild so stark ist, daß zwei oder drei Konkurrenten aus dem Feld geschlagen werden.

So merkwürdig sich diese Theorie heute auch anhört, so sollten wir uns doch daran erinnern, daß vieles in der frühen Freudschen Terminologie noch immer auf dieses Modell verweist.[3] Die Idee der Verdrängung, der Besetzung, das heißt der Energieladung einer bestimmten Vorstellung, und schließlich der Begriff Komplex weisen alle auf diesen Ursprung zurück.

Lamprecht hoffte, kurz gesagt, durch dieses Modell den kulturellen Wandel erklären zu können. Das dynamische Prinzip, das in der Gedankenwelt des Individuums eine Veränderung erzeugt, sah er in der fortschreitenden Arbeitsteilung und der Differenzierung, die durch strukturelle Veränderungen der Gesellschaft verursacht ist. Wie Comte, so glaubte auch Lamprecht an typische Phasen bzw. Stufen des Bewußtseins in der Entwicklung der menschlichen Kultur. In der deutschen Geschichte stellte er fünf Stufen fest, deren jede eine »dominante« psychologische Haltung repräsentiert. Die erste Stufe nannte er »symbolisch«. Es handelt sich hier um die seelische Haltung, die wir gewöhnlich als »primitiv« oder »magisch« bezeichnen. Hier hat der Mensch kein Bewußtsein seiner vom Stamm unterschiedenen Individualität. Das Denken verläuft mehr im Analogieschluß als diskursiv. Mythos und Ri-

3 M. Dorer, *Historische Grundlagen der Psychoanalyse*, Leipzig, 1932.

tual, Sprache und Kunst, Gesetz und Religion sind noch nicht getrennt, sondern bilden noch immer eine Einheit.

»Kein Gedicht, das nicht von Gestikulationen und plastisch malerischer Haltung des Körpers wie von musikalischer Behandlung der Sprache begleitet wäre; keine feierliche Handlung, die nicht poetisch-musikalische Formen angenommen hätte; keine Schöpfung der bildenden Kunst, in der nicht mimische Motive und in ihnen Motive zugleich der Sprache und Tongebung angeklungen hätten. ...

Diesem Zeitalter ... war die Welt noch nicht etwas Vorgestelltes oder Gedachtes, sondern etwas schlechthin Angeschautes; ... Welche wichtige Angelegenheit des Lebens es auch seelisch zu bewältigen gab, sie wurde nicht mit Begriffen umschrieben und in Urteile eingeschnürt: sie wurde als solche anschaulich reproduziert, ihrem Sinne nach noch einmal gleichsam in seelischen Funktionen, die ihr Äußeres im Sinnbild wiedergaben, wiederholt ... Und so fielen Anschauen und Denken noch zusammen; und die geistige Kultur, das Seelenleben der Zeit verlief symbolisch.«[4]

Dieser »Symbolismus« des Primitiven erschien Lamprecht als das Grundprinzip jener Epoche. Hatte man seinen Charakter erst einmal erfaßt, so ließen sich alle Aspekte der frühen germanischen Kultur sehr leicht einordnen. Die Formen des Denkens, die juristischen Verfahren, die Äußerungen von Religion, Sprache, Kunst und Brauchtum, alles ließ sich unter den Begriff »Symbolismus« subsumieren.

Lamprecht meinte in der Entwicklung von dieser primitiven seelischen Haltung hin zum Individualismus der Renaissance und zum »Subjektivismus« der neueren Zeit zwei Übergangsperioden feststellen zu können. Die eine, auf den Symbolismus folgend, beschrieb er als Typismus, die andere als Konventionalismus. Typismus ist die seelische Haltung, die in der Zeit nach dem Zusammenbruch des alten germanischen Stammeswesens und unter dem Einfluß der römischen Kultur entsteht, in einer Zeit, zwischen Völkerwanderung und Aufstieg des Rittertums, als das Individuum allmählich aus der Gebundenheit heraustritt. Das Rittertum und die frühen städtischen Kulturen werden als Periode der Konventionen bezeichnet. Der Mensch ist nicht mehr ein Typus, aber noch kein wirkliches Individuum. Alles – vom gesellschaftlichen

4 *Moderne Geschichtswissenschaft*, Freiburg, 1905, S. 23ff.

Verhalten und der höfischen Minne bis zur Malerei und Kriegskunst – unterliegt einem strengen Katalog von Konventionen. Nach Lamprecht ist für diese Zeit nichts charakteristischer als die Tatsache, daß ihr das Porträt fremd ist. Die Bildniskunst ist ein Merkmal des Individualismus der Renaissance, der seine Macht bis ins achtzehnte Jahrhundert aufrechterhielt. Dann wurde er von der – bis heute – letzten Phase, dem Subjektivismus der Romantik, abgelöst, dessen Symptome von Lamprecht in einer lebendigen Analyse der Nervosität des Fin de siècle beschrieben werden.

Dies ist der Rahmen für Lamprechts zwölfbändige *Deutsche Geschichte.* Nach Lamprechts Ansicht waren die so definierten »Perioden« Tatsachen der Kollektivpsychologie. Er hielt es für möglich, sie auf rein induktivem Weg zu bestimmen durch eine »statistische« Analyse unzähliger Lebensäußerungen, die hinter den Formen wirtschaftlicher Produktion, juristischer Verträge, politischer Institutionen, philosophischen Denkens und künstlerischen Schaffens die Dominante einer jeweils identischen seelischen Haltung aufzeigen würden. Lamprecht meinte aber auch, er habe ein Schnellverfahren zur Diagnose von Perioden entdeckt, durch das die ungeheure Mühe der Arbeit am statistischen Material entbehrlich würde. Wenn es stimmte, daß alle Äußerungen einer Periode auf dasselbe Prinzip zurückgeführt werden konnten, dann war es offenbar überflüssig, die Analyse für jede einzelne Äußerung zu wiederholen. Es wäre ausreichend, sich auf das zu beschränken, was Statistiker eine repräsentative Stichprobe nennen, um zu vergleichbaren Einheiten zu kommen, die die Kennzeichnung der Perioden wesentlich erleichtern würden. Lamprecht dachte, er habe für ein derart zeitsparendes Verfahren ein äußerst geeignetes Gebiet gefunden: die Kunst. In der Bildenden Kunst kristallisiere sich das Verhältnis des Menschen zur Umwelt in einfachen Bildern, die man nebeneinanderstellen und in aller Ruhe vergleichen könne. Was wäre wohl symptomatischer für die seelische Haltung einer Periode als diese Dokumente der Versuche des Menschen, die ihn umgebende Welt abzubilden? Demnach wäre die Kunst der beste Indikator für die psychologische Verfassung einer gegebenen Periode, und hätte man die sie bestimmenden Prinzipien begriffen, dann wäre der Mittelpunkt und Kern einer Epoche gefunden. Verfügten wir erst einmal über diesen Schlüssel, dann wären wir in der Lage, Dichtung, Regierungssystem und Produktionsmethoden einer Epoche zu verstehen, weil die hinter all dem wirksame Grundhaltung dieselbe sein muß.

Lamprecht hatte diese Theorie keineswegs aus dem Nichts entwickelt. Wir können sehen, wie sie im Laufe des neunzehnten Jahrhunderts unter dem Einfluß der Hegelschen Geschichtsauffassung und des romantischen Interesses an der Kunst der Vergangenheit allmählich entsteht. Schon vor Lamprecht hatten viele Historiker das Bild, das sie intuitiv von einer Geschichtsepoche entworfen hatten, aus dem Studium ihrer Kunstwerke abgeleitet, und nicht wenige hatten versucht, ihre Intuition durch psychologische Überlegungen zu stützen.[5] Taine in Frankreich und Schnaase in Deutschland betonten den dokumentarischen Wert der Kunst. Es war jedoch Jacob Burckhardt, dessen überragende Persönlichkeit die deutsche Kulturgeschichtsschreibung im späten neunzehnten Jahrhundert beherrschte und dem Lamprecht sich am meisten verbunden fühlte.

Charakteristisch für Lamprechts Methode ist nicht so sehr, welche Bedeutung er der Kunst als »Ausdruck des Zeitalters« beimißt, sondern vor allem die Art des Materials, das er für seine Diagnose heranzieht. Anstatt sich wie andere Historiker auf Werke der großen Kunst zu konzentrieren, wählte Lamprecht für seine Analysen vielmehr einfache und anscheinend unbedeutende Arbeiten. Seine Untersuchung der *Initial-Ornamentik des VIII.–XIII. Jahrhunderts* (Leipzig, 1882), eine seiner ersten Veröffentlichungen, ist typisch für seine Vorgehensweise. Die Initialen sollten ihm als Beispiel für den »Symbolismus«, die seelische Haltung des frühen Mittelalters dienen, dessen Kunst rein ornamental ist, und für den Einfluß antiker Formen, die den »Typismus« der darauffolgenden Periode produzierten. In dieser Einschätzung des symptomatischen Stellenwerts aller im Bild enthaltenen Residuen der Vergangenheit blieb Warburg Zeit seines Lebens ein Anhänger Lamprechts. Auch das Lamprechtsche Interesse an den Problemen des Übergangs von einer Periode zur anderen blieb für Warburg von großer Bedeutung.

Aus Lamprechts psychologischer Sicht war die Bestimmung der evolutionären Kräfte, die eine Nation von einer »Periode« zur nächsten vorantrieben, das entscheidende Problem. Seine Antwort

5 Vgl. meinen Vortrag »In Search of Cultural History«, abgedruckt in *Ideals and Idols*, Oxford, 1969 (eine deutsche Ausgabe ist in Vorbereitung).

ist nicht frei von Widersprüchen, macht aber seine Absicht deutlich, metaphysische Ansätze zu vermeiden. Seine Theorie ist im wesentlichen soziologisch. Sozialer Wandel, so argumentiert er, ob nun durch ökonomische oder durch politische Entwicklungen hervorgerufen, bewirke einen Zustrom neuer Reize, die von den alten, zur Gewohnheit gewordenen Assoziationskomplexen nicht mehr absorbiert werden können. Dies führt zu einer »Dissoziation«, einer Störung des seelischen Gleichgewichts, zu einer Krise, bis eine neue Idee als »Dominante«, als Kristallisationspunkt, in Funktion treten kann. Die neue Periode findet ihr Gleichgewicht dann auf einer höheren Stufe der Differenzierung. In diesem Zusammenhang führt Lamprecht den Begriff der seelischen Weite ein, der für Warburg auch sehr bedeutsam bleiben sollte.

Lamprecht bezeichnet diese seelische Weite auch als »Funktionsweite« und sagt, daß »die Funktionsweite ... von der Bewußtseinsweite abhängig« ist. Diese Erweiterung des Bewußtseins ist vor allem für Übergangsperioden charakteristisch, doch die strenge Periodisierung der Geschichte stellt die Frage nach der Kontinuität, nach der Bedeutung der Tradition und der Art, wie verschiedene Kulturen aufeinander einwirken.

Lamprecht war sich der Spannung zwischen diesen Prinzipien bewußt und er betrachtete es als die Hauptaufgabe zukünftiger Forschung, deren Bedeutung gegeneinander abzugrenzen. So hielt er es für möglich, innerhalb der evolutionären Entwicklung der Kultur eindeutige Unterschiede zwischen den verschiedenen Lebensbereichen festzustellen. Seiner Ansicht nach sind ökonomische Formen vergleichsweise starr, juristische Formen sind leichter übertragbar, die Kunst ist beweglicher in der Form von »Kleinkunst« und die Dichtung noch beweglicher, während Denksysteme gar keine Grenzen kennen. Die Frage nach der Rezeption kultureller Formen im Großen, also nach Renaissancen, ist mit diesem Problem eng verknüpft.

»... wie viele Fragen von außerordentlicher Bedeutung drängen sich hier auf! Ist jedes Kulturzeitalter wirklich fähig, Renaissance irgend eines anderen Kulturzeitalters oder einzelner Strömungen aus diesem Zeitalter zu erleben? Gibt es nicht von vornherein neben kräftigen auch totgeborene Renaissancen? ... Welches ist mit anderen Worten die psychische Weite, innerhalb deren sich untergegangene und aufgehende Kulturen noch als kompatibel erweisen? Wenn aber die fragliche Kultur aufgenommen wird, unter welch geistigen und seelischen Vorgängen geschieht das?«[6]

Auf diese Weise verlangt Lamprecht »eine ganze Lehre von den Formen der Rezeption«. Sie hätte sich nicht auf Renaissancen im engeren Sinn zu beschränken.

»... sie müßte sich vielleicht mit noch mehr Anstrengung jenen besonderen Formen der Rezeption zuwenden, die sich dann einfinden, wenn Völker verhältnismäßig gleicher Kulturhöhe in einen engen, ständig fortlaufenden Zusammenhang des Austausches gegenseitiger Kulturgüter eintreten ...«[7]

Diese Überlegungen wurden niedergeschrieben, nachdem Warburg diese Probleme schon lange zum Bestandteil seines Forschungsprogramms gemacht hatte. Es kann jedoch kein Zweifel daran bestehen, daß sie in Lamprechts Gedanken bereits zu der Zeit angelegt waren, als Warburg seine Vorlesung besuchte. Warburg war während des zweiten Semesters seines ersten Bonner Jahres zu Lamprecht gegangen, als dieser über die Kunstgeschichte des Rheinlandes las, und hatte ihn dort die »prosaischen« und »konventionellen« Aspekte der gotischen Kunst hervorheben hören. Im darauf folgenden Wintersemester 1887/88 belegte er ein Seminar über die »Grundzüge der deutschen Kultur im Mittelalter«, in dem Lamprecht seiner Hoffnung Ausdruck gab, daß die Kulturgeschichte einmal auf der Grundlage experimenteller Psychologie betrieben werden könne. Sowohl Schwächen als auch Stärken seiner Auffassung treten in Warburgs Aufzeichnungen deutlich zutage. Wir stoßen auf jene ziemlich trockene Schematisierung, die den Studenten Warburg eine Zeitlang beeindruckte, in Formulierungen wie dieser:

»Verstand und Gefühl:
Das Gefühl bemächtigt sich
1. Der Außenwelt durch die Kunst
2. Der Innenwelt durch die Religion

Der Verstand bemächtigt sich
1. Der Außenwelt in der Wissenschaft
2. Des Innenlebens in der Philosophie.« (10. November 1887)

6 K. Lamprecht, *Einführung in das historische Denken*, Leipzig, 1912, S. 161.
7 Lamprecht, a.a.O., S. 162.

Wir finden aber auch eine lebhafte Neugier gegenüber sonst vernachlässigten Aspekten kulturellen Lebens: Vorlesungen über den Symbolismus, über Rituale der Religion, Rechtspraktiken und Brauchtum, über die Rolle des Zeremoniells im Familienleben (Geburt, Hochzeit, Tod), über den allmählichen Verfall von Machtsymbolen und über die Wichtigkeit der Erforschung von Gebärden.

Es war zweifellos Lamprecht, von dem Warburg lernte, Beziehungen zwischen Gebärde und Kunst zu sehen. Denn wir können den Aufzeichnungen zu den kulturhistorischen Vorlesungen entnehmen, daß Lamprecht sich mit dem Unterschied zwischen dem piktographischen Symbolismus der frühmittelalterlichen Kunst und der Ausdruckskraft späterer Stilrichtungen beschäftigte. In der Zeit zwischen 1100 und 1300, so lesen wir, habe sich die Kunst allmählich von der Notwendigkeit gelöst, Spruchbänder zum Bestandteil der Abbildung zu machen. Wichtig wurden nun Gebärden, Gesichtsausdruck und die »Sprache der Leidenschaft«.

Doch aufgrund der gleichen Vorliebe für realistische Illustrationen hob Lamprecht auch hervor, in welchem Maß die gotische Kunst noch immer von »Konventionen« beherrscht wurde. Erst während der nächsten Periode, im Zeitalter des Individualismus, das wir die Renaissance nennen, gab es Fortschritte in der Beherrschung der Außenwelt. In Warburgs Aufzeichnungen lesen wir eine Bemerkung über Dürers Hasenstudie: »Dürer, der erste, der's ordentlich macht«.[8] Gleichzeitig pries Lamprecht den Idealismus in den Dürerschen Darstellungen von Adam und Eva. Nirgends zog er den doppelten Maßstab von Schönheit und naturgetreuer Darstellung in Zweifel.

Wir haben jedoch keinen Anhaltspunkt dafür, daß Warburg zu jener Zeit die Auffassungen seines Lehrers nicht guthieß. Im Gegenteil, wenn es überhaupt einen Menschen gibt, den man als Warburgs Lehrer bezeichnen könnte, dann war es Lamprecht. Das Interesse an Psychologie, die weite entwicklungsgeschichtliche Perspektive, die Entschlossenheit, alle Äußerungen der Kultur unparteilich zu untersuchen (dazu gehörte die Kunst ebenso wie Gebrauchsgegenstände), das Interesse an Übergangsperioden (weil sie uns über die psychologische Dynamik des Fortschritts Auskunft geben) – all dies und, wie wir sehen werden, noch mehr, blieb für

---

8 *Notizen*, S. 39.

Warburg wichtig. Mit dem leidenschaftlichen Neuerer, der nur zehn Jahre älter war, muß er ziemlich vertrauten Umgang gehabt haben. Als er nach seinem dritten Semester Bonn verließ, machte er, wie wir aus seinem Tagebuch erfahren, erst einen Spaziergang mit Lamprecht, bevor er sich von Justi verabschiedete.

ARCHÄOLOGIE UND KUNSTGESCHICHTE

Wenn wir auf alle Einflüsse zurückblicken, die Warburgs Auffassungen während der ersten drei Semester geprägt haben, so kann man es vielleicht als Glück bezeichnen, daß die rein theoretische Einstellung eines Usener und Lamprecht ein Gegengewicht fand in den Vorlesungen von Carl Justi, dem konservativen Kunsthistoriker, und Kekulé von Stradonitz, dem Inhaber des Lehrstuhls für Klassische Archäologie. Erst im archäologischen Seminar lernte Warburg, wie man selbständig arbeitet. Kekulé stellte ihm nach deutscher Tradition Themen für Referate, das erste am Ende des zweiten Semesters und das zweite am Ende des folgenden Wintersemesters. Wir besitzen Warburgs Notizen zu diesen Jugendwerken, und wenngleich ihnen nicht allzu große Bedeutung zukommt, so ist es doch immer wieder interessant, die Kontinuität festzustellen, die Warburgs erste schriftliche Arbeit mit seinen späteren verbindet. Im ersten Referat beschäftigt er sich damit, wie sich die Darstellung des Kampfes zwischen Lapithen und Kentauren, vom Giebel in Olympia bis zu den Metopen des Parthenon, entwickelt hatte. Man ist versucht anzunehmen, Warburg habe sich selbst dieses Thema gewählt, denn da er durch Lessings *Laokoon* zur Archäologie gekommen war, muß es ihn besonders angesprochen haben. Wir sehen, wie Warburg die »tierische Kraft« bewundert, mit der ein Kentaur sein Opfer ergreift (Abb. 4):

> »Die tierische Kraft, mit welcher der Centaur sein Opfer umklammert, und dessen wilde Begehrlichkeit, die selbst der nahende Tod nicht dämpfen kann, ist vortrefflich wiedergegeben ... Und doch das beste fehlt dieser Formenwelt: die Schönheit. Denn schön sind diese Gruppen nicht: wenn man von denselben sagt, sie seien leidenschaftlich bewegt ohne dabei undeutlich zu werden, so hat man ihr größtes Lob ausgesprochen ... Besonders hübsch verwendet ist das Gewand; auf Gruppe 3 flattert es

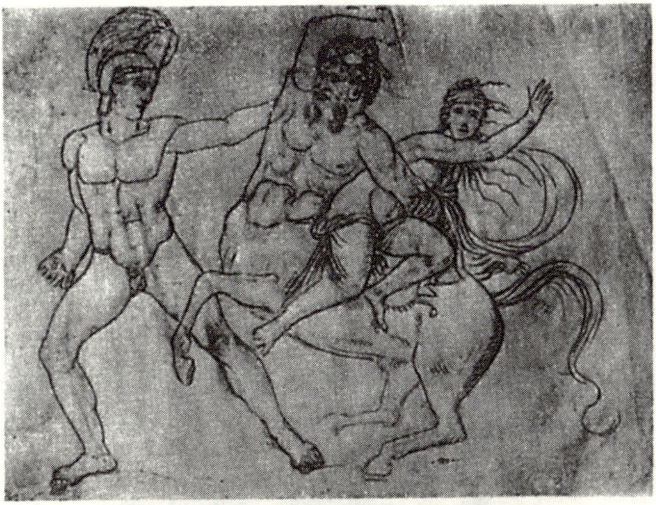

4 Kentaurengruppe vom Fries des Theseustempels in Athen (Skizze nach Iwanow, in: H. Koch, *Studien zum Theseustempel in Athen,* Berlin, 1955, S. 110).

gleichsam leidenschaftlich erregt ... In Olympia bemüht sich eine rohe archaische Kunst ihre lebendigeren aber unschönen Gestalten den Bedingungen des Giebels anzupassen ...«
(»Über die Darstellung des Centaurenkampfes ...« Bonn, 26. Juli 1887)

Aus einem Brief an seine Mutter geht hervor, daß Warburg drei Wochen an diesem Referat arbeitete, vier bis fünf Stunden täglich, und daß er die Genugtuung erfuhr, daß sein Lehrer seiner Darstellung zustimmte. Selbst seine Kommilitonen, die bei solchen Anlässen mit Kritik nicht sparten, waren mit Warburgs neuer Interpretation einverstanden. »Na, mein Gesellenstück habe ich gemacht und fühle mich als legitimes Mitglied der Zunft« (26. Juli 1887).

In seinem zweiten Referat, das Warburg im folgenden Semester hielt, hatte er sich mit dem Problem zweier Reliefs auseinanderzusetzen, auf denen Seeschlachten dargestellt waren, und seine Aufzeichnungen zeigen, wie sorgfältig er die einschlägige Literatur und auch Untersuchungen über die Kriegsführung zur See durcharbeitete. Später konnte er diese archäologische Arbeitsweise bei

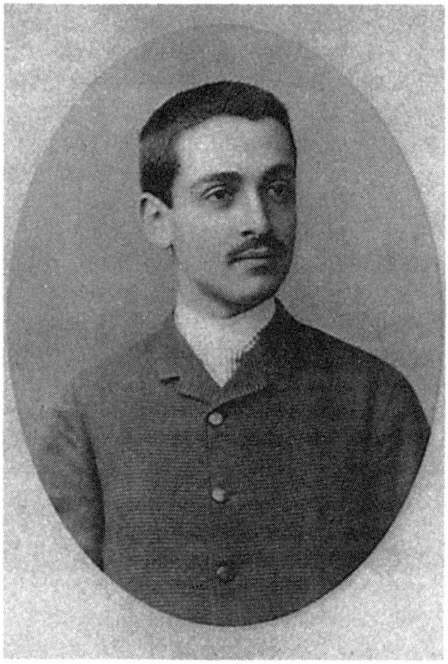

5 Warburg als Student.

seiner Erörterung von Kunstwerken der Renaissance nutzbringend anwenden.

MÜNCHEN, FLORENZ UND WEGGANG VON BONN

Nach den Osterferien des Jahres 1888 kehrte Warburg nicht sofort nach Bonn zurück. Das kurze Sommersemester verbrachte er stattdessen in München. Den dortigen Lehrstuhl für Kunstgeschichte hatte A. Riehl inne, dessen Vorlesungen über die Kunst der Renaissance Warburg nur unregelmäßig besuchte. Riehls Betrachtungsweise war ebenfalls die eines Kulturhistorikers, aber er hatte wenig zu bieten. Daneben gab es Vorlesungen über die deutsche Geschichte des Mittelalters und über die Kunst der Etrusker, aber offenbar gingen Warburg und zwei seiner Freunde (Ulmann und Burmeister) nicht nach München, um die Vorlesungen oder die gewiß eindrucksvollen Kunstsammlungen zu besuchen; der wirkliche Magnet dürfte vielmehr eine bedeutende Ausstellung zeitgenössischer Malerei gewesen sein, von der Warburg seiner Mutter berichtet: »Durch die Gemäldeausstellung hier lernt man mehr als durch ein halbes Dutzend Professoren« (8. Juni 1888).[9]

Die Briefe und ein Teil der Aufzeichnungen, die Warburg damals systematisch zu sammeln begann, zeigen, welchen Einfluß diese Ausstellung moderner Kunst auf den jungen Kunsthistoriker ausgeübt hat. In einem Brief an den Vater erinnert er an die schönen Dinge – »Uhde, Liebermann« (2. Juli 1888) –, die man gemeinsam betrachtet hatte. Warburg war ganz besonders beeindruckt von dem neuartigen, kühnen Realismus dieser und ähnlicher Meister (Abb. 6), von der sozialen Note in den Darstellungen von Armut und Krankheit, von der Weigerung, sich Konventionen und Klischees von Schönheit anzupassen. Zum ersten Mal stoßen wir in seinen Briefen auf die heftige Abneigung gegen den selbstzufriedenen bürgerlichen Hedonismus, die in seinen Schriften so oft wiederkehrt.

»Da nun aber leider die Kunst von den sogenannten Gebildeten nur wie eine schöne, blumige Wiese angesehen wird, worauf man sich des Abends lustig herumtummelt und schweigend den herrlichen Duft athmet, meint jetzt noch jeder auf dem Gebiete der Kunst (natürlich mit dem Vorbehalt ›er sei zwar Laie‹) raisonnieren zu dürfen nach Herzenslust: ›die Kunst soll‹, ›Oh, dieser Realismus!‹, ›Können Sie *das* schön finden?‹ Besonders letztere Frage hat für mich einen sehr lieblichen Klang: Es kommt mir das immer so vor, als ob ein Kind in der Welt nur zwischen Eßbarem und Nichteßbarem unterscheidet und nur nach dem ersteren liebevolle Sehnsucht empfindet ... Wir junge Generation von Kunstforschern wollen die Kunstwissenschaft so weit zu bringen versuchen, daß der, der über Kunst öffentlich redet, ohne sich eigens in sie vertieft zu haben, als ebenso lächerlich gelten soll wie Leute, die sich über Medizin zu reden getrauen, ohne Doctoren zu sein ...« (3. August 1888)

9 Vgl. Ludwig Pietsch, *Die Malerei auf der Münchener Jubiläums-Kunst-Ausstellung*, München, 1888.

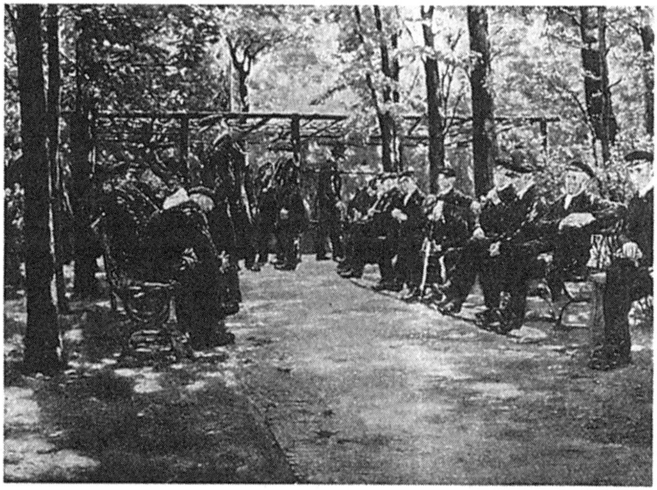

6 Liebermann, Altmännerhaus in Amsterdam, 1881.
Frankfurt, Städel.

Schon vorher hatte Warburg seinen Eltern in einem Brief aus München angekündigt, er werde durch seinen Freund Burmeister die »große Chance« haben, ein Semester in Florenz bei Professor August Schmarsow verbringen zu können. Mit Burmeister, Ulmann, Friedländer und anderen reiste er im späten Oktober nach Florenz, um sich an einem sehr interessanten Experiment zu beteiligen. Damals führte August Schmarsow, der den Lehrstuhl für Kunstgeschichte an der Breslauer Universität innehatte, eine Kampagne zur Gründung eines Deutschen Instituts für Kunstgeschichte in Florenz, das dem Deutschen Archäologischen Institut in Rom entsprechen sollte. Um zu beweisen, daß ein solches Projekt notwendig und realisierbar war, sammelte Schmarsow im Herbst 1889 acht Studenten verschiedener Universitäten um sich und hielt Seminare über Masaccio und italienische Plastik. Dieser Gruppe schloß Warburg sich an, und seine Korrespondenz zeigt, daß er diesen Schritt Henry Thode gegenüber rechtfertigen mußte.

In Schmarsow fand Warburg wieder einen Lehrer, der von der Woge des neuen Psychologismus erfaßt war. Er war kein brillanter Kopf, hatte aber einen ausgeprägten Sinn für die Bedeutung theoretischer Fragen. In seinen Untersuchungen zur Architektur stellte er Überlegungen an über die Raumwahrnehmung und über unseren Hang zur Einfühlung. In seinen Studien zur Malerei befaßte er sich eingehend mit der Frage von Gebärde und Ausdruck. Vor allem aber war Schmarsow ein Evolutionist. Wie Usener und Lamprecht dachte auch er gerne über die Ursprünge nach, und zwanzig Jahre später sollte er seine evolutionistische Ästhetik in einem Aufsatz formulieren, der auf verblüffende Weise an einige der frühen Warburgschen Überlegungen auf diesem Gebiet erinnert.[10] Wir können durchaus annehmen, daß sich diese Gedanken schon in den damaligen Gesprächen zwischen ihm und Warburg angedeutet hatten.

Schmarsow definiert die Kunst als »eine schöpferische Auseinandersetzung des Menschen mit der Welt, in die er gestellt ist«, und versucht, durch rein apriorische Konstruktionen eine Art genetische Entwicklungsreihe unterschiedlicher künstlerischer Tätigkeiten zu formulieren. Da das Wort eine Synthese aus Gebärde und Ton ist, müssen diese beiden Elemente der Sprache vorausgehen, und da das Bild eine »Abstraktion« von Dingen und Raum ist, müssen diese Elemente wiederum älter als das Bild sein, das in seiner Natur, genau wie das Wort, etwas Abgeleitetes ist. Die ersten künstlerischen Tätigkeiten sind daher »Mimik« und »Plastik«; Architektur und Musik sind ein weiterer Schritt in der Eroberung von Raum und Zeit. »Mimik« ist die primitivste Kunst. Ursprünglich sind Gebärde und Handlung noch eins, »ist doch jede Körperbewegung bei praktischer Tätigkeit zugleich unwillkürliche Ausdrucksbewegung«. Als Mittel der Verständigung gehören die Gebärden zu einer zweiten, höheren Stufe. In seiner Erörterung von Wilhelm Wundts vielgelesener *Völkerpsychologie* fährt Schmarsow fort:

> »Für uns hört mit der hinweisenden Gebärde das Gebiet der schöpferischen Ausdrucksbewegung ... auf; es ist die letzte Stufe der unmittelbaren Beziehung zu den materiellen Dingen, der Verzicht auf deren unmittelbare Berührung. ›Sie ist genetisch betrachtet nichts anderes als die bis zur Andeutung abgeschwächte Greifbewegung.‹ Diese Resignation des Tastverfahrens bezeichnet deshalb anderseits die Anfangsgrenze der ausschließlich optischen Auffassung, des Fernbildes der Außenwelt.«[11]

---

10 »Kunstwissenschaft und Völkerpsychologie«, *Zeitschrift für Ästhetik*, 2 (1907), S. 318.

11 »Kunstwissenschaft und Völkerpsychologie«, a.a.O., S. 319.

Schmarsow hebt hervor, daß der gesamte Körper um so mehr an der Ausdrucksbewegung beteiligt sei, je naiver die affektive Reaktion ist. In Schmarsows pedantischer Sprache: »Die Bewegung der unteren Extremitäten ohne weiteren Zweck, ein Stampfen des Bodens am Orte, ist Intensitätsäußerung seines Affekts« (S. 320).

In der weiteren Entwicklung des Menschen wirkt sich sein Ausdruck immer weniger auf den Körper, schließlich nur noch auf die Gesichtsmuskeln aus. In der Art und Weise, wie der Mensch sich in der Welt orientiert, können wir eine ähnliche Stufenleiter feststellen, die von der einfachen Bewegung des Greifens nach einem Gegenstand bis zur Selbstbeherrschung in der einfachen Betrachtung reicht:

> »Die Fernwirkung optischer und akustischer Reize wird ... zur Möglichkeit, uns aus der unmittelbaren Berührung mit den Dingen auf Druck und Stoß zurückzuziehen, die Körperwelt zu überblicken und uns über das Einzelne hinwegzusetzen. Da erst eröffnet sich die überlegene Vorstellungsarbeit vollauf.
>
> Der Ursprung der Gegenstandsvorstellungen muß unbedingt in der Tastregion gesucht werden ... wie ihr abgeklärtes Wesen nach oben im Mienenspiel, reicht ihr elementarstes Wirken auch hinunter in die Gehwerkzeuge und in die Ortsbewegungen, die, zum Lauf, zum Tanz gesteigert, dem naiven Menschen schon konkreten Inhalt genug vermitteln.«[12]

12 »Kunstwissenschaft und Völkerpsychologie«, a.a.O., S. 321.

IV
DIE DISSERTATION ÜBER BOTTICELLI

(1888-1891)

Das Interesse an Gebärde und Bewegung und die Verknüpfung von naiver Geisteshaltung und heftigem Körperausdruck, von der Schmarsow hier spricht, wurden zu entscheidenden Elementen in Warburgs Gedankengebäude. Sie waren für die Wahl seines Dissertationsthemas und damit für die gesamte zukünftige Richtung seiner Forschung bestimmend. Unter Schmarsows Leitung stieß Warburg in Florenz auf das Problem, dem er seine Lebensarbeit und seine Bibliothek widmen sollte, die Frage nach der Bedeutung der Antike, die Thode und Justi in Zweifel gezogen hatten.

Die Fülle des Quellenmaterials versetzt uns in die Lage, Schritt für Schritt zu verfolgen, wie diese Frage in den Gedanken des jungen Studenten entstanden ist. Zusammen mit seinen Kommilitonen erhielt Warburg von Schmarsow die Aufgabe, das alte ungelöste Problem der Florentiner Kunstgeschichte zu untersuchen, nämlich das Verhältnis zwischen Masolino und Masaccio in der Brancacci-Kapelle. Offensichtlich hatte Schmarsow seine Studenten angewiesen, mit Geduld und Sorgfalt alle Züge der einzelnen Fresken festzuhalten, die Neuerungen darstellten. Besondere Aufmerksamkeit erwies Warburg den Fortschritten in der Darstellung von Bewegung und Gesichtsausdruck, denn sein Ausgangspunkt war Vasaris Interpretation der Geschichte der Florentiner Malerei als eines ständigen Fortschritts in der Beherrschung der Naturwiedergabe. Während diese Betrachtungsweise für Masaccio angemessen war, wird eine andere Warburg übertragene Aufgabe auch ihre Grenzen gezeigt haben: er sollte den Reliefstil in der Florentiner Plastik erörtern. Beim Relief erwies sich der Naturalismus jedoch als ungeeigneter Maßstab für die Stilwandlung. Die Reliefstile des Quattrocento sind von einem ausgesprochenen Naturalismus weit entfernt, sie zeigen vielmehr eine Freude an ornamentalem Linienschwung und dekorativem Aufbau, die mit dem Ringen um Naturwahrheit nichts zu tun hat (Abb. 7). Sicher ließen sich für

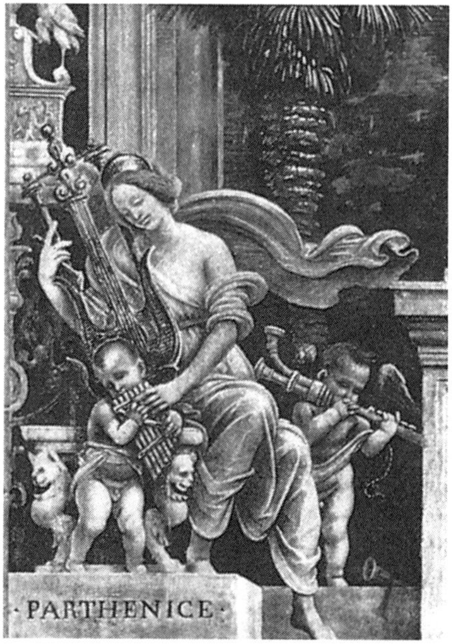

7 Filippino Lippi, »Parthenice« (Ausschnitt). Florenz, Santa Maria Novella.

einige dieser Manierismen – denn als solche fielen sie dem jungen Studenten auf – Entsprechungen in antiken Reliefs finden. Wir erinnern uns, daß Warburg in einem seiner ersten Referate an der Ausdruckskraft flatternder Gewänder interessiert war, wie sie in griechischen Darstellungen von Kentaurenkämpfen gezeigt wurden. In Florenz bekam dieses Detail eine immer größere Bedeutung, denn die Neigung der Florentiner Künstler, die Bewegung von Gewändern derart übertrieben darzustellen, schien nicht nur dem Dogma einer zunehmend naturgetreuen Darstellung, einem geradlinigen Fortschritt zu widersprechen, sondern auch den Ergebnissen jener Abhandlung, von der Warburg ausgegangen war, Lessings *Laokoon*. Hatte Lessing denn nicht ausdrücklich erklärt, die Domäne der Plastik, im Gegensatz zur Dichtung, sei die Darstellung ruhender Motive? Dichtung, deren Zeilen aufeinander folgen, kann Handlungen in der Zeit beschreiben: sichtbare Zeichen, die nebeneinander stehen, sind dagegen nur für die Darstellung des relativ Unbeweglichen geeignet. Jene »stille Größe«, die Winckelmann in der griechischen Skulptur wahrgenommen hatte, war eher auf ein Gesetz der Skulptur als auf ein Gesetz des griechischen Geschmacks zurückzuführen. Aber je mehr Warburg sich in Florenz umsah, desto mehr erschien ihm diese Folgerung seines bewunderten Mentors zweifelhaft.

Nicht nur die Skulptur, sondern auch die Malerei dieser Epoche schien das Transitorische ausdrücken zu wollen. Künstler wie Filippino Lippi und Botticelli zeigten die gleichen Manierismen flatternder Schleier und Gewänder (Abb. 7), ganz entgegen der Ansicht der Präraffaeliten, wonach diese Meister des Quattrocento nur die getreue Abbildung der Wirklichkeit im Sinne hatten. Die Präraffaeliten und ihre Anschauung sind in diesem Zusammenhang wichtig, da Warburg seine eigene Vorstellung vom fünfzehnten Jahrhundert auch im Gegensatz zu ihrer Deutung entwickelte. Der durchschnittliche Tourist, der in den späten achtziger Jahren nach Florenz reiste, stand noch ganz im Banne Ruskins. Die jüngere Generation wissenschaftlich orientierter Kunsthistoriker wandte sich gegen diesen Ästhetizismus.

Es ist so gut wie sicher, daß Warburg zur Verfolgung dieses Problems von einer jungen Künstlerin ermutigt wurde, die er einen Monat nach seiner Ankunft in Florenz kennengelernt hatte und die später seine Frau wurde: Mary Hertz. In einem Brief an seine Mutter vom 8. Dezember spricht er von dem Vergnügen, diese junge Hamburger Künstlerin durch die Galerien zu führen, da sie »beträchtliches natürliches Verständnis zeigt«. Am 12. Dezember berichtet er: »Frl. Hertz, die vortrefflich malt, hat so erstaunlich viel einfaches und dabei tiefgehendes Interesse für alles, was Kunst heißt, daß ich das Fremdenführen wirklich mit Freude besorge: sonst, wie Du weißt, nicht meine Passion.«

Zwei Wochen später, am 27. Dezember, war die Familie Hertz aus Florenz abgereist, und Warburg schreibt nach Hause, seine Studien gingen gut voran: »Wissenschaftlich geht es mir ganz nach Wunsch: ja, ich habe sogar (aber nicht weitersagen) ein Thema gefunden, über das eine Doctorarbeit nicht unmöglich wäre.«

Es kann kaum ein Zweifel bestehen, daß dieses Thema in Gesprächen mit der jungen, attraktiven Künstlerin Gestalt angenommen hatte, denn wir können es bis zu einer Eintragung am 12. Dezember zurückverfolgen, dem Tag also, an dem er nach Hamburg

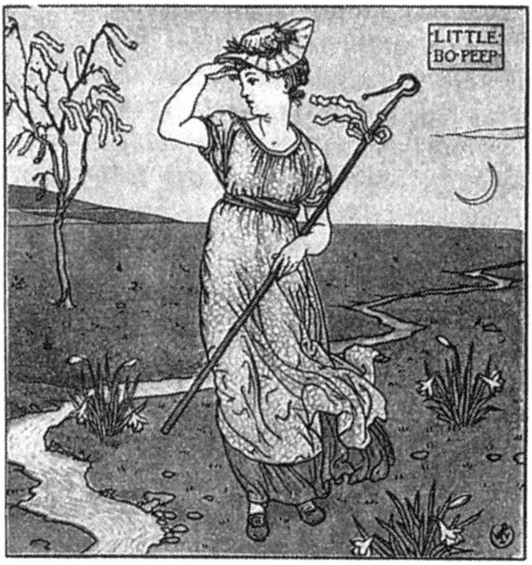

8 Walter Crane, Little Bo Peep, *The Baby's Opera* 1877, London und New York, o. J., S. 37.

über seine sympathische Bekanntschaft geschrieben hatte. Es heißt da: »Filippino Lippi, die Kunst und der Fortschritt in der Geschichte«.

Für einen Künstler der späten achtziger Jahre war dieses Problem, so formuliert, wirklich von aktuellem Interesse. Die konservative Lehrmeinung der Akademien wurde damals nämlich von zwei Seiten untergraben. Es gab einerseits die Realisten und Impressionisten, die jeglichen »Stil« im Namen der Wahrheit ablehnten, und andererseits die ersten Anzeichen des Jugendstils, der »photographische« Wahrheit um eines »dekorativen« Stiles willen ablehnte (Abb. 8). Neugotik, Japonismus und Primitivismus stellten die Annahme eines geradlinigen Fortschritts in Frage. Für Warburg, der der radikalen evolutionären Fortschrittstheorie seines Lehrers Lamprecht anhing, bedeutete dieser Widerspruch eine zusätzliche Herausforderung. Denn es stand ja für ihn außer Zweifel, daß der menschliche Geist in der Renaissance einen großen Schritt nach vorn gemacht hatte. Folglich mußte das Abweichen von der geraden Bahn des Fortschritts in der neuen Geisteshaltung der Zeit angelegt sein. Ging die Schwäche für Floskeln womöglich auf den neuen Hedonismus zurück?

Die folgenden Wochen, eine Zeit von außerordentlicher Schaffenskraft und Begeisterung, waren für Warburgs weiteres Leben entscheidend. Am 7. Januar schreibt er an seine Mutter, mit der Bitte an seinen Vater, ihm die Summe von 500 Francs zur Verfügung zu stellen:

»Ich muß hier den Grundstock zu meiner Bibliothek und Photographien legen, und beides kostet viel Geld und repräsentiert bleibenden Werth.«

Einige Wochen später, am 27. Januar 1889, schreibt er mit wachsender Zuversicht und Ungeduld:

»Mich hat jetzt eine solche Arbeitslust gepackt, daß ich mich selbst manchmal über die Schnelligkeit, mit der sich manches anfangs Unklare in mir, wenigstens zur Faßlichkeit entwickelt, erstaunt. So sehr fühle ich mich auf fruchtbarem Wege, daß ich unbedenklich Euch um eine Erhöhung meines Creditives bitte: ich muß eben alle Hilfsmittel (Bücher, Phot.) an der Hand haben: so sicher werde ich jetzt meiner Sache, daß ich, hätte ich nicht Zinsen zu erhoffen, sondern nur ein kleineres Capital zur Verfügung, ich mich unbedingt selbst auffressen würde. 4/6 Jahre Lernzeit mit allen äußeren Hilfsmitteln möchte ich noch haben, dann aber hoffe ich, selbst so eintreten zu können, daß ich verdiene was ich brauche.

Für das nächste Semester schwanke ich noch stark zwischen Bonn und Breslau. Ich glaube, es wird das erstere, besonders, da ich von Dr. Thode (resp. Prof. Kekule) einen sehr liebenswürdigen Mahnbrief bekommen habe, mich mal wieder sehen zu lassen ...«

In den Notizen dieser letzten Monate in Florenz stoßen wir auf den gleichen Optimismus, die gleichen kühnen Gedanken und weiten Perspektiven. Er entwirft, in enger Anlehnung an die Lamprechtsche Methode, einen »Kulturgeschichtlichen Fragebogen«, der die Arbeitsteilung, den Aufbau der Gesellschaft, die Sicherheit des Staates, aber auch Veränderungen in Moral und Religion betrifft:

»Moral

Altertum: Versuch im Leben Befriedigung zu finden, Genuß oder Selbstvernichtung.

Mittelalter: Selbstvernichtung um den Preis zukünftigen persönlichen Lebens.

Die Kirche hält die Idee u. d. That des Opfers wach. Der Genuß des Lebens sündlich: die Hölle.
Neuzeit: Beschränkung im Genuß; Selbstvernichtung um d. Preis unpersönlichen ewigen Lebens.«

All diese weit ausholenden Spekulationen sollen das konkrete Problem der Kunst des Florentiner Quattrocento erklären. »Ca. 1400 bildende Kunst Legendenillustration; ... Gut und Böse identisch mit Bejahung und Verneinung der kirchlich-religiösen Forderung ... Gut und schön identisch ...« (*Fragmente*, 16. Februar 1889). Dies alles, so lesen wir, änderte sich im fünfzehnten Jahrhundert, als Kunst nicht mehr ein Werkzeug der Kirche war, sondern den Menschen mit dem Leben aussöhnte.

Diese neue Absicht, die nach Warburgs Meinung für die Abweichung vom Fortschreiten zum Naturalismus verantwortlich war, wollte er interpretieren. Tatsächlich könnte der Grad dieser Abweichung zum Maßstab für das Bedürfnis nach Genuß werden, das sich in der neuen Haltung offenbarte.

»Steht es fest, daß etwa von Beginn des Quattrocento als erstes Erfordernis bei der Wiedergabe der menschlichen Person die Naturtreue gilt, so dürfen wir eine willkürliche Abweichung – sei es durch (Beobachtung) häufige Wiederholung eines Motives, sei es unnatürliches Zurechtbiegen eines Objektes – constatieren können, auf die durch die damalige Lebensanschauung hervorgerufenen, auf den Genuß gerichteten zur Zeit unbefriedigten Wünsche schließen. Es gilt:
(1) solche Züge für eine bestimmte Zeit zu finden und deren historisches Bild festzustellen. Unerläßlich ob Anlehnung an Vorbilder stattgefunden hat zu untersuchen.
(2) Künstlerische Produkte als Teilerscheinung im derzeitigen Leben.«
(Entwurf zur Botticelli-Dissertation, Bonn, 28. April 1889)

So erhielt durch seine Aufmerksamkeit für die Bedeutung flatternder Gewänder und erregter Gebärden das von Lessing aufgeworfene Problem in der Kunst plötzlich einen konkreten historischen Rahmen. Von nun an beschäftigte sich Warburg mit der Suche nach den Gründen für diese Entwicklung, die sich gegen den Strom eines fortschreitenden Naturalismus zu richten schien.

Bei diesen Überlegungen stößt er auf die bis dahin nur allgemein behandelte Frage nach dem Einfluß der Antike. Nach Deutschland zurückgekehrt, notiert Warburg die verschiedenen

Formen im Ausdruck bewegter Gewandmotive und sieht in dem Einfluß der Antike ein Zeichen für wachsenden Individualismus, der ein Bedürfnis nach gefälligen Formen als solchen entwickelt.

»Bewegte Gewandmotive in der Florentiner Kunst
des Quattrocento

(A) *1. H. des Quattrocento*
  (1) Bewegung des Gewandes ohne Motivierung durch den Körperbau.
  (2) Bewegung des Gewandes den natürlichen Voraussetzungen zuwider.
  (3) Der Einfluß der Antike: Skulptur, Malerei.
(B) *2. H. 1450-1500*
  (1) Bewegung des Gewandes unter gleichzeitiger Bewegung des Körpers.
  (2) Bew. d. Gew. d. natürl. Verlauf zuwider.
  (3) Einfluß d. Antike: a. Malerei
      b. Skulptur
(C) Der Zusammenhang mit dem Wunsch der Zeit, Befriedigung für den Einzelegoismus zu finden.
(D) Einfluß der Antike dort, wo der Einzelegoismus (d. auf den Genuß der Welt gerichtete) Unterstützung sucht.
(E) Arbeitsteilung und menschliche Formenwelt.«

(*Fragmente*, 27. März 1889)

Das Wort »Arbeitsteilung« verrät wieder den Einfluß des Lamprechtschen Denkens. Nach seiner Theorie, so erinnern wir uns, ist es die Arbeitsteilung, die aufgrund der wachsenden Komplexität der Gesellschaft zu einer wachsenden Vorstellungsmasse in der Mentalität einer Gesellschaft führt. Wichtig wird Warburgs Notiz jedoch durch die Betonung, die er jetzt auf den Einfluß der Antike legt. Das ihn interessierende Phänomen hatte es sicher auch in der griechischen Kunst gegeben, und sein Wiedererwachen in der Renaissance konnte nicht ganz zufällig sein. Lag es an dem Hedonismus, der beiden Epochen gemeinsam war? Warburg sollte diese Erklärung rasch aufgeben, mußte aber erkennen, daß er in dem bewegten Gewandmotiv, das zu Renaissance und Antike gehörte, eine Bedeutung fand, die in direktem Widerspruch zu den Auffassungen von Justi und Thode stand. Sie hatten den Aufstieg der Kunst der Renaissance als eine spontane Bewegung gesehen, in der die Antike kaum eine Rolle spielte.

Vielleicht hat Warburg an diesem Punkt in einem Aufsatz von

Anton Springer, einem der großen deutschen Kunsthistoriker, Rat gesucht. Das erste Kapitel seiner *Bilder aus der Neueren Kunstgeschichte* (1867) ist dem »Nachleben der Antike im Mittelalter« gewidmet. Springer lenkt die Aufmerksamkeit auf die Bedeutung antiker Vorbilder für die Gewänder in der romanischen Skulptur. Er unterstreicht die Bedeutung von Sarkophagen, Elfenbeingegenständen und Gemmen für das Fortleben der Tradition und hat mancherlei Interessantes über die abergläubische Furcht zu sagen, die mit diesen Dingen verbunden war. Er verweist auf das Verhältnis, das Nekromanten und Astrologen des fünfzehnten Jahrhunderts zu antiken Quellen hatten, und kommt zu dem Schluß, daß es im Verhältnis des Mittelalters und der Renaissance zur Antike keinen wesentlichen Unterschied gebe: beiden fehle die historische Distanz, und beide nehmen aus antiken Arbeiten, was immer ihrem eigenen Zweck dienlich ist.

Dieses Thema griff Springer in einem der späteren Kapitel, das sich mit den Anfängen der Renaissance in Italien beschäftigte, wieder auf. Auch hier hob er hervor, daß das Interesse der Renaissance an der Antike nichts mit akademischer Liebhaberei für Altertümer zu tun habe. An den Rand dieses Absatzes schrieb Warburg »bravo«:

> »Sie leben in der Gegenwart und weil für die Stimmungen und Strömungen der letzteren die Antike ein vortreffliches Ausdrucksmittel darbietet, greifen sie zu dieser.«

Aber sobald Springer die Art dieses Einflusses definiert, wird er von Warburg entschieden abgelehnt – eine Reihe von Fragezeichen am Rand der folgenden Stelle drücken das aus:

> »Ließ die Wirklichkeit sie ratlos, konnten sie die richtigen Proportionen, den formenreinen und doch sprechenden Ausdruck der Köpfe, die schönen Linien, den ruhigen Fall der Gewänder ... in ihrer unmittelbaren Umgebung nicht gleich, nicht vollkommen finden, so griffen sie zur Antike und holten von dort die brauchbaren Motive.«

Diese Sicht der Antike als eines idealisierenden Einflusses, der zu ruhiger Schönheit führte, war für Warburg offenbar zu konventionell. Der Passus über den ruhigen Fall der Gewänder erinnerte ihn an Winckelmann und Lessing, deren Autorität er mittlerweile in Frage stellte.

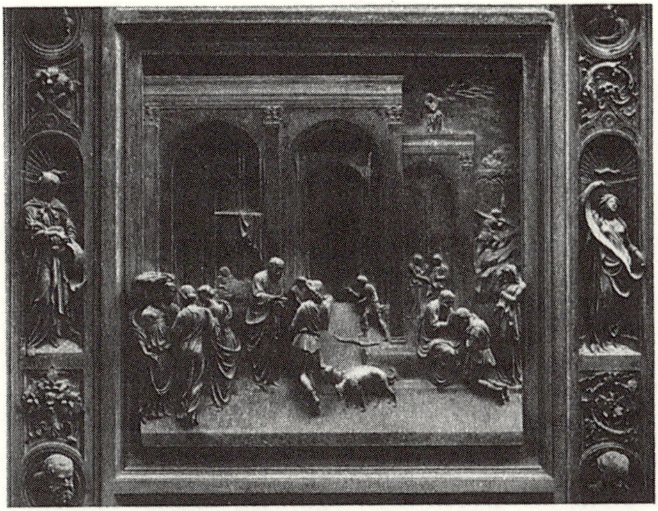

9 Ghiberti, Die Geschichte von Jakob und Esau.
Florenz, Baptisterium, Bronzetür.

Er muß von diesen Gedanken völlig absorbiert gewesen sein, als er am 24. Mai 1889 – er war inzwischen nach Bonn zurückgekehrt – in Justis Seminar ein Referat hielt mit dem Titel: »Entwurf zu einer Kritik des Laokoons an Hand der Kunst des Quattrocento in Florenz«. Er erörterte die Reliefarbeiten Ghibertis (Abb. 9), eines der von Schmarsow bevorzugten Themen, um die Art, wie dieser Künstler die Wirklichkeit behandelt hat, den Postulaten Lessings gegenüberzustellen. Daneben formulierte er die Fragen, die er in seiner Doktorarbeit untersuchen wollte und unterbreitete Justi einen Entwurf:

> »Um 1400/20 hört die Malerei auf, nur Bibel oder Legendenillustration zu sein; das eigene Leben bewußt reproduzierend hört sie auf, mit den dargestellten Personen zusammen ein festgelegtes moralisches Urteil zu geben.
>
> Man hört auf, die Person sub specie des zukünftigen Lebens zu betrachten. Mit dem Leben als ganzem ausgesöhnt, beginnt man, eine engere Wahl unter den Lebensformen ringsumher zu treffen.

I. Die Florentiner Plastik von 1400-1450
   (1) Daß die bewegte Gewandung als psychologisch erweiterndes Charakteristicum angesehen und verwertet wird:
      (a) in ausgedehnterem Maße als vorher bei unbewegten Personen (Gew. des Trecento, Einfluß d. Antike);
      (b) wider die natürliche Möglichkeit (die ornamentale Kunst);
   (2) Daß in der Florentiner Malerei von etwa 1450-1500 (und früher) der Versuch gemacht wird, die bewegte Gewandung durch gleichzeitige Bewegung d. Person zu motivieren:
      (a) die laufende Frau.
   (3) Daß dann nach 1500 wieder die Verwertung des Gewandmotives als psychologisches Charakterisierungsmittel eintritt.

II. (1) Es ist eine Art Barockunterströmung in der Florentiner Kunst der zweiten Hälfte des 15. Jhdts. (deren Erzeuger die aus der Goldschmiedekunst hervorgegangen Plastiker der Florentiner Kunst sind) zu constatieren.
   (2) Was bedeutet diese sogenannte ›Barock‹ Kunst für die Auffassung der Einzelform seitens des Künstlers?
   (3) In welchem Zusammenhang steht das derzeitige Leben mit den Erscheinungsformen des Menschen in der Kunst und mit der Lebensauffassung des Einzelnen?
   (4) Der Einfluß der Antike.
   Ausblick.« (*Fragmente*, 4. April 1889)

Einleitung und Punkt 3 von Abschnitt II dieser Übersicht zeigen erneut den starken Einfluß Lamprechtschen Denkens. Vielleicht war es nicht sehr diplomatisch, wenn Warburg zeigte, daß er ein treuer Anhänger dieses jungen Revolutionärs war. Justis Zugang zur Geschichte war ja viel konservativer, vorsichtiger und akademischer. Im Vorwort zur zweiten Auflage seines *Velazquez* formulierte er später ganz explizit seine Einwände gegen den Typus der Geschichtsschreibung, der von Lamprecht verfochten wurde:

»Der Begriff der Entwicklung ... hat im verflossenen Säkulum von Hegel bis Darwin fast wie eine Zwangsvorstellung auch die Kunstliteratur beherrscht, aber zuweilen eher von der Ermittlung des wahren Zusammenhangs der Dinge abgelenkt. Die historische Phantasie durchschreitet an seiner Hand mit Siebenmeilenstiefeln die Jahrhunderte, da gelingt es leicht, tendenziöse Luftgebilde wissenschaftlich zu drapieren. Vollends die plumpe Übertragung des Wortes Fortschritt von den materiellen Kulturerscheinungen auf die des höheren geistigen Lebens, die trotz des Widerspruchs der Geschichte und trotz ihrer Langweiligkeit noch immer auftaucht, verrät auch Verkennung des Rangs der Kunst.

Historie und Philosophie sind Dinge, die auf verschiedenen Blättern stehen, und Geschichtsbücher sind nicht der Ort zur Propaganda von Doktrinen ...«

Es kann nicht überraschen, daß ein Gelehrter, der diese Meinung vertrat, Warburgs Betrachtungsweise mit Skepsis begegnete. Aber er wollte seine Einwände anscheinend nicht formulieren. Als Warburg über die Reaktion auf sein Referat berichtete, schrieb er, Justi habe die Hauptsache, bzw. das, was Warburg zumindest dafür hielt, nicht erkannt: »Justi ist eben eine zu zähflüssige Natur, um sich schnell in andere hineinzufinden« (24. Mai 1889).

Es kann gut sein, daß Justis Zweifel Warburg letzten Endes davor bewahrt haben, ein zweiter Lamprecht zu werden. So wurde er angespornt, konkretes Beweismaterial zu sammeln und entwicklungsgeschichtliche Abstraktionen nicht so sehr zu betonen.

Zur gleichen Zeit war er jedoch froh, von jüngeren Dozenten wie Thode unterstützt zu werden, dem er anläßlich einer Reise nach Köln seine Theorien vortrug und der ganz richtig bemerkte, es spräche für Warburgs Talent, daß er ganz allein einen Ausgangspunkt für seine Forschungsarbeit gefunden habe (5. Juli 1889). Zwei Wochen später hatte Thode dem Studenten eine Möglichkeit gegeben, seine Gedanken bei einem Essen ausführlicher zu erklären, und sich sehr zufrieden gezeigt: »Er meint, es würde eine gute Dissertation; das denke ich auch, es kommt nur jetzt noch auf sorgfältige Einzelarbeit und auf Modifikationen an« (17. Juli 1889).

Nun war sein Selbstvertrauen wiederhergestellt, und Warburg konnte am 20. Juli 1889 an seinen Vater schreiben und ihn auf die schockierende Tatsache vorbereiten, daß er für 500 Mark Bücher gekauft hatte:

»... Ich besitze jetzt den Grundstock zu einer exquisiten Bibliothek: Es ist dies mein notwendiges Handwerkszeug, und ich werde wohl zwei oder dreimal mit einer ähnlichen Bitte vor Dich hintreten müssen, ehe ich meine Bibliothek aus meinem Jahreswechsel werde ergänzen können; ...«

Vor seinem Weggang aus Bonn stattete Warburg Justi seinen Abschiedsbesuch ab, und es war ihm eine Genugtuung, den alten Herrn zu ein paar widerstrebend gegebenen Worten der Ermutigung gebracht zu haben (25. Juli 1889):

»Justi hatte mir für einige Zeit zugehört, war aber (wie er denn nicht sehr schnelldenkend ist) trotzdem er das ganze ›sehr sinnreich‹ fand, bei unwesentlichen Einzelheiten kopfscheu geworden. Ich merkte wohl, daß seine Einwendungen nichts Wesentliches oder Erschütterndes hatten: Nachdem ich nun ihm in gemüthlicher Zwiesprache einerseits genau präcisieren konnte, was ich will, andererseits seine Entgegnungen entkräften konnte, sagte er zum Schluß, nachdem er nach für nach zugegeben hatte: ›Ja, ich muß doch sagen, es wird was sehr Hübsches werden.‹ Ein solches Urteil von Prof. Justi, diesem auf der einen Seite zähen und unzugänglichen, schwerflüssigen Menschen, auf der anderen Seite aber vielleicht dem feinfühligsten und kenntnisreichsten deutschen Gelehrten überhaupt, wiegt mir mehr als ein ›summa cum laude‹.«

Warburg immatrikulierte sich dann an der Straßburger Universität, wo Hubert Janitschek den Lehrstuhl innehatte, sicherlich nicht ein so berühmter Kunsthistoriker wie Justi, aber jemand, der der jüngeren Generation angehörte und Warburgs theoretischem Ansatz nicht ohne Sympathie begegnen würde. Wahrscheinlich wurde Warburg in seiner Entscheidung für Straßburg von Lamprecht ermutigt. Janitscheks Name kommt in Lamprechts Vorlesungen vor, und er hatte ein Buch über *Die Gesellschaft der Renaissance und die Kunst in Italien* (Stuttgart, 1879) veröffentlicht, das stark soziologisch orientiert war. Auch für Janitschek war Soziologie eine Form der Sozialpsychologie und die Kunst ein genauer Hinweis auf die Geisteshaltung einer Epoche. Warburg berichtet nicht ohne Sorge über sein erstes Zusammentreffen mit dem neuen Lehrer:

»Ein merkwürdiger Mann: klein, mager von Körper, ein ziemlich gewöhnliches Gesicht; sehr lebhafte Manieren und rückhaltlos entgegenkommend. Über meine Arbeit habe ich nur andeutungsweise mit ihm gesprochen; ich werde wohl noch schwere Arbeit haben, bis ich Michaelis und ihm meine Ideen nach Wunsch ausgestaltet haben werde: gerade was ich will, ist von beiden, die sich mit ganz ähnlichen Dingen beschäftigen, schon öfter überlegt worden, und da ich nun allerdings lösen möchte, was schon oft vergeblich versucht worden ist, so finde ich strenge Magister; im Grunde sind wohl beide wohlwollend. Aber schwer wird's! Dafür sind aber die Hilfsmittel auch unvergleichlich zahlreich und gut, so daß es eine wahre Freude ist, zu arbeiten. Ich sitze denn auch so oft es geht im Seminar. Mich beschäftigen meine Dinge so ausschließlich, daß ich kaum Lust habe, mehr als nötig zu schreiben.« (November 1889)

Bald ergab sich eine Möglichkeit, Janitschek sein Vorhaben zu erläutern, und Warburg schreibt über diese Unterredung:

»Ich kann Euch zu meiner Freude von Erfolg berichten: Freitag abend setzte ich Prof. Janitschek mein Thema auseinander. Da er noch nicht recht wußte was ich wollte, stand er mir wohl noch etwas kritisch gegenüber: Nachdem ich ihm jedoch mein Material ruhig zeigen konnte, war er zum Schluß sichtlich erfreut und befriedigt: ›Das ist ja prächtig‹, meinte er; er fand mein Material ziemlich vollständig (was ich am wenigsten erwartete) und den Ideengang vernünftig. Alles, was ich für den Augenblick verlangen kann. Mit Michaelis habe ich noch nicht gesprochen. Es wurde gestern (8. Dez.) gerade ein Jahr, seit ich den ersten Gedanken zu meiner Arbeit faßte; ich will hoffen, daß ich nächstes Jahr um diese Zeit ungefähr fertig sein werde.«
(9. Dezember 1889)

Es sollte sich herausstellen, daß Warburg doppelt so lange brauchte, denn er reichte seine Dissertation erst im Dezember 1891 ein. Diese Jahre aber müssen für ihn, ebenso wie das vorangegangene Jahr, ein Zeit intensiver Arbeit und Schaffenskraft gewesen sein. Er besuchte viele Vorlesungen über Gebiete der Kunstgeschichte, die außerhalb seines unmittelbaren Interesses lagen. Janitschek las über die Geschichte der Malerei und über Architektur, und Warburg notierte gewissenhaft all die vielen Fakten, über die der Professor in wahrscheinlich recht eintönigen Seminaren einen Überblick gab. Warburg setzte in Straßburg sein Studium der klassischen Archäologie bei dem großen Adolf Michaelis fort, dessen hohe Anforderungen er gefürchtet hatte und in dessen Seminar er ein Referat über die Reiterfiguren des Parthenonfrieses hielt.

Daneben besuchte er Vorlesungen zur Philosophie, ein Seminar von Theobald Ziegler über Kant und, überraschenderweise, ein Seminar zur Theorie der Wahrscheinlichkeitsrechnung, in dem er ein Referat über die logischen Voraussetzungen von Glücksspielen hielt. Er schrieb kunsthistorische Seminararbeiten über Timoteo

Viti, den Zeitgenossen Raffaels, über die Illustrationen des Medea-Mythos und über die mittelalterlichen Handschriften des *Psychomachia*. Vor allem aber hat Warburg wahrscheinlich viele Bücher über Kunsttheorie und Kunstgeschichte, Psychologie und Mythologie gelesen, wobei er zweifellos die methodischen Fragen, die ihn in seiner Dissertation beschäftigten, im Auge hatte. Am Ende trug seine Dissertation jedoch nicht sehr viele Merkmale dieser Beschäftigung mit der Philosophie. Fast die einzige Stelle in der publizierten Fassung, wo Warburg dieser Beschäftigung Ausdruck verleiht, sind die »Vier Thesen« zur Theorie der Kunst, die er seiner Arbeit später beifügte.

Es empfiehlt sich daher, zunächst Warburgs Botticelli-Arbeit zu betrachten und zu untersuchen, welche Lösung er dort für das Problem vorschlägt, das ihm in Florenz aufgefallen ist, die Notwendigkeit, das offenkundige Abweichen vom geradlinigen Weg des Fortschreitens zum Naturalismus zu erklären, das die kalligraphischen Floskeln im Stil Botticellis seiner Meinung nach darstellten. Warburg hatte unterdessen beschlossen, sich auf die zwei mythologischen Meisterwerke Botticellis zu konzentrieren, auf den »Frühling« und auf die »Geburt der Venus« (Abb. 10, 11), Werke, die für das ausgehende neunzehnte Jahrhundert den wahren Charakter der Florentiner Renaissance verkörperten. Wenn überhaupt, dann müßte sich hier verdeutlichen lassen, wie der neue Geist des erwachenden Heidentums, das Heraufdämmern einer neuen Epoche sich in der Kunst ausdrückte. Hier würde offenbar werden, welche Rolle das neue Interesse an der Antike in der Geschichte der Renaissancekunst spielte.

Warburg machte sich damals anscheinend nicht klar, daß das Problem, das er ursprünglich hatte untersuchen wollen, durch die Wahl gerade dieses Themas grundlegend verändert wurde. Es war ja seine Absicht gewesen, sich mit etwas zu befassen, was in unserem Sprachgebrauch nur als Stilproblem beschrieben werden kann: die Vorliebe des späten Quattrocento für ornamentale Gewandbehandlung. Indem er diese Frage anhand einer Analyse von Botticellis mythologischen Meisterwerken zu beanworten suchte, hatte er das konventionelle Stilproblem umgangen. Ihm ging es nun um die Gründe, die Botticelli veranlaßt hatten, bestimmte Themen in dieser besonderen Weise darzustellen. Aus methodischer Sicht kann man diese Verschiebung sicherlich bemängeln; aber sie sollte sich als »fruchtbarer Irrtum« herausstellen, da sie

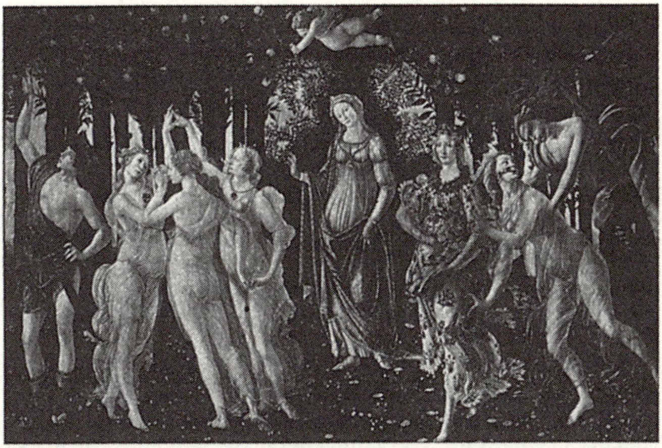

10 Botticelli, Primavera.
Florenz, Uffizien.

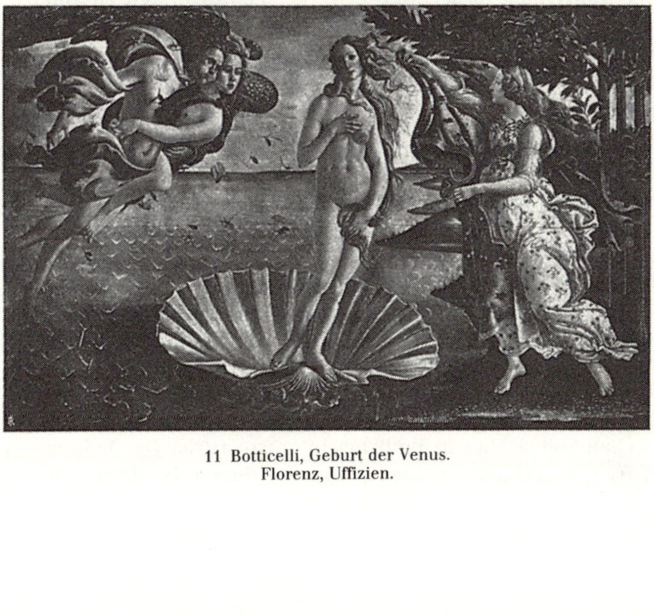

11 Botticelli, Geburt der Venus.
Florenz, Uffizien.

Warburg dazu brachte, seine Frage historisch konkreter zu stellen, als es die Stilgeschichte uns gewöhnlich erlaubt. Er wollte herausfinden, welches Bild Botticelli und seine Auftraggeber von der Antike hatten, wenn sie Ovid und zeitgenössische Ovid-Nachahmungen lasen. Warburg verfolgte die Literatur zur »Geburt der Venus« und zum »Frühling« und fand dort, daß ein Zusammenhang bestanden hatte zwischen der »Geburt der Venus« und der Beschreibung eines imaginären Kunstwerks in Polizians *Giostra,* in dem der Aufstieg der Liebesgöttin aus dem Meer dargestellt wird. Man wußte auch, daß Polizian in seiner *Giostra* eine ähnliche Beschreibung fiktiver Reliefs, die sich in der Geschichte von Phaethon bei Ovid findet, nachgeahmt hatte.

Es war klar, daß Botticelli diese Themen ohne den Rat von gelehrten Humanisten nicht hätte erfinden können, und es war ebenso klar, daß es der Auftraggeber gewesen sein mußte, der diese Ratgeber bei der Auftragserteilung herangezogen hatte. Heute, da in so vielen kunstgeschichtlichen Untersuchungen wirkliche oder postulierte »humanistische Ratgeber« herumgeistern, muß auf das Neue dieser Sichtweise hingewiesen werden. Für Warburg lag ihr Wert weniger darin, auf die zahlreichen Texte aufmerksam zu machen, die dem Künstler vielleicht zur Verfügung standen, als in der Möglichkeit, in seiner Vorstellung den tatsächlichen Augenblick der Konzeption dieser Meisterwerke rekonstruieren zu können, als Auftraggeber, Humanist und Künstler sich über den besten Weg verständigten, um dieses neue Wagnis, antike Mythen in großen Gemälden wieder aufleben zu lassen, zu verwirklichen. Warburg las Ovid und seine Nachahmer und war beeindruckt von einer ähnlichen Vorliebe für die Beschreibung von flatternden Gewändern und wehendem Haar, wie er sie in der Kunst des Quattrocento bemerkt hatte.

So kam Warburg zu der Folgerung, daß Botticellis Zeitalter sich die Antike wirklich so vorgestellt hatte. Nach Warburgs Auffassung hat Polizian sogar darauf bestanden, daß Botticelli diese Merkmale der antiken Vorstellungswelt hinzufügen solle, und ihm den Rat gegeben, bewegte Gewandung und flatterndes Haar zu verwenden, mit dem der Wind spielt. Wenn der Künstler nach antiken Vorbildern suchte, die ihm helfen sollten, diese Ausdrucksformeln sichtbar zu machen, dann konnte er auf Sarkophagen und neu-attischen Reliefs, die ein ähnliches Interesse an der Darstellung von Bewegung zeigen, genügend Beispiele finden. Insofern muß die

Künstler des Quattrocento an der Antike also etwas ganz anderes als das Bild der antiken Plastik interessiert haben, das Winckelmann beschworen hatte. Für das achtzehnte Jahrhundert lag die Größe der Antike in ihrer »Stille«, in der ungetrübten Ruhe ihrer majestätischen Schönheit. Das Interesse des Quattrocento an der Antike richtete sich, wie jetzt deutlich wurde, auf die entgegengesetzten Eigenschaften anmutiger und leidenschaftlicher Bewegung.

Wir haben gesehen, daß Warburg für die Entdeckung schon gerüstet war durch sein frühes Interesse an antiken Darstellungen von Bewegung und Leidenschaft, das durch Lessings *Laokoon* geweckt und durch sein Referat über Kentaurenkämpfe in Kekulés Seminar verstärkt worden war. In dieser Hinsicht läßt das Referat Warburgs spätere Konzentration auf Abbildung von Leidenschaft und Leiden, die die Renaissance von der Antike herleitet, schon ahnen. Dennoch dürfen wir nicht zuviel von dieser Neigung in Warburgs erste Versuche hineinlesen. Hier ist die Rolle der Antike ja noch ausdrücklich begrenzt auf jene »Zusatzformen«, die Botticelli in seine Gemälde einfügen sollte, um sie mit der Vorstellung von antiken Figuren in Einklang zu bringen, wie sie in der Welt der Gebildeten verbreitet war.

Der Ausdruck »bewegtes Beiwerk«, den Warburg dabei so oft verwendete, weist auf eine bestimmte Quelle seiner Deutung hin. In A. v. Reumonts *Lorenzo di Medici* (1883) lesen wir: »Die auch schon bei Botticelli sich zeigende Vorliebe für antikes und antikisierendes Beiwerk erzeugt bei Filippino den Eindruck gekünstelter Überladung« (Bd. II, S. 161).

Wie Reumont, so beurteilte auch Warburg diese Effekte durchaus nicht ohne Vorbehalt. Im Gegenteil, Botticelli wird kritisiert, weil er dem Druck seiner literarischen Ratgeber nachgegeben habe, weil er ihnen zuliebe von der getreuen Abbildung der Natur abgewichen sei:

> »Führte dabei der ›Einfluß der Antike‹ zu gedankenloser Wiederholung gesteigerter Bewegungsmotive, so liegt das nicht an der ›Antike‹, aus deren Gestaltenwelt man ja auch – seit Winckelmann – mit der gleichen Überzeugung für das Gegenteil, die ›stille Größe‹, die Vorbilder nachgewiesen hat, sondern an dem Mangel künstlerischer Besonnenheit der bildenden Künstler. Botticelli war schon einer von denen, die allzu biegsam waren.«
> (*Ges. Schr.* I, S. 55)

Dieses kritische Urteil zeigt vielleicht deutlicher als alle anderen Passagen seiner Dissertation, wie eng das Thema mit den ästhetischen Vorstellungen der Epoche zusammenhängt, in der sie geschrieben wurde. Für Warburg und seine Zeitgenossen war die Freude an geschwungenen Linien, fließenden Gewändern und wallendem Haar nicht nur ein historisches Problem. Wir befinden uns in der Zeit, in der der Jugendstil geboren wird und die »Manierismen« von Burne-Jones und Walter Crane (Abb. 9) viele Künstler in Bann schlugen. Die neue Richtung schien die Kunst von der Erforschung der Wirklichkeit wegzuführen, von einem Weg, dem Warburg bei seinem Besuch der Münchener Ausstellung von 1888 viel Sympathie entgegengebracht hatte. Wir werden vielleicht nie erfahren, wie viel oder wie wenig von dieser kritischen Einstellung auf Warburgs Gespräche mit der jungen Künstlerin zurückgeht, die dann seine Frau wurde. Sein eigener Anteil ist wahrscheinlich die uneingeschränkte Gleichsetzung von künstlerischer Wahl und moralischer Entscheidung. Er zweifelte ebensowenig wie Ruskin daran, daß Kunst eine moralische Angelegenheit ist. Diese Überzeugung bewahrte er bis an sein Lebensende. Im Gegensatz zu Ruskin aber strebte Warburg danach, sie mit einer naturwissenschaftlichen Betrachtung der Menschheitsentwicklung zu vereinbaren, die damals noch immer in dem optimistischen Evolutionismus verwurzelt war. Fortschritt führte vom Zustand der Wildheit zu immer höheren Formen der Beherrschung, und die Kunst hatte an diesem Aufstieg ihren Anteil.

Diese Überzeugung gab in Warburgs Dissertation noch immer den Einfluß Lamprechts zu erkennen. Wir erinnern uns, daß Lamprecht postuliert hatte, der beste Zugang zu den Vorstellungen im Denken einer Gesellschaft werde durch die Kunstgeschichte ermöglicht, und diese Auffassung spiegelt sich in dem Untertitel der Dissertation: »Eine Untersuchung über die Vorstellungen von der Antike in der italienischen Frührenaissance«.

Und doch kann es keinen größeren Unterschied zwischen zwei Darstellungsweisen geben als den zwischen Lamprechts Abhandlungen und Warburgs Dissertation. Bei Lamprecht ist das theoretische Gerüst stets sichtbar; bei Warburgs Arbeit, und auch bei den folgenden, muß der Faden der Argumentation unter einer ungeheuren Vielfalt von Literatur- und Bildbelegen, die ihn fast verschütten, erst freigelegt werden. Für Warburg besaßen diese Belege eine so unmittelbare Aussagekraft, daß er sie nur vorlegen zu müssen glaubte, da sie für sich selbst sprächen. Hier ist die Wurzel jener Diskrepanz zwischen dem Bild von Warburg als einem gelehrten Forscher, der abgelegene Texte mit Bildern der Vergangenheit verknüpfen konnte, und dem Bild, das wir aus seinen Aufzeichnungen gewinnen, in denen sein theoretisches Interesse immer offen formuliert wird. Diese Diskrepanz führte letztlich zu dem gescheiterten Projekt der letzten Lebensjahre Warburgs, in dem er hoffte, seine Kulturphilosophie in der Sprache eines »Bilderatlas« fast ohne jeden Kommentar erklären zu können.

Aber nicht nur dieses letzte Projekt kündigt sich in Warburgs Dissertation schon an. Viele der Themen, die ihn in seinen späteren Forschungen beschäftigten, werden hier zum ersten Mal angeschnitten, aber sie werden eher erwähnt als dargelegt. Es ist in der Tat kaum möglich, dieses Mosaik aus Zitaten und Verweisen, das Warburg um Botticellis zwei Meisterwerke anordnete, zusammenzufassen, ohne der suggestiven Kraft seiner Methode Unrecht zu tun. Jedes einzelne Element war zweifellos als Beweisstück gedacht für die zentrale Frage nach der geistigen Vorstellung von der Antike, die die Menschen des Quattrocento entwickelt hatten. Aber er überläßt es dem Leser, diesen Zusammenhang herzustellen. Wie unfair es auch sein mag, nun die Themen und Motive aufzuzählen, die Warburg heranzieht, so kann eine solche Zusammenfassung uns doch helfen, einen ersten Eindruck von Warburgs Denkweise zu gewinnen und auch das Neue seiner Betrachtungsweise zu verstehen, die nicht in vorgestanzte Kategorien paßt, am wenigsten in die der ikonographischen Untersuchung.

Die »Geburt der Venus« bot kein ikonographisches Problem. Warburg stieß auf zwei in der Literatur erwähnte Texte, mit denen das Werk in Verbindung gebracht worden war – den Homerischen Hymnus auf Aphrodite, der die Geburt der Göttin schildert, und Polizians Beschreibung eines imaginären Reliefs am Venuspalast, eine lyrische Bearbeitung des Homerischen Berichts. Warburg postuliert schon gleich zu Anfang, indem er auf Polizians Liebe zu »bewegtem Beiwerk« verweist, daß es Polizian gewesen sein müsse, der Botticelli das Thema vorgeschlagen habe.

Für einen Studenten von Janitschek, der die erste wissenschaftliche Ausgabe von Albertis *De Pictura* besorgt hatte, war es naheliegend, nach dieser Beobachtung die Empfehlung Albertis zu erörtern, genau dieses Beiwerk zu verwenden. Tatsächlich war Springer ihm hier schon zuvorgekommen, als er die »Geburt der

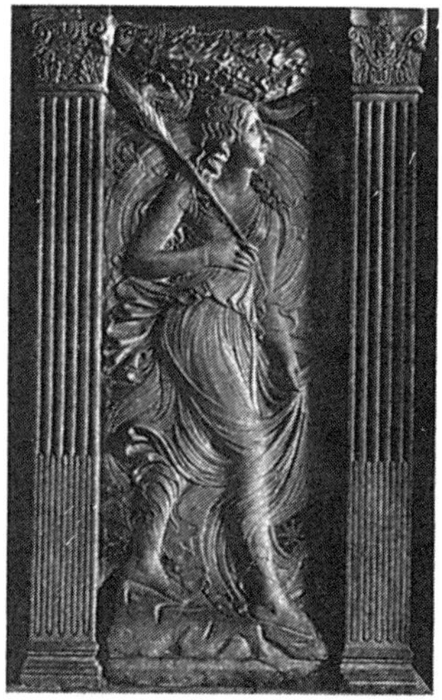

12 Agostino di Duccio, Virgo.
Rimini, Tempio Malatestiano.

Venus« mit Albertis Ratschlag in Verbindung brachte, Haar und Gewänder im Wind flattern zu lassen und die Körperkonturen zu enthüllen und diesen hübschen Kunstgriff damit zu motivieren, daß am Himmel die Masken der Winde gezeigt wurden. Das Neue bei Warburg ist, daß er sich nach diesem Passus ausführlich mit Agostino di Duccio beschäftigt, dem Plastiker des Quattrocento, der eine große Vorliebe für bewegte Gewandmotive zeigte (Abb. 12). Agostino hatte im Tempio Malatestiano gearbeitet, der von Alberti entworfen worden war; warum sollte Alberti ihm daher nicht die gleichen Ratschläge gegeben haben, die Polizian später Botticelli gab? Auf jeden Fall wußte man, daß Agostino derartige Motive erregter Bewegung von antiken Sarkophagen kopiert hatte, einer Kunstgattung, mit der Warburg im Seminar von Michaelis vertraut geworden war. So war die in der »Geburt der Venus« dargestellte Vorstellung von der Antike keine Grille, sie war schon in der vorangegangenen Generation geformt worden. Sie war typisch für eine Strömung in der Renaissance, die Warburg sein ganzes Leben lang untersuchen sollte.

Warburg geht jedoch erst auf die von Polizians Dichtungen geweckten Vorstellungen ein, um an einer Reihe von Vergleichen zu zeigen, daß der Dichter überall, wo er auf antike Autoren wie Ovid oder Claudian zurückgreift, die Bewegungsvorstellung noch verstärkt.

Erst nach diesem Nachweis kommt Warburg auf die »Geburt der Venus« zurück und zu der Antwort auf ein ikonographisches Problem: wer ist die Frauengestalt, die anstelle der drei vom Dichter beschriebenen Horen Venus am Ufer empfängt? Warburg sieht in ihr die Frühlingsgöttin und zitiert Textstellen aus Ovid und aus dem Renaissance-Mythographen Vicenzo Cartari, um diese Identifizierung zu untermauern – der erste Hinweis auf ein mythographisches Handbuch, das in der von Warburg begründeten Tradition eine so wichtige Rolle spielen sollte. Zur Stützung der Argumentation wird ein Holzschnitt der *Hypnerotomachia Poliphili* und ein Zitat von Luigi Alamanni erörtert, wo nicht versäumt ist, auf das im Winde flatternde Haar Floras zu verweisen.

Nach so reichen literarischen Belegen bringt Warburg schließlich ein Beweisstück, das seine Hypothese, noch immer sehr vorsichtig formuliert, entscheidet:

> »daß es zwar einseitig, aber nicht unberechtigt ist, die Behandlung des bewegten Beiwerks zum Kriterium des ›Einflusses der Antike‹ zu machen.« *(Ges. Schr.* I, S. 19)

Eine Federzeichnung in Chantilly (Abb. 13), die mit der »Geburt der Venus« in Verbindung gebracht worden war, in der Warburg aber nicht die Hand Botticellis sieht, wird von ihm als eine Studie des Quattrocento nach einem antiken Sarkophag mit der Darstellung des Achill auf Skyros (Abb. 14) identifiziert. Sie zeigt, daß der Künstler an Details wie dem wehenden Schleier interessiert war, und der gleiche Hang kann in einer fast hundert Jahre späteren Beschreibung von Pirro Ligorio noch immer festgestellt werden. Der Abschnitt über die »Geburt der Venus« schließt mit einer weiteren Textstelle, die zeigen soll, daß das Quattrocento eine Vorliebe für Frauengestalten in bewegten Gewändern hatte und daß diese manchmal als »Nympha« bezeichnet wurden: Filarete ergänzt in dieser Weise einen Text von Plinius, der von *aurae* spricht, und in verschiedenen Pliniusausgaben des späten fünfzehnten Jahrhunderts wird ebenso verfahren.

Nach einer kurzen Abschweifung über die verschollene »Pallas«

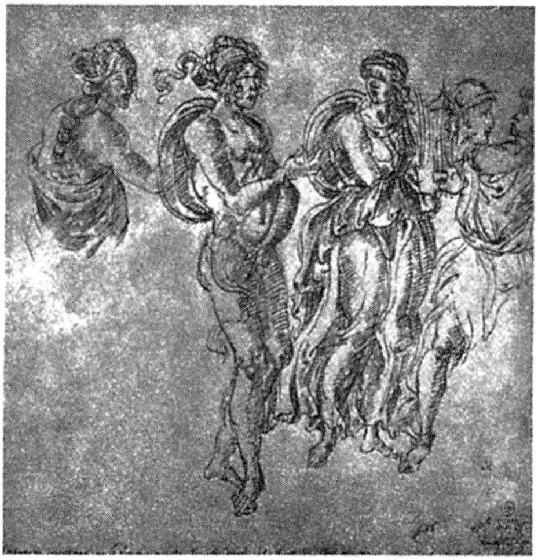

13 Unbekannter Zeichner des 15. Jahrhunderts.
Chantilly, Musée Condé.

von Botticelli, die auf eine weitere Verbindung zwischen Polizian und dem Maler hindeutet, wendet sich Warburg dem »Frühling« zu. Er ergänzt die Identifizierungen der Figuren, die er in der Literatur vorfindet, nur geringfügig und regt an, die von einem Windgott verfolgte Nymphe Flora zu nennen und die rosenstreuende Figur als Frühlingsgöttin zu bezeichnen. Wiederum möchte Warburg »analoge Vorstellungen der gleichzeitigen ... Literatur« untersuchen.

Erneut macht er auf eine Parallele in Albertis *De Pictura* aufmerksam, auf jene berühmte Beschreibung der »Drei Grazien«, die Janitschek bis zu Seneca zurückverfolgt hatte. Hier ist für Warburg von besonderem Interesse, daß die Gewänder der Grazien als »soluta ac perlucida veste« beschrieben werden. Auch hier erwähnt er Parallelen zu Zeichnungen nach der Antike und erörtert in diesem Zusammenhang auch die Botticelli-Fresken der Villa Lemmi. Auf einem dieser Fresken, die heute meistens als die der Giovanna Tornabuoni huldigenden Vier Kardinaltugenden gedeutet werden, erblickt er Venus und die Drei Grazien. Zwei Medaillen mit Giovannas Bildnis zeigen auf der Rückseite eine vergleichbare Dar-

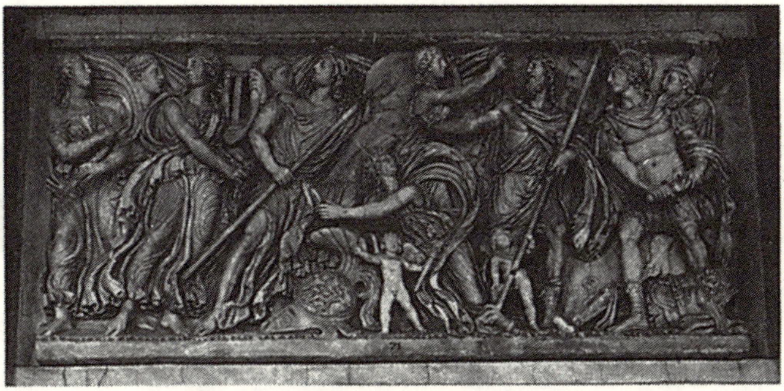

14 Achill auf Skyros. Römischer Sarkophag.
Woburn Abbey.

stellung: die eine zeigt die Drei Grazien (Abb. 15) im Geist Winckelmannscher Antike, nackt und ruhig, die andere eine Frauenfigur (Abb. 16), deren Gewand und Haar in heftiger Bewegung ist; sie ist die als Jägerin verkleidete Venus, nach der *Aeneis* des Vergil, der auch ihre flatternden Haare beschreibt. Ein Verweis auf Szenen aus der *Aeneis* auf einem Cassone (Abb. 17) macht auf die Erscheinung einer Venus aufmerksam, die ebenso wie die Windgötter, aber im Gegensatz zu den anderen Figuren keine streng zeitgenössische Tracht trägt.

Warburg kommt auf den »Frühling« zurück und beabsichtigt nun, die Gruppe der Windgötter zu analysieren, die rechts im Bild das junge Mädchen verfolgen. Die Verbindung zur Bildwelt Polizians, die er nachweisen will, führt ihn zu Texten zurück. Er betrachtet die Gruppe als direkte Illustration der *Fasten* des Ovid, in denen die Nymphe Flora von ihrer Verfolgung durch Zephyr berichtet. Es läßt sich zeigen, daß Polizian von diesem Motiv einer »erotischen Verfolgung« sehr angetan war. Er verwendete Ovids berühmte Episode von Apollo und Daphne als Vorbild sowohl für einen Passus in seinem *Orfeo* als auch für eines seiner imaginären Kunstwerke in der *Giostra.*

An diesem Punkt aber wird deutlich, inwiefern dieses Motiv für Warburg interessant ist. Er zitiert Parallelen aus Boccaccios *Ninfale Fiesolano* und aus der *Ambra* des Lorenzo de' Medici und weist auf die Häufigkeit ähnlicher Szenen in Theaterstücken hin, von denen er Niccolò da Correggios *Fabula di Caephalo,* ein anonymes

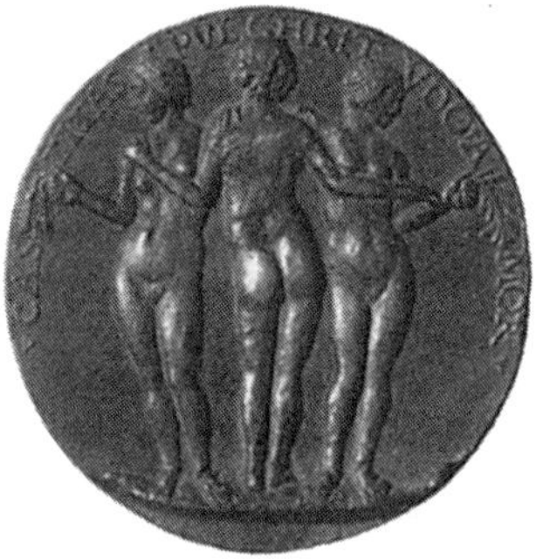

15 Niccolò Fiorentino, Drei Grazien.
Medaille für Giovanna Tornabuoni.

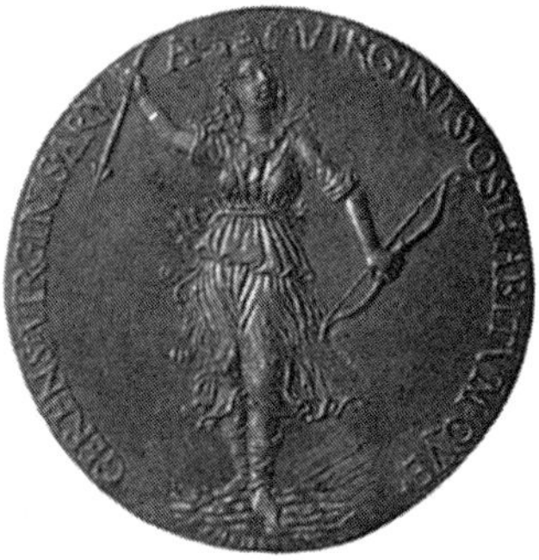

16 Niccolò Fiorentino, Venus Virgo.
Medaille für Giovanna Tornabuoni.

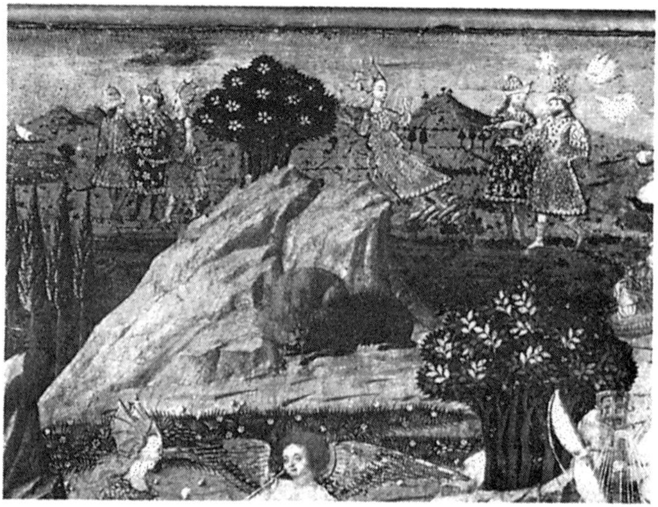

17 Apollonio di Giovanni, Venus und Aeneas. Cassone (Ausschnitt).
Hannover, Niedersächsische Landesgalerie.

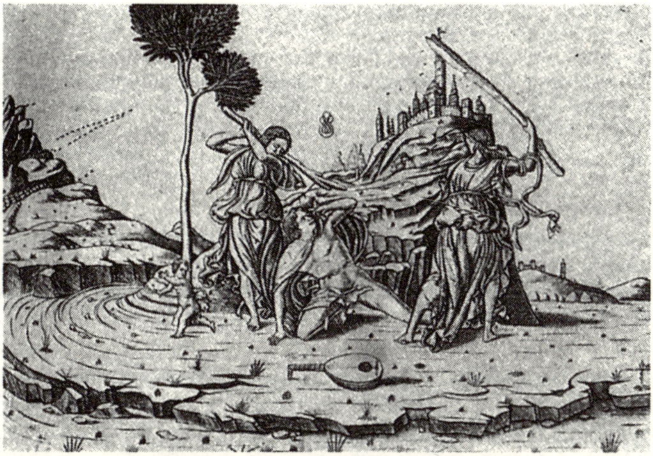

18 Tod des Orpheus. Oberitalienischer Kupferstich. Hamburg, Kunsthalle.

Stück über Daphne in einer Handschrift aus Mantua sowie ein Intermezzo in der *Rappresentazione di S. Uliva* zitiert.

Wie wurden die eilenden »Nymphen« in diesen Stücken dargestellt? Es gibt keinen direkten Beleg, aber Warburg meinte, er besäße wenigstens einen Bildbeleg, der eine andere Szene aus einem Theaterstück der Renaissance, dem *Orfeo* von Polizian, zeigte: einen norditalienischen Kupferstich, auf dem Mänaden abgebildet sind, die den Sänger erschlagen (Abb. 18); sie waren in »antikisierender Nymphentracht« gekleidet. Wenn man diesem Beleg, der Warburg sehr viel bedeutete, vertrauen konnte, dann ließ sich jene Mischung von Zeittracht und Idealkostüm, die ihm an der Kunst des Quattrocento so faszinierend erschien, als ein Reflex von Theateraufführungen erklären.

Warburg maß dieser Hypothese eine Bedeutung bei, die zunächst überraschen könnte:

»Darf man annehmen, daß das Festwesen dem Künstler jene Figuren körperlich vor Augen führte, als Glieder wirklich bewegten Lebens, so erscheint der künstlerisch gestaltende Prozeß naheliegend. Das Programm des gelehrten Ratgebers verliert alsdann den pedantischen Beigeschmack; der Inspirator legte nicht den Gegenstand der Nachahmung nahe, sondern erleichterte nur dessen Aussprache.

Man erkennt hier, was Jacob Burckhardt, auch hier unfehlbar im Gesamturteil vorgreifend, gesagt hat: ›Das italienische Festwesen in einer höheren Form ist ein wahrer Übergang aus dem Leben in die Kunst‹.« (*Ges. Schr.* I, 37)

Warburg sollte diesen Burckhardtschen Ausspruch zeit seines Lebens zitieren. Aber warum maß er der Möglichkeit, daß Botticelli tatsächlich solch eine Verfolgungsszene auf der Bühne gesehen hat, eine derartige Bedeutung bei? Die Antwort mag wieder in Warburgs Verbundenheit mit der realistischen Bewegung seiner Zeit liegen, die ihn während seines Besuchs der Münchener Kunstausstellung so beeindruckt hatte. Der Heros des Realismus, Courbet, wurde häufig mit seinem Ausspruch zitiert, er könne keinen Engel malen, da er noch nie einen gesehen habe. Wenn Botticelli eine »Nympha« gesehen hätte, so würde das mit seinem Hang zu »Manierismen« versöhnen, es würde dem Programm einiges von der unangenehmen Pedanterie, von rein akademischer Illustration nehmen. Vielleicht kommt die Bedeutung, die Warburg der antiken Plastik beimaß, die der Künstler tatsächlich gesehen haben konnte, aus einer ähnlichen Überzeugung, daß Malerei in ihrem Wesen immer mimetisch sei.

Tatsächlich stellte Warburg versuchsweise die These auf, daß die Gestalt des rosenstreuenden Mädchens, in der er wieder die Frühlingsgöttin sieht, von Botticelli nach dem Vorbild einer antiken Statue der Flora oder Pomona geschaffen wurde, die schon in Florentiner Sammlungen des sechzehnten Jahrhunderts nachgewiesen werden kann. Weniger sicher ist sich Warburg der Herleitung des Hermes, für den er ähnliche Gestaltungen »der zeitgenössischen Phantasie« nicht nachweisen kann; er verweist aber auf eine Ode des Horaz, in der Hermes (Mercurius) erwähnt wird, wie er Venus und ihr Gefolge begleitet. Wir befinden uns wieder im Reich der Poesie; Warburg führt eine Ode an, in der ein Schüler Polizians, Zanobio Acciajuoli, den Frühling beschreibt, und verbindet die Figur der Venus als Naturgöttin mit zwei Stellen bei Lukrez, von denen eine (*De rer. nat.* V, 737f.) von J. A. Symonds im Zusammenhang mit dem »Frühling« zitiert worden war. Erneut kann Warburg zeigen, daß Polizian diese Textstelle gekannt haben muß, da er sie in seinem *Rusticus* nachahmte.

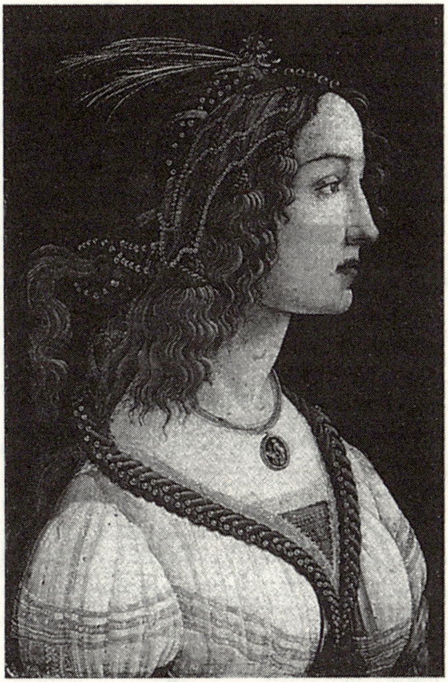

19 Botticelli, Idealer Kopf.
Frankfurt, Städel.

Eine Stanze aus Polizians *Giostra* und ein Sonett von Lorenzo de' Medici untermauern, zusammen mit anderen Zitaten aus seinen Dichtungen, die Schlußfolgerung, daß der Titel des Bildes *Il Regno di Venere,* »Das Reich der Venus«, lauten müßte.

Auf den Leser, der Warburgs Darstellung aufmerksam verfolgt hat, muß diese Anhäufung des Beweismaterials zweifellos sehr überzeugend wirken. Das Bild wird aus seiner Isolation herausgelöst, und zahlreiche Assoziationsfäden verknüpfen sowohl Form als auch Inhalt mit Texten und Bildvorstellungen jener Zeit. Warburg wollte noch weiter gehen. Er wollte die Gemälde mit einem bestimmten historischen Ereignis verbinden, von dem wir Kenntnis besitzen. Die Möglichkeit, eine solche Verbindung herzustellen, schien in seinem Material angelegt zu sein. Wenn Polizians

Giostra eine reale Begebenheit feierte, das Turnier, das Giuliano de' Medici zu Ehren der schönen Simonetta dei Vespucci organisiert hatte, war es dann nicht wahrscheinlich, daß die zwei fraglichen Gemälde sich gleichermaßen auf die Schönheit und auf den frühen Tod dieser »schönen Nymphe« bezogen? Laut Vasari fertigte Botticelli ein Bildnis von Giulianos »innamorata« an. Wenn das, was Vasari sah, eines der von Botticelli gemalten idealen Profilbildnisse war (Abb. 19), dann war der Weg frei, um für die Figuren auf Botticellis Gemälden nach ähnlichen Vorbildern zu suchen. Denn diese Profilbildnisse zeigen, was Warburg die »Nymphenhaartracht« nannte, und wieder kann für diese Vorliebe für wallendes Haar eine Parallele aus Polizians Gedichten und aus Beschreibungen von Festen hergeleitet werden. So setzte Warburg Simonetta mit der Frühlingsgöttin gleich, die die neugeborene Venus am Ufer empfängt und legt dasselbe für die Frühlingsgöttin nahe, die im »Frühling« Blumen streut. Wenn das Gemälde eine Anspielung auf den Tod der lieblichen Frau war, dann wäre die ernste Haltung der Venus auf dem Bild verständlicher. Warburg zitiert ein Gedicht von Bernardo Pulci, in dem die Venus angefleht wird, die schöne Nymphe Simonetta wieder zur Erde zurückzuschicken.

In seinem Versuch, die Kunst dem Leben näherzubringen, sah Warburg sich durch eine Untersuchung von Paul Müller-Walde über *Leonardo da Vinci* (München, 1889) bestärkt, die kurz zuvor veröffentlicht worden war. Der Verfasser stellt darin die These auf, vier der großen Zeichnungen Leonardos von Figuren in Phantasietracht, die man heute auf das Ende der Schaffensperiode des Meisters datiert, seien vielmehr in Florenz im Zusammenhang mit Giulianos berühmtem Turnier angefertigt worden, und eine von ihnen zeige Simonetta. Warburg findet diese Hypothese anziehend, will sie aber insoweit modifizieren, als die Zeichnungen eher Illustrationen von Polizians Gedicht über das Turnier seien. In diesem Fall sollte seiner Ansicht nach eine der mysteriösesten Zeichnungen Leonardos, die auf einen Wasserfall weisende Gestalt (Abb. 20), als die Simonetta des Gedichts identifiziert werden. Eine Bestätigung für diese Hypothese erblickt Warburg in einem Passus des *Trattato della Pittura* von Leonardo, in dem der Meister die Künstler ermahnt, bei der Darstellung von Figuren die Schwere der Gewandung nicht zu vergessen und eine Ausnahme nur dann zu machen, wenn die wirkliche Größe der Gliedmaßen von »Nymphen und Engeln« gezeigt werden soll, »die in sehr dünnen

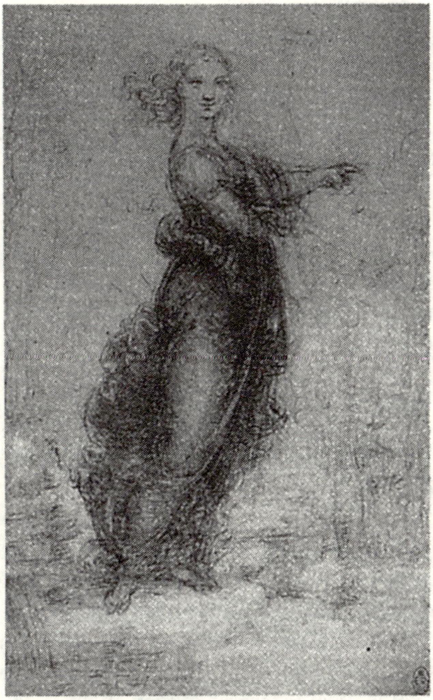

20 Leonardo, Weibliche Gestalt.
Schloß Windsor, Royal Library, Nr. 12581.

Gewändern, vom Wind bewegt und an den Körper gedrückt, abgebildet werden«[1].

Dies also ist der Text, der Warburgs Bezeichnung der »Nympha«, wie er die idealisierte Frauengestalt in Bewegung dann nennen sollte, am stärksten stützt. Vielleicht lohnt es sich, daran zu erinnern, daß Warburg mit dieser Gleichsetzung den erwähnten Hinweis Leonardos auf Engel nicht weiter verfolgte, da er Botticellis religiöse Arbeiten völlig außer acht ließ. Daran dachte vielleicht auch Jacob Burckhardt, der nach der Lektüre von Warburgs Dissertation den Wunsch äußerte, er solle sich auch »des mystischen Theologen Sandro«[2] annehmen.

1 Cod. Urb. 170v, McMahon 569.
2 Zitiert in *Ges. Schr.* I, S. 308.

Wie dem auch sei, Warburgs Schlußfolgerung, von der hier schon die Rede war, klingt in diesem Zusammenhang vielleicht noch rätselhafter. Botticelli wird vorgeworfen, er habe den Vorstellungen seiner Ratgeber nachgegeben und sei zu »biegsam« gewesen. Aber selbst diese Ambivalenz gegenüber dem antiken Erbe blieb in Warburg sehr lebendig. Die »Nympha« wurde für ihn eine anziehende, aber auch angsterregende Gestalt. Jene ungezügelte Leidenschaft, die er im Laokoon erlebt und in den Raubszenen der Metopen des Parthenon beschrieben hatte, übte eine bleibende Faszination auf Warburg aus. Aber seine ästhetische Zustimmung konnte sie nicht erhalten.

Weder hier noch später konnte Warburg sich eine Betrachtung der Kunst vorstellen, die moralische Gefühle außer acht ließ. Sein Anliegen ist nicht, wie wir gesehen haben, den Bildinhalt zu identifizieren, sondern sich mit geistigen Vorstellungen und ihrer Gefühlsaura auseinanderzusetzen. Eine Trennung von Form und Inhalt kam hier offensichtlich nicht in Frage. Dieses Interesse an der Wechselwirkung zwischen den Themen des Künstlers und der Art ihrer Darstellung blieb für Warburgs Forschung bestimmend. Die »Vier Thesen« am Schluß der Dissertation wollen auf genau dieses Problem hinweisen. Ihre Formulierung sieht fast so aus, als sei sie absichtlich rätselhaft. Warburg scheint auf größere Fragen deuten zu wollen, die er noch zu untersuchen hoffte, auf Probleme, die bei der Lektüre seiner Doktorarbeit jedoch nicht vergessen werden sollten. Um sie zu lösen, müssen wir uns den theoretischen Fragen zuwenden, die Warburgs Lektüre in der Zeit bestimmten, in der er seine Botticelli-Arbeit vorbereitete.

V
ÜBER DIE KUNSTGESCHICHTE HINAUS
(1891-1897)

PHILOSOPHISCHE STUDIEN UND FRAGMENTE ZUR ÄSTHETIK

Am 8. Dezember 1891 reichte Warburg seine Dissertation über Botticelli ein. Als er im März 1892 die Nachricht erhielt, die Fakultät habe seine Arbeit angenommen, war er bereits nach Berlin umgezogen, wo er an der Medizinischen Fakultät Vorlesungen über Psychologie besuchte. Die Entscheidung, nicht mehr die Kunst, sondern den Menschen zu studieren, kann Warburgs Freunde nicht allzusehr überrascht haben. Zumindest im Rückblick erscheint dieser Schritt logisch, denn selbst zu der Zeit, als Warburg sich bei der Vorbereitung seiner Doktorarbeit mit der Florentiner Kunst und den Florentiner Humanisten beschäftigte, füllte er seine Notizbücher mit Überlegungen zu grundlegenden psychologischen Mechanismen, um Religion, Kunst und Wissenschaft im Zusammenhang mit der Entwicklung des Menschen begründen zu können.

Wir haben gesehen, daß derartige Spekulationen durch einige seiner wichtigsten Lehrer starke Unterstützung fanden. Wir erinnern uns, daß Usener versuchte, die Existenz von Mythen durch die Erforschung der Funktion und Dysfunktion der Sprache zu begründen, daß Lamprecht die gesamte Entwicklung der menschlichen Kultur als eine Steigerung des Assoziationsschatzes des Menschen auffaßte und daß auch Schmarsow sich mit entwicklungsgeschichtlichen Ideen zum Wesen der Gebärde und der Kunst beschäftigte. Von Anfang an nahm Warburg diese Anregungen begierig auf und erwarb die Bücher, auf die in diesen Vorlesungen verwiesen wurde. Viele seiner Notizen aus dieser Zeit, in denen die Lektüre dieser Bücher ihren Widerhall findet, lassen sich nur im Lichte der Theorien verstehen, die Warburg aufzunehmen und zu erweitern suchte. Er entwickelte die Gewohnheit, Aphorismen oder Stichworte rasch auf Zetteln festzuhalten, die er sorgfältig datierte und chronologisch ordnete. Später ließ er sie in ein großes Buch übertragen und versah sie dort wieder mit Anmerkungen, und zweifellos hoffte er, daß dies schließlich zu einem größeren Buch führen würde. Gelegentlich schrieb Warburg »Verstehe ich nicht mehr« an den Rand oder kommentierte sarkastisch einen vorausgegangenen Einfall: »Das hätte meinen Schlaf nicht zu stören brauchen.« Manchmal sind seine Selbstcharakterisierungen eher emotional, beispielsweise wenn er am Rand eines Aphorismus notiert: »Halb Pygmäe, halb Riese.« Immerhin zeugen die 227 Eintragungen, die er bis Ende 1891 gemacht hatte, von der Intensität seines Suchens und von der überragenden Bedeutung, die er diesen allgemeinen Fragen beimaß.

Die Probleme, die sich dem heutigen Leser bei dem Studium dieser Notizen zwangsläufig stellen werden, haben zweierlei Ursachen. Da ist einmal die Schranke, die unsere moderne Psychologie von der des neunzehnten Jahrhunderts trennt; zum anderen ist es Warburgs Arbeitsmethode, die Art und Weise, wie er schreibend denkt, wie er versucht, mit verschiedenen Formulierungen zu experimentieren, indem er in Gegensatzpaaren oder in schematischen Diagrammen angeordnete Begriffe vertauscht bzw. umstellt.

Bis zu einem bestimmten Punkt sind diese zwei Schwierigkeiten miteinander verbunden. Es war die erklärte Absicht der psychologischen Theorien des neunzehnten Jahrhunderts, die Vielschichtigkeit des menschlichen Geistes durch ein paar einfache Grundbegriffe zu erklären. Wir haben gesehen, daß die Psychologie von der Assoziationstheorie beherrscht wurde. Der Geist ist solange eine Tabula rasa, bis er über die Sinnesorgane »Empfindungen« registriert. Die Residuen solcher Sinnesempfindungen, die im Gedächtnis gespeichert werden, machen daher die Gesamtheit unseres geistigen Lebens aus. Sie können sich zu Assoziationen verbinden, und diese Verbindungen können der Außenwelt entsprechen oder von ihr abweichen. Denken und Phantasie, Religion, Kunst und Wissenschaft müssen letzten Endes durch dieses einfache Modell erklärt werden können. Selbst die Entwicklung des Menschen von der Barbarei zur Zivilisation muß darin aufgehen. Als Warburg die Vorlesungen von Usener und Lamprecht besuchte, gab es auf diesem Gebiet bereits ehrgeizige Versuche. Usener hatte seine Studenten auf das Buch *Mythus und Wissenschaft* des italienischen Evolutionstheoretikers Tito Vignoli hingewiesen, das 1880 in der deutschen Übersetzung erschienen war. Warburg hat dieses Buch schon im Wintersemester 1886 erworben. Vignolis Theorien, die er so früh in sich aufnahm, machten einen so tiefen Eindruck auf ihn, daß viele seiner späteren Gedanken sich aus dieser Quelle herleiten. Eine kurze Zusammenfassung dieser inzwischen in Vergessenheit geratenen Schrift ist daher nötig.

Das Buch ist ein erstaunliches Dokument seiner Zeit, der Zeit des triumphierenden Fortschritts der Wissenschaft. Die grundlegenden Gesetze psychologischer Reaktion und das Prinzip des Evolutionismus hält Vignoli für ausreichend, um die ganze menschliche Existenz in einem großen Zug zu erklären. Eine solche Betrachtungsweise konnte in den von früheren Generationen errichteten Schranken zwischen so unterschiedlichen Gebieten wie Philologie und Geschichte, Biologie und Philosophie nur ein Hindernis sehen, dessen man sich entledigen mußte. Mit diesem Plädoyer gewann Vignoli zweifellos Warburgs uneingeschränkte Zustimmung. Er unterstrich in seinem Exemplar die Sätze: »Die verschiedenen Wissenschaften sind nur subjektiv notwendige Formen für den stufenweisen Fortschritt unserer Erkenntnis; es sind methodische Klassifikationen, welche keinem individuell persönlichen Begriff in der Natur entsprechen.«

Alle Disziplinen sollten sich gemeinsam mit dem Problem der Menschheit auseinandersetzen.[1] Anthropologie, Ethnologie, Psychologie und Biologie müßten sich zusammenschließen. Die Psychologie sei in eine Sackgasse geraten, weil sie den Kontakt zur Physiologie und Anthropologie verloren habe. Mythologie beispielsweise sage uns, indem sie unsere Reaktionen in normalen und anormalen »physiologischen Zuständen« vergleicht, etwas über die Gesetzmäßigkeiten, denen unsere Phantasie gehorcht (S. 36).

Ein derartiges Gesetz könne die unterschiedlichen Erscheinungen von Mythologie und Metapher, von Traum und Halluzination erklären; Psychologie und Psychopathologie seien als Ganzes und im Zusammenhang mit Biologie und Soziologie zu betrachten. Selbst die Naturwissenschaften und die Philosophie müßten auf

1 *Mito e Scienza*, Mailand, 1879; S. 32 der deutschen Ausgabe (*Mythus und Wissenschaft*, Leipzig, 1880).

der Psychologie aufbauen, die ihrerseits bis zu den Grundlagen der Psychologie des Tierreichs zu reichen hätte. Vignolis Programm ist durchaus eindrucksvoll. Es kann kaum überraschen, daß die Lösung, die er vorlegt, hinter so hochgespannten Erwartungen doch ein wenig zurückbleibt.

Das ganze Buch ist aus einer einzigen intuitiven Antwort auf eine einfache Modellsituation abgeleitet. Man stelle sich ein Pferd vor, das beim Anblick eines im Wind flatternden Papiers scheut. Warum hat es plötzlich Angst, und was treibt es in die Flucht? Das Pferd sieht in dem sich bewegenden Gegenstand, so postuliert Vignoli, zweifellos einen Gegner; es betrachtet ihn als ein potentiell räuberisches Wesen und ergreift daher die Flucht. Aber diese Reaktion ist nicht zufällig. Sie ist vielmehr der Ausdruck eines Grundmechanismus des Geistes, der sowohl im Tier als auch im Menschen angelegt ist. Wo immer der Geist Bewegung wahrnimmt, setzt er eine bewegende Kraft voraus; dies ist in einer grundsätzlich feindlichen Umgebung gewissermaßen der Weg zu größerer Sicherheit. Ist denn der von Burnett Tylor beschriebene »Animismus« oder überhaupt jede Mythologie etwas anderes als ein Ausdruck dieser psychischen Tendenz, die Umwelt mit einem eigenen Leben zu beseelen? So kann der Autor mit den Gesetzen, die in der Reaktion des scheuenden Pferdes sichtbar werden, auch den Hang des Menschen zu Personifizierung in Religion und Dichtung erklären und sie bis unmittelbar an die Schwelle zur Wissenschaft verfolgen. Alle diese Gesetze leiten sich aus der Sinneswahrnehmung beim Tier her, in der Vignoli die drei miteinander verbundenen Elemente »reine Wahrnehmung«, »projiziertes Subjekt« sowie ein undeutliches Bewußtsein dessen erkennt, was er »causale Virtualität« nannte (S. 104 f.) – denn würde das Pferd die Flucht ergreifen, wenn es in dem sich bewegenden Papier nicht die »eigentliche Ursache« für eine feindliche Handlung sähe? Nach dieser Auffassung gehen sogar die Erklärungen, die zunächst von der Mythologie und dann von der Wissenschaft vorgelegt werden, auf dieselbe Grundtendenz zurück, nach der Ursache zu suchen.

In der Geschichte der Menschheit durchläuft der »Fetischismus« einen Sublimierungsprozeß, der in der Wissenschaft seinen Höhepunkt findet (S. 119), aber Vignoli bereitet es keine Schwierigkeit, zu zeigen, wie sehr unsere Sprache noch immer von Personifikation und Verdinglichung gefärbt ist (Kap. VI). Er argumentiert, daß der logisch denkende Mensch noch immer die »Wesenheit« und die Vorstellungen mythologisiere. Wenngleich unreflektiertes Denken noch immer von den Urgesetzen der Personifikation beherrscht wird, kann der Mensch sich doch zur Vernunft vorarbeiten. Wissenschaft ist der Weg zu geistiger Erlösung, zu Wahrheit und Freiheit (S. 142). Auf Vignoli geht der Begriff der »Entifikation« zurück als Bezeichnung jener Handlung, durch die unser Geist unseren Wahrnehmungen und Vorstellungen eine unabhängige Existenz zuschreibt (S. 143), und auf einer derartigen Entifikation beruhen sowohl Mythos wie Wissenschaft. Das Leben des Tieres und des Primitiven ist »gleichsam eine fortwährende Metapher« (S. 146). Ein starker Geist kann diese mythologische Hülle durchbrechen, doch lebt die Mythologie im Geist der Menschheit fort. Am Ende aber muß die wissenschaftliche Auffassung, »die Zurückführung der unendlich mannigfaltigen Erscheinungen auf mathematische und mechanische Verhältnisse« (S. 222), die Oberhand gewinnen. Jeder Tag trägt zur Vernichtung des Mythos bei (S. 225), aber selbst die Wissenschaft mit ihrem Dualismus von Materie und Kraft wird noch immer von »Entifikation« beherrscht.

Vignoli schließt mit einer eingehenden Analyse der anormalen Aktivitäten unserer Phantasie in Traum, Delirium und Halluzination, sowie deren Verhältnis zum »Universalgesetz« der Projektion. An dieser Stelle weist er den Ursprüngen der bildenden Kunst einen Platz in seinem Denkgebäude zu (S. 271). Entifikation führt zu »Objektivierung«, d. h. zur Kunst. Ihre Ursprünge stehen in engem Bezug zum Aberglauben, denn der Mensch verleiht auch dem künstlichen Bild Leben und »virtuelle Kausalität« (S. 276). Wenn wir uns prüfen, so müssen wir zugeben, daß wir das Bild noch immer mit einem *Numen* versehen, daß wir dem Primitiven noch immer nahe sind. Unsere Einstellung gegenüber Porträts läßt sich nur mit einem dunklen Gefühl der Identität zwischen Abbild und Person erklären (S. 278), und selbst wahre ästhetische Betrachtung verlangt von uns noch jenen Akt der »Projektion«, der die Grundreaktion des Primitiven darstellt. »Hören wir nicht oft die Klage, daß die zu sehr ausgeführten Kunstwerke ermüden und weniger gefallen?« Zeigt nicht dieses ästhetische Prinzip, daß wir alle noch immer dunkel fühlen, äußeren Eindrücken etwas von unserer eigenen Vorstellung hinzufügen zu müssen (S. 279)? Selbst in der Architektur und in der Musik finden wir diese Entwicklung vom primitiven magischen Symbolismus zum feineren Symbolismus eines einfühlenden projizierenden Genusses (S. 280f.). Vignoli schließt in einem triumphierend-optimistischen Ton, in der Erwartung des Sieges von Wissenschaft und Freiheit.

Warburg faszinierte an Vignolis Buch zweifellos die zentrale Rolle, die dem Gefühl der Angst im Prozeß der Projektion zukommt, ein Gefühl, das Warburg selbst nur allzu gut kannte. Zeit seines Lebens litt er unter Angstanfällen, die häufig durch Berichte über Epidemien im Ausland ausgelöst wurden. In seinen Tagebüchern sind solche Zustände von Pathophobie oft verzeichnet, sowie auch seine Bemühungen, seiner Anfälle Herr zu werden. Vignolis Auffassung von der Evolution des Menschen als eines Sieges der Rationalität über irrationale Ängste muß sein Buch daher für Warburg besonders wertvoll gemacht haben. Die Angst des Tieres oder des Primitiven beruht darauf, daß in jede beobachtete Bewegung fälschlicherweise eine zwingende Ursache oder ein Wille projiziert wird, und diese Projektion einer Ursache, die Warburg dann »Ursachensetzung« nannte, wurde zu einem Eckpfeiler seines Denkens. Allein schon das Motto seiner gesammelten Fragmente zu einer Psychologie der Kunst spiegelt diese Beschäftigung: »Du lebst und tust mir nichts«. Wir projizieren Leben in die Bilder der Kunst, aber wir brauchen vor ihnen keine Angst zu haben: sie wahren den Abstand.

Vignoli erwies sich als ebenso wichtiger Einfluß auch auf einem anderen Gebiet, das Warburg natürlich ganz unmittelbar betraf – dem Gebiet der Religion. Warburg, der aus einem strenggläubigen jüdischen Haus kam, hatte sich, sehr zum Kummer seines Vaters, rasch von Religion und Riten gelöst. Im Herbst 1888 schreibt er ein Schema für eine Religionsgeschichte nieder:

»(A) Persönliche Götter, deren Macht willkürlich und unberechenbar eingreift – Opfergabe von Fall zu Fall.
(B) Ein persönlicher Gott, stetig herrschend, zornig, aber versöhnbar – fest vorgeschriebene regelmäßige Opfergaben.
(C) J. Chr., Paulus: Gott ist die Liebe. Abstoßung des grobsinnlichen Theiles der Opferhandlungen:
d. Opfer, die Ceremonie (das Gesetz) aus dem täglichen Leben.
Es bleibt das Gebet und einige Ceremonien, Taufe, Abendmahl.
(D) Gott ist in uns: Tägliche Arbeit eines mit Gottesdienst.«
(*Fragmente*, 4. September 1888)

In späteren Notizen wird dieses Evolutionsschema erneut mit dem Problem der Angst verknüpft. Im Heidentum, wo Opfer vor allem aus Furcht gebracht werden, gibt es kein Gefühl der Sicherheit. Das Christentum erreicht dieses Gefühl der Sicherheit durch seine geistigen Opfer und durch die Weihe der Arbeit. Die wissenschaftliche Weltanschauung schließlich erreicht das Gefühl der Sicherheit ohne Opfer, da Leben und Arbeit gleichermaßen als heilig betrachtet werden.

Wir haben gesehen, daß diese allgemeinen Fragestellungen Warburg auch während seiner Florentiner Studienzeit unter Schmarsow beschäftigten, als er das Thema seiner Dissertation entwarf. In dieser Zeit fiel ein Buch in seine Hände, das ihn von Vignoli zu dem viel bedeutenderen Charles Darwin führte. Warburg stieß auf Darwins Schrift über den *Ausdruck der Gemütsbewegungen bei dem Menschen und den Tieren* in der Florentiner Nationalbibliothek und notiert in seinem Tagebuch: »Endlich ein Buch, das mir hilft.« Vielleicht war die Hilfe, von der er hier spricht, von ganz unmittelbarer Art. Schmarsow hatte seinen Studenten aufgegeben, die wachsende Beherrschung in der Darstellung des Gesichtsausdrucks bei Masolino und Masaccio zu analysieren, und Darwins Buch war dabei mit seinem Vokabular und vielen Beobachtungen nützlich. Warburg war aber auch bereits für die allgemeine Lehre dieses großen Werks empfänglich, für die Hypothese, daß man die Ausdrucksbewegungen des Menschen im entwicklungsgeschichtlichen Ablauf bis zu den zweckgerichteten Bewegungen der Tiere zurückverfolgen könne. Das Stirnrunzeln diente einst dazu, die Augen des kämpfenden Tieres zu schützen. Evolution bedeutet Differenzierung und Loslösung der Handlungen von ihrem unmittelbaren Antrieb. Unser Gesichtsausdruck ist der symbolische Rest dessen, was einmal eine im biologischen Sinn nützliche Handlung war.

Wenn diese Bücher dem Studenten Grundkenntnisse der wissenschaftlichen Psychologie vermittelten, so trugen die entwicklungsgeschichtlichen Gedanken eines anderen Philosophen dazu bei, daß Warburg eine Verbindung zwischen der Psychologie und dem Studium der Kultur herstellte. Dieser Denker war der Ästhetiker Friedrich Theodor Vischer, ein umfassend gebildeter hegelianischer Philosoph, der in der Festschrift für Eduard Zeller (1887) mit einer Abhandlung über »Das Symbol« vertreten war. Während Hegel in seiner Ästhetik den Begriff »Symbol« auf die mystisch »unangemessene« Andeutung der Idee beschränkt und ihn nur in Verbindung mit der Kunst des Alten Orients gebraucht hatte, die nicht über die klassische Klarheit der Griechen verfügt, tritt Vischer für eine umfassendere Verwendung ein.

In seiner ursprünglichen Bedeutung, so erinnert er uns, ist das Symbol ein anschauliches Bild, das etwas anderes ausdrückt. Es hat viel gemeinsam mit dem literarischen Bild, doch es besteht ein wichtiger Unterschied: das literarische Bild ist klar und deutlich. Es verwendet Wörter wie »wie«, um das »Bild« mit dem »Sinn« zu verbinden – »seine Stimme war wie Donner«. Die Metapher in der diskursiven Sprache geht noch einen Schritt weiter. Sie läßt den ausdrücklichen Vergleich fallen und scheint Inhalt und Bild gleichzusetzen – »seine Stimme donnerte«. Es gibt aber immer noch den Zusammenhang, der uns lenkt und uns zu verstehen hilft, wo die Metapher endet und wo die eigentliche Bedeutung beginnt.

Das Symbol in seiner ursprünglichen Bedeutung als anschauliches Zeichen hat etwas stark Rätselartiges. Die Verbindung zwischen Bild und Sinn ist oft rein konventionell. Ein Löwe »bedeutet« Großmut, obwohl diese Eigenschaft für Löwen nicht gerade charakteristisch ist. Irgendwie ist die Bedeutung des Symbols (wie Hegel bemerkt hatte) immer »unangemessen«, denn selbst wenn der Löwe großmütig ist, so hat er doch außerdem noch viele andere Eigenschaften; das Symbol wählt nur eine seiner Eigenschaften aus, die es nun audrücken will. Ohne deutlichen Kontext würde das einzelne Symbol immer vieldeutig sein.

Diese logische Darlegung sagt uns jedoch wenig über das Wesen des Symbols. Wir müssen fragen, was das Symbol denn wirklich mit seiner Bedeutung verknüpft. Für Vischer ist dies kein Problem der Logik, sondern der Psychologie. Er unterscheidet zunächst das Verhalten des »helldeutenden Geistes« und der »nur ahnenden Seele«. Entscheidend für ihn ist, deren Verknüpfungsweisen zu analysieren.

Die ursprüngliche Verbindung zwischen Symbol und Bedeutung entspringt keiner rationalen Übereinkunft. Sie ist vielmehr »dunkel und unfrei« und gehört zur Religion, speziell zu den Naturreligionen. Für dieses Stadium ist es charakteristisch, daß Bild und Bedeutung verwechselt werden. Das Bild vertritt das rationale Wort und wird für das Objekt gehalten, das es bezeichnen sollte. Wir befinden uns im Bereich magischer Gleichsetzung. Der Stier wird wegen seiner Stärke und Zeugungskraft zum Symbol für Stärke und Zeugung. Mehr noch, für den Primitiven wird das Bild mit dieser Bedeutung identisch.

Vischer verdeutlicht an anderer Stelle[2] seine Argumentation an einem hypothetischen Beispiel. Gesetzt, ein primitiver Stamm hätte die »Auferstehung« eines Schmetterlings aus der Puppe bemerkt, so gäbe es bald ein heiliges Ritual, Puppen zu essen, um sich ihre Unsterblichkeit anzueignen.

Von einem evolutionistischen Standpunkt aus ist dies die erste und primitivste Stufe der Verwendung von Symbolen, eine Stufe, auf der die Identität des Zeichens mit dem, was es bezeichnet, nicht in Zweifel gezogen wird. Dies ist die »religiöse« Vorstellung des Symbols, die im Abendmahl noch lebendig ist. Das Essen der Hostie ist nicht bloß eine symbolische Handlung; die Hostie »bedeutet« nicht mehr den Körper Christi, sie wird mit ihm identisch. Im religiösen Bewußtsein wird also zwischen Symbol und Bedeutung nicht unterschieden.

Von der Erörterung der Religion wendet sich Vischer nun zur Kunst. Er entdeckt in unserem Verhältnis zu den mythischen Symbolen der Vergangenheit, zu den Göttern und Helden der Dichtung etwas, das in seiner Art der »bewußten Suspension der Ungläubigkeit« (nach Coleridge) ähnelt. Wir akzeptieren Mephisto, wenn nicht als Teufel, so doch zumindest als Symbol des Bösen. Wir sind sogar bereit, solange das ästhetische Erlebnis uns in seinem Bann hält, nicht zu fragen, ob wir diese Symbole für real oder irreal halten.

Vischer sieht den ganzen Komplex der Beseelung der Natur im Zwielicht zwischen einer »dunklen« und »hellen« Symbolik. Im Akt des Vergleichens, in dem Augenblick, da wir den drohenden Donner wahrnehmen, sind wir uns nicht bewußt, ein Bild mit einer Bedeutung zu verbinden. In dieser unreflektierten Verwendung der Metapher liegt etwas von der magischen Gleichsetzung bei religiösen Symbolen, doch sind wir jederzeit fähig, den Dualismus von Symbol und bezeichneter Sache zu erkennen.

Wir brauchen Vischer bei seiner ausführlichen Erörterung der Einfühlung, die einen Großteil seiner anregenden Abhandlung bildet, nicht zu folgen. Er erwähnt dabei die von Scherner entdeckte

2 In seinen Erinnerungen (1889), eine Stelle, die Warburg in sein Exemplar von Vischers Aufsatz notierte.

Symbolik des Traums, der er die von Piderit besprochene Symbolik der Mimik anschließt. Wenn wir etwas Unangenehmes hören und dann ein schiefes Gesicht ziehen, behandeln wir die Nachricht, als besäße sie einen bitteren Geschmack. Wir verbinden den konkreten Geschmack von Bitterkeit mit der Eigenschaft des Unangenehmen, ohne uns über die symbolische Handlung im klaren zu sein. Auch hier verschmelzen Symbol und Bedeutung. Ganz kurz kommt Vischer schließlich auf das zu sprechen, was er die »helle« Symbolik der Allegorie mit ihren konventionellen Emblemen nennt. Die Absicht seiner Abhandlung ist im Grunde, seine hegelianische Version des Pantheismus zu vertreten, die in der Symbolik ein Zeichen für die Einheit von »Geist« und »Natur« finden will. Diese Überlegungen jedoch zogen Warburg nicht an. Für ihn war das Wesentliche, daß der Untersuchung des Abbildes eine neue Dimension verliehen worden war. Keine Symbolanalyse würde je vollständig sein, wenn wir ihren Platz in diesem Koordinatensystem nicht angeben könnten; wir müssen ganz genau wissen, wie die Verbindung zwischen Symbol und symbolisierter Bedeutung hergestellt wird und auf welcher psychologischen Ebene diese Berührung stattfindet. Befinden wir uns im Bereich magischer oder physiognomischer Gleichsetzung oder im hellen Bereich rationaler Konvention oder in jenem weiten, unerforschten Gebiet, zwischen dessen Polen traumähnliches Durcheinander und rationales Differenzierungsvermögen um die Herrschaft zu kämpfen scheinen?

Warburg ergänzte sein Studium von Vischers systematischen und historischen Untersuchungen über das Wesen der Symbole durch die Aphorismen, die er in Carlyles *Sartor Resartus* fand, ein Buch, das er Zeit seines Lebens schätzte. Carlyle war es, der die Bedeutung des Symbolbegriffes erweiterte und ihn auf die Gesamtheit der geistigen Handlungen des Menschen bezog. Er beginnt mit der Bemerkung, daß uns ». . . in manch einer gemalten Devise oder in einem einfachen Siegelemblem die gewöhnlichste Wahrheit mit einem völlig neuen Nachdruck verkündet wird«, fährt dann aber fort:

> »Durch Symbole wird der Mensch demgemäß geleitet und befehligt und glücklich oder elend gemacht. Überall sieht er sich von Symbolen umgeben, die als solche anerkannt oder nicht anerkannt sind. Das Weltall ist nur ein einziges ungeheures Symbol Gottes, ja, wenn Du willst, was ist der Mensch selbst anders

als ein Symbol Gottes? ... Jede Hütte, die er baut, ist die sichtbare Verkörperung eines Gedankens und gibt sichtbares Zeugnis von unsichtbaren Dingen, so wie sie in transzendentalem Sinne symbolisch sowohl als wirklich ist.

... nicht unsere logische, berechnende und messende Fähigkeit, sondern unsere Phantasie ist König über uns ... Symbole sind es, in welchen und durch welche der Mensch bewußt oder unbewußt lebt, webt und ist ...

In bezug auf Symbole bemerke ich jedoch ferner, daß sie beide einen äußeren und inneren Wert haben, oft nur den ersten. Was lag z. B. in jenem mit dicken Nägeln beschlagenen Schuh, den die Bauern in ihrem Kriege statt der Fahne auf einer Stange trugen? ... Eine innere Bedeutung hatten diese nicht, sondern nur eine äußere, als die zufälligen Banner von Scharen, welche sich zu mehr oder weniger heiligen Zwecken vereinigten ...

Nichtsdestoweniger schimmert durch alle diese Symbole etwas von einer göttlichen Idee, wie z. B. durch kriegerische Symbole die göttliche Idee der Pflicht und des Heldenmuts ...

Eine andere Sache aber ist es, wenn das Symbol eine innere Bedeutung hat und an und für sich schon geeignet ist, daß die Menschen sich darum versammeln ...

Zu dieser letzteren Art gehören alle wahren Kunstwerke. In diesen ... siehst du die Ewigkeit durch die Zeit hindurchblicken; das Göttliche wird darin sichtbar gemacht.«[3]

Weder Carlyles noch Vischers Version eines mystischen Irrationalismus übten auf Warburg die geringste Anziehungskraft aus. Aber er hatte von diesen Autoren gelernt, in der Symbolik einen Aspekt der menschlichen Kultur zu sehen, bei dem das Irrationale noch ganz dicht an der Oberfläche liegt, und betrachtete es als Aufgabe einer wissenschaftlichen »Kulturpsychologie«, diese Form des Irrationalismus, die in Religion und Kunst weit verbreitet ist, zu analysieren und zu erklären. Und so kreisen Warburgs Notizen weiterhin um die selbstgestellte Aufgabe, diese Handlungen in ein Evolutionsschema einzupassen, das die irrationalen Reaktionen des Menschen mit den rationalen Begriffen der Assoziationspsychologie untersuchen und erklären könnte.

Damit ergriff Warburg eindeutig Partei in einer Debatte, die damals auf dem Gebiet der Ästhetik geführt wurde. Den romantischen Hegelianern, zu denen Vischer gehörte, standen die Positivisten gegenüber, die die menschliche Phantasie mit wissenschaftlichen Begriffen zu erklären hofften.

---

3 Thomas Carlyle, *Sartor Resartus*, (dt. Ausgabe), Leipzig, 1855, S. 169-172.

Zu denen, die sich an dieser Debatte beteiligten, gehörte Hermann Siebeck, dessen Buch *Das Wesen der ästhetischen Anschauung: Psychologische Untersuchungen zur Theorie des Schönen und der Kunst* (Berlin, 1875) einen gewissen Einfluß auf Warburgs Terminologie ausübte. Siebeck war ein Anhänger der Herbartschen Schule, und mit seinem recht langen und trockenem Buch wollte er die Phänomene der Einfühlung erklären. Er suchte einen für diese ästhetische Erfahrung charakteristischen Assoziationstypus. In der ästhetischen Handlung verbinden wir das Objekt, das wir sehen, nicht mit dem, was wir über seinen Verwendungszweck oder seine exakte Beschaffenheit wissen. Die Gruppe oder der Komplex von Bildern, auf die wir uns beziehen, gehören dem Ausdruck an. In der Natur oder in der Kunst betrachten wir die Form so, als hätte sie eine Ausdrucksbedeutung. Mit anderen Worten: wir verleihen der Form einen Zusatz.[4] Ästhetische Anschauung ist eine besondere Form der geistigen Produktion. Wir fassen das Wahrgenommene als ein in sich gegliedertes Ganzes.[5]

Aber Warburg gab auch hier die Ansichten, die er anhand der Lektüre von Vignoli und Darwin gewonnen hatte, nicht auf. Er hat sich stets mit dem Erhaltungswert psychologischer Funktionen auseinandergesetzt. In den folgenden Notizen findet Vignolis Ansicht ihren Widerhall:

> »In der Betrachtung der Dinge lassen sich zwei Perioden unterscheiden:
> 1. Alles Lebende wird als feindlich sich fortbewegend und verfolgend angenommen und daraufhin zu diesem Stellung genommen oder
> 2. Alles Lebende wird auf seine Gebundenheit in der Bewegung untersucht: Gesetz, Kraft. Man kommt dahinter, daß der Mensch außer Raubthier auch ein Faulthier ist.«
>
> (*Fragmente,* 14. September 1890)

Die Notiz mit der Überschrift »Ausruf, Vergleich, Urteil« gibt uns eine Vorstellung von Warburgs Bemühungen, jede Kategorie der

4 »Wo ein Gegenstand als schön gefällt, geschieht in seiner Beurteilung ein Zusatz, indem von dem Betrachter eine Eigentümlichkeit an ihm hervorgehoben wird, deren Perception unbeschadet der Erkenntnis seiner natürlichen Beschaffenheit auch hätte unterbleiben können.« Dieser von Warburg hervorgehobene Satz ist nur allzu typisch für den Stil des Verfassers.

5 Es ist nicht uninteressant, zu sehen, wie Siebeck sich vergeblich um den Begriff der Gestalt bemüht, der sein Buch sehr viel verständlicher gemacht hätte.

Sprache in diesem Schema unterzubringen (die rückläufige Numerierung deutet auf die evolutionäre Abfolge, die Warburg stets voraussetzt).

»III. Die Tanne ist ein Baum – das Einzellebendige gebunden an ein Urtheil und dadurch unschädlich gemacht.
II. Die Tanne ist wie ein Mensch – das Einzellebendige wird an Einzellebendiges gebunden (das sich erhalten will, das wie ich ist, nur deshalb unschädlich).
I. Tanne! – Das da! An eine bestimmte Interjektive (Gleichmäßigkeit d. Empfindung) gebunden und hierdurch gebunden.« (*Fragmente*, 8. Januar 1891)

Beim Ausbau seiner theoretischen Positionen stieß Warburg auf einen Begriff der Logik, mit dem sich künstlerische und wissenschaftliche Tätigkeit vielleicht verbinden ließen. Gegen Ende des Straßburger Wintersemesters 1891 hatte er im philosophischen Seminar von Professor Ziegler ein Referat über die Kantische Philosophie zu halten, das ihn mit dem Begriff der »Umfangsbestimmung« bekannt machte. In einem Diagramm (März 1891) beschreibt er einen Kreis um die drei Individuen A, B und C und sagt ganz richtig: »A ist lahm; A, B und C sind Inselbewohner.« Der Umfang der Klasse der Inselbewohner unterscheidet sich von dem Umfang der Klasse des Lahmen. Es gibt nicht-lahme Inselbewohner und lahme Nicht-Inselbewohner. Viele seiner späteren Notizen versuchen, die künstlerische Umreißung, den Kontur des Gegenstandes mit der logischen Operation der Umfangsbestimmung in Verbindung zu setzen.

Diese überraschende Gleichsetzung geschieht in der Tat nicht ganz zu Unrecht. Schließlich sprechen wir von einem »Gedankenbild«, wenn wir die schematische Zeichnung eines Baumes oder eines Menschen sehen, wie sie von Kindern oder Primitiven angefertigt werden. Man könnte einwenden, daß solch ein schematisches Bild sich auf die gesamte Klasse von Bäumen oder Menschen bezieht, im Unterschied zum realistischen Porträt, das sich auf ein ganz bestimmtes Individuum bezieht. Diese Überlegung hat ihre Schwächen, aber in dieser Richtung muß Warburg die Möglichkeiten dieses Begriffes gesehen haben. Neben die »Ursachensetzung«, die als eine der Grundreaktionen des menschlichen Geistes zu betrachten er von Usener und Vignoli gelernt hatte, tritt nun der Begriff der »Umfangsbestimmung«, mit dem er zeit seines

Lebens arbeitete. Kunst wird immer mehr mit einer geistigen Tätigkeit identifiziert, die zur Beherrschung der Umwelt befähigen soll.

In dieser Auffassung der Kunst als eines der Mittel, mit dem der Geist sich der Wirklichkeit bemächtigt, können wir vielleicht auch ein Echo der Philosophie Konrad Fiedlers entdecken. Auch Fiedler befaßte sich mit »Ursprüngen« und Evolution. Sein wichtiges Buch *Der Ursprung der künstlerischen Tätigkeit* war im Jahr 1887 veröffentlicht worden, und Warburgs Exemplar zeigt, daß er es noch im selben Jahr erwarb. Aber im Gegensatz zu Hildebrand und seinem Schüler Wölfflin hat Warburg den Fiedlerschen Standpunkt mit seiner entschiedenen Ablehnung eines Dualismus von Reiz und Reaktion nie ganz akzeptiert. Die Idee, Gebärde und Sprache seien nicht nur Ausdruck, sondern auch selbst schöpferisch, spielt in Warburgs naturalistischer Menschheitsphilosophie keine entscheidende Rolle. Er mag von Fiedler jedoch die Auffassung übernommen haben, Gebärde und bildende Kunst seien Mittel zur Beherrschung der Wirklichkeit.

Wer heute Warburgs Fragmente studiert, dem muß in der Tat auffallen, wie wenig Platz er in seinen Entwürfen der schöpferischen Einbildungskraft einräumt. Die Hingabe an die Phantasie bedeutete für Warburg eine Bedrohung des seelischen Gleichgewichts und damit der geistigen Gesundheit. Auch hier scheinen persönliche und intellektuelle Einflüsse aufeinander einzuwirken, denn die ganze Richtung der evolutionistischen Psychologie mußte in der Phantasie zwangsläufig eine feindliche Kraft sehen, die es zu zähmen galt, wenn es einen Fortschritt zur Vernunft geben sollte.

Janitschek, Warburgs Lehrer in Straßburg, hatte diese Einstellung in seiner Schrift über *Die Gesellschaft der Renaissance in Italien und die Kunst* (Stuttgart, 1879) ganz deutlich ausgesprochen. Die Phantasie, so lesen wir, verleiht einem Objekt Leben und Persönlichkeit:

> »Doch auch die intensivste Phantasie ist noch nicht als solche künstlerisch produktiv; sie wird es erst, wenn die künstlerische Besonnenheit hinzutritt. Diese ist die Kraft, welche das Ich von der inneren Gestaltenwelt scheidet, es ihr gegenüber stellt ... Der natürliche Gegner der Besonnenheit ist der Affekt; er hilft einer einzelnen Vorstellungsmacht zu tyrannischer Herrschaft über die ganze innere Welt und vernichtet schließlich die Schei-

dung dieser und der Ich-Vorstellung selbst. Je mehr deshalb die Weltverhältnisse angetan sind, das Individuum leidenschaftlich zu erregen, eines um so höheren Maßes an künstlerischer Besonnenheit bedarf es, das Ich in den Wogen innerer Kräfte nicht untergehen zu lassen ...«[6]

Nach dieser Auffassung verschmelzen die Beherrschung von Phantasie und Antrieb zum Doppelideal wissenschaftlicher Besonnenheit und moralischer Selbstbeherrschung. Auch in den Straßburger Ästhetikvorlesungen von Ziegler stieß Warburg auf diese Vorstellung, die für ihn zeit seines Lebens wichtig blieb. Der Platoniker »sieht das zu erwerbende Object vor sich, aber er greift nicht sofort reflexmäßig zu. Die Pause zwischen Antrieb und Zugreifen wird vergrößert«.[7]

Das war eine Lehrmeinung, die kein anderer als Warburgs Lehrer Justi in einer frühen Abhandlung vertreten hatte.[8] Kein Wunder also, daß Warburg sich weiterhin damit auseinandersetzte. Die Kunst war für ihn nicht von jenen Problemen der Selbstbeherrschung zu trennen, die für zentral zu erachten seine Studien und seine Lebenserfahrung ihn gelehrt hatten.

All diese Versuche des Menschen, in jenem auf den Geist einwirkenden Durcheinander furchterregender Eindrücke Ordnung und Besonnenheit herzustellen, sind in sich schon gefährdet. Der Mensch ist umgeben von Chaos, von Angst, und die durch künstlerisches Schaffen erstrebte Beruhigung ist nicht weniger labil als die durch kausale Erklärungen der Wissenschaft herbeigeführte Vernunft. Die Leistung des Künstlers, der ein Abbild der Wirklichkeit festhält und klärt, setzt eine Besonnenheit voraus, die so selten ist wie die emotionsfreie Analyse des Wissenschaftlers. Und was für den Künstler gilt, das gilt auch für den Betrachter von Bildern. Ein besonnener und rationaler Geist kann die Darstellung einer sich bewegenden Gestalt deuten, da er aus seiner Erfahrung ergänzt, was vorher war und was danach kommt. Es ist das Gedächtnis des Betrachters, es sind die in seinem Geist gespeicherten Assoziationen, die diesen Akt rationaler Rekonstruktion erlauben.

6 Janitschek, a.a.O., S. 29.

7 In seinen Notizen zu Eduard Müllers *Geschichte der Theorie der Kunst bei den Alten*, Breslau, 1834.

8 Justi, *Die ästhetischen Elemente in der platonischen Philosophie*, Marburg, 1859, S. 75.

Dieser rationale Akt schien Warburg der unreflektierten Assoziation, durch die wir einer jeden ornamentalen Form »Bewegung« verleihen wollen, überlegen zu sein. Diese unreflektierte Reaktion verknüpft Warburg mit der Einfühlung und insofern mit jenen Urängsten, die ein dunkles Gefühl der Lebensbedrohung in alle Formen projizieren, die als verfolgendes räuberisches Wesen aufgefaßt werden können.

In dieser Zeit war er auch auf eine Abhandlung von Gottfried Semper, dem großen Architekten und Pionier auf dem Gebiet der Ornamentforschung, gestoßen. Es geht Semper hier um eine deduktive Klassifizierung von Ornamentformen, einschließlich des Schmucks, bei denen zwischen festen und beweglichen Ornamenten unterschieden wird. Dieser zweite Typus, so argumentiert Semper, wird durch seine eigene Bewegung die vom Träger eingeschlagene Richtung und auch die Geschwindigkeit der Bewegung des Trägers anzeigen: »Gar leichtes flatterndes Bänder- und Schleifenwerk ziemt sich für jugendliche und weibliche Formen, wogegen dieser Schmuck, wenn er die passende Stimmung erhält, den ernsten Pathos, das Gravitätische der Gestalt hervorhebt ...« Semper untersucht dann die Bedeutung des Schmucks für die Hervorhebung dessen, was die Aufmerksamkeit des Menschen auf sich lenkt.[9]

Sprache und Denkweise dieser Abhandlung beeindruckten den Studenten zweifellos als ein Vorbild, dem es nachzueifern galt, und wir sehen, wie Warburg in einer Reihe von Notizen mit der Idee des »Gerichtetseins« und seines Einflusses auf den »Willen« experimentiert. Dadurch hofft er, Vignolis Idee der Bewegung, die eine potentielle Bedrohung darstellt, mit der Erklärung des Vergnügens an »harmloser« Bewegung, die ohne Angst betrachtet werden kann, zu vereinigen.

> »Annahme des Kunstwerkes als etwas in Richtung auf den Zuschauer feindlich Bewegtes. Suchen nach Ausgangspunkt und Ziel. Schnörkel: Fester Ausgangspunkt, ziellos oder in sich zurückkehrend – Freude über das ungefährlich Bewegte.«
>
> (*Fragmente*, 27. August 1890)

9 *Über die formelle Gesetzmäßigkeit des Schmuckes und dessen Bedeutung als Kunstsymbol*, Zürich, 1856, S. 14 (abgedruckt in: *Kleine Schriften*, 1884).

Die Schwierigkeiten, alle diese Erscheinungen unter ein Thema zu subsumieren, werden an der Art und Weise deutlich, wie Warburg mit den Formulierungen ringt. Glücklicherweise hat er aber auch versucht, sich in einer verständlicheren Form auszudrücken, als er sich in einem Neujahrsbrief an seine »Gefährtin« Mary Hertz wandte und ihr die Probleme erklärte, die ihn beschäftigten:

> »Wie wird die Kunst ornamental, und wie ist dieser Vorgang (organisch) im Wesen der Kunst begründet? Warum gefällt uns der Schnörkel? Warum sprechen wir vom Verfall der Kunst, sobald sie ornamental wird? Ist es etwa in der Art, wie wir uns mit der Außenwelt durch Annahme von Grund und Ursache auseinanderzusetzen versuchen, in der Weise begründet, daß die Kunstproduktion nur eine besondere Stufe in diesem Ordnungsversuch den Erscheinungen der Außenwelt gegenüber bildet? In der Weise zu denken, daß der, welcher besonnener (klüger, zögernder) ist als der, welcher gleich auf eine bestimmte Person als Urheber hinweist und sich dabei zufrieden gibt, schon etwas vom Künstler hat?
>
> Also: erstens, etwas weniger rasch fertig sein mit dem Hinzeigen auf ein Bestimmtes als Urheber und zweitens, doch wieder die Lust, im Gegenstande aufzugehen, dies gehört doch wohl zum Künstler? Wie aber läßt sich dies Widersprechende verschmolzen denken ... Am besten doch so, daß die Kunstproduktion die Durchgangsstufe zu einer dritten Stufe, der Grund- oder Ursachensetzung bildet, etwa der wissenschaftlichen?«
>
> (15. Dezember 1890)

Mary Hertz verwahrte sich in ihrer lebhaften Antwort dagegen, ihre eigene Tätigkeit als Künstler auf eine niedrigere Entwicklungsstufe herabgesetzt zu sehen, woraufhin Warburg ihr am 31. Dezember 1890 eilends versichert:

> »... Was die Stufen im Ordnungsversuch angeht, so denke ich mir dieselben ursprünglich in einer bestimmten Reihenfolge erworben, jetzt aber nebeneinander, je nach dem Temperament der Menschen in Gebrauch ... Ist aber die höhere (zeitlich später erworbene) Betrachtungsweise durchaus nicht die zu allen Zeiten zweckmäßigste, so ist damit den Künstlern das Recht zur dauernden Existenz entfernt nicht zu nehmen, sondern vielmehr als Funktion eines bestimmten Gliedes an dem Körper unserer Gesellschaft zu begreifen.« (31. Dezember 1890)

Doch während sich seine Notizbücher mit immer schematischeren Permutationen allgemeiner Begriffe füllten, mit denen die Gesamtheit des geistigen Schaffens des Menschens definiert und erklärt werden sollte, schritt die Abhandlung über Botticelli voran. Wir erinnern uns, daß nur wenige der allgemeinen Probleme, die zu der Themenwahl geführt hatten, in der veröffentlichten Fassung dann doch zum Ausdruck kamen. Nur der überraschende Schluß, für Botticellis Stil sei sein Mangel an Besonnenheit und Charakterstärke verantwortlich, führt zu den Fragen der Psychologie zurück, die Warburg so leidenschaftlich gern lösen wollte.

Diese Dichotomie zwischen seiner Erforschung der Besonderheiten einer historischen Situation und der Allgemeingültigkeit der Probleme, die er ja hatte lösen wollen, sollte Warburg noch lange Zeit quälen. In seiner ersten Veröffentlichung machte er zumindest den Versuch, seinen Anspruch, er betreibe eine Psychologie der künstlerischen Phantasie, dadurch öffentlich anzumelden, daß er seiner historischen Untersuchung »Vier Thesen« beifügte, die den Stil und die Denkweise seiner »Fragmente« widerspiegeln.[10] Es läßt sich schwer sagen, ob Warburg an ihrer Verständlichkeit interessiert war. Vielleicht betrachtete er sie eher wie jene Anagramme, wie sie Wissenschaftler mitunter veröffentlichten, um ihre Priorität sicherzustellen. Doch trotz aller Kenntnis ihres Hintergrunds bleiben einige Aspekte der »Vier Thesen« ein wenig dunkel. Die erste ist vergleichsweise einfach:

> »I. Die künstlerische Handhabung mit dynamisierenden Zusatzformen entwickelt sich in der selbständigen ›großen‹ Kunst aus dem ursprünglich im einzelnen wirklich geschauten dynamischen Zustandsbild.«

Was Warburg dynamisierende Zusatzformen nennt, sind jene bewegten Gewandmotive und das »bewegte Beiwerk«, das er bei Botticelli untersucht hatte. Er sagt, der Ursprung dieser Formen liege in den Sinnesempfindungen von wirklichen Bewegungen, die tatsächlich gesehen werden. Die These befindet sich daher im Einklang mit Naturalismus und Assoziationspsychologie, von denen Warburg ausging.

> »II. Die Abkehr des Künstlers vom wirklichen Milieu des Objekts erleichtert den dynamisierenden Zusatz; daher tritt letzterer bei den sogenannten symbolisierenden (allegorisierenden)

10 *Ges. Schr.* I, S. 58 [Veröffentlichte Werke, 2a].

Kunstwerken *zuerst* ein, da das reale Milieu bei diesen von vornherein in Wegfall kommt, ›verglichen‹ wird.«

Mit anderen Worten: wenn der Künstler Figuren zeichnet, die er nie gesehen hat, Allegorien oder Gottheiten, wird er nicht von Sinnesempfindungen gehindert, die von dem unbeweglichen, realen, vor ihm befindlichen Modell ausgehen. Solche Figuren verschmelzen sehr viel leichter mit den Erinnerungsbildern von Bewegungen, die in der Vergangenheit gesehen wurden. Der letzte Passus führt zu Warburgs Untersuchungen des Problems von Symbol und Metapher, die diese Idealfiguren betreffen. Wenn ich einen Menschen, der wirklich zornig ist, mit der Figur des Zorns vergleiche, dann lasse ich bei diesem Vergleich außer der Eigenschaft, die in dieser Figur allegorisiert wird, all das weg, was erfahrungsgemäß zu dem Menschen gehört. So konnte Warburg »Wegfall« und Vergleich in einer Bemerkung gleichsetzen, die in ihrer Formulierung recht undurchsichtig ist, aber doch keine besonderen Schwierigkeiten bereitet.

Die dritte These zeigt die gleiche Neigung zum Naturalismus und zur Assoziationspsychologie:

»III. Das den neuen Eindruck apperzipierende Erinnerungsbild an allgemeine dynamische Zustände wird später beim Kunstwerk unbewußt als idealisierender Umriß projektiert.«

Die Bedeutung, in der das Wort »apperzipierend« verwendet wird, verweist auf die Herbartsche Psychologie. Es wird impliziert, daß das erinnerte Bild mit einer neuen Sinnesempfindung verschmilzt. Dieses neue Produkt – Ergebnis zweier Eindrücke aus Vergangenheit und Gegenwart – wird zum Umriß des idealisierenden Kunstwerks. Mit anderen Worten: »Idealisierung« wird hier, insofern sie eine Abweichung von der tatsächlichen Wahrnehmung bedeutet, als das Ergebnis des Dazwischentretens erinnerter Eindrücke betrachtet.

Diese Interpretation sollte ihrerseits Licht auf die letzte und rätselhafteste der »Vier Thesen« werfen:

»IV. Der künstlerische Manierismus oder Idealismus ist nur ein besonderer Fall des automatischen Reflexes der künstlerischen Einbildungskraft.«

»Manierismus« und »Idealismus« als die beiden Kunstrichtungen, in denen Sinnesempfindungen durch den Künstler modifiziert werden, werden hier zusammengefaßt und als ein besonderer Fall des »Reflexes« künstlerischer Phantasie erklärt – derart, daß die geistigen Bilder, die von dem neuen Sinneseindruck aus der Erinnerung wachgerufen werden, auf diese neuen Bilder einwirken und mit ihnen verschmelzen, wie in den vorangegangenen Thesen schon beschrieben.

Wenn man diese Formulierungen liest, wird man nicht allzu überrascht sein, daß ihr Verfasser meinte, er verfüge noch immer nicht über das Handwerkszeug, um das Ziel zu erreichen, das er sich selbst gesetzt hatte. Dieses Ziel war nicht mehr und nicht weniger als eine »monistische Ästhetik«, eine Interpretation der Kunst im Licht der Psychologie. Psychologie allein würde aber nicht ausreichen, sie müßte, wenn sie wissenschaftlichen Ansprüchen genügen wollte, auf einer Erklärung basieren, wie der Organismus auf Reize antwortet. In immer neuen Notizen versucht Warburg, diese Reaktionen als Tätigkeit von »Ganglien« und von »Vibrationen« darzustellen, die sich in bestimmten Bahnen bewegen. Warburg schwebte eine »Physik des Denkens« vor, eine Theorie der »Reflexe«, und er notierte eine Passage aus H. v. Steins *Entstehung der neueren Ästhetik* (1886, S. 321), die voraussagt, man werde in der Ästhetik Gesetze entdecken, die so bedeutend sind wie das Gesetz der Schwerkraft.

Nachdem Warburg seine Dissertation eingereicht hatte, gab es daher für ihn nichts Naheliegenderes, als Straßburg zu verlassen und in Berlin bei Professor Ebbinghaus Vorlesungen über Psychologie zu besuchen. Aus seinen Aufzeichnungen geht hervor, daß er die Struktur des Zentralnervensystems untersuchte und ein Seminar über optische Täuschungen besuchte.

Warburg wäre nicht der einzige Gelehrte seiner Generation gewesen, der sich nach der Veröffentlichung einer kunsthistorischen Dissertation dem Studium des Menschen zuwandte. Der Engländer Karl Pearson (1857-1936) schrieb eine Abhandlung über *Die Fronica,* bevor er die Biometrie begründete. Ob Warburgs Weg eine ähnliche Wendung genommen haben könnte, ist müßige Spekulation. Nach Abschluß des Promotionsverfahrens wurde er gemustert, und zu seiner großen Freude und Überraschung als »Einjähriger« einem reitenden Artillerieregiment zugeteilt. Der Dienst war keineswegs schwer, und die Briefe, die Warburg in dieser Zeit nach Hause schrieb, und die Geschichten, die er später gern erzählte, zeigen, daß er dieser Erfahrung, die ihn zwang, seine Ängste unter Kontrolle zu halten, sogar etwas abgewinnen konnte. Seine Dissertation wurde veröffentlicht, und es kam ihm fast merkwürdig vor, daß es Menschen gab, die sich über solche Dinge Gedanken machten. In dieser Reaktion liegt ein wenig Spott über sich selbst, sie offenbart aber auch die Ambivalenz, mit der Warburg seine gelehrten Studien betrachtete.

Das Jahr in der Armee führte zu einem gewissen Bruch in seinem Leben. Als Warburg im Oktober 1893 entlassen wurde, war er siebenundzwanzig Jahre alt, ohne klare Pläne für eine berufliche Zukunft. Er reiste schließlich nach Florenz und versuchte, wieder zur Ruhe zu kommen, aber es gibt kein Anzeichen dafür, daß er seine Botticelli-Untersuchungen sofort wieder aufnehmen wollte. Die Tagebücher sprechen häufig von Depressionen und verlorenen Tagen. Es war nicht schwer, die Zeit in Florenz auf angenehme Weise zu verbringen. Die Stadt war voller interessanter Menschen, es gab eine ganze Kolonie von Intellektuellen, zu denen sich zeitweilig Besucher aus Deutschland und England gesellten. Nach einigen Monaten aber bot sich ihm in einem zufälligen Fundstück eine »moralische Balancierstange«, wie er durchaus passend sagte, ein Forschungsthema, das ihn auf dem Drahtseil weiterschreiten ließ, das über den Abgrund seiner Depressionen gespannt war.

UNTERSUCHUNGEN ZUM FESTWESEN

Warburg hatte in einem Band der Florentiner Nationalbibliothek eine Serie von Zeichnungen Buontalentis gefunden, auf denen Theaterszenen dargestellt waren. Buontalenti war damals kein Künstler, dessen Werk großes Interesse erregte, denn der Manierismus war noch nicht Mode geworden. Die Zeichnungen aber erregten Warburgs Neugier wegen ihrer Beziehung zu Bühne und Festlichkeiten. Schon früh hatte er sich für diese ephemere Darstellungsform interessiert, die Burckhardt den »Übergang vom Leben zur Kunst« genannt hatte, und er beschloß, anhand dieser Zeichnungen die berühmten Feste zu rekonstruieren, die anläßlich der Hochzeit des Großherzogs Ferdinand de' Medici mit Chri-

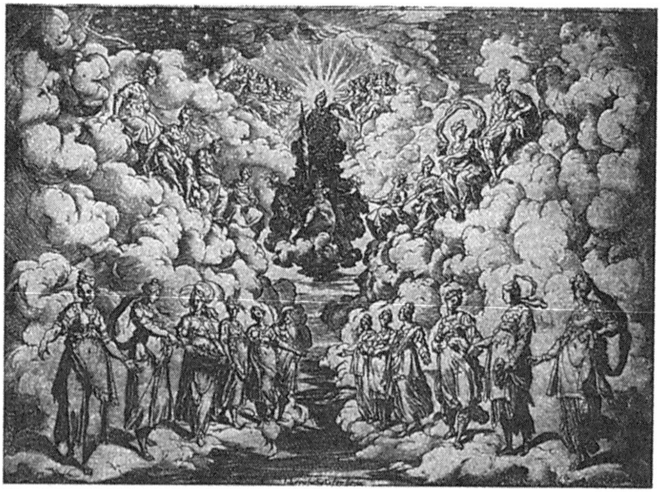

21 Agostino Caracci, Die Harmonie der Sphären. *Primo Intermezzo* von 1589. Florenz, Biblioteca Nazionale.

stine von Lothringen im Jahre 1589 inszeniert worden waren. Einige zeitgenössische Beschreibungen dieser Feste waren bekannt, auch diejenige von Bastiano de' Rossi, eines der Organisatoren; aber nun gab es die Gelegenheit, eine Rekonstruktion anhand von bildlichen Zeugnissen zu versuchen, und Warburg schrieb mit Recht, so etwas sei noch nie unternommen worden. Mit seinem Gespür für Archivforschung gelang es ihm, noch sehr viel mehr Dokumente zu finden, die sich auf diese Feste beziehen, darunter auch die Rechnungen des Schneiders, der die Gewänder anfertigte. Er behandelte seine Fundstücke jedoch nicht bloß als antiquarische Rarität. Er konzentrierte sich auf den Hauptorganisator, den Grafen Giovanni de' Bardi. De' Bardi ist in der Musikgeschichte als einer der Neuerer bekannt, deren Kampf gegen die gekünstelte Polyphonie zur Entstehung der Oper als einer neuen Kunstform führte.

Auf den ersten Blick muß es für Warburg überraschend gewesen sein, diesen fortschrittlichen Künstler in jenem Kreis zu entdekken. Denn Warburg teilte, wie der Leser bald erfährt, weitgehend das Vorurteil seiner Zeit gegen den Manierismus. Das Programm

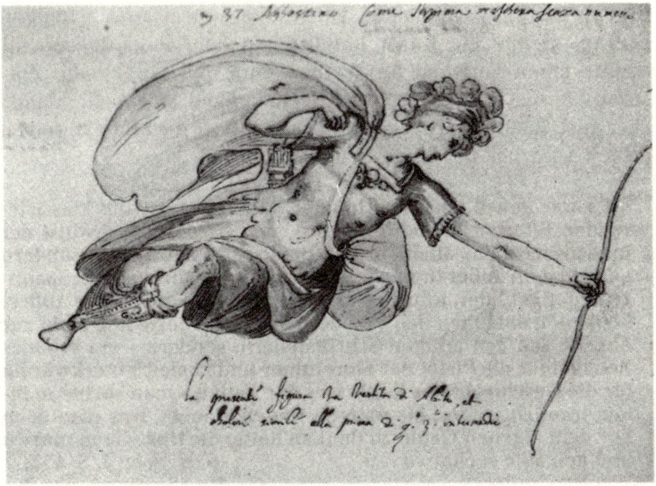

22 Buontalenti, Apollo und die Pythonschlange. *Terzo Intermezzo von 1589.* Florenz, Biblioteca Nazionale.

des ersten von de' Rossi beschriebenen Intermezzos erschien ihm typisch für alles, was die Reformer zu bekämpfen hatten. Es war eine Darstellung der Harmonie der Sphären (Abb. 21), aufgeführt von einer großen Gruppe von Personifizierungen, Sirenen und Planeten in einem Tableau, das verwirrend für das Auge, aber angenehm für das Ohr gewesen sein muß, jedoch alle Merkmale eines übermäßig gelehrten und daher »barocken« Programms aufwies. De' Rossis Beschreibung verweist den Leser für die vielen gelehrten Attribute, mit denen die Figuren ausgeschmückt sind, auf Plato und andere antike Autoren. Jeder lyrische Ausdruck wäre von einem solchen Reichtum an Details erstickt worden.

Aber Warburg verwendete diese Analyse hauptsächlich als Hintergrund, um den »Übergangs«-Charakter des dritten Intermezzos, einer Darstellung von Apollos Kampf mit der Pythonschlange (Abb. 22), zu zeigen. Hier bot die Handlung sehr viel mehr Raum für Bewegung und Ausdruck, der Chor war unabhängiger, und die Aufführung konnte alles in allem als Vorläuferin der frühen Opernszenen betrachtet werden. Dennoch war auch dieses fortschrittliche Tableau nicht weniger eine Rekonstruktion eines antiken Mythos als das ausufernde erste. Die Antike, so Warburgs Schlußfolgerung, konnte die Kunst herabziehen oder emporheben. Sie konnte einen Vorwand für leeren Pomp und floskelhafte Zurschaustellung von belangloser Gelehrsamkeit bieten, sie konnte aber auch neu interpretiert werden, so daß sie die Mittel für einen echten Ausdruck der Leidenschaften lieferte:

> »Es war gewiß eine der Hauptaufgaben der bewußt klassizierenden Riforma Melodrammatica, den barocken Schwulst der Intermezzi nicht allein in der madrigalesken Musik, sondern auch in dem äußeren Apparat, der, wie wir sahen, so viel Spannkraft der Erfinder, Künstler und Schneider in unwichtige Äußerlichkeiten aufgehen ließ, zu beseitigen. Das führte nun nicht zur Abkehr von den antiken Schriftstellern; sondern – ein schönes Zeichen für die Pietät der Florentiner und zugleich merkwürdig für die Geschichte des Einflusses der Antike – man suchte in ihnen treulich weiter, bis man zu finden glaubte, was man doch nur dem eigenen Genie zu danken hatte: die tragedia in musica und den stile recitativo ...« (*Ges. Schr.* I, S. 437)

Man kann die Tragweite dieser entscheidenden Passage in dem dichten Gewebe dieser Abhandlung, die sich scheinbar mit einer Reihe von Zeichnungen, Drucken, Beschreibungen und Dokumenten beschäftigt, leicht übersehen. Genauso wie in der vorangegangenen Arbeit über Botticelli geriet Warburgs Faszination durch das lebendige Detail einer historischen Situation auch hier in Konflikt mit seinen theoretischen Fragestellungen. In gewisser Weise war die Frage, die er in beiden Abhandlungen formulierte, bereits das Problem, dem er später seine Bibliothek widmete: die Bedeutung der Antike für unsere Kultur. In beiden Untersuchungen läuft die Antwort nicht auf eine Befürwortung der »antiken Tradition« hinaus. Im Gegenteil, die nachlebenden Elemente der Antike wurden immer als eine mögliche Gefahr für die menschlichen Werte aufgefaßt, aber auch als eine potentielle Hilfe für den, der diese Werte ausdrücken wollte. In einer späteren Phase seines Lebens fiel Warburg auf den romantischen Begriff der »Polarität« zurück, um diese ambivalente Rolle, die das Erbe der Antike in der abendländischen Kultur spielt, zu formulieren. Hier war ein Begriff, der geeignet schien, die Spannungen und »Polaritäten« seiner eigenen Psyche auszudrücken.

Warburgs Abhandlung wurde auf italienisch in der Schriftenreihe der *Accademia del Reale Istituto Musicale* in Florenz veröffentlicht, zu deren Mitglied er ernannt worden war. Aber die Depression, die ihn verfolgte, war wieder da. Seine Tagebucheintragungen der ersten Monate des Jahres 1895 sind hauptsächlich Klagen über Heuschnupfen, Angstzustände und über Mutlosigkeit. Der 17. Februar wird als ein »giorno cretinissimo« bezeichnet, der März als einen »Qualmonat«. Er ist auf der Suche nach einem neuen Forschungsthema und erwähnt im folgenden Monat, daß er einen Plan entwickelt habe, sich mit »Grußformeln« zu befassen und nach ethnologischen Parallelen suche, wobei bezeichnenderweise der Name Herbert Spencer fällt. Diese Eintragung ist deshalb bezeichnend, weil sie verstehen läßt, wie Warburg dazu kam, auf einer Reise zu den nordamerikanischen Indianern Kontakt mit der Ethnologie aufzunehmen.

DIE REISE NACH AMERIKA

Der unmittelbare Anlaß für Warburgs Reise nach Amerika war die Hochzeit seines Bruders Paul. Die Gruppe schiffte sich im September 1895 auf der »Fürst Bismarck« ein. Ein Mitarbeiter der Smithsonian Institution, der den Indianer La Flèche kannte, befand sich auf dem Schiff, und dieser glückliche Umstand mag Warburg darin bestärkt haben, den Rat dieser berühmten Institution einzuholen. Fast dreißig Jahre später enthüllte Warburg auch einige tieferliegende Motive:

»Äußerlich im Vordergrund meines Bewußtseins würde ich als Ursache angeben, daß mich die Leerheit der Zivilisation im östlichen Amerika so abstieß, daß ich eine Flucht zum natürlichen Objekt und zur Wissenschaft auf gut Glück dadurch unternahm, daß ich nach Washington fuhr, um die Smithsonian Institution zu besichtigen. Sie ist ja das Gehirn und das wissenschaftliche Gewissen des östlichen Amerika und ich fand in der Tat zunächst in der Person von Cyrus Adler, den Herren Hodge, Frank Hamilton Cushing und vor allem James Mooney (mit Franz Boas in New York), Pioniere der Eingeborenen-Forschung, die mir die Augen für die weltumfassende Bedeutung des prähistorischen Amerika und ›wilden‹ Amerika öffneten. So daß ich mich entschloß, das westliche Amerika sowohl als moderne Schöpfung wie in seinen spanisch-indianischen Unterschichten zu besichtigen.

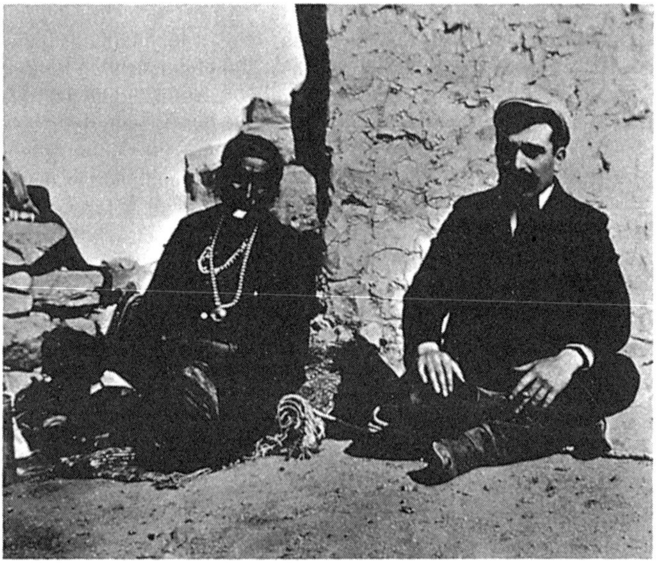

23 Warburg mit einem Pueblo-Indianer.

Der Wille zum Romantischen trat hinzu zum Willen, mich etwas mannhafter zu betätigen als es mir bisher vergönnt war. Es wirkte der Ärger und die Scham immer noch nach, daß ich in der Cholera-Zeit nicht wie mein Bruder und die Familie meiner lieben Frau in Hamburg durchgehalten hatte.

Außerdem hatte ich vor der ästhetisierenden Kunstgeschichte einen aufrichtigen Ekel bekommen. Die formale Betrachtung des Bildes – unbegriffen als biologisch notwendiges Produkt zwischen Religion und Kunstausübung – . . . schien mir ein steriles Wortgeschäft hervorzurufen . . .«

(Entwurf für den Kreuzlinger Vortrag,
17. März 1923, S. 1)

An dieser Stelle sollte vielleicht auf einen weiteren Einfluß hingewiesen werden, obwohl er nicht ganz leicht genau zu bestimmen ist. Adolf Bastian, der große Mann der Völkerkunde und Gründer des Berliner Völkerkundemuseums, erhob damals seine Stimme, um alle, die an einer psychologischen Betrachtungsweise der menschlichen Kultur interessiert waren, darauf aufmerksam zu machen, daß die Uhr für sie bald abgelaufen sein werde. Überall in der Welt gingen die Eingeborenenkulturen ihrem Ende zu, und wenn das Material für die Untersuchung der primitiven Völker jetzt nicht gesammelt würde, sei es für immer verloren. Um die Sorge zu verstehen, mit der Bastian diese Möglichkeit ins Auge faßte, müssen wir uns an die Tendenz seiner Methode erinnern. Es ging ihm um eine induktive Kulturwissenschaft, worunter er die sorgfältige Sammlung von Tatsachen verstand. Aus diesem Material, so glaubte er, würde eine neue Wissenschaft der menschlichen Psychologie erwachsen, vorausgesetzt, man verwendete es, unter genauester Beachtung der in der ganzen Welt beobachteten Varianten, für eine »Gedankenstatistik«.

Bastians Schriften mit ihrer exaltierten Sprache und ihrer ausufernden Anhäufung von Tatsachen aus aller Welt, ihrer naiven Erkenntnistheorie und ihrer unsicheren Grammatik sind bekanntlich unlesbar. Der einzige Hinweis auf Bastian in Warburgs Notizen scheint ein Vorwurf an die eigene Adresse zu sein, seine Aphorismen seien in einem Stil à la Bastian geschrieben.[11] Jedoch hat Warburg die Bücher Bastians schon zu einem frühen Zeitpunkt erworben, und es ist nicht gut vorstellbar, daß ein Schüler Lamprechts von diesem bedeutenden Anwalt kulturpsychologischer Feldforschung nicht beeinflußt gewesen sein soll.

Dank seiner Beziehungen erhielt Warburg wichtige Empfehlungsschreiben und auch einen Freifahrtschein für das Eisenbahnnetz zwischen Atchison, Topeca und Santa Fè. Obwohl man ihn darauf hingewiesen hatte, daß die Wintermonate für eine solche Reise in das Reservat keine gute Zeit seien, reiste er Mitte November nach Chicago und Denver und verbrachte den Dezember und Januar im Gebiet von Santa Fè und Albuquerque. Nach einem Abstecher an die Westküste gab er die Idee, mit der er eine Zeitlang gespielt hatte, nach Japan weiterzureisen, auf und reiste stattdessen wieder nach Arizona, wo er im März und April Indianersiedlungen besuchte. Im Mai kehrte er nach Europa zurück.

Über diese Phase in Warburgs Leben ist mehr veröffentlicht worden als über alle anderen Aspekte seines Werkes: Es liegt eine illustrierte Beschreibung dieser Reise in Fritz Saxls *Lectures*[12] vor,

11 Randbemerkung vom 21. November 1896 zu einem Fragment aus dem Jahr 1889.

12 »Warburg's Visit to New Mexico«, *Lectures,* London, 1957, S. 325-30. Deutsch jetzt in Dieter Wuttke (Hrsg.), *Aby Warburg. Gesammelte Schriften und Würdigungen,* Baden-Baden, 1979, S. 317 ff.

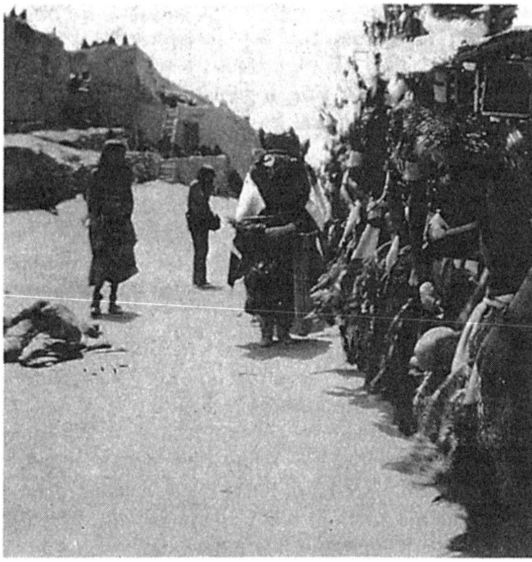

24 Stammestanz in Oraibi, von Warburg photographiert.

und Warburgs eigener Vortrag über seine Erlebnisse bei den Indianern ist die einzige seiner Schriften, die ins Englische übersetzt wurde.[13] Aber dieser Vortrag ist fast drei Jahrzehnte später gehalten worden, und er soll in der chronologischen Abfolge des Warburgschen Werkes später behandelt werden. Im Rahmen dieses Kapitels muß Warburgs Ausflug zu den Pueblos und Navajos als ein Höhepunkt seiner Bemühungen betrachtet werden, aus dem engen Kreis der Kunstgeschichte auszubrechen. In seinem Reisetagebuch spricht Warburg zwar davon, daß er in den ersten Monaten noch daran dachte, Schmuckformen zu untersuchen und indianische Handwerker über die Bedeutung bestimmter Motive zu befragen. Sein Interesse an Festen und Zeremoniell ließ ihn aber auch solche Darbietungen verfolgen.

Auf seiner Rückreise gelang es ihm, in Oraibi ein dreitägiges

13 »A Lecture on Serpent Ritual«, *Journal of the Warburg Institute,* 2 (1939), S. 277-92 [Veröffentlichte Werke, 34].

Fest mit Stammestänzen und Zeremonien zu besuchen, das ihn sehr beeindruckte (Abb. 24). Zweifellos hatte er vorher schon viel über solche Riten gelesen und gehört, insbesondere über den Schlangentanz, den er selbst nicht gesehen hat. Hier stand er endlich dem »Primitiven« gegenüber, der in Useners Vorlesungen und in Vignolis Lehrgebäude eine so wichtige Rolle gespielt hatte; hier konnte er die Funktion des Symbols in einer Kultur beobachten, die noch immer von Magie durchdrungen war, und er konnte so die Gültigkeit der Gedanken F. Th. Vischers bestätigen. Die Schlange ist mehr als ein Zeichen für den Blitz. Sie verbindet sich mit dem Blitz zu einer traumähnlichen Vorstellung; die Schlange zu beherrschen heißt, Blitz, Regen und Donner zu beherrschen.

In einer am 27. Januar im Palace Hotel in Santa Fè geschriebenen Notiz denkt Warburg über diese Zusammenhänge nach, und er greift Vischers hypothetische Beschreibung eines Stammesrituals wieder auf, wo eine Schmetterlingspuppe verzehrt wird, um sich des Fortlebens zu versichern. Die religiösen Handlungen der Pueblo-Indianer zeigen die wesentliche Eigenschaft der »kausalen« Antwort des »Primitiven« auf die Außenwelt.

> »Bei den religiösen Handlungen der Pueblo-Indianer zeigt sich der wesentliche Act im kausalen Verhalten des ›Primitiven‹ (d. h. zur subjektiven Differenzierung unfähigen Menschen) zur Außenwelt. Die ›Verleibung‹ des sinnlichen Eindrucks.
> I. Einverleibung (medizinischer Zauber)
> II. Hineinumverleibung (Thier, Nachahmung)
> III. Anverleibung (Geräthsymbolik)
> IV. Zuverleibung (ornamentale Töpferei, eigentlich zu III.)
> Ich glaube, ich habe den Ausdruck für mein psychologisches Gesetz endlich gefunden; seit 1888 gesucht.«

Der Rückgriff ist charakteristisch. Was für die meisten Beobachter gilt, traf in gewissem Sinn auch auf Warburg zu. Er sah, was er sehen wollte. Als überzeugter Evolutionist erblickte er in den Indianern von Neu-Mexiko eine Kulturstufe, die der Stufe des Heidentums entsprach, aus der das antike Griechenland mit dem Heraufdämmern des Rationalismus herausgetreten war.[14] Diese An-

14 Der Vergleich zwischen den Indianern und den Griechen der Antike hat eine lange Geschichte, die auf Winckelmann und andere Autoren des 18. Jahrhunderts zurückgeht. Vgl. F. J. Teggart, *Theory and Processes of History*, Berkeley/Los Angeles, 1941, S. 94f.

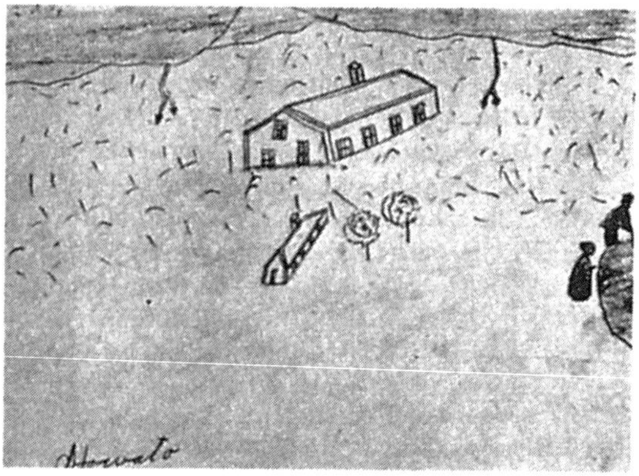

25 Blitze mit Schlangenköpfen. Zeichnung eines indianischen Schuljungen.

sicht erklärt, warum es für Warburg so wichtig war, das indianische Ritual zu erleben. Das »Pagane« wurde für ihn lebendig und real. Er war als »Kulturpsychologe«, nicht als Ethnologe gekommen. Die Ethnologie war natürlich schon fest in den Händen der Experten der Smithsonian Institution, die die Sprachen und die Stammesorganisationen der Indianer kannten, deren Siedlungen Warburg besuchte. Sein allgemeines Interesse an der Psychologie des Symbolischen ließ ihn ein Experiment von beeindruckender Originalität entwerfen. Gegen Ende seiner Reise bat er einen Lehrer in Keam Canyon, die Kinder sollten eine kleine Erzählung illustrieren, in der ein Gewitter vorkommt. Warburg wollte sehen, wie sie den Blitz darstellen würden. Seine Erwartungen wurden nicht enttäuscht. Während die meisten der amerikanisierten Kinder die moderne Zickzack-Linie verwendeten, malten zwei der vierzehn Jungen den Blitz in Form einer Schlange mit pfeilförmigem Kopf (Abb. 25).

Was Warburg hier untersuchen wollte, ist natürlich die Vorstellung des Blitzes. Mit diesem Ansatz folgte er zweifellos seinem Lehrer Lamprecht. Ob das Experiment selbst in Zusammenhang mit Lamprechts Interesse an Kinderzeichnungen stand, ist schwer zu sagen. Vier Jahre sollten noch vergehen, ehe Lamprecht einen Aufruf an alle Ethnologen richtete, systematisch Kinderzeichnungen zu sammeln, die in einem Archiv aufbewahrt werden sollten, das er in Leipzig einrichten wollte.

Das Experiment nimmt Warburgs Interesse an der Macht der Symbole vorweg, die in dem »Gedächtnis« einer Kultur gespeichert sind. Er hat aber nie daran gedacht, diese oder andere seiner flüchtigen Beobachtungen unter den Indianern in einem Buch weiterzuentwickeln. Nach seiner Rückkehr beschränkte er sich darauf, die von ihm erworbenen Objekte dem Hamburger Völkerkundemuseum zu schenken, sowie in der Photographischen Gesellschaft einen Lichtbildervortrag zu halten.[15]

ZEITGENÖSSISCHE KUNST

Die einzige Veröffentlichung, in der Warburg seine Erlebnisse der Amerikareise verwendete, befaßt sich nicht mit der Völkerkunde, sondern mit der Strömung der Moderne in den Vereinigten Staaten. In San Francisco war Warburg mit den Herausgebern von *The Lark* zusammengetroffen, einem jener »Taschenmagazine«, die in den neunziger Jahren begründet worden waren. Er schrieb an den Herausgeber des *Pan*, des führenden Organs des Jugendstils in Deutschland, und regte einen Artikel über die amerikanische Zeitschrift an, erhielt aber die Antwort, man bevorzuge eine kurze Darstellung mehrerer dieser Zeitschriften. Den kurzen Bericht über diese Reflexe des Fin de siècle in den Vereinigten Staaten schreibt er mit viel Sympathie, wenn auch mit Distanz (Abb. 26). Was Warburg lobend hervorhebt, ist die Kritik an der Dekadenz: »... ein starker Humor, der dem Leben wirklich überlegen ist, kämpft einen frischen, fröhlichen Kampf gegen die fin de siècle Pose selbstgefälliger Müdigkeit; wir schulden, denke ich, den tapferen Streitern im fernen Westen für ihren altmodischen Idealismus einen freundlichen Zuruf.«[16]

Wenn man diesen Angriff auf die Dekadenz im Kontext des ausgehenden neunzehnten Jahrhunderts betrachtet, so war dies ein

15 Die Zeichnungen wurden zusammen mit Anmerkungen Warburgs auf der Ausstellung *Das Kind als Künstler* (Kunsthalle Hamburg, 1898) gezeigt (Katalog, S. 17 und 32).

16 *Ges. Schr.* II, S. 577 [Veröffentlichte Werke, 3].

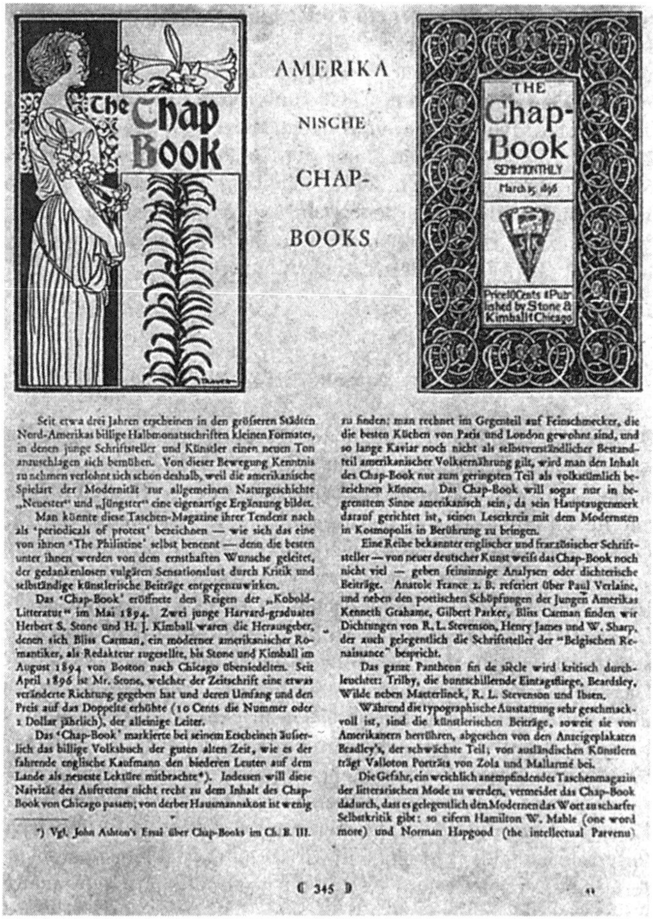

AMERIKANISCHE CHAP-BOOKS

Seit etwa drei Jahren erscheinen in den grösseren Städten Nord-Amerikas billige Halbmonatsschriften kleinen Formates, in denen junge Schriftsteller und Künstler einen neuen Ton anzuschlagen sich bemühen. Von dieser Bewegung Kenntnis zu nehmen verlohnt sich schon deshalb, weil die amerikanische Spielart der Modernität zur allgemeinen Naturgeschichte „Neuester" und „Jüngster" eine eigenartige Ergänzung bildet.

Man könnte diese Taschen-Magazine ihrer Tendenz nach als 'periodicals of protest' bezeichnen — wie sich das eine von ihnen 'The Philistine' selbst benennt — denn die besten unter ihnen werden von dem ernsthaften Wunsche geleitet, der gedankenlosen vulgären Sensationslust durch Kritik und selbständige künstlerische Beiträge entgegenzuwirken.

Das 'Chap-Book' eröffnete den Reigen der „Kobold-Litteratur" im Mai 1894. Zwei junge Harvard-graduates Herbert S. Stone und H. J. Kimball waren die Herausgeber, denen sich Bliss Carman, ein moderner amerikanischer Romantiker, als Redakteur zugesellte, bis Stone und Kimball im August 1894 von Boston nach Chicago übersiedelten. Seit April 1896 ist Mr. Stone, welcher der Zeitschrift eine etwas veränderte Richtung gegeben hat und deren Umfang und den Preis auf das Doppelte erhöhte (10 Cents die Nummer oder 1 Dollar jährlich), der alleinige Leiter.

Das 'Chap-Book' markierte bei seinem Erscheinen äusserlich das billige Volksbuch der guten alten Zeit, wie es der fahrende englische Kaufmann den biederen Leuten auf dem Lande als neueste Lektüre mitbrachte*). Indessen will diese Naivität des Auftretens nicht recht zu dem Inhalt des Chap-Book von Chicago passen; von derber Hausmannskost ist wenig zu finden: man rechnet im Gegenteil auf Feinschmecker, die die besten Küchen von Paris und London gewohnt sind, und so lange Kaviar noch nicht als selbstverständlicher Bestandteil amerikanischer Volksernährung gilt, wird man den Inhalt des Chap-Book nur zum geringsten Teil als volkstümlich bezeichnen können. Das Chap-Book will sogar nur in begrenztem Sinne amerikanisch sein, da sein Hauptaugenmerk darauf gerichtet ist, seinen Leserkreis mit dem Modernsten in Kosmopolis in Berührung zu bringen.

Eine Reihe bekannter englischer und französischer Schriftsteller — von neuer deutscher Kunst weiss das Chap-Book noch nicht viel — geben feinsinnige Analysen oder dichterische Beiträge. Anatole France z. B. referiert über Paul Verlaine, und neben den poetischen Schöpfungen der Jungen Amerikas Kenneth Grahame, Gilbert Parker, Bliss Carman finden wir Dichtungen von R. L. Stevenson, Henry James und W. Sharp, der auch gelegentlich die Schriftsteller der "Belgischen Renaissance" bespricht.

Das ganze Pantheon fin de siècle wird kritisch durchleuchtet: Trilby, die buntschillernde Eintagsfliege, Beardsley, Wilde neben Maeterlinck, R. L. Stevenson und Ibsen.

Während die typographische Ausstattung sehr geschmackvoll ist, sind die künstlerischen Beiträge, soweit sie von Amerikanern herrühren, abgesehen von den Anzeigeplakaten Bradley's, der schwächste Teil; von ausländischen Künstlern trägt Valloton Porträts von Zola und Mallarmé bei.

Die Gefahr, ein weichlich anempfindendes Taschenmagazin der litterarischen Mode zu werden, vermeidet das Chap-Book dadurch, dass es gelegentlich den Modernen das Wort zu scharfer Selbstkritik gibt: so eifern Hamilton W. Mable (one word more) und Norman Hapgood (the intellectual Parvenu)

*) Vgl. John Ashton's Essai über Chap-Books im Ch. B. III.

⟨ 345 ⟩

26 Seite aus Warburgs Aufsatz über Chap-Books in *Pan*, 1896, S. 345.

Bekenntnis zu den wirklich »fortschrittlichen« Künstlern, für welche die Kunst nach wie vor ein Instrument der Aufklärung und Emanzipation war. Diese Fortschrittlichen besaßen in Alfred Lichtwark, dem Direktor der Hamburger Kunsthalle und Pionier auf dem Gebiet der Kunsterziehung, einen tatkräftigen Verfechter ihrer Sache. Warburgs Verhältnis zu Lichtwark war ambivalent und nicht ohne Spannung, und obwohl er die Art, wie der Ältere in der Öffentlichkeit auftrat, wahrscheinlich nicht billigte, teilte er doch seine Sicht der zeitgenössischen Kunstszene und seine Neigung zum Impressionismus und Realismus. Warburg war ein guter Bekannter von Liebermann, in dessen Berliner Wohnung er oft speiste, und er stand auch mit Leistikow in Verbindung, dem anderen führenden deutschen Impressionisten, dessen Atelier er damals besuchte.

Es gab vor allem ein zwingendes persönliches Motiv dafür, daß Warburg auf der Seite der fortschrittlichen Kunst seiner Zeit stand und in diese Auseinandersetzungen verwickelt wurde – seine Freundschaft mit Mary Hertz. Es gab manch schwere Krise zwischen beiden, und die Einwände, die beide Elternhäuser gegen die Verbindung von zwei Menschen so unterschiedlicher religiöser und gesellschaftlicher Herkunft erhoben, trugen wahrscheinlich zu Warburgs seelischer Unruhe in dieser Zeit bei. Aber die Verbindung hielt an, und Warburg schrieb zur Silvesterfeier 1896-97 ein kleines Theaterstück, das die Situation arglos und amüsant illustriert.[17] Künstlerisch wenig anspruchsvoll, spiegelt es dennoch die Spannungen, die wir aus Ibsen, Shaw und anderen Dramatikern der Zeit kennen. Der gleiche »Idealismus«, für den sich Warburg in seinem Artikel aussprach, kommt in der Widmung zum Ausdruck, die er in das Exemplar für Mary Hertz schrieb: »Die Gerechtigkeit, Luft und Licht auch für die Moderne. Der Fortschritt in der Abkürzung.«

Der letzte Satz wird durch das Stück erklärt, denn es geht darin um das Recht des Künstlers zur Skizze, zur »Abkürzung«, zu jener Zurückführung auf das Wesentliche, die Liebermann in seiner Definition des Zeichnens als der Kunst des Weglassens ausgedrückt hat.

Die Hauptpersonen des Stücks sind ein junger impressionistischer Maler, mit einer jungen Frau aus reicher Bürgersfamilie

---

17 *Hamburgische Kunstgespräche.* Dies ist nicht der einzige Versuch Warburgs, ein Theaterstück zu schreiben, in dem, der damaligen Mode entsprechend, der Generationenkonflikt thematisiert wurde. Es gibt den unvollständigen Entwurf (1893-94) eines kleinen Stückes, *Als ein junges Mädchen die Duse sehen wollte.* Bezeichnenderweise werden die Argumente gegen das Mädchen, das in einer Aufführung der *Kameliendame* gesehen wird, zumindest scheinbar überzeugend vorgetragen.

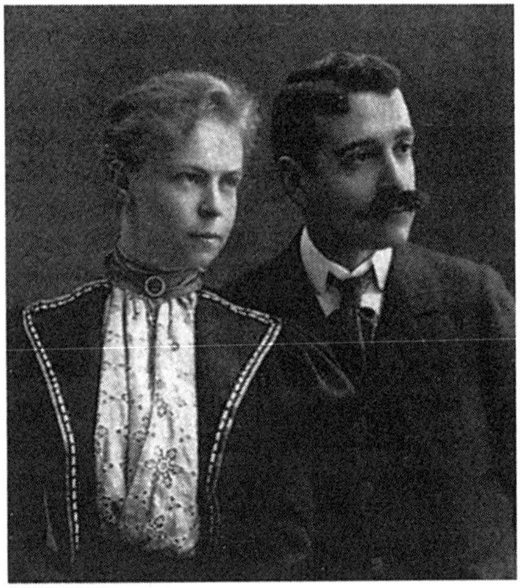

27 Warburg und seine Frau. Um 1900.

verlobt, und ihr großspuriger Onkel, der sich auf seine Kennerschaft viel einbildet, aber alles »moderne Zeug« haßt. Eine Ausstellung von Radierungen von Anders Zorn hat ihn ganz besonders in Rage gebracht (Abb. 28). Er kann nicht begreifen, wie dieses häßliche, verworrene Gekritzel als wahre Kunst gelten kann. Der Künstler versucht zu erklären, daß es genau die Abkürzungen in Zorns Stil sind, die den Fortschritt ausmachen. Wer das nicht versteht, kann einfach nicht sehen. Diese Bemerkung bringt den Onkel in Harnisch, und er fordert den Künstler zu einer Wette auf, wer besser sehen könne. Der Künstler erklärt, daß die Sehkraft des Onkels womöglich allzu gut sei, daß er zu viele Einzelheiten sehe, und daß diese unwesentlichen Details die Stimmung einer Landschaft zerstören. Der Onkel behauptet nun, es läge etwas Morbides darin, wie die Moderne auf Stimmung und Gefühl beharre. Er will Angenehmes und Schönes sehen. Daraufhin hört er, kein Künstler könne von Eindrücken lernen, die ihn nicht überwältigen, und der Beschauer müsse erzogen werden.

Nun protestiert sogar die Mutter des Mädchens; sie bezahle die Bilder, und warum solle sie, wenn sie müde nach Hause komme, nicht etwas Freundliches und Angenehmes betrachten dürfen. Sie

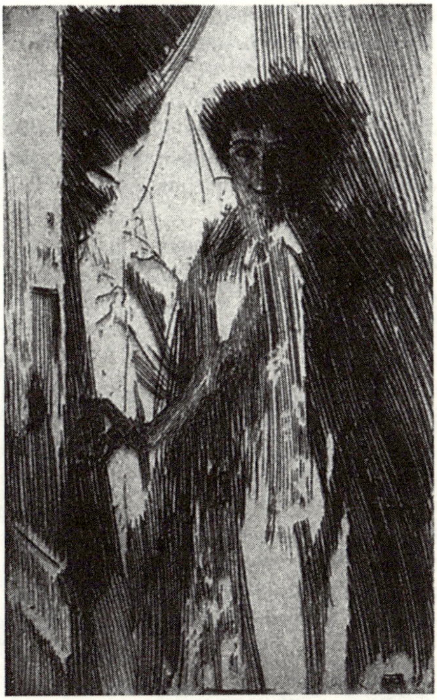

28 Anders Zorn, Rosita Mauri. 1889.

mag Gemälde wie »Mutterglück«. Der Künstler findet diesen Geschmack lächerlich und tritt nun für Böcklin und Klinger ein, woraufhin ihm gesagt wird, einige ihrer Werke seien ganz und gar unschicklich, man könne sie ja in der Wohnung einer anständigen Familie mit Kindern nicht aufhängen. Den Einwand, Goethes *Faust* sei ja auch nicht gerade anständig, und Kunst sei für reife, starke Menschen da, die das Leben verstehen wollen, findet man schockierend. Die Öffentlichkeit müsse dafür sorgen, daß die Kunst in ihren traditionellen Schranken bleibe.

Man wird immer gereizter, der Höhepunkt kündigt sich an, als der Künstler die Familie seiner zukünftigen Frau mit einem Geschenk besänftigt. Er überreicht dem Onkel eines seiner Gemälde, eine impressionistische Landschaft jener Art, die der Onkel mißbilligt hatte, die aber jetzt von einer peinlich genauen Darstellung eines Picknicks verziert wird. Der Onkel begrüßt dieses Zugeständnis an den »Hanseatischen Geschmack« als eine ungeheure Verbesserung. Das Bild hat jetzt nicht nur »Atmosphäre«, Augen und Sinne können sich nun an angenehmen Vorstellungen erfreuen. Währenddessen flüstert der Künstler jedoch seiner Verlobten zu, das Geschenk sei nur eine Kopie, das Original habe er zurückbehalten.

Dieses persönliche Zeugnis veranschaulicht trefflich, wie nach damaliger Auffassung Fragen der Kunst, der Gesellschaft und der Moral miteinander verflochten waren. Die Moderne ist gleichbedeutend mit Emanzipation, mit dem Kampf gegen das enge und verstaubte Milieu eines selbstzufriedenen Bürgertums. Die gleichen Konventionen, die Warburgs Beziehung zu Mary Hertz so sehr im Wege standen, hielten auch den Fortschritt in der Kunst auf. Nirgends konnte man zwischen ästhetischen, sozialen und moralischen Werten eine Trennlinie ziehen. Die Kultur war eins, so wie der menschliche Geist eins war.

Doch sogar die Probleme des persönlichen Lebens und der Wissenschaft schienen eins zu sein. Warburg hatte weder einen Beruf, noch die üblichen Aussichten auf eine Laufbahn, und obwohl er aus einer reichen Familie stammte, muß die großbürgerliche Familie seiner Verlobten diesen Mangel an realen Aussichten doch für sehr schwerwiegend gehalten haben. Man sprach davon, daß er sich um eine Dozentur in Kiel bewerben solle, und im Tagebuch finden wir am 12. Januar 1897 die unvermeidliche Antwort: »Nicht mehr die Kraft irgend welchen Pflichten zu genügen. Endgültig entschieden: ich tauge nicht zum Priv.Doz.«

Im Mai dieses Jahres reiste er nach Paris, blieb dort einen Monat und versuchte, in der Forschung an den Valoisteppichen und den auf ihnen abgebildeten Festen wieder eine »moralische Balancierstange« zu finden – das Ergebnis dieser Forschung sollte er erst dreißig Jahre später veröffentlichen. Im August ging er nach England, wo er sich ungefähr vier Wochen aufhielt; er traf dort Sidney Colvin und Walter Crane und besuchte eine Aufführung der *Geisha* im Savoy Theatre. Unterdessen hatten die persönlichen Schwierigkeiten schließlich mit einem Sieg geendet: im Juli wurde seine Verlobung mit Mary Hertz bekanntgegeben, sie heirateten im Oktober in Hamburg. Sie ließen sich in Florenz nieder, wo sie einander zehn Jahre zuvor begegnet waren.

VI
RÜCKKEHR ZU DEN FLORENTINER FORSCHUNGEN

(1897-1904)

DIE KUNST DER RENAISSANCE: LEONARDO

Das Florenz, in dem das Paar im Herbst 1897 seinen Hausstand errichtete und wo es, zumindest während der Wintermonate, bis zum Januar 1902 lebte, war eher eine kosmopolitische als eine italienische Stadt. Es gab eine große Kolonie von englischen, amerikanischen und deutschen Schriftstellern, Künstlern und Historikern. Aus Warburgs Tagebucheintragungen und seiner Korrespondenz geht hervor, daß das Paar trotz der immer wieder auftretenden Depressionen ein reges gesellschaftliches Leben führte und mit vielen berühmten Persönlichkeiten aus jenem Kreis verkehrte. Unter den Deutschen befand sich der Kunsthistoriker Heinrich Brockhaus, der wenig später zum Direktor des Deutschen Kunsthistorischen Instituts in Florenz ernannt wurde, eines kulturellen Mittelpunkts, an dem Warburg äußerst lebhaften Anteil nahm. Mit R. Davidsohn, der über die Geschichte der Stadt Florenz arbeitete, kam Warburg oft zusammen. Da waren die Schriftstellerin Isolde Kurz und der Bildhauer Adolf von Hildebrand, dessen Kunst und Kunsttheorien auf seine Generation so faszinierend wirkten. Natürlich traf Warburg auch Berenson, den er nicht gut leiden konnte, und Herbert Horne, dem er großen Respekt entgegenbrachte. Es entwickelte sich eine enge Freundschaft zu A. Jolles, dem holländischen Schriftsteller und Philosophen, und zu Jacques Mesnil, dem belgischen Kunsthistoriker. Darüber hinaus gab es viele Gäste, Verwandte, Freunde und Freunde von Freunden, die während der Ferien nach Florenz kamen und unterhalten sein wollten.

Die Tatsache, daß Warburg in diesem Kreis verkehrte, ist nicht nur von biographischem Interesse. Die Gespräche über Florentiner Kunst, die er tagaus, tagein gehört haben muß, waren anregend, ärgerten ihn aber auch. In Warburgs Notizen finden sich zahlreiche sarkastische Bemerkungen über »Bildungsreisende« und ihre Art, die Kunst der Vergangenheit zu betrachten. Diese Verärgerung führt zu einem polemischen Element in Warburgs Schriften, das seinen Interpretationen eine zusätzliche Schärfe verleiht, obgleich er sich oft bemühte, diese Anspielungen in den veröffentlichten Fassungen abzuschwächen.

Dennoch war der erste Artikel, den Warburg 1898 veröffentlichte, sichtlich von seiner Abneigung gegen den modischen Ästhetizismus motiviert, der Botticelli zu einem seiner Idole erwählt hatte. Als Verfasser eines Buches über Botticelli lag Warburg sehr viel daran, daß »sein« Botticelli nicht mit dem Botticelli all derer verwechselt wurde, die Ruskin und Walter Pater lasen und sich in den Uffizien um das »Magnifikat« des Meisters drängten. Sie suchen, so meint Warburg, den »naiven« Maler, dessen liebenswürdige Schwermut auf ihre eigene Stimmung dekadenter Selbstgefälligkeit anziehend wirkt.[1] Die Wenigen, die sich vor dem »Frühling« versammeln, suchen nach anderen Eigenschaften des Künstlers.[2] Sie wissen, daß die moderne Vorstellung des Malers als eines Träumers zu einem florentinischen Meister der Zeit Lorenzos nicht paßt. Wenn Botticelli die Antike herbeiruft, dann erkennen sie darin sein zielbewußtes Streben, seinen Formenschatz zu bereichern und »mit den unzureichenden Mitteln des denkenden Künstlers« zu erweitern.[3]

Der Hinweis auf die unzureichenden Mittel überrascht ein wenig, steht aber weder in Widerspruch zu Warburgs früherer Interpretation noch, wie wir annehmen dürfen, zu seinen Erfahrungen mit der zeitgenössischen Kunst. Warburg schrieb in der Epoche der Gründerjahre, und es gab unendlich viele intellektuelle Theorien, mit denen Künstler zu einem neuen Stil zu kommen versuchten. Adolf von Hildebrand war selbst einer von ihnen. Obwohl Warburg die Zulänglichkeiten dieser Mittel wahrscheinlich bezweifelte, stellte er sich eindeutig auf die Seite der Klassizisten gegen die noch immer lebendigen Präraffaeliten. Er machte sich zum Anwalt eines der Hildebrandschen Hamburger Architekturprojekte, für dessen Bewilligung er sich in den Ferien des Jahres

---

1 *Ges. Schr.* I, 64 [Veröffentlichte Werke, 5].
2 *Ges. Schr.* I, 65.
3 *Ges. Schr.* I, 68.

1898 bei allen möglichen Stellen, wenn auch vergeblich, einsetzte. All seine Sympathien galten den Fortschrittlichen.

Mit seinem Botticelli-Aufsatz des Jahres 1898 wollte Warburg verkünden, daß dieser Maler von den Dekadenten in Beschlag genommen werde. So wie er die »Taschenmagazine« in Amerika wegen ihrer kritischen Haltung gegenüber dieser Mode und wegen ihres altmodischen Idealismus gepriesen hatte, so wollte er das Quattrocento vor sentimentaler Schwärmerei in Schutz nehmen. Es paßte gut in sein Konzept, daß ein eben entdeckter zeitgenössischer Brief der Kunst Botticellis eine *aria virile* zuschrieb. Es war dieser Aspekt der Renaissance, der ihn faszinierte.

Ein anderes modisches Mißverständnis, vor dem man sich hüten mußte und das es zu bekämpfen galt, lag in der vulgarisierten Fassung der Burckhardtschen Vision, die in der Renaissance den Triumph des Individualismus erblickte und an dem Bild des »absoluten Bösewichts« Gefallen fand, des Mannes ohne Bindungen und ohne Skrupel, der mit Nietzsches »Übermensch« identifiziert wurde. Wir werden noch auf Warburgs Ausbrüche gegen jene »Übermenschen in den Osterferien« stoßen, die ihn sehr viel mehr ärgerten als die schwächlichen Ästheten.

Soviel war für den einstigen Studenten von Lamprecht und Justi klar: eine Zeit wie die Renaissance konnte man nicht auf irgendeine einfache Formel bringen. Was immer geschehen war, konnte nur das Ergebnis komplexer Strömungen sein, die darzulegen und zu verstehen die Aufgabe des wahren Historikers war. Die Rezension des von Sidney Colvin edierten *Florentine Picture Chronicle*, die er 1899 für eine deutsche Zeitung schrieb, bot eine willkommene Gelegenheit, auf diese Komplexität aufmerksam zu machen. Der Illustrator dieser Weltchronik, so schreibt Warburg[4],

> ». . . war ein Kind seiner Zeit, in ihm kämpfte Neues mit Altem, grübelnde Theologie mit weltzugewandter Lebensfreude, aber – und das ist das Eigentümliche seiner Weltanschauung – Mittelalter und Renaissance streiten nicht erbittert um die Seele dieses Florentiners, sondern teilen sich friedlich in ihren Besitz.«

An diesem Dokument faszinierte Warburg damals und später besonders die »Kompatibilität« von Haltungen, die an der Oberfläche unvereinbar erscheinen. Biblische Gestalten erscheinen in an-

4 *Ges. Schr.* I, 72 [Veröffentlichte Werke, 6].

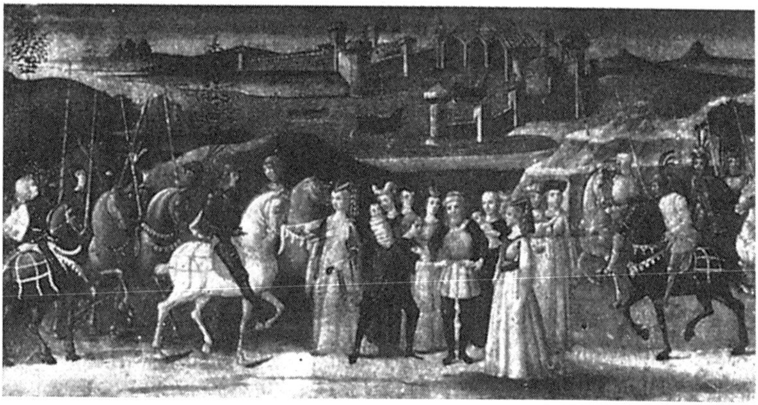

29 Versöhnung zwischen Römern und Sabinern. Cassone.

tikisierender Rüstung, und antike Szenen werden dargestellt, als seien sie Illustrationen zeitgenössischer Ereignisse:[5]

»Auf der einen Seite der ›naive Realismus‹, der keine Distanz zwischen heute und der Vergangenheit gelten läßt und in den leibhaftig erscheinenden Gestalten die Vergangenheit zu erfassen glaubt; auf der anderen der ›antiquarische Idealismus‹, der eine gewisse archäologische Treue des Kostüms und des ornamentalen Beiwerks als wesentliches Merkmal des wiedererweckten Altertums ansieht. Pesello, Pesellino gehören zu der naiven Gruppe, die auf den Brauttruhen Szenen aus der heidnischen Mythologie malen, als trügen sie sich auf der Piazza della Signoria [Abb. 29] zu; Botticelli ist der Vorläufer der zweiten, der mythologisch-antiquarischen Maler großen Stils.«

Die »Bilderchronik«, darauf weist Warburg hin, zeigt beide Haltungen dicht nebeneinander. Paris und Helena werden als zeitgenössische Modefiguren dargestellt (Abb. 30), aber sie stehen in einem kleinen Phantasietempel, der klassische Architekturformen aufweist. Derartige Widersprüche schienen ein tieferes Verständnis der Entwicklung der Renaissance zu verlangen, als es von Kunsthistorikern bis dahin gezeigt worden war.

Während der nächsten zehn Jahre konzentrieren sich die veröf-

5 *Ges. Schr.* I, 74.

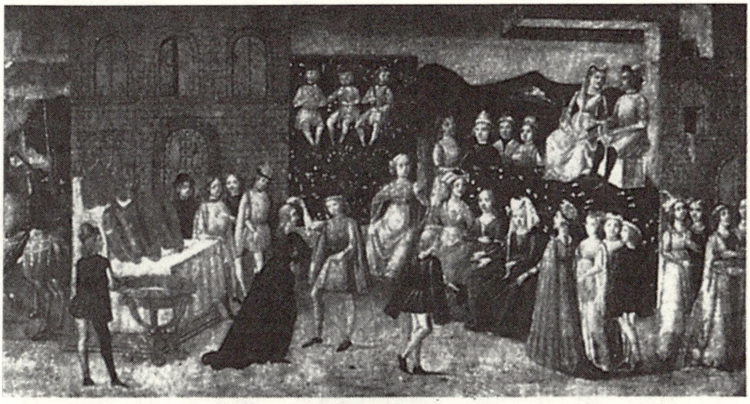

Florentinisch, 15. Jhdt. Leeds, Harewood House.

fentlichten Schriften Warburgs so ausschließlich auf dieses Problem des Übergangs zur Renaissance, daß es für den Leser nicht immer leicht ist, zu sehen, wie er den Höhepunkt dieser Entwicklung interpretiert. Zum Glück können wir seine Interpretation eines der großen Renaissancemeister anhand seiner Notizen zu einer Vortragsreihe über Leonardo verfolgen.

Diese Vorträge, die er 1899 in Hamburg hielt, verdanken ihre Entstehung Warburgs Bedürfnis, als Gegenpol zu seinen Florentiner Forschungen eine feste Anstellung zu finden. Er bot der Hamburger Kunsthalle an, eine Hinterlassenschaft italienischer Gemälde, die sich unter ihren Beständen befand, zu katalogisieren, aber Lichtwark, der Direktor der Kunsthalle, war von dieser Idee nicht sehr begeistert. Er war bereit, für Warburg eine feste Stelle zu beantragen, lehnte jedoch die von Warburg gewünschte lockere Bindung ab, die ihm erlauben würde, seine Arbeit in Florenz fortzusetzen, wann immer er es für notwendig gehalten hätte. Gleichermaßen enttäuschend waren zu jener Zeit zwei Besuche an der Kieler Universität, um sich dort als Privatdozent zu bewerben. Er kam sich unerwünscht vor.

Aber wenigstens sich selbst, seiner Familie und der Familie seiner Schwiegereltern wollte er beweisen, daß er etwas zu bieten hatte. So veranstaltete er im Herbst 1899 in der Hamburger Kunsthalle die Vortragsreihe über Leonardo, die gut besucht und ein

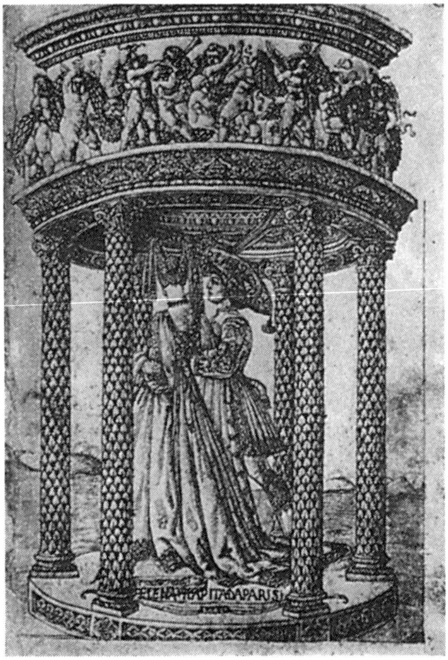

30 Florentinische Bilderchronik, Paris und Helena.
London, British Museum.

großer Erfolg war. Warburg schrieb selten den Text eines Vortrags vollständig nieder. Meistens arbeitete er Einleitung und Schluß sowie allgemeinere Bemerkungen schriftlich aus. Daher können wir den Argumentationsgang leicht rekonstruieren, obwohl die Aufzeichnungen als solche für eine Veröffentlichung nicht geeignet sind.

Mit den Leonardo-Vorträgen löste Warburg ein Versprechen ein, das er in seiner Botticelli-Dissertation gegeben hatte. In der Erörterung der bewegten Gewandmotive verwies er auf Leonardo, der in seinem *Trattato* den Rat gegeben hatte, wie »eine Nymphe oder ein Engel« darzustellen seien und daß der Künstler in Nachahmung der Griechen und Römer die Gliedmaßen zeigen solle, wenn der Wind das Gewand gegen den Körper drückt (S. 90f.). Dort kündigte er auch eine parallele Untersuchung über den Einfluß der

Antike auf die Regeln der Proportion an, in der Leonardo im Mittelpunkt stehen würde.[6]

In den Vorträgen bot er freilich noch mehr. Als Redner war Warburg weniger gehemmt, als er es als Schriftsteller war, und so offenbarte er in dieser Vortragsreihe mehr von seinem ästhetischen Empfinden und von seinen Ansichten über künstlerische Wertvorstellungen als in seinen veröffentlichten Schriften. Wir finden denselben »altmodischen Idealismus« am Werk, der die traditionelle Einschätzung der Hochrenaissance als eines Höhepunkts der abendländischen Kunst akzeptiert. Gerade weil Warburg in der »klassischen« Periode Leonardos, dem »Abendmahl« und der »Mona Lisa«, dieselbe Vollkommenheit entdeckt, die seit Vasari in diesen Werken gesehen worden waren, stellt er immer nachdrücklicher die Frage, wie diese Vollkommenheit erreicht wurde, wie der Meister seinen Weg durch die vielfältigen Strömungen und Tendenzen der Florentiner Kunst seiner Jugendzeit finden konnte.

Warburg skizziert im ersten Vortrag Leonardos Hintergrund und Lehrzeit und stellt dabei besonders die Fähigkeit des großen Künstlers heraus, sich den Versuchungen der Mode zu widersetzen, eine Kraft, die Botticelli nicht besessen hatte.

> »Leonardo war eben der einzige, der im Stande gewesen wäre, das innere und äußere Leben im gesteigerten Ausdruck vorzustellen, ohne dem linearen Manierismus, der barocken äußeren Beweglichkeit zu verfallen, die schon seit der Mitte des XV.s als zersetzender Faktor die florentinische Kunst bedrohte . . .«
> (*Leonardo* 1, S. 34)

Gegen Ende seiner Florentiner Lehrzeit besaß Leonardo, so resümiert Warburg, zwei Dinge: das Gefühl für ruhige, innere Schönheit und das Gefühl für äußerst rasche dramatische Bewegung. Es ist Leonardos Fähigkeit, diese beiden Qualitäten in völliger Harmonie zu vereinigen, die ihn zu dem künstlerischen Wunder macht, das er ist.

> »In einer Zeit, wo die italienische Kunstentwicklung schon vor der Gefahr stand, durch den zu großen Sinn für die ruhigen Zustände der Seele dem sentimentalen Manierismus einerseits und andererseits [durchstr.: dem barocken] durch Vorliebe für äußerliche übergroße Beweglichkeit dem ornamentalen Manieris-

6 *Ges. Schr.* I, 53 [Veröffentlichte Werke, 2].

mus der zerflatternden Linie zugetrieben zu werden, findet er unbekümmert für die Darstellung des seelisch bewegten Menschen eine neue Vortragsweise.« (*Leonardo* 1, S. 40)

Diese Entwicklung war, wie Warburg in seinem zweiten Vortrag betonte, keineswegs einfach und mühelos:

»Man würde von Leonardos Persönlichkeit ein ganz falsches Bild erhalten, wenn man sich seine Entwicklung gleichsam ungestört gradlinig aufsteigend dächte, als Aufflug des rücksichtslosen Genies, das die literarischen und künstlerischen Überlieferungen vergangener Zeiten in stiller Verachtung bei Seite läßt, und die Ansprüche und Ideenkreise des praktischen Lebens seiner Zeit vornehm ignoriert, nur darauf bedacht, pfeilschnell zu eigener Formensprache durchzudringen. Im Gegenteil: man ist erstaunt zu sehen, wie gewissenhaft sich dieser moderne revolutionäre Mensch mit Vergangenheit und Gegenwart auseinandersetzt.« (*Leonardo* 2, S. 1)

Warburg rief seinen Hörern in Erinnerung, daß Leonardo sich für Schriften des Mittelalters und auch für Bestiarien interessierte. Als Meister in der Ausschmückung von Festen hatte Leonardo Allegorien zu illustrieren, die Warburg in ihrem »abstrusen« Symbolismus »noch immer mittelalterlich« erschienen. Wie schon in dem Aufsatz über die Feste des Jahres 1589 spricht aus Warburg auch hier das Vorurteil seiner Zeit gegenüber der grundsätzlich »unkünstlerischen« und »sterilen« Tradition des Symbolismus. Was er an Leonardo lobend hervorhebt, ist die Kraft, über die Ansprüche, die aus dem höfischen Milieu in Mailand an ihn herangetragen werden, hinauszuwachsen und seine Personifizierungen im Sinne unbelasteter klassischer Schönheit zu entwerfen. Wie Botticelli, so stellte sich auch Leonardo die Antike in der Form fließender und flatternder Gewänder vor, aber im Gegensatz zu ihm nahm er auch die klassischen Regeln Vitruvischer Proportionen zu Hilfe, um ein Schönheitsideal zu schaffen und wachzurufen. So schreitet Leonardo vom Fegefeuer intellektueller Disziplin zum Paradies reiner Schönheit fort, das er in der »Felsgrottenmadonna« erreicht (Abb. 31).

»Die mittelalterliche Kunst bedurfte der überlieferten Stellung oder sogar des beigefügten geschriebenen Wortes, um die Figuren im Bilde verständlich zu machen; die neue Kunst der Renaissance löst sich aus dem Dienstverhältnis der theologischen Illustration los.

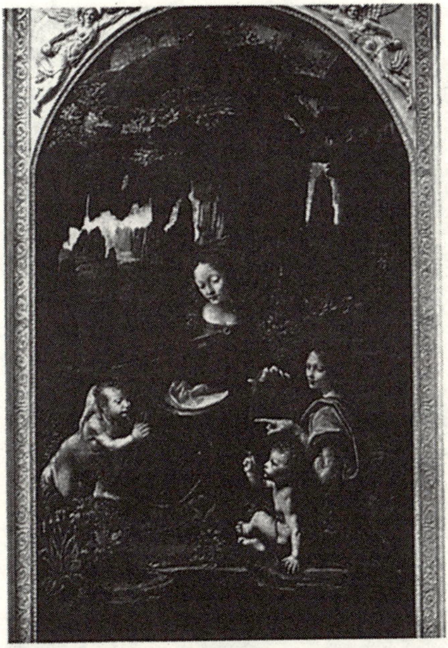

31 Leonardo, Felsgrottenmadonna.
Paris, Louvre.

Um L.'s *Madonna in der Grotte* zu verstehen, braucht man vom Hergebrachten nur dieses: das menschliche Herz und Auge auf dem rechten Fleck.« (*Leonardo* 2, S. 71)

Warburgs Zusammenfassung des zweiten Vortrags zeigt, wie er Leonardos Entwicklung interpretiert:

»Eine Frage, die Leonardo an sich selbst stellte: Was ist besser, nach der Natur oder nach der Antike zu malen, oder was ist mühevoller, Profile, d. h. Umrißzeichnungen oder Licht und Schatten? führt uns mitten in den Entwicklungsprozeß hinein, den L. in seiner Mailänder Zeit durchmachte, und dessen Etappen ich Ihnen heute schlecht und recht darstellen wollte, nämlich: aus der rein zeichnerischen Auffassung zur rein malerischen durchzudringen.

Nachdem er den scharfen linearen Umriß des bewegten und die klare Gliederung des ruhenden Körpers – z. T. mit Verarbei-

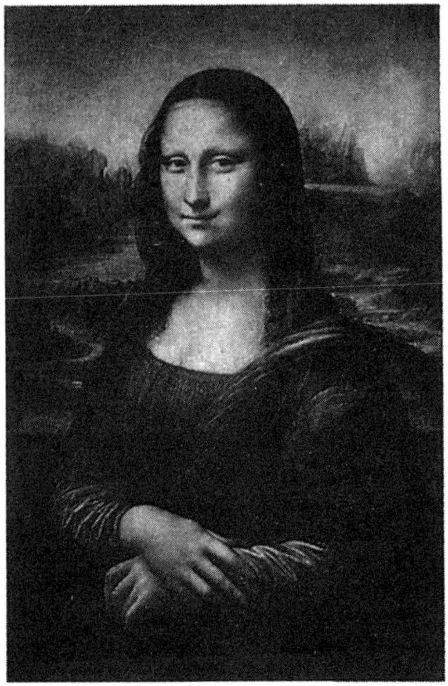

32 Leonardo, Mona Lisa.
Paris, Louvre.

tung der antiken Profilmotive – wie wir gesehen haben zu handhaben schon gelernt hat, wendet er sich einer ganz anderen Frage zu; nachdem er gleichsam Wortschatz und Grammatik einer Sprache zu beherrschen gelernt hat, sucht er nach dem verkürzenden knappen Ausdruck, nach einer neuen Syntax. An Stelle der ausführlichen Umschreibung durch den Umriß tritt die kurz akzentuierte Bezeichnung durch Licht und Schatten ... die Beleuchtung.

Unter seiner Zauberhand wird der duftige Schatten zum Ausdrucksmittel, um die körperliche Erscheinung in den feinsten Abstufungen hervorzuheben oder verschwinden zu lassen:

Keiner hat vor oder nach ihm je so die Fähigkeit besessen, den Schatten, die schweigende Farbe so als adäquates Mittel anzuwenden gewußt, um das innere Seelenleben der Menschen mitzuteilen, sie schweigend sprechen zu lassen.«

(*Leonardo* 2, S. 74-77)

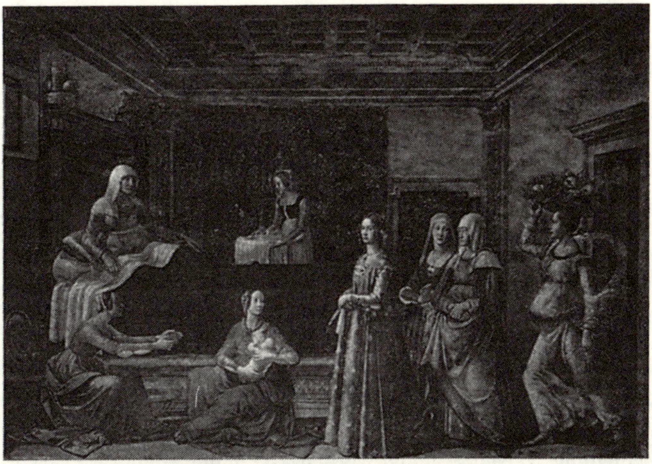

33 Ghirlandajo, Geburt Johannes des Täufers.
Florenz, Santa Maria Novella, Tornabuonikapelle.

Im dritten Vortrag sprach er von seiner Vision dessen, was Wölfflin in seinem im Jahr zuvor veröffentlichten Buch als »klassische Kunst« beschrieben hatte. Erneut stellt Warburg Leonardos reifen Schöpfungen, »den Schöpfungen eines ruhigen Gemüts«, die stürmische und ruhelose Gebärdensprache der Florentiner Periode gegenüber. »Selbst im Moment lebhafter Gebärde wahrt der Körper den statischen Hintergrund seiner eigenen Ruhe.« Wie Wölfflin, aber zweifellos unabhängig von ihm, so vergleicht auch Warburg Leonardos Abendmahl mit der realistischen Version von Castagno, die der Konzentration und Betonung noch entbehrt, so wie der Version Ghirlandajos die dramatische Bewegung fehlt.

Er macht Anmerkungen über die Verwandtschaft zwischen Leonardos Apostelдarstellungen und seinen Studien zu den klassischen Proportionsregeln. Das klassische Schema wird nun zur Grundlage des individuellen Porträts, und daher scheint sich die strenge Charakterisierung nicht mehr mit unwesentlichen Zügen zu befassen. Man glaubt, daß man sich in der Gegenwart von Wesen befindet, die zu jener höheren Realität gehören, von der Plato spricht. Warburg versucht wie Wölfflin, den klaren, großen Stil des Meisters in seiner »Schlacht von Anghiari« zu charakterisieren.

Schließlich bemerkt er zu Leonardos Porträts, wobei ihm erneut die weniger phantasievolle Kunst Ghirlandajos als wirkungsvolle Folie dient (Abb. 32, 33):

> »In der herben Kunst der Frührenaissance kommt die dargestellte Person dem Beschauer nicht entgegen; sie kümmert sich nicht um den Zuschauer, und wenn sie zum Bilde heraussieht, dann tut sie es mit abweisend kühler Haltung; Frau Tornabuoni z. B. auf den Fresken des Ghirlandajo hält zur feierlichen Visite in die Wochenstube hereinschreitend den Oberkörper und Hände ganz ähnlich wie die Mona Lisa; sie hat noch nichts von jener heiteren, freien und sicheren Humanität der Mona Lisa, die sicher über allem steht, weil sie alles versteht, sondern hier herrscht noch die spießige, herbe Abgeschlossenheit der Honoratiorenfrau, die auf gute Formen zu halten hat und nur kennt, was ihr vorgestellt ist.« (*Leonardo* 3, S. 61-62)

Dieser Gegensatz kann, wie immer bei Warburg, auf zwei verschiedene Weisen gedeutet werden. Die in der Mona Lisa verkörperten künstlerischen Errungenschaften hatten durchaus ihre eigenen Gefahren:

> »Leonardo hat mit seiner klassischen Stilisierung der entgegenkommenden Liebenswürdigkeit den Kunstgenuß auf eine ganz andere Grundlage gestellt. Dem Zuschauer wird die Einfühlung in das Bild erleichtert. Aber diese Erleichterung brachte die große Gefahr mit sich, daß die freundlichen Manieren im Bilde so beliebt wurden, daß sie von vielen Schülern mechanisch wiederholt wurden, eben zu Manierismen führten.«
> (*Leonardo* 3, S. 69)

Von außen gesehen besteht zwischen diesen Vortragsnotizen und jenen theoretischen Betrachtungen, die in Warburgs Notizbüchern vor, während und nach der Amerikareise so zahlreich zu finden sind, kaum eine Verbindung. Die Psychologie der Kunst und des Mythos scheint in den Hintergrund abgedrängt zu sein. Aber wer die Gedanken und Wertvorstellungen, die Warburg am Herzen lagen, kannte oder kennt, den wird dieser Anschein einer rein kunsthistorischen Interpretation nicht täuschen können. Es fehlt nicht an vielsagenden Andeutungen dafür, daß Leonardos geistige Pilgerfahrt durch das Fegefeuer zum Paradies für Warburg zu einer moralischen Metapher wird. Wenn Botticelli der Verführung dekorativer Bewegung nachgegeben hatte, so kämpfte Leonardo sich zur Besonnenheit frei, jenem ethischen Begriff, der die griechische Wertvorstellung der *sophrosyne* (Selbstbeherrschung, Distanz, Ruhe), wiedergibt. Es ist diese Fähigkeit, dem Impuls und dem Druck der Mode zu widerstehen, die es Leonardo ermöglichen, den klassischen Stil seiner Meisterwerke zu erreichen. Aber diese Errungenschaft, so erfahren wir aus Warburgs Schlußfolgerung, bewegt sich auf des Messers Schneide. Sie stellt einen kostbaren, aber auch prekären Augenblick dar, der den mannigfachen Gefahren, die dem seelischen Gleichgewicht des Menschen drohen, abgerungen wurde.

DAS NYMPHENFRAGMENT

Die Vorträge über Leonardo waren ein Erfolg; Warburg ließ ihnen aber keine Untersuchung über den Meister folgen. Die traditionelle Form der Monographie, die der Entwicklung eines einzelnen Künstlers nachspürt, konnte einen Historiker nicht befriedigen, dessen Interessen so sehr auf die unpersönlichen Kräfte des Geschmacks und der Mode konzentriert waren, gegen die der Einzelne sich behaupten mußte. Was Warburg benötigte, war eine Sammlung von Dokumenten, die ein Licht warfen auf das Verhältnis des Künstlers zu seinem »Milieu« – ein Begriff, der von Hippolyte Taine in Umlauf gesetzt worden war. Zu jener Zeit stützte Warburg sich am stärksten auf die Arbeiten von Eugène Müntz, einem Kunsthistoriker, der ein Schüler Taines war und hervorragende Urkundenforschungen zum Patronat der Päpste und der Medici vorgelegt hatte. Das Milieu des späten Quattrocento in Florenz, die Epoche, mit der Warburg sich zu Beginn seines Studiums beschäftigt hatte, faszinierte ihn ganz besonders. Die großen Florentiner Auftraggeber jener Zeit waren fast alle Bankiers, von Lorenzo selbst bis hin zu seinen Geschäftspartnern, den Tornabuoni, Sassetti, den Tani und Portinari. Warburg entstammte ja selbst einer Bankiersfamilie, und der Hintergrund dieser Florentiner erschien ihm kaum verschieden von dem der hanseatischen Handels- und Geschäftswelt, die ihm seit seiner frühen Jugend vertraut war. So untersuchte Warburg diese Florentiner Auftraggeber anhand der von ihnen bestellten Werke und ihrer persönlichen Dokumente, um die Psyche eines Milieus zu begreifen, aus dem nicht nur ein

Botticelli, ein Ghirlandajo, sondern auch ein Leonardo und ein Michelangelo hervorgehen konnten.

Aber gerade weil die Verlockung der Kulturwissenschaft so stark war, erwies sich die Themenwahl als schwierig. Umfassende Darstellungen großer Themen widerstrebten Warburgs Gelehrtentemperament. Im Gegensatz zu Lamprecht und selbst zu Justi benötigte er einen genau fixierten Punkt, ein klar umrissenes Problem, auf das er sein Wissen beziehen und anwenden konnte. In den Botticelli-Arbeiten hatte er ursprünglich versucht, das Problem des »Fortschritts« in der Geschichte der Kunst anhand einer Untersuchung jenes »bewegten Beiwerks« zu formulieren, das der Vorstellung eines zunehmenden Naturalismus zu widersprechen schien. Nun engte er den Gegenstand seiner Betrachtung noch mehr ein und konzentrierte sich auf ein einzelnes Motiv: die eilende junge Frau in flatterndem Gewand, der seine Aufmerksamkeit schon bei seiner ganzen vorausgegangenen Forschungsarbeit gegolten hatte. Dieses Motiv nannte Warburg die »Nympha«.

Es mag sein, daß diese Untersuchung zunächst eine Form annahm, die von einer Stelle aus dem Buch *Voyage en Italie* von Hippolyte Taine, dem Wegbereiter der Milieutheorie, angeregt wurde. Bei seiner Beschreibung von Ghirlandajos Fresken in der Kirche Santa Maria Novella, die von Giovanni Tornabuoni in Auftrag gegeben worden waren, betont Taine, die Gestalten seien »etwas bourgeois ... trocken, ohne Größe ... er kleidet sie in halb florentinischer, halb griechischer Mode, die die Gegensätze vereint und ... das alte mit dem modernen in harmonische Beziehung setzt ...«: die Gesellschaft, die jene Werke veranlaßte, war selbst »demi-moderne et demi-féodale«.[7]

Taine greift in der »Geburt des Täufers« (Abb. 33) eine Gestalt heraus, die »une duchesse du moyen âge« zu sein scheine. »Près d'elle, la servante qui apporte des fruits, en robe de statue, a l'élan, l'allegresse, la force d'une nymphe antique, en sorte que les deux âges et les deux beautés se rejoignent et s'unissent dans la naiveté du même sentiment vrai.«[8]

Die Analyse könnte, bis hin zu dem Wort »Nympha«, Warburgs

---

7 H. Taine. *Voyage en Italie*, 1866, S. 148.

8 Ebd., S. 149. »Die Dienerin in ihrer Nähe, die die Früchte herbeibringt, gekleidet wie eine Statue, hat den Schwung, die Heiterkeit und die Kraft einer antiken Nymphe, so daß die beiden Epochen und die beiden Arten von Schönheit sich vereinen und in der Naivität desselben wahren Gefühls verschmelzen.«

eigenem Ansatz nicht näher sein. Nur das Wort naiv hat ihn wahrscheinlich gestört. Er wollte diesen Konflikt zwischen offenbar widersprüchlichen Haltungen in einer Zeit des Übergangs nicht mit einer einfachen Formel abtun, sondern sich in das Milieu vertiefen, das zu diesem merkwürdigen Stilgemisch führte.

Warburg hatte immer Schwierigkeiten, mit dem Schreiben anzufangen. Darum wird er auch die Anregung seines holländischen Freundes Jolles, die »Nympha« zum Gegenstand eines fiktiven Briefwechsels zu machen, gerne aufgegriffen haben. Die lockere und unverbindliche Form würde es ihm ermöglichen, nach Herzenslust abzuschweifen und das Problem ernsthaft, aber auch mit Humor zu behandeln, in einem Tonfall, in dem die gewagtesten Phantasievorstellungen nicht deplaziert wirken würden. Die zahlreichen Entwürfe zu diesen Briefen, die Warburg in einem besonderen Ordner aufbewahrte, zeigen, daß das Projekt ziemlich weit fortgeschritten war. Als literarisches Unternehmen war es zum Scheitern verurteilt. Scherz und Ernst, ästhetischer Enthusiasmus und Urkundenforschung vertrugen sich nicht allzu gut. Aber die einzelnen Fragmente sind für uns wertvoll, weil Warburg hier, wo er sich den strengen Regeln wissenschaftlicher Arbeit nicht mehr unterworfen fühlte, seiner Phantasie freien Lauf ließ. Diese Fragmente geben uns mehr Einblick in Warburgs persönliche Gedanken als die meisten seiner veröffentlichten Schriften mit ihrer strengen Selbstdisziplin.

Jolles eröffnet die Korrespondenz mit einem Brief, der Warburg aus der Reserve locken soll. Die Formulierungen stammen sicherlich von ihm, die meisten Gedanken aber anscheinend von Warburg. Jolles schrieb sie nieder, um Warburg bei der Formulierung seiner Antworten zu helfen. Der Ausgangspunkt ist die Fiktion, Jolles habe sich in die »Nympha« auf Ghirlandajos Fresko verliebt.

Er beschreibt, wie er sie zum ersten Mal in der Kirche Santa Maria Novella sah und wie ihn der Gegensatz zwischen dem platten Realismus des »Besuchs im Wochenzimmer« von Ghirlandajo und der Darstellung ihrer reizvollen Gestalt beeindruckt hatte. Er beschreibt, wie die vornehmen Florentinerinnen einen Besuch abstatten:

> »Hinter diesen, gerade bei der geöffneten Tür, läuft, nein fliegt, nein schwebt der Gegenstand meiner Träume der allmäh-

lich die Proportionen eines anmutigen Alpdruckes anzunehmen beginnt. Eine fantastische Figur, nein, ein Dienstmädchen, nein eine klassische Nymphe, kommt ... mit weit wehendem Schleier ins Zimmer hinein. Aber der Teufel, das ist doch keine Manier, ein Krankenzimmer zu betreten, selbst nicht, wenn man gratulieren will. Diese lebendig leichte, aber so höchst bewegte Weise zu gehen; die energische Unaufhaltsamkeit, diese Länge vom Schritt, während alle anderen Figuren etwas Unantastbares haben, was soll dies alles? ... Manchmal kommt es mir vor, als ob das dienende Mädchen anstatt auf den gangbaren Wegen zu laufen, mit beflügelten Füßen den hellen Äther durchschnellt ... Genug, ich verlor mein Herz, und in den vergrübelten Tagen, die nun folgten, sah ich sie fortwährend ... so entdeckte ich denn in vielem, was ich in der Kunst geliebt hatte, etwas von meiner jetzigen Nymphe. Mein Zustand schwankte zwischen einem bösen Traum und einem Kindermärchen ... Bald war sie Salome, wie sie mit todbringendem Reiz vor dem begehrlichen Tetrarch angetanzt kommt, bald war sie Judith, die stolz und triumphierend, mit lustigem Schritt das Haupt des ermordeten Feldherrn zur Stadt bringt; dann schien sie sich unter der knabenhaften Grazie des kleinen Tobias versteckt zu haben ... manchmal sah ich sie in einem Seraph, der in der Anbetung zu Gott geflogen kommt, und dann wieder in Gabriel, wie er die frohe Botschaft verkündet. Ich fand sie als Brautjungfer bei dem Sposalizio in unschuldiger Freude, ich fand sie als fliehende Mutter bei dem Kindesmord mit Todesschrecken im Gesicht ...

Ich verlor meinen Verstand. Immer wieder war sie es, die Leben und Bewegung brachte, in sonst ruhige Vorstellungen. Ja, sie schien die verkörperte Bewegung ... aber es ist sehr unangenehm, sie zur Geliebten zu haben ... Wer ist sie, woher kommt sie, hab ich sie schon früher, ich meine anderthalb Jahrtausende früher getroffen, ist sie von altgriechischem Adel und hatte ihre Urgroßmutter ein Verhältnis mit Leuten aus Kleinasien, Ägypten oder Mesopotamien ...?« (23. November 1900)

Es mag für uns nicht ganz leicht sein, die Stimmung lebendig werden zu lassen, in der diese Zeilen geschrieben wurden oder erneut die Faszination zu spüren, die die Gestalt des Dienstmädchens in Ghirlandajos Fresko auf Warburg und seinen Freund ausgeübt hat. Selbst wenn wir den halb humorvollen, halb ernsthaften Stil von Jolles' Brief in Rechnung stellen, so ist seine Einschätzung doch merkwürdig.

Man hat das Gefühl, daß der erotische Ton der Korrespondenz nicht bloß eine literarische Marotte ist. In dieser Gestalt lag etwas, das die beiden Kunststudenten als Verkörperung sinnlicher Leidenschaft beeindruckte. Der Kontrast zwischen den steifen, strengen, »unnahbaren« Matronen und diesem leichtfüßigen Mädchen wirkte auf sie nicht nur als ein formaler Gegensatz. Wir schreiben das Jahr 1900. Es ist die Zeit, als der Kampf für die »moderne Frau«, für Befreiung und Emanzipation seinen Höhepunkt erreicht hatte. Der Gegensatz zwischen steifer Vornehmheit und dem jungen Mädchen, das sein Recht auf ungehinderte Bewegungsfreiheit im Sport und beim Tanz geltend machte, war zu jener Zeit eine ganz aktuelle Streitfrage.

In diesem Konflikt ging es immer wieder um die Frage der Kleidung. Die emanzipierte Frau verzichtete auf Korsett und steifen Kragen; sie bestand auf ihrem Recht, sich ungezwungen zu kleiden und sich in ihrer Kleidung nicht wie eine steife Puppe, sondern wie ein lebendiges Wesen zu bewegen.[9]

Die Darstellung der weiblichen Gestalt in der Kunst wurde natürlich in diesen Konflikt hineingezogen. In seiner Beschreibung des recht durchschnittlichen Gemäldes »Sommer« von Albert Seifert auf der Münchner Ausstellung von 1888, die Warburg besucht hatte, holt der Kritiker Ludwig Pietsch weit aus und meint, daß die Frau auf dem Bild »nie den unnatürlichen Zwang eines Korsetts ertragen mußte« und daß ihr Körper daher sich »uneingeschränkt und unverstellt« entwickeln konnte.[10]

Die Verbindung zwischen Anstand und Zwang war zu offensichtlich, als daß man sie hätte übersehen können. Mehr noch, der engverschnürte Körper konnte sich wirklich nicht frei bewegen, und von daher machten die Ansprüche auf Leben im Freien und auf sportliche Betätigung, an der die jungen emanzipierten Frauen teilnehmen wollten, die Frage der freien und ungehinderten Bewegung aktuell. In älteren Anstandsbüchern hieß es noch, eine Dame solle den Arm nicht höher als die Schultern heben und den Ellbogen nicht anheben. Daß schnelle Bewegung der Füße als unschicklich galt, versteht sich fast von selbst. Sogar noch um die Jahrhundertwende hielten daher die Witzblätter ein fahrradfahrendes Mädchen oder eine tennisspielende junge Frau für ein gewagtes Thema. Bald jedoch beeindruckten Isadora Duncans un-

9 Aus Warburgs Tagebuchaufzeichnungen späterer Jahre erfahren wir, daß seine Frau »Reformkleider« trug und daß ihm die Korrektheit ihrer Kleidung so wichtig war, daß sie einen »Krach« hatten, weil immer »ein weißer Latz« hervorschaute (17. Mai 1905).

10 *Die Malerei auf der Münchner Jubiläums-Kunst-Ausstellung*, München, 1888, Band II, S. 111.

konventionelle Aufführungen, bei denen sie barfuß und in wallenden Gewändern auftrat, die Öffentlichkeit als eine Demonstration neuer Verhaltensregeln.[11]

Dies ist der Hintergrund, vor dem wir Warburgs Reaktion auf die bewegte weibliche Gestalt sehen müssen. Die Atmosphäre jener Epoche ist denn auch im Briefwechsel über die »Nympha« unverkennbar; und doch ist es möglich, daß die besonderen Umstände dieses Briefwechsels es Warburg ermöglichten, tiefer zu blicken, als wir es heute können. Warburgs Reaktion auf Jolles' erotische Träume führt uns genau zum Kern seiner eigenen Betrachtungsweise. In verschiedenen Entwürfen spricht er von der »Nympha« als einem schönen Schmetterling, der sich seinem Griff entzieht.

> ». . . mein schönster aufgespannter Falter zerschlägt die Glasdecke und gaukelt spöttisch hinauf in die blaue Luft . . . nun soll ich ihn wieder einfangen; auf diese Gangart bin ich nicht eingerichtet. Oder eigentlich, ich möchte wohl, aber meine wissenschaftliche Erziehung erlaubt es nicht. Auch bin ich in Platonien geboren und möchte mit Dir auf einer hohen Bergspitze dem kreisenden Flug der Ideen zuschauen, und wenn unsere laufende Frau kommt, freudig mit ihr wirbelnd fortschweben. Aber zu solchem Aufschwung . . . mir ist es nur gegeben, nach rückwärts zu schauen und in den Raupen die Entwicklung des Schmetterlings zu genießen . . .«

Dieses Bekenntnis könnte ein Motto für Warburgs gesammelte Aufsätze sein. Es beschreibt in der Tat die treibende Kraft seiner Forschung. Sein zentrales Thema ist stets die Befreiung der Schönheit, der aufwärtsstrebende Flug des platonischen Ideals, aber seinem Gewissen als Gelehrter scheinen alle Begeisterungsausbrüche inadäquat. Es zwingt ihn, »nach rückwärts zu schauen«, den Ursprung zu suchen und jene Kräfte abzuschätzen, die das Entstehen des Ideals behinderten oder förderten. Die Inbrunst, mit der Warburg den klassischen Stil verehrte, trieb ihn dazu, seine Detektivarbeit in Archiven und Bibliotheken fortzusetzen. Der Liebhaber der Schönheit mußte dem Historiker weichen, weil er die Bedingungen ihres Erscheinens verstehen wollte.

Dieser Konflikt zwischen einem ästhetischen und einem historischen Ansatz ist der eigentliche Gegenstand der Warburgschen

11 Warburg besuchte eine ihrer Aufführungen und machte ironische Bemerkungen über ihre nackten Füße und ihren »heiligen Ausdruck«.

Entwürfe zu den Tornabuoni-Fresken. Er wird im Entwurf keineswegs gelöst. Die Bitterkeit, die in seinem Ausbruch gegen die wichtigsten Strömungen seiner Zeit zum Ausdruck kommt, verrät, wie weit Warburg hier selbst beteiligt ist. Er ist überzeugt, daß durch oberflächliche, modische Parolen Ghirlandajos Geheimnisse nicht aufgedeckt werden können. Warburgs Zorn richtet sich erneut auf die zwei unterschiedlichen Gruppen von »Osterurlaubern«. Das sind einerseits die Ruskin-Leser, die Präraffaeliten, die in Italien eine kindliche und naive Kunst vorfinden wollen, eine idyllische Welt, in die sie sich aus den Problemen ihrer eigenen Zeit flüchten können; und es ist andererseits die jüngere Generation – Leser von Gobineau und Nietzsche – berauscht von der Idee des »Übermenschen«, die in der Renaissance als dem Zeitalter der bösen »Heiden«, die »Ja zum Leben« sagten, ein Modell für schrankenlosen Individualismus und Sinnlichkeit sucht. Warburg verachtet beide Gruppen gleichermaßen:

> »Mit dem diskreten Lächeln innerer Überlegenheit wendet sich der moderne müde Kulturmensch auf seiner italienischen Erholungsreise von so viel banalem Realismus ab: ihn zieht Ruskins Machtgebot hinaus auf den Klosterhof, zu einem mittelmäßigen Giottesken Fresko, wo er in den lieben, unverdorbenen einfachen Trecentisten sein eigenes primitives Gemüt wieder zu finden hat. Ghirlandajo ist eben kein ländlich murmelnder Erfrischungsquell für Präraffaeliten, aber auch kein romantischer Wasserfall, dessen tolle Kaskaden dem anderen Reisetypus des Übermenschen in den Osterferien, mit Zarathustra in der Tasche seines Lodenmantels, neuen Lebensmut einrauscht zum Kampf ums Dasein, selbst gegen die Obrigkeit ... Die Tornabuoni trugen schwer an sich selbst, aber sie sind zu stolz, um das jedem eiligen Wanderer gleich zu erzählen. Und erst dem, der schweigend verharrt und nicht müde wird, schweigend ihr Schicksal zu erfragen, den lassen sie ihr Leben mitleiden, das starrer Brokat und schwere Luccofalten so prächtig verhüllen.«

Warburg drängt seinen Briefpartner, die einseitig ästhetische Betrachtungsweise aufzugeben:

> »Verlaß einen Augenblick den rein künstlerisch genießenden Standpunkt; die Riesenwände des Chores der Kirche zur neuen Jungfrau Maria sind keine Hallelujawiese für die Osterferien, oder eine romantische Ruine für müde Raffinés mit helldunkeln Schlupfwinkeln. Was sie für den modernen Menschen und Künstler sind, sei uns zunächst gleichgültig.«

Für uns ist es vielleicht nicht ganz einfach, aus dem Abstand unseres Jahrhunderts den dramatischen Kampf zu verstehen, der sich hinter diesen Worten verbirgt, die Schwierigkeit zu ermessen, der ein jeder gegenüberstand, der eine unromantische, streng historische Betrachtungsweise zur Erforschung einer so emotionsgeladenen Epoche suchte, wie es das Quattrocento für die Kunstliebhaber des Fin de siècle war. Heute können wir leicht darauf verweisen, daß Warburg bei diesem ersten Versuch nur Teilerfolge hatte und daß sogar er das historische Material manchmal in allzu romantischem Lichte sah. Es ist aber gerade diese innere Spannung, die die Fragmente als menschliches Dokument so wertvoll macht.

Es scheint, als habe Warburg selbst die Art des Interesses, das Jolles an der »Nympha« zeigte, verurteilt, weil es ihm allzu »ästhetisch« erschien. Allmählich wird ihre Gestalt in den Hintergrund abgedrängt, weil Warburg, getreu seinem Programm, immer mehr von der Frage nach dem Boden gefesselt wird, auf dem dieses seltsame Gewächs gedeihen konnte.

»... laß uns leise im Chorgestühl niedersitzen, damit sie sich nicht stören lassen: die Tornabuoni führen hier nämlich ein geistliches Schauspiel auf, zu Ehren der Jungfrau Maria und Johannes des Täufers. Gionanni Tornabuoni ist es glücklich gelungen, das Patronat des Chores und das Recht zur bildlichen Ausschmückung zu erwerben, und nun dürfen seine Angehörigen als Figuren der heiligen Legende persönlich auftreten; von dieser Erlaubnis machen sie ruhig und würdevoll Gebrauch: patrizische Kirchgänger, denen tadelose Manieren im Blut liegen. Daß nun in diese schwerwandelnde Respektabilität ihrer christlichen Gedämpftheit Dein heidnisches Windspiel hineinwirbeln darf, das enthüllt mir die Tornabuoni von der rätselhaft unlogischen Seite primitiver Menschlichkeit, die mich ebensosehr anzieht, wie Dich der pläsierliche Leichtsinn Deiner Unbekannten.

Es lockt Dich, ihr wie einer geflügelten Idee durch alle Sphären im platonischen Liebesrausche zu folgen, mich zwingt sie, den philologischen Blick auf den Boden zu richten, dem sie entstieg, und staunend zu fragen: wurzelt denn dieses seltsam zierliche Gewächs wirklich in dem nüchternen florentinischen Erdboden? – Hat sie etwa dem eigentlich widerstrebenden Herrn Tornabuoni ein schlauer Gärtner (mit einer heimlichen Neigung für das Höhere der Renaissancekultur) als Modeblume, die jetzt jeder haben müsse, insinuiert, ein freudig phantastischer Fleck mitten in seinem solide grünenden Hausgarten? Oder erkämpfte nicht vielmehr der Kaufmann und sein Gärtner, beseelt vom gleichen elementaren Lebenswillen, für ihre üppige Zierblume einen Platz in dunkler Kirchhofserde gegen den starren Ernst fanatischer Dominikaner?«

Es war daher keineswegs Warburgs Absicht, die Hauptthese des Renaissancekults des neunzehnten Jahrhunderts in Frage zu stellen. Er betrachtete das Fresko im Sinne eines Konflikts zwischen dem »elementaren Lebenswillen« und dem starren Fanatismus der Geisteswelt mittelalterlicher Mönche. Es war verlockend, diese Lieblingsvorstellung des neunzehnten Jahrhunderts auf die Geschichte der Tornabuoni anzuwenden. Giovanni Tornabuoni, der Onkel von Lorenzo de' Medici (dessen Mutter, Lucrezia, war seine Schwester) repräsentierte den reichen Renaissancekaufmann, den weltlichen Aspekt der Kultur des Quattrocento in der reinsten Form. Die Parteinahme seiner wohlhabenden Familie für die Medici sollte für seinen begabten Sohn Lorenzo verhängnisvoll werden. Der junge Lorenzo war ein Instrument Mediceischer Politik gewesen, da seine mit viel Pracht und Glanz gefeierte Vermählung mit Giovanna degli Albizzi im Jahre 1484 ein Versuch war, jene große Patrizierfamilie mit den herrschenden Clans zu versöhnen. Als man ihn wegen Verschwörung gegen die Volksregierung von 1497 enthauptete, hatte er sich zum Märtyrer seiner Loyalität zur mediceischen Politik gemacht.

Es war ganz natürlich, in diesem düsteren Höhepunkt die Hand Savonarolas zu erblicken, dessen politischem Aufstieg Lorenzo Tornabuoni sich in den Weg gestellt hatte, und von daher seinen Tod als ein Opfer der Mönchsrache an dem weltlichen Paganismus der mediceischen Ära zu dramatisieren. Es gab ja auch Anhaltspunkte dafür, daß Savonarola in der Tat die Tornabuoni-Fresken von Ghirlandajo abgelehnt hatte, oder wenigstens Arbeiten sehr ähnlichen Charakters. Seine Angriffe auf Künstler, die die Jungfrau Maria in prunkvoller Kleidung darstellten, und seine Ablehnung der Porträttechnik bei der Darstellung biblischer Legenden sind bekannt. Savonarolas Bekämpfung von modischen Schleiern hat man vielleicht zu große Bedeutung beigemessen, denn er war weder der erste noch der letzte Prediger, der gegen besondere Modeauswüchse wetterte. Wie auch immer, Warburg verfügte über genügend Anhaltspunkte, die »Nympha« als Verkörperung des »Paganismus« der Renaissance zu betrachten und seine Forschung auf die entscheidende Frage zu konzentrieren, welche Haltung

Ghirlandajos Auftraggeber zu der Religion einnahmen, zu der sie sich öffentlich bekannten.

Daß diese Fresken im Grunde irreligiös sind, darüber bestand bei Warburg kein Zweifel. Er konnte verstehen, daß fromme Katholiken an ihnen Anstoß nahmen. Diese Darstellung weltlichen Glanzes erschien ihm unvereinbar mit wahrer christlicher Andacht. Mit anderen Worten: Warburg stellte die Kritik nicht in Frage, die man an dem Realismus der Renaissance übte, seit Rumohr und andere romantische Kritiker Frömmigkeit und mittelalterliche Primitivität gleichgesetzt hatten:

> »In der Wochenstube der hl. Elisabeth wird das kirchlich dogmatische Element gänzlich eliminiert; der repräsentationsfreudige Kaufmann und der geschmackvoll ornamentale Künstler treffen auf Kosten der Mönche einen harmonischen Ausgleich; verlangte nun aber auch einmal die heilige Legende ihr gutes Recht, wie auf dem Opfer des Zacharias, so zerlegen sich die K., Kirche, Kaufmann, Künstler, in ihre natürlichen Bestandteile, verratend, daß sie keiner organischen Verbindung, sondern nur einer willkürlichen Mischung ihre malerische Existenz verdanken.«

Dieses Fresko vom Opfer des Zacharias (Abb. 34) unterzieht Warburg einer genaueren Analyse, weil er in ihm die ganze Verkörperung der Wünsche und der Geisteshaltung der Auftraggeber Ghirlandajos sieht. Zunächst kontrastiert er den Geist des Freskos mit dem der Textvorlage:

> »Die Worte des Evangeliums erfüllen den Raum mit zwei grandiosen Silhouetten, der ehrwürdige, in der Erfüllung des Räucheropfers aufgestörte Hohepriester, und vor ihm der hereinstrahlende Engel, der ihm die unerwartete Sohnesverheißung kündet; nur das leise Gemurmel des betenden Volkes im Vorhofe gesellt sich noch hinzu, wie Rauschen im Ährenfeld, das dumpf ergeben im Wehen des göttlichen mitwogt, der anonymen Masse Oberton.
>
> Was macht nun die Consortoria Tornaquinci aus diesem religiösen Drama? Ein kirchliches Ausstattungsstück, in dem die Statisten anscheinend zu Hauptakteuren werden.
>
> Da man die meisten der auftretenden Personen mit einiger Sicherheit identifizieren kann, so überreiche ich Dir anbei ein bühnenmäßiges Personenverzeichnis zur Erklärung der Szene.
>
> Bei unserem Versuch, eine Zeit nachzuerleben, wo festlich spielender Gestaltungstrieb und künstlerisch spiegelnde Kraft ›noch (um sich Jean Pauls Worte zu erinnern) auf einen Stamm

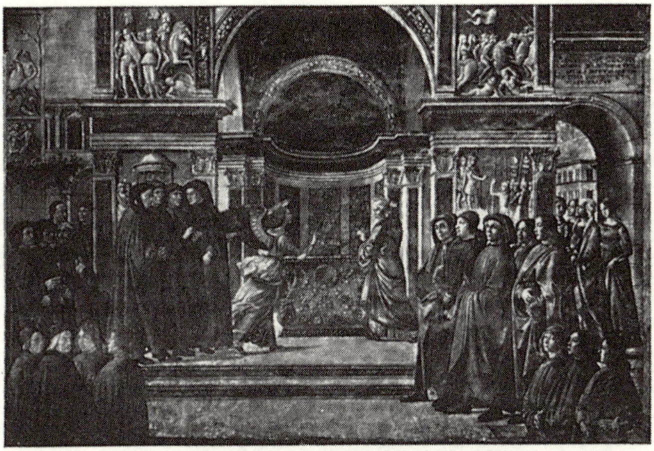

34 Ghirlandajo, Das Opfer des Zacharias.
Florenz, Santa Maria Novella, Tornabuonikapelle.

geimpft blühen‹, ist dieser Theaterzettel kein gewaltsam herangezogener pikanter Vergleich, vielmehr eine wesensgleiche Metapher.«

Warburg hatte viel Zeit und Energie in den Versuch investiert, die Porträts des Freskos zu identifizieren, indem er alles verfügbare Material über die Familie Tornabuoni sammelte, um sich so ein Bild von den Angehörigen der Familie zu machen. Anscheinend war er mit dem Ergebnis jedoch nicht zufrieden. Wäre die Identifizierung aller Porträts seiner Meinung nach gesichert gewesen, so hätte er sie sicherlich veröffentlicht. Die folgende Aufstellung, die Warburg noch nicht druckreif erschien, basiert auf einer Überlieferung, die in der Vasari-Ausgabe von Milanesi dokumentiert wird. Die Form, in der er sie vorstellt, ist ein so wesentlicher Bestandteil des Bildes, das er hervorzurufen beabsichtigte, daß sie nicht übergangen werden kann.

Die Verheißung des Sohnes Johannes
Ein Opferspiel
Aufgeführt in der Grabcapella der Consorteria Tornaquinci

Handelnde Personen

<table>
<tr><td>Zacharias, Hohepriester in Jerusalem
der Engel des Herrn</td><td>} im Allerheiligsten</td></tr>
</table>

Stumme Personen

Chor der neun Familienhäupter innerhalb der Opferstätte

Die vier ältesten Stammhalter, auf einer Stufe links vom Altar
1. Giovanni Tornabuoni
2. Bartolommeo Nicolai Pieri Popoleschi
3. Hieronymus Adoradi Giacchinotti
4. Leonardo Tornabuoni

Die fünf jüngeren Stammhalter, links vom Altar
5. Giovanni Tornaquinci
6. Girolamo Tornabuoni, Domherr
7. Gianfrancesco Tornabuoni
8. Simone Tornabuoni
9. Hieronymo di Scarabotto

Chor des außenstehenden Volkes, vorgestellt von anderen Verwandten und zeitgenössischen Celebritäten und Honoratioren.

Links:
10. Benedetto Dei, Chronikenschreiber
11. Baccio Ugolini (?), Musiker und Priester an San Lorenzo
12. Tieri di Tornaquinci, Verwandter
13. Luigi Tornabuoni, Praeceptor und Commendatore an S. Jacopo in Campo Corboli, sowie Malteser Ritter
14. Giovanni Battista Tornabuoni (?), Ridolfi (?)
15. Gentile Becchi, Bischof von Fiesole (Erzieher)

<table>
<tr><td>16. Cristoforo Landino
17. Angelo Poliziano
18. Marsilio Ficino</td><td>} Gelehrte und führende Geister</td></tr>
</table>

Rechts:
19.-22. Vier Frauen der Familie

<table>
<tr><td>23. Federigo Sassetti, apostolischer Protonotar
24. Andrea di Medici, der häßliche Leibgardist des Lorenzo Magnifico
25. Gianfrancesco Ridolfi</td><td>} befreundete junge Leute der Gesellschaft</td></tr>
</table>

Die Handlung geht in der Nische eines römischen Triumphbogens aus dem Zeitalter Constantins des Großen vor sich (der mit Reliefs aus dem Leben des Trajan verziert ist).
Zeit der Handlung: 1490

Über dem Torweg rechts Inschrifttafel mit den lateinischen Worten:

MCCCCLXXXX QUO PULCHERRIMA CIVITAS OPIBUS VICTORIIS ARTIBUS AEDIFICIISQUE NOBILIS COPIA SALUBRITATE PACE PERFRUEBATUR.
Im Jahre 1490, als unsere schönste Stadt, durch Schätze, Siege, Künste, Bauwerke geadelt, Reichtum, Gesundheit und Frieden genoß.

Daß in dieser Zurschaustellung des Familienstolzes auf Kosten der biblischen Legende auch etwas Irreligiöses und Profanes lag, sah Warburg durchaus. In den frühen Entwürfen schildert er seinen ersten Eindruck mit großem Eifer, der die Vermutung nahelegt, daß auch bei seiner Reaktion persönliche Assoziationen eine Rolle spielten:

»Das ist Familienkunst eines Renaissancebankiers, dabei kommt die Religion und Kunst schlecht, die Familie aber sehr gut ab.«

Er notiert sarkastische Bemerkungen wie:

»Überlebensgroßes; Familienphotograph, Kanonierbild, aufgestapelt, ein reich assortiertes Lager, Musterkarte, das viele Tuch, Symphonie von Scharlach und Purpur.«

Schließlich gelangt er zu einer Formulierung dieses ersten Eindrucks, der einen beliebten Kunstgriff der ikonographischen Beschreibungen Warburgs schon ahnen läßt:

»Würdest Du unmittelbar den biblischen Vorgang als eigentliche Aktion erkennen? Gewiß nicht, kaum würde sich Dir die Vermutung aufdrängen, daß es sich hier überhaupt um eine Illustration des neuen Testaments handelt. Man würde denken, da ist offizielle Familiengesellschaft, in einer Renaissanceloggia ist ein alter Haushofmeister an einem echt antiken Buffet beschäftet, den Familienpunsch fertig zu machen, zu dem ihm ein junger Diener eiligst die längst erwartete Zitrone bringt.«

Warburg ist sich natürlich bewußt, daß er der Auffassung seiner verachteten Gegner gefährlich nahe gekommen ist.

»Das wäre der Augenblick, wo der nordische Übermensch in den Osterferien die heidnische göttliche Freiheit des Renaissanceindividuums empfindet.«

Etwas in dem Historiker Warburg warnt ihn vor einer solch übertriebenen Vereinfachung. Die Fakten, die aus dem Quellenmaterial erwachsen, passen nicht in dieses liebgewonnene Bild. Soviel ist sicher:

»Eine bewußte Profanierung lag Giovanni Tornabuoni und Domenico Ghirlandajo gänzlich fern.«

Wie konnte solch ein Verdacht angesichts des Beweismaterials aufrechterhalten werden? Giovanni Tornabuoni hatte offensichtlich keine Mühe gescheut, das Patronat über diesen geweihten Ort zu erlangen. Ob man Vasaris Bericht über die Art und Weise, wie er die früheren Patronatsherren, die Familie Ricci, überredete und hinters Licht führte, nun glaubt oder nicht, der Vertrag mit Ghirlandajo, der die Themen der Fresken aufs genaueste spezifiziert, zeigt eindeutig, daß Giovanni Tornabuoni seine Rolle als Stifter sehr ernst nahm. Im Laufe seiner Forschung hatte Warburg einen Fall beobachtet, der noch viel eindrucksvoller die Bedeutung zeigt, die angeblich »heidnische« Florentiner Kaufleute der Form des Kirchenpatronats beimaßen. Dies ist der Konflikt zwischen Francesco Sassetti und den Dominikanern von Santa Maria Novella, die es ablehnten, daß Sassettis Schutzheiliger, der heilige Franziskus, in ihrer Kirche gemalt wurde, weil das dem mit ihnen konkurrierenden Mönchsorden nur zur Ehre gereichen würde. Der Konflikt endete damit, daß Sassetti den Auftrag zurücknahm und den Zyklus in der Kirche Santa Trinità malen ließ. Warburg erörterte diesen interessanten Schlüssel zur Psyche eines Renaissancekaufmanns später in seinem Sassetti-Aufsatz. Für ihn warf dies ebenfalls Licht auf Giovanni Tornabuoni, der von Glück reden konnte, daß er einen Schutzheiligen hatte, der den Dominikanern genehm war.

Wenn man das Fresko, das zunächst so blasphemisch und säkular gewirkt hatte, in Verbindung mit diesem Interesse an einem Kirchenpatronat betrachtete, so verlor es seinen anstößigen Charakter. Es erschien als

».. . ein Spiegelbild freudiger Lebensfülle, und doch ist es etwas anderes: eine Urkunde.

Im Sinne des Auftraggebers des Giovanni di Francesco di Messer Simone Tornabuoni ist es eine religiöse Stiftungsurkunde in Bilderschrift. Sieben Riesenbilder zu Ehren der Jungfrau Maria, sieben zu Ehren Johannes des Täufers, seines und der Stadt Florenz Schutzpatrons, die Verkündigung an Zacharias ist gleichsam die Schlußseite dieser Stiftungsurkunde, mit Datum und Ortsangabe in wirklicher Schrift. Statt der Unterschriften aber sehen nun die Abbildungen der Unterzeichneten uns an.«

Warburg spürt, daß irgend etwas in ihrer Psyche die Tornabuoni bewegt haben muß, in diesem Schauspiel aufzutreten:

»Ich muß den freudigen, lebensvollen Gestalten der Renaissance das mittelalterliche Schriftband, das ihnen zum Munde herausragt, wieder ansetzen.«

Die Lösung, die Warburg im Sinn hatte, läßt sich nur aus verstreuten Hinweisen und aus der Art rekonstruieren, wie er das Thema der Stifterporträts in seinen späteren Arbeiten behandelte. Er verglich diese Porträts mit den Wachsbildern der Stifter, die in den Florentiner Kirchen, besonders in SS. Annunziata, zahlreich vorhanden waren. Aus den Urkunden geht hervor, daß die Florentiner Bevölkerung lebensgroße, richtig gekleidete Puppen den Heiligen ihrer Kirchen widmete. Warburg war von der Ähnlichkeit dieser Praxis mit dem Bildzauber der Primitiven beeindruckt. War das aber der Fall, so waren auch die Stifterporträts in Ghirlandajos Fresko etwas ganz anderes als ein Zeichen von Weltlichkeit und religiöser Gleichgültigkeit. Sie hatten eine religiöse Funktion. Er notiert: »Opfer im Bild, *ex voto*, keine Blasphemie.«

Sobald ihm die religiöse Funktion dieser »paganen« Fresken klargeworden war, suchte er nach weiteren Belegen für ihre Bedeutung. Es bestehen Unterschiede zwischen den ursprünglichen Vertragsklauseln und dem tatsächlich ausgeführten Fresko. Die zwei Geburtsdarstellungen, die »Vertreibung Joachims aus dem Tempel«, die Heimsuchung und die »Verkündigung an Zacharias« wurden durch diese Veränderungen dem Beschauer näher gebracht.[12] Nach Warburgs Auffassung ist dies ein Beweis dafür, daß

12 Anscheinend übersah Warburg die Tatsache, daß die Dominikanerheiligen, die vereinbarungsgemäß ursprünglich auf dem Fresko erscheinen sollten, später auf

die Fresken ». . . ein bildliches Dankopfer für das bestehende Familienglück und ein Gebet in Effigie um Fürbitte zu weiterer gedeihlicher Fruchtbarkeit« waren.

Warburg versuchte, dieses Gebet mit den bekannten biographischen Daten der Tornabuoni in Verbindung zu bringen. Giovanna Tornabuoni war im Jahr 1488 gestorben, und die Bitte um Nachkommenschaft hing vielleicht mit Lorenzo Tornabuonis neuer Ehe zusammen. Wir brauchen Warburg hier nicht zu folgen, um die Bedeutung zu erkennen, die eine solch konkrete Auffassung für die Freskengestaltung haben konnte. Die Fresken ließen sich nicht mehr im Lichte einer irreligiösen Weltlichkeit betrachten. Das Akzeptieren irdischer Werte, der zur Schau gestellte »Paganismus«, war sichtlich nicht unvereinbar mit einem aufrichtigen Interesse an religiösen Handlungen. Das Klischee der »freien Geister« der Renaissance, der »Individualisten«, die sich von den Fesseln der Kirche »emanzipiert« glaubten, konnte also nicht zutreffen.

Warburg notiert den Begriff »Kompatibilität«, der sich wie ein Leitmotiv durch sein gesamtes Werk verfolgen läßt. Die Renaissance nur als »heidnisch« zu betrachten wäre einfach falsch. Er konnte nicht wissen, daß Historiker einmal versuchen würden, den Begriff des »Paganismus« insgesamt in Zweifel zu ziehen. Durch die Entdeckung der fundamental religiösen Einstellung eines typischen Renaissanceauftraggebers kamen Warburg erste Zweifel an der geläufigen Renaissancedeutung. Noch sah er keinen Grund, sie insgesamt zurückzuweisen. Es stand für ihn außer Frage, daß Ghirlandajos Fresken grundsätzlich unchristlich waren. Dies führte ihn wieder zu dem Rätsel der »Nympha« zurück, jener Verkörperung heidnischer, sinnlicher Freuden, und zu der Rolle, die sie in der Geisteswelt Ghirlandajos und der Tornabuoni spielte.

Die Entwürfe zu dem Briefwechsel enthalten nicht die ganze Antwort, die Warburg zu geben sich vorgenommen hatte. Wir können im Lichte weniger bruchstückhafter Bemerkungen darüber nur Mutmaßungen anstellen. Es scheint, daß Warburg einerseits die Fresken Ghirlandajos in der ursprünglichen Bedeutung des Wortes »analysieren« wollte. Er wollte die Elemente der Künstler-

---

das Hochaltarbild (das sich jetzt in München befindet) übertragen wurden und daß diese Veränderung eine Neuanordnung verlangte.

persönlichkeit des Malers von jenen Umwelteinflüssen trennen, die sich im Fresko so stark bemerkbar machen. Diesen Ansatz kennen wir aus seiner Botticelli-Arbeit. Hier wie dort neigte Warburg zu einer recht harten Kritik des Künstlers, der äußerem Druck und Einflüssen nachgab, statt seiner eigenen Auffassung zu folgen. Zu diesem Zeitpunkt meinte er, aufgrund seiner Archivstudien könne er den negativen Einfluß zeigen, den Giovanni Tornabuoni auf Ghirlandajo ausgeübt habe:

»Ich wage es, Dich zu diesen Roccocofreuden des beschaulichen Antiquars einzuladen, weil ich nur durch diese übliche seßhafte Gelehrsamkeit den stilbildenden unkünstlerischen Einfluß der Umwelt, gegen den Ghirlandajo als einheitliche künstlerische Persönlichkeit sich durchzusetzen nicht gelang und der deshalb so sehr als spießbürgerlicher Oberton im innersten Eindruck ein Teil seines eigensten Wesens zu sein scheint, fassen kann.«

Aus diesem Blickwinkel stellt das »Opfer des Zacharias« Tornabuonis Einfluß und die »Nympha« die Anstrengung des Künstlers dar, in eine höhere Sphäre zu dringen.[13] Aber dies war anscheinend nicht Warburgs endgültige Fassung. Sie wollte nicht zu der Vorstellung passen, die er sich von Giovanni Tornabuoni gemacht hatte, daß er an dem Fresko in seiner Kapelle gewisse Züge toleriert haben sollte, die er nicht billigen konnte. Warburg ist daher der Meinung, daß man ein derartiges Kunstwerk nicht nur als Schlüssel zur Psyche des Künstlers, sondern auch zu der des Auftraggebers und über ihn auch zu einer ganzen Epoche auffassen sollte. Hinter dieser Betrachtungsweise können wir die Lamprechtsche Auffassung von bildender Kunst als einem unmittelbaren Indiz für die Mentalität einer Epoche ausmachen; wir erkennen aber auch, daß diese Methode bei Warburg eine Veränderung erfahren hat. Wie so oft setzt er sich auch hier nicht mit abstrakten Begriffen, sondern mit konkreten Sachverhalten auseinander. Die konkreten Elemente der Fresken Ghirlandajos müssen unterschiedliche Aspekte der Renaissancementalität darstellen, jener Mentalität, die zu uns aus den Urkunden jener Zeit spricht, die Warburg mit so großem Eifer zu lesen begonnen hatte.

13 »Die beiden Fresken Gegenstücke, unten: der füllende Trieb des Bestellers siegreich, oben: der gliedernde Wille des Künstlers.«

In dem Entwurf zum Briefwechsel über die »Nympha« finden wir nur wenige fragmentarische Bemerkungen, die vermuten lassen, daß sich die Theorien, die er später im Zusammenhang mit der Sassetti-Kapelle entwickelte, in Warburgs Geist allmählich herausbildeten. Er sieht die zwei Seiten der Kunst Ghirlandajos: der ruhige, gesetzte, fast phlegmatische Porträtmaler wohlhabender Bürger (»kompakt niederländisch«), dessen Kunst dem primitiven religiösen Verlangen nach einem »Gebet in Effigie« dienen sollte, war der eine Aspekt seiner Persönlichkeit und seiner Epoche; der andere Aspekt zeigt sich in seinem Interesse an römischer Skulptur, an den Triumphbögen und römischen Reliefs, mit denen er den Hintergrund ausschmückte, d. h. ein Interesse an der heidnischen Welt, das nicht einfach Altertümelei war. Denn aus dieser Welt bezog Ghirlandajo die Impulse für seine Idealbilder, für die bewegten Gestalten, für die »Nympha«. Wir lesen in Warburgs Notizen: »Die lebhafte Geste; die Antike hat's erlaubt.«

Er konnte nicht umhin, die »Nympha« als die bildliche Antithese zu dem niederländischen, ruhigen und stillen Zug in dem geistigen Naturell des Künstlers zu sehen. Wenn jenes Element der Ruhe bürgerlicher Würde und ehrbarer Repräsentation entsprechen sollte, wie sie von den Gruppenporträts im »Opfer des Zacharias« symbolisiert wurde, so negierte und bedrohte die »Nympha« als Gegensatz die selbstzufriedene und etwas prosaische Haltung des reichen Kaufmannes. Tornabuoni hätte niemals zugelassen, daß eine derartige Erregung seine geistige Ordnung durcheinanderbrachte, wenn diese Symbole heidnischer Leidenschaft nicht den Stempel seiner Ahnen getragen hätten. Der antike Ursprung rechtfertigte, was ansonsten eine verbotene Welt gewesen wäre. Die Energie des Renaissancekaufmanns, eingeschnürt von Konventionen und Etikette, kann sich in der rhetorischen Gebärde heftiger Bewegung entladen, für die die Kunst der Antike das Modell liefert. Diesen Gedanken versucht Warburg in den folgenden Sätzen zu formulieren:

> »Ein etruskischer ritterblütiger Kaufmann setzt seine Ehre drein, in einem Gebäude, in dem die jungfräuliche Mutter des im Lande Kanaan geborenen Erlösers verehrt wird, begraben zu werden und einem Maler im Abbilde an den Wänden die Erzählung zu verleihen (ursprünglich individuelle Zauberhandlung, persönliches Dankopfer, ein ex-voto und Sympathiezauber, soziales Selbstzufriedenes). Die Mitglieder seiner Familie erschei-

nen nach sorgfältig ausgedachtem Zeremoniell und in repräsentativer zusammengefaßter Haltung.

Die ungebändigte Lebensfülle, das Bewußtsein der ausbrechenden lebensbezwingenden Gestaltungskraft und unausgesprochene, vielleicht selbst halb unbewußte Opposition gegen den kirchlichen Zwang verlangen [durch] die innerlich angesammelte, zurückgedrängte Energie nach mimischer Entladung. Und nun wird in dem erlaubten Legendenstoff sehr eifrig nach Excüsen gesucht und dann in der Vergangenheit nun die schützende Unwidersprechlichkeit des schon Dagewesenen, um dem Freiheitsdrange, wenn nicht Stimme, so doch im Bilde Ausdruck zu verleihen.«

Höhepunkt des Briefes war daher diese Beschreibung des Gegenstands der Bewunderung von Jolles:

»Wer also ist die ›Nympha‹? Ihrer leiblichen Realität nach mag sie eine freigelassene tartarische Sklavin gewesen sein ... ihrem wirklichen Wesen nach ist sie ein Elementargeist, eine heidnische Göttin im Exil. Und willst Du ihre Ahnen sehen, so blicke nur auf das Relief unter ihren Füßen.«

(Gemeint ist das Relief, in dem Ghirlandajo ein Werk antiker Triumphalkunst nachahmte). Für Warburg war die »Nympha« die antike »Victoria«, die in der Renaissance zum Leben zurückkehrte; sie war, genauer gesagt, der bildliche Ausdruck derselben Strömungen, die in der »Victoria« der römischen Kunst formuliert worden waren. Sie ist ein »Elementargeist«, weil sich in ihr und durch sie elementare Leidenschaften ausdrücken konnten.

Warburgs Folgerungen näherten sich daher überraschenderweise gewissen Bemerkungen von John Ruskin, dem Propheten der verachteten »Touristen auf Osterferien«. In der *Ariadne Florentina* spricht er von einem Stich, den er Botticelli zuschreibt, einer Darstellung der Sieben Werke der Barmherzigkeit, in dessen Hintergrund er einen von einem »Siegesengel« gekrönten Franziskaner erkennt:

»Mit Zuversicht nenne ich die Gestalt einen ›Siegesengel‹, obwohl es keine Legende gibt, die von Sieg spricht oder diesen Engel von einem der anderen, die die namenlose Masse der Seligen mit Blumen bekränzen, unterscheidet. Denn Botticelli kennt andere Weisen des Sprechens als durch geschriebene Legenden. Ein Blick auf diesen Engel sagt mir, daß er seine Gebärde von einer griechischen Münze entlehnt hat, und ich weiß auch, daß

Botticelli in seiner überschäumenden Phantasie es nicht im geringsten nötig hatte, irgendeine Gestalt zu kopieren. So begreife ich, als spräche er selbst zu mir, daß er erwartet, ich werde, wenn ich ein Gebildeter bin, diese bestimmte Gebärde als die eines griechischen Engels erkennen und wissen, daß sie einen zeitlichen Sieg krönt.«[14]

Es gibt eine ähnliche Stelle in Ruskins Vorträgen von 1874 über Botticellis »Zippora« im Vatikan, die er die »etruskische Athene« nennt, die zur »Herrscherin über einen Haushalt in christlicher Demut« wird.[15]

Warburgs Einstellung zu Ruskin muß insgesamt komplexer gewesen sein, als seine veröffentlichten Schriften es andeuten. Die Worte, mit denen Ruskin seinen Abscheu vor dem »Animalismus« von Holbeins »übertrieben herausgeputzter« Salome im nordischen Gewand[16] ausdrückt, nehmen Warburgs Verurteilung der Barbarei des nordischen Trachtenrealismus vorweg.

Natürlich steht Warburgs Interpretation seiner eigenen Generation sehr viel näher. Er sieht in der »Nympha« den Ausbruch der primitiven Leidenschaften durch die Schale christlicher Selbstdisziplin und bürgerlicher Etikette. Eine Bestätigung für diese Deutung fand er in einem anderen Kunstwerk, das seiner Meinung nach mit demselben Auftraggeber, Giovanni Tornabuoni, in Verbindung stand. Es ist das Relief im Bargello (Abb. 35), von dem man glaubte, es stamme von dem Grabmal der Francesca Tornabuoni, der Frau Giovannis, das von Andrea del Verrocchio geschaffen worden war. Francesca war im Wochenbett gestorben, und ein uns erhaltener Brief von Giovanni ist ein bewegender Ausdruck seines tiefen Schmerzes. Warburg entdeckte, daß dieses Relief, angefertigt zur Erinnerung an den Tod einer christlichen Frau für das Grabmal in einer christlichen Kirche, die Adaptierung eines heidnischen Sarkophags ist, ein antikes Relief mit dem Tod der Alkestis. Der antike Künstler hatte die Totenklage, die *conclamatio*, mit der ganzen heftigen Leidenschaft hellenistischer Kunst dargestellt (Abb. 36).

---

14 *The Works of John Ruskin*, hrsg. von E. T. Cook und A. Wedderburn, London, 1906, Bd. 22, S. 440.
15 *Works*, Bd. 23, S. 275.
16 *Works*, Bd. 22, S. 402.

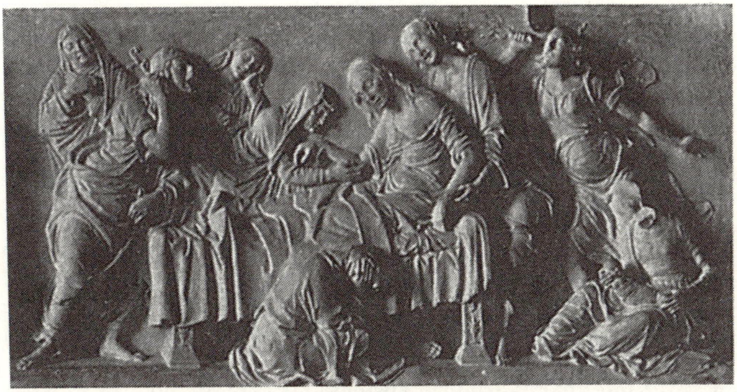

35 Verocchio (zugeschr.), Trauerszene (Ausschnitt).
Florenz, Museo Nazionale.

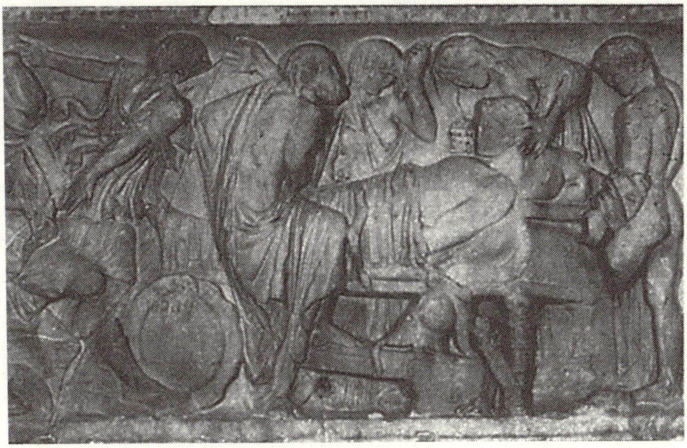

36 Tod der Alkestis.
Römischer Sarkophag (Ausschnitt).

Diese hemmungslose Klage scheint nicht so recht zu dem Grabmal der Frau eines christlichen Bürgers zu passen, die in der Hoffnung auf Erlösung gestorben war. Dieses Relief verweist in der Tat auf ein Element, das bis dahin in der christlichen Grabmalkunst unbekannt war. Wieder ist es das bewunderte Vorbild der heidnischen Welt, das einen Gefühlsausbruch zu sanktionieren und zu ermutigen scheint, der ansonsten unschicklich und sogar unchristlich gewesen wäre. Warburgs Notiz deutet in diese Richtung:

»Die leidenschaftliche Klage, die für das Unaussprechliche Formen sucht (deshalb Vorbild) – Alkestis Sarkophag.«

Es war offenbar Warburgs Absicht, der Persönlichkeit Giovanni Tornabuonis, so wie er aus seinem beruflichen Leben und aus seinem Porträt hervortritt, diesen Ausdruck hemmungslosen, leidenschaftlichen Schmerzes gegenüberzustellen. Warburg notiert einige charakteristische Epitheta:

»Saturierter Schwamm des Glückes ... gesättigt und gepolstert ... der abgerundete Giovanni Tornabuoni, mit seiner stattlichen Leibesfülle, mit den großen müden Augen, dessen breiten Rücken die Sonne des Glückes so behaglich beschien ...«,

um sie als wirkungsvollen Hintergrund zu verwenden:

»... hat den versteinerten Ausdruck leidenschaftlicher Totenklage hinterlassen, maßlose Klage, ein heidnisch-etruskischer Elementargeist, nicht allein im Temperament, sondern tatsächlich in Anlehnung an einen antiken Alkestissarkophag und neben diesem stilisierten Schmerz tönen noch seine eigenen Worte an unser Ohr, die er unter dem ersten Eindruck an Lorenzo de' Medici schrieb.«

Es war dieser Hintergrund, vor dem Warburg seine Interpretation der Psyche Tornabuonis skizzieren wollte, der Psyche eines Mannes, der, in der Sicht von Lamprecht, in einer Übergangszeit geboren war. Die Vielfalt der von ihm in Auftrag gegebenen Werke, der offenkundige Gegensatz zwischen kühlem, geradezu unbeteiligtem niederländischem Realismus und antikem, fast rhetorischem Idealismus spiegelte den Horizont seiner Persönlichkeit wider. Was uns unvereinbar erscheint – das Festhalten an primitivem Aberglauben in einem populären Exvoto-Kunstwerk und die rationalen Überlegungen eines erfolgreichen Diplomaten und Kaufmanns der Renaissance – all das fand Platz in der Seele und im Geist eines Mannes seines Typus und seiner Epoche. Sowohl der primitive Zauber der Wachsvoti wie die leidenschaftlichen Gebärden der *conclamatio* und der »Nympha« gehören auf die heidnische Seite; aber das eine ist ein Element der Trägheit, während das andere der freien und unabhängigen Persönlichkeit einen frischen Impuls verleiht. Gerade diese Spannung zwischen den gegensätzlichen Tendenzen verstärkt die Kraft, mit der sie um ihren Ausdruck ringen. Warburg notiert:

> »Nur wenn man die Energie der zeremoniellen äußeren Abwägung und Verteilung, das soziale, auf klare Gliederung Drängende einerseits ... und die Energie ... der religiösen Verknüpfung andererseits begreift ... das heißt die Weite des Umfangs der psychischen Pendelschwingung zwischen kühler, politischer, verteilender Physiognomik und (heißer) dämonisch abergläubischer, subjectiv realverknüpfender, kirchlich religiöser oder ideal anknüpfender heidnischer Mimik, kann man die befreiende Bedeutung der gesteigerten Körpermimik begreifen.«

Trotz des fragmentarischen Charakters dieser Aufzeichnungen gehen aus ihnen die Merkmale der Warburgschen Methode deutlich hervor. Ihm waren die Bilder der Vergangenheit als menschliche Dokumente wichtig. Wenn es uns nur gelänge, ihren ursprünglichen Hintergrund zu rekonstruieren, indem wir sie in das Kulturmilieu stellen, in dem sie entstanden sind, wenn wir die Fäden finden könnten, die sie mit den Menschen der Vergangenheit verbinden, dann würden sie uns von der psychischen Struktur ihrer Epoche und von den sie beherrschenden Gedanken und Einstellungen künden.

Diesen Ansatz haben die Fragmente mit der Botticelli-Arbeit gemeinsam. Aber seit jener Zeit hatte sich Warburgs Deutung der Rolle des antiken Elements in der Renaissance von Grund auf geändert. Die Vorstellung, daß die heftig bewegte Figur des Quattrocento auf antiken Einfluß zurückgeht, blieb unverändert. Im Botticelli-Aufsatz wird dieser Einfluß allerdings noch immer im Sinne eines von außen kommenden Elements beschrieben, das dem allzu gefügigen Künstler von der Umwelt aufgedrängt wurde. In der Untersuchung zur »Nympha« hat sich die Auffassung fast umgekehrt. Hier sehen wir, wie das von außen kommende Element auf dem Künstler lastet und ihn zwingt, sich auf den Weg eines ziemlich platten Realismus zu begeben. Der antike Impuls von ausdrucksstarker Gebärde und rascher Bewegung ist nicht länger ein gewählter Ausdruck: er wird als Befreiung von einem eintönigen Realismus aufgefaßt, als ein Sicherheitsventil, durch das die Leidenschaft ausströmen kann. Die bewunderten Vorbilder antiker Skulptur, die Triumphbögen und Triumphreliefs, trugen dazu bei, den Bann zu brechen, mit dem die asketische Kunst des Mittelalters den uneingeschränkten Gefühlsausdruck belegt hatte. Aus dieser Sicht der Kunstgeschichte konnte die »Nympha« zum eigentlichen Symbol für Befreiung und Emanzipation werden.

VII
RESULTATE UND RÜCKZUG
(1900-1904)

Rückblickend kann es kaum überraschen, daß das Buch über die »Nympha« nie veröffentlicht wurde. Es war zu sehr Bestandteil einer Geisteshaltung, die Warburg immer stärker mißfiel. Es gab zu viel Beziehungen zum historischen Roman, den farbenprächtig-romantischen Geschichten über die Renaissance, die er später in ein spezielles Regal seiner Bibliothek, in den sogenannten Giftschrank, verbannte. Vor allem enthielt das Buch zu wenig neues Material, als daß eine Publikation gerechtfertigt gewesen wäre. Wenn der neue, vorwärtsweisende Ansatz einer Kulturgeschichte seinen Wert unter Beweis stellen sollte, dann sicherlich nur, wenn er das Leben, so wie es in der Vergangenheit wirklich gelebt worden war, wieder heraufbeschwor. Die Entdeckung derartiger Urkunden machte die Veröffentlichung des Nymphenfragments weniger dringlich und den Text selbst schließlich überholt. In den Jahren 1900 und 1901, die Warburg zum großen Teil in Florenz verbrachte, machte er besonders viele Funde, die rasch seinen Ruf als Spezialist begründeten und zu einer Reihe wichtiger Veröffentlichungen führten.

Als Milieuforscher beschäftigte er sich natürlich mit den Porträts aus der von ihm gewählten Epoche. Wir haben gesehen, wie sehr ihm daran gelegen war, die Mitglieder der Familie Tornabuoni zu identifizieren, wobei er sich allerdings noch auf Mutmaßungen stützte. Mehr Glück hatte er bei seiner Untersuchung über Francesco Sassetti, den anderen Auftraggeber von Ghirlandajo, denn auf dem von ihm in Auftrag gegebenen Freskenzyklus in Santa Trinità identifizierte Warburg die Porträts der Söhne von Lorenzo de' Medici (Abb. 37).[1] Offenbar verstärkte dieser Fund seine Hoffnung auf weitere Entdeckungen, denn er veröffentlichte ihn als Buch, das eine Aufsatzreihe über *Bildniskunst und Florentinisches Bür-*

1 *Tagebuch*, 4. Dezember 1900.

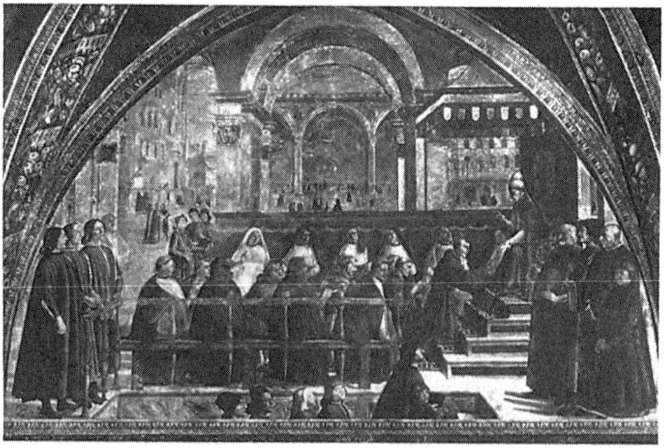

37 Ghirlandajo, Bestätigung der Ordensregel der Fanziskaner. Florenz, Santa Trinità, Sassettikapelle.

gertum[2] eröffnen sollte. In jenem Jahre wurde eine andere wichtige Untersuchung[3] über ein Stifterporträt veröffentlicht: seine Kenntnisse in der Heraldik setzten Warburg in die Lage, die Auftraggeber von Memlings großem Danziger Triptychon zu identifizieren, das auf dem Weg nach Florenz in die Hände von Piraten gefallen war. Der Auftraggeber war Angelo Tani, ein Geschäftspartner der Medici (Abb. 41).

Das Vergnügen, das Warburg an dieser Art Forschung fand, führte auch zu der im Rückblick wichtigsten Entscheidung seines Lebens – zu dem Entschluß, seine Familie um Unterstützung für den Aufbau einer Bibliothek zu bitten. Als er Ende Juni 1900 an seinen Bruder Max schreibt, berichtet er nicht nur von seinem neuen Optimismus, sondern auch von der Notwendigkeit, über mehr Handwerkszeug verfügen zu können:

»... ich habe endlich einmal wieder mit Erfolg und eifrig eine Woche gearbeitet. Freilich bin ich auch wieder ziemlich kaputt, doch hoffe ich bald wieder ganz frisch zu sein. Einerlei, ich habe gesehen, daß es doch noch gut geht und insofern besser als frü-

2 [Veröffentlichte Werke, 9].
3 [Veröffentlichte Werke, 10].

her, als ich mein Handwerkszeug ruhig und überlegen gebrauchen kann. Es handelt sich diesmal darum, Persönlichkeiten auf einem Fresko des Ghirlandajo zu identifizieren vermittels Studium von Münzen, Stammbäumen, alten Chroniken und Steuerlisten. Das scheint eine trockene Arbeit, aber sie wird colossal interessant, wenn man dadurch Kunstwerke beleben kann; schemenhafte Bilder erhalten dadurch erst packendes Leben ... Bei diesen Untersuchungen bin ich freilich dadurch gestört, daß ich zwei Werke nicht besitze, die die Nachschlagewerke für italienische Familienkunde sind. Litta, *Famiglie celebri italiane* und Heiß, *Les médailleurs de la Renaissance*. Beide Werke kosten je 1000 frcs., also unerschwinglich. Die Serie des Österreichischen Kunsthistorischen Jahrbuchs, die mir ferner so sehr fehlt, ca. 1500 M. und 120 M. jährlich. Deshalb wollte ich nur bemerken, daß 3000 M. jährlich eigentlich mich nur soulagieren, aber mich doch ruhig zu einer eigenen Ausgabe von mindestens M. 2000 jährlich weiter veranlassen würden. Wir sind doch eigentlich alle furchtbare Zinsenmenschen. So etwas wie eine Bibliothek muß eben mit Opfern gegründet werden. Und dazu müßten wir den Mut haben. Was tun wir denn für die Kunst? 2 Bilder von Konsul Weber decken den ganzen jährlichen Bedarf. Ich würde mich nicht einen Moment besinnen, meine Bibliothek dem Geschäft, der Firma geradezu auf's Conto zu setzen. Wenn ich nicht vorher abkratze, dann ist mein Buch noch nicht das schlechteste gewesen, was die Firma fertig gebracht hat. Lache nur nicht; ich bin gar nicht verblendet, im Gegentheil, ich bin eigentlich ein Narr, daß ich nicht mehr darauf bestehe, daß der Kapitalismus auch Denkarbeit auf breitester, nur ihm möglicher Basis, leisten kann. Wenn mein Buch später neben Jacob Burckhardts *Cultur der Renaissance* ergänzend genannt wird, dann ist's schon compensiert, was ich und Ihr gethan habt ...« (30. Juni 1900)

Das Plädoyer war offenbar überzeugend. Zwei Wochen später erwidert Warburg dankbar:

»Das Bewußtsein, in Bezug auf Bücheranschaffungen freie Hand zu haben, belebt mich und meine Forschungen, weil ich dadurch souverän nach den drei Richtungen der Literatur, Kunst und politischen Geschichte ausgreifen kann ...« (14. Juli 1900)

Die Idee einer vielseitigen Bibliothek ist also hier im Kern vorhanden, und Warburg hatte hinsichtlich ihres Namens und ihres Horizontes keine Zweifel. Als er während der üblichen Badeferien im August seinen Bruder Max auf Helgoland traf, schrieb er in sein Tagebuch: »Mit Max die Idee einer Warburg-Bibliothek für Kulturwissenschaft besprochen; er war nicht dagegen« (*Tagebuch*, 4. August 1900).

Es war nicht Warburgs Art, sich mit einem so unbestimmten Ausdruck des guten Willens zufrieden zu geben. Solange er keine definitivere Zusicherung erhalten hatte, wollte er nicht zur Ruhe kommen. Wie so oft in seinem Leben, wußte er zarte Gesundheit und seelische Verwundbarkeit für seine Zwecke und Absichten erfolgreich auszunutzen. Im folgenden Monat reiste er nach Paris und war sehr aufgebracht, als es ihm nicht gelang, in der Bibliothèque Nationale ein von ihm benötigtes Buch zu finden. Dies bot ihm eine weitere Möglichkeit, auf den Senior des Hauses Warburg Druck auszuüben:

»... Überhaupt sehe ich mehr und mehr ein, daß ich nur dazu kommen kann, etwas Besseres zu leisten, wenn ich auch über ungewöhnliche Mittel verfüge; ich verliere einfältiger Weise immer wieder den Glauben an die Rentabilität meiner Begabung und markiere zeitweise den kleinen Beamten und den bescheidenen Professor anstatt den nationalökonomischen Wagemut des unabhängigen Privatgelehrten zu bethätigen. Mein körperliches Unbehagen erhöht nun diese moralische Schwäche von Zeit zu Zeit. Ihr müßtet mich eigentlich als praktische und weitsichtige Kaufleute direkt zur Rücksichtslosigkeit in Anschaffungen encouragieren. Ich muß nur ermuntert werden, dann gehts auch sonst. Ich möchte deshalb möglichst bald eine Form für die Übernahme der Bibliotheksunkosten finden. Hast du mal weiter darüber nachgedacht? ...« (28. Oktober 1900)

Im November desselben Jahres hatte er die Familie überzeugt. Warburg schreibt:

»... Dem Bibliotheksstatut sehe ich entgegen; ich hatte schon die gleiche Idee wie Du, nämlich meine jetzige Bibliothek als Grundstock beizusteuern. Ich habe noch alle größeren Rechnungen seit meiner Studentenzeit, aus denen hervorgeht, daß ich ca. M. 10000 seit 89 in meine Bibliothek gesteckt habe. Die letzten Jahre habe ich jährlich ca. 2500–3000 M. ausgegeben. Mit 3000 M. kann ich es machen, mit 4000 bin ich frei und mit 5000 kann ich etwas wirklich Gutes und Außergewöhnliches fertig bringen. Es würden in letzterem Falle eben auch photogr. Aufnahmen in größerem Maßstabe möglich sein.

Meine wissenschaftlichen Arbeiten schreiten fort, auch formuliert und drängt es sich jetzt zur Aussprache, die Entdeckung als solche steht nicht mehr im Mittelpunkt meines inneren Interesses. Leider sind auch schon die ersten Anzeichen der Ermüdung da (unmotivierte Sorgenzustände), doch hoffe ich, dagegen anzukönnen ...« (13. November 1900)

Dieser Absatz läßt die Zukunft in mehr als nur einer Hinsicht ahnen. Die eigentliche Freude an Entdeckungen hielt nie lange vor. Sein Ehrgeiz bestand darin, die Entdeckungen im Kontext der Kulturgeschichte plausibel zu machen, und die damit verbundene intellektuelle Arbeit verstärkte wiederum seine Neigung zu Ermüdung und Angstzuständen.

In Warburgs Deutung machten sowohl die Porträts Ghirlandajos als auch die Porträts der Tani auf dem Danziger Altarbild von Memling auf ein scheinbares Paradox aufmerksam, das Burckhardt in drei 1898 posthum veröffentlichten Aufsätzen erörtert hatte: die Vorliebe der Auftraggeber der Renaissance für den nordischen Realismus.[4]

Entgegen aller Erwartung belegen die Urkunden in der Tat, daß die großen Florentiner Auftraggeber, Männer, die in der Klischeevorstellung die »fortschrittlichen« Künstler der Renaissance hätten bevorzugen müssen, von den Werken aus dem »gotischen« Norden außerordentlich angetan waren. Das heißt, die Florentiner hatten offenbar selbst nicht den Eindruck, daß ihre Kunst und ihre Welt durch eine unüberbrückbare Kluft von der flandrischen und französischen Kunst getrennt waren. Sie spürten den Unterschied zwischen Renaissance und »gotischer« Kunst nicht in der Weise, wie Vasari uns glauben machen wollte. Dieselben Männer, die uns als Pioniere einer »modernen« Ära erscheinen, umgaben sich mit Äußerungsformen der alten Welt, die sie angeblich schon beiseite geschoben hatten.

In einem Vortrag, den Warburg im November 1901 vor der Kunstgeschichtlichen Gesellschaft in Berlin hielt[5], trug er zum ersten Mal die Tatsachen vor, auf die sich seine Forschungsarbeit der nächsten Jahre konzentrieren sollte. Er sprach von jener überraschenden Neigung des Florentiner Geschmacks auf vier eng miteinander verknüpften Gebieten. Die von Müntz publizierten Inventare des Medici-Haushalts und die Korrespondenz zwischen Angehörigen des mediceischen Handelshauses ließen ihn erkennen, daß nordische Wandteppiche im Florenz des Quattrocento sehr begehrt waren. Die Freunde und Gönner der Humanisten hatten, so scheint es, keine Einwände gegen die seltsame Art, in

4 *Beiträge zur Kunstgeschichte von Italien: Das Altarbild – Das Porträt in der Malerei – Die Sammler.*

5 *Ges. Schr.* I, 209 [Veröffentlichte Werke, 8].

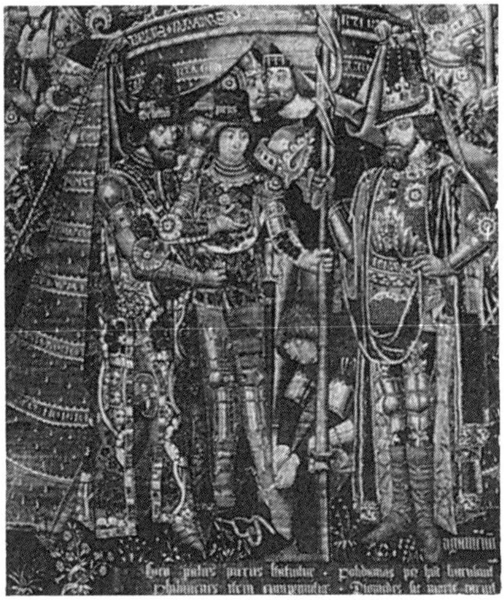

38 Die Bewaffnung des Pyrrhus.
Flandrischer Teppich mit der trojanischen Sage. 2. H. d. 15. Jhdts.
London, Victoria and Albert Museum.

der die Sagen von Troja oder Alexander auf diesen Teppichen abgebildet waren (Abb. 38). Es machte ihnen nichts aus, über schwierige Fragen des korrekten Gebrauchs der lateinischen Sprache zu diskutieren, indes Caesar oder Scipio, als gotische Ritter verkleidet, von der Wand zu ihnen herunterblickten. Zwar wurden solche Werke in den Inventaren als *alla franzese*, von französischer Art, verzeichnet; aber es gibt keinen Beleg dafür, daß diese Bezeichnung als Tadel gemeint war.

Diese Kunst *alla franzese* muß die Vorstellungen des Menschen der Renaissance viel stärker beherrscht haben, als wir ahnen können. Die größte Überraschung in dieser Hinsicht ergab sich, als Warburg ein Inventar von Kunstwerken in der mediceischen Villa Careggi entdeckte. In seiner Botticelliuntersuchung hatte er die Überlieferung in Zweifel gezogen, die den »Frühling« der Villa di Castello zuordnete; er hielt es für wahrscheinlicher, daß ein solches Werk für die Villa Careggi, den Treffpunkt der Platoniker, bestimmt war. Man kann sich vorstellen, mit welchem Eifer Warburg nach Belegen suchte, um diese geistige Rekonstruktion der Szene

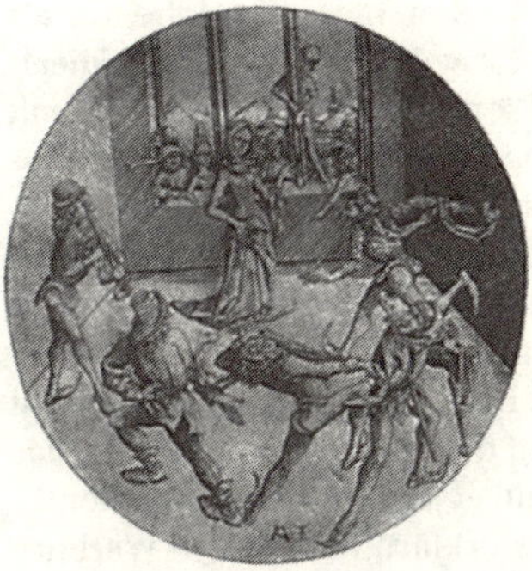

39 Israel van Meckenem, Moreskentanz. Kupferstich.

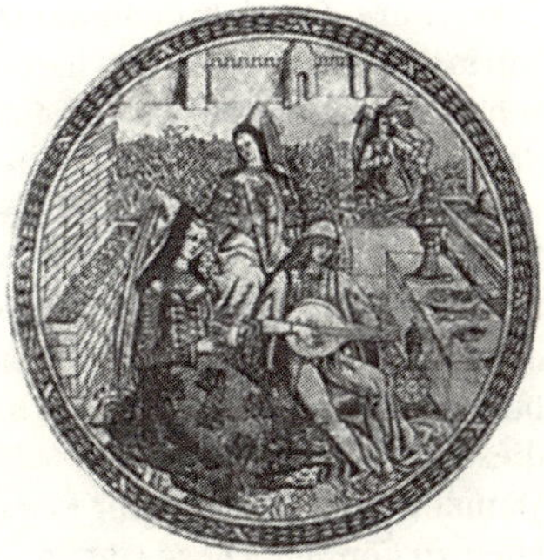

40 Garten der Liebe. Florentinischer »Otto Print«. Um 1465-80 (Hind. A. IV. 17).

aus Ficinos *Convito* zu stützen. Es kam ihm daher besonders widersprüchlich vor, daß in dem Inventar unter den vorhandenen Kunstwerken eine ganze Reihe nordischer Erzeugnisse erwähnt wird und dabei keineswegs nur wertvolle Teppiche, sondern auch *panni dipinti*, die billigen Produkte nordischer Massenproduktion.

Die Themen von einigen dieser Gemälde wurden erwähnt, und wiederum stellte sich heraus, daß sie zu dem Bild einer Renaissancevilla im Stile Gobineaus nicht passen wollten. Da gab es Volksszenen, einen Moreskentanz, »Badende Frauen«, »Liebesgärten«, einen »Pfau«, kurz, Themen aus jenem Kreis der populären Vorstellungswelt, den wir hauptsächlich durch das Werk nordischer Kupferstecher kennen (Abb. 39, 40). Warburg war in der Lage, wenigstens zwei dieser *panni* zurückzuverfolgen und zu zeigen, wie sie über die Familie Strozzi in den Besitz der Medici gelangt waren. Ähnliche Werke befanden sich im Stadtpalast der Medici, und nachdem Warburg seine Aufmerksamkeit auf diesen Aspekt der Medici-Sammlung gerichtet hatte, konnte er auf andere Werke verweisen, die diese Neigung bestätigten:

> ». . . wo die Medici die intimen Stunden ihrer hellen und dunklen Tage verlebten und wo man neben antiken Statuenfragmenten nur die feinste Blüte einheimischer Kunst vermuten möchte, in Wohnräumen und Schlafzimmern, in Festsälen und Kapellen, Kunsterzeugnisse, die aus dem damaligen Burgund gekommen waren . . .« (*Weltliche Kunst*, S. 2)

Warburg gab sich nicht damit zufrieden, diese Tatsache nur als Kuriosität zur Kenntnis zu nehmen. Er wollte das Bild des mediceischen Geschmacks, wie es aus diesem Inventar hervorging, mit der bis dahin geläufigen Vorstellung von der Renaissance in Einklang bringen. Hierfür mußte er zunächst die *panni* aus den trokkenen Listen der Inventare rekonstruieren. Warburg scheute keine Mühe, als es galt, nach Bearbeitungen ähnlicher Themen zu suchen und eine Vorstellung vom Schmuck der Villa Careggi zu geben, der ihn so sehr fasziniert hatte. Er war überzeugt, sich nur auf diesem Weg den echten Hintergrund der wahren Renaissance, das Wunder des Eintritts einer neuen und geläuterten Kunst verdeutlichen zu können. Diese Überzeugung erklärt, warum sich Warburg lange Zeit mit geringeren Kunstwerken, den Erzeugnissen der populären Vorstellungswelt in Florenz und in Burgund beschäftigt hat. Er schätzte sie weniger um ihrer selbst willen denn als Zeichen einer Einstellung, die sich in der Villa Careggi, der eigentlichen Hochburg und Geburtsstätte der Renaissance, manifestiert hatte.

Es gab einen anderen Aspekt nordischen Geschmacks, auf den Warburg mit einiger Überraschung stieß: die Vorliebe der Florentiner Kaufleute für die Andachtsbilder aus dem Norden. Unter den *panni* der Villa Careggi befanden sich mindestens zwei religiöse Darstellungen, eine »Anbetung der Magier« und ein »Hieronymus«. Hier benötigte man nicht das indirekte Instrument der Inventare, um die Neigung der Medici und ihres Kreises zu nordischer Kunst zu zeigen. Einige der bedeutendsten flandrischen Meister hatten für die Florentiner gearbeitet, als diese sich in Brügge und anderswo aufhielten. Die Arnolfini wurden von van Eyck porträtiert, Portinari gab eines der größten Meisterwerke von Hugo van der Goes in Auftrag, und Rogier van der Weyden scheint während seines Italienaufenthalts für die Medici gearbeitet zu haben. Hinzu kam noch Warburgs eigene Entdeckung des Porträts von Angelo Tani in dem Memlingschen Triptychon (Abb. 41). Durch diese Identifizierung treten Memlings Auftraggeber Angelo Tani und dessen Frau aus dem Bild hervor und werden lebendig. In einem der von Warburg zitierten Briefe der Alessandra Strozzi spricht sie von Angelo Tanis zukünftiger Ehefrau, die sie selbst gerne zur Schwiegertochter gehabt hätte. Allerdings war für Warburg dieses menschliche Interesse bloß ein Nebenprodukt seiner Forschung. Das Problem, mit dem er weiterhin konfrontiert war, hatte vor al-

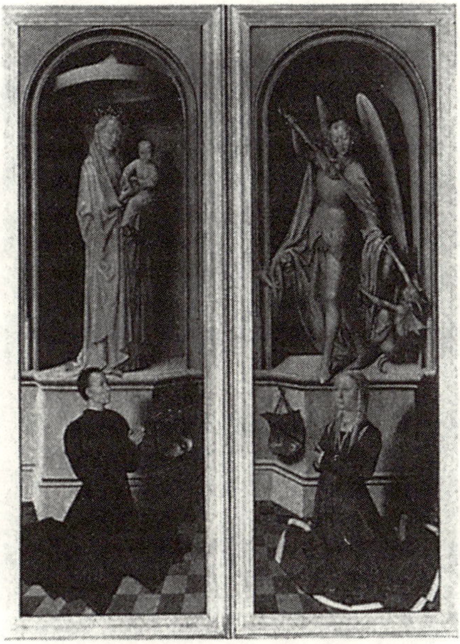

41 Memling, Jüngstes Gericht.
Gdansk, Muzeum Pomorskie.

len Dingen mit Kollektivpsychologie zu tun: wie ließ sich diese Vorliebe für die fromme realistische Kunst des Nordens mit der Idee des »Übermenschen« der Renaissance vereinbaren?

Die Frage stellte sich um so eindringlicher, als offenbar nicht nur die Auftraggeber von den Errungenschaften des nordischen Realismus auf Wandteppichen, *panni* und Tafelbildern so stark beeindruckt waren. Die Künstler selbst, die eigentliche Avantgarde der »Entdeckung des Menschen und der Welt«, standen nicht weniger im Bann dieser nordischen Strömung. Die Welt der Wandteppiche *alla franzese* wurde zweifellos von den Brauttruhenmalern, die die antiken Sagen in dem nordischen Idiom der Rittersagen erzählten, bewundert und nachgeahmt. Der volkstümliche Realismus der *panni* spiegelte sich in den Kupferstichen von Finiguerra und Baldini und anderer, in den »Otto-Prints« und ähnlichen Werken.

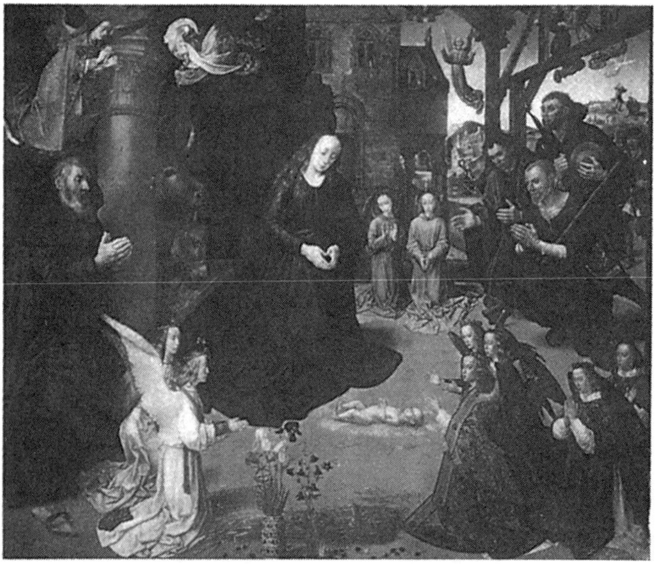

42 Hugo van der Goes, Anbetung der Hirten, Portinari Altar.
Florenz, Uffizien.

Der Realismus in der nordischen Malerei verfehlte schließlich auch nicht seine Wirkung auf die prominentesten Florentiner Meister des Quattrocento. Botticellis und Ghirlandajos »Hieronymus« und »Augustinus« ahmen zweifellos den Stillebenrealismus der nordischen Vorbilder nach, und Ghirlandajos Bildniskunst hatte dem Studium niederländischer Werke viel zu verdanken. Am bezeichnendsten ist die Art, in der er die Gruppe betender Hirten auf dem von Portinari gestifteten Flügelaltar des Hugo van der Goes für seine eigene »Anbetung« in der Sassetti-Kapelle adaptierte (Abb. 42, 43). Wenn etwas zeigen kann, daß man die nordische Geschmacksrichtung der Florentiner ernstzunehmen hatte, dann war es dieser der Überlegenheit nordischer Künstler auf bestimmten Gebieten gezollte praktische Tribut.

Je tiefer Warburg in die Untersuchung der florentinischen Gesellschaft in den entscheidenden Jahren des Quattrocento eindrang, desto mehr konnte er zeigen, wie oberflächlich das gemeinhin akzeptierte Bild war. Der nordische Geschmack hatte über die

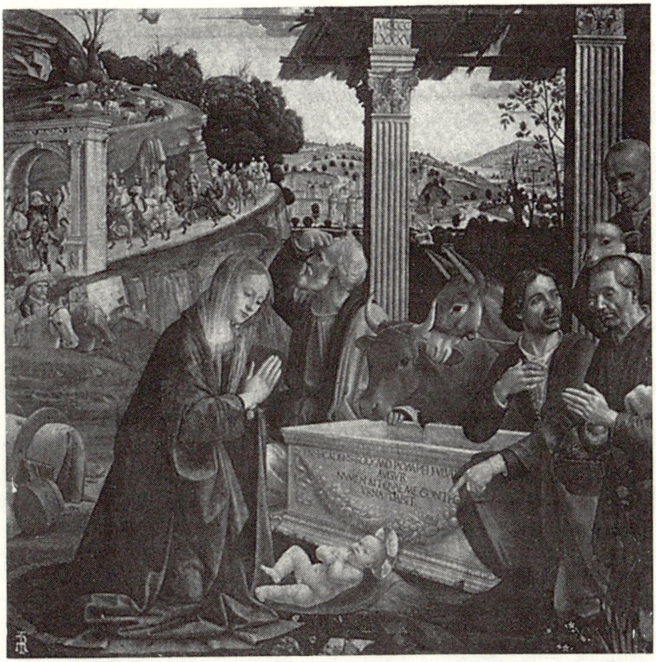

43 Ghirlandajo, Anbetung der Hirten.
Florenz, Santa Trinità.

engen Handelsbeziehungen zwischen Florenz und dem burgundischen Tuchhandel seinen Weg nach Florenz gefunden. Die Geschäftskorrespondenz zwischen den Medici und ihrer Niederlassung in Brügge enthüllt einen engen Kontakt zwischen den beiden Zentren. Das Schicksal der Florentiner Geschäftswelt hing in nicht geringem Maß von dem Wohlstand des burgundischen Adels ab. Karl der Kühne, jene typische Rittergestalt, die einem Ritterroman zu entstammen schien, beschaffte die für seine verwegenen Abenteuer benötigten Geldmittel mit Hilfe der Florentiner Kaufleute, den Förderern der Humanisten. Dies war ein weiterer Aspekt jener Widersprüchlichkeit, die nicht mit der Vorstellung von Florenz als einer Insel der Moderne in einem in der Finsternis befangenen Europa zusammenzugehen schien.

Aus dem Quellenmaterial ergab sich auch keinerlei Beleg dafür, daß sich die Florentiner Kaufleute ihrer »gotischen«, »mittelalterlichen« Kundschaft überlegen fühlten. Im Gegenteil, das Beweismaterial deutet in die andere Richtung. Diese Bürger einer freien italienischen Stadt waren nur allzu begierig, die Gebräuche des feudalen Nordens anzunehmen, mit dem Norden in der Zurschaustellung von Wohlstand zu wetteifern, ja sogar die Rituale des Rittertums und die Konventionen höfischer Liebe nachzuahmen. Hatte Warburg nicht daran erinnert, daß eben die Symbole für das Nachleben der Antike, Botticellis »Frühling« und die »Geburt der Venus«, ihre Inspiration einem Gedicht von Polizian verdankten, in dem er einen so durch und durch »mittelalterlichen« Anlaß wie das Turnier zu Ehren der Simonetta, eines Idols höfischer Minne, preist?

Dieses Beispiel ließ sich auch nicht als Einzelfall abtun. Die Urkunden bewiesen auch hier, daß eine so harmonische Zusammenarbeit zwischen den Vorkämpfern der Renaissancekunst und den Bewunderern der Gebräuche des Rittertums keineswegs selten war. Als Warburg begann, nach Beschreibungen Florentiner Turnierveranstaltungen zu suchen, stellte es sich heraus, daß zwischen den Namen vieler bedeutender Künstler, sowie der meisten prominenten Florentiner Familien und diesen Anlässen ein Zusammenhang bestand. Verrocchio, der Meister des »Colleoni«, hatte für das Turnier von 1484 eine Standarte entworfen. In der Werkstatt der Pollaiuoli, die uns die Kunst der Renaissance in ihrer größten Vitalität zu verkörpern scheint, arbeitete man an Fahnen- und Kostümstickerei für Turniere, und Botticelli selbst hatte die Standarte und das Emblem von Giuliano de' Medici entworfen. Noch seltsamer war der Hinweis darauf, daß es eben diese »mittelalterlichen« Anlässe waren, für die zum ersten Mal Bearbeitungen »heidnischer« Themen bei den Künstlern in Auftrag gegeben wurden. Die antiken Götter, Amor und Minerva, Venus und Mars, schienen ihren Eintritt in die Bildende Kunst nicht so sehr den Mühen der Humanisten, sondern eher der Tatsache zu verdanken, daß dieses Ritterwesen nach Florenz importiert worden war.

Wie die Inventare der Villa Careggi, so enthüllten auch die fragmentarischen Beschreibungen des Florentiner Festwesens eine vergangene Welt, in der die Malerei und Plastik des Florentiner Quattrocento, so wie wir sie kennen, fest verwurzelt waren. Wenn es gelänge, dieses Milieu zu rekonstruieren, könnte sich das ganze

Geflecht von Beziehungen und Bedeutungen verändern. Es war nicht mehr möglich, die Kunst des gotischen Nordens und die Renaissancekunst des Südens absolut voneinander abzuschotten oder zwischen der Epoche der »Entdeckung des Menschen und der Welt« und dem mönchischen Mittelalter keinerlei Beziehungen zu sehen. Es war diese Erkenntnis, der sich sowohl Warburg selbst als auch andere instinktiv widersetzten:

> »Denn wir wollen nicht gern einsehen, wie mittelalterlich der Renaissancemensch eigentlich ist, in dem wir den Übermenschen, den Befreier des Individuums aus dumpfer kirchlicher Gefangenschaft begrüßen.«
>
> (*Flandern und Florenz*, Ms., Entwurf)

Je mehr er das Licht der historischen Analyse auf die zweite Hälfte des Quattrocento, die entscheidenden Jahre der Renaissance, richtete, desto größer war die Gefahr, daß das Bild in unvereinbare Elemente auseinanderfiel. Auf der einen Seite stand die Wiedergeburt des hohen Stils, die Rückkehr des durch die heidnische Antike sanktionierten leidenschaftlichen Ausdruck in Bewegung und Gebärde, die Welt der »Nympha« mit allem, wofür sie stand, auf der anderen die unerwarteten Anzeichen einer Verbundenheit mit den mittelalterlichen Idealen Burgunds, die in den Teppichen *alla franzese,* den *panni dipinti* mit ihrer volkstümlichen Derbheit, der Andachtskunst der niederländischen Stifterporträts und schließlich in der Übertragung ritterlicher Feste auf florentinischen Boden verkörpert sind. Dies ergab eine Gleichung, die den ganzen Scharfsinn von Warburgs historischer Psychologie auf die Probe stellte.

Die Schwierigkeiten dieser selbstauferlegten Aufgabe wirkten sich nachhaltig auf Warburgs gesamtes späteres Leben aus. Er glaubte, er müsse sich von Florenz entfernen, von der Leinwand zurücktreten, um das Bild als Ganzes betrachten zu können. Am 7. September 1903, noch immer auf Sommerferien in Hamburg, notiert er in seinem Tagebuch, er habe sich dort nach einem Haus umgesehen, »weil ich doch das Gefühl habe, daß ich nur in Hamburg, bzw. Deutschland mein Buch vollenden könnte. Erst jetzt werden mir meine Fundstücke klar, weil ich die innere Ruhe brauche, sie von allen Seiten zu betrachten . . .«

Die Zeit innerer Ruhe sollte sich nie einstellen. Er und seine Familie verbrachten aber den Winter 1903/04 in Deutschland. Als er im März 1904 nach Florenz zurückkehrte, gab er, offenbar einer plötzlichen Regung folgend, sein dortiges Haus auf. Er verließ Florenz im Mai und zog mit seiner Familie nach Hamburg.[6] Zwar hatte er sich von Florenz nicht vollständig getrennt, denn er war im darauffolgenden Jahr zum Mitglied des Komitees des dortigen Kunsthistorischen Instituts gewählt worden, aber an der Kritik, die er während eines seiner späteren Besuche (April 1906) an dessen Direktor, Brockhaus, übte, wird seine Sicht der Dinge deutlich: er machte Brockhaus dafür verantwortlich, daß sich das Institut nicht wirklich weiterentwickelte:

> »... daran sei seine Systemlosigkeit schuld, seine Kritiklosigkeit dem Material gegenüber, wir sind immer noch in der Entdeckerstimmung, die Freude am Neuen läßt uns das Fundstück überschätzen: was Neues! ... er überlegt sich nicht, ob seine Expansionslust im Verhältnis zu seiner Verarbeitungskraft stände ...« (*Tagebuch,* 8. April 1906)

Vielleicht wuchs durch Warburgs Vorbehalt gegenüber dem Florentiner Institut seine Entschlossenheit, mit einem eigenen konkurrierenden Institut zu zeigen, wie er die Dinge sah. Wenn es eine Warburg-Bibliothek geben sollte, dann sicherlich in Hamburg. Wir erfahren aus einem Brief an seinen Bruder Paul, daß er seinen »wissenschaftlichen Apparat« im Jahr 1903 durch den Erwerb von 516 Büchern vergrößert hatte:

> »... Ich habe 516 neue Bücher im vorigen Jahre angeschafft und weiß bei den meisten ganz genau, was ich von ihrem Inhalt nicht weiß. Dadurch haben sie mir auch schon vortreffliche Dienste geleistet, allerdings habe ich im vergangenen Jahre auch mindestens 516 graue Haare bekommen und wenn das in diesem Tempo so fortgeht, und was ich fürchte, bestimmt nicht für meine Bücheranschaffung der Fall sein wird, dann werde ich in diesem Jahre noch 500 neue graue Haare bzw. Bücher erwerben ... Außerdem ist freilich durch die Enge der jetzigen Wohnung dem weiteren Zuwachs eine Schranke gesetzt. Wir werden uns im Frühjahr entscheiden müssen, wo und ob wir in Hamburg weiter leben wollen.« (4. Januar 1904)

6 Er hatte eine Tochter, Marietta, und einen Sohn, Max Adolf, und das dritte Kind, Frede, wurde gerade erwartet.

Wenige Wochen vor diesem Brief an seinen Bruder hatte er in seinem Tagebuch notiert: »Idee in Hamburg eine kulturhistorische Station zu errichten.«

Er erläutert Lichtwark diese Idee, und zwar, wie wir uns denken können, nicht ohne Polemik, denn er war der Ansicht, daß der Modernist Lichtwark »Italien haßte«.

Die Tagebücher enthalten keinen Hinweis darauf, daß der Umzug nach Hamburg Warburg den erhofften inneren Abstand gebracht hat. Er arbeitete an der Interpretation seiner Florentiner Fundstücke, die er in einem Vortrag über den »Austausch künstlerischer Kultur zwischen Norden und Süden im 15. Jahrhundert« darlegte, von dem eine Zusammenfassung veröffentlicht wurde.[7] Er illustrierte den Konflikt zwischen diesen Tendenzen ein weiteres Mal in einem Aufsatz über die »Imprese Amorose«, die in Italien von seinem Florentiner Freund Giovanni Poggi übersetzt und publiziert wurden. Warburg konnte nachweisen, daß bestimmte Themen, die ihn im Zusammenhang mit den *panni dipinti* interessierten, in der Volks- und Bauernkunst fortlebten, und so beschloß er, in Hamburg einen Volkskundekongreß zu organisieren. Er war 38 Jahre alt und hatte den Gedanken an eine akademische Laufbahn noch nicht aufgegeben. Es gab Anzeichen dafür, daß die Bonner Universität, an der er früher studiert hatte, einen Antrag Warburgs auf Habilitation begrüßen würde. Sein früherer Lehrer Thode erschien Warburg inzwischen hohl und affektiert, aber sein Respekt vor dem strengen, betagten Carl Justi war eher noch gewachsen. Bei einem Besuch in Bonn wurde er von Justi nachdrücklich ermutigt, und auch der Mediävist Paul Clemen trat für Warburgs Bewerbung ein. Er kam sogar nach Hamburg, um Warburgs Bibliothek zu besichtigen und war »beeindruckt«, äußerte aber die Ansicht, daß Warburg in Anbetracht des zeitlichen Aufwands zu wenig veröffentlicht habe. Trotzdem genoß Warburg ein hohes Ansehen. 1906 beteiligte er sich an der Arbeit des Komitees für den Kunsthistorischen Kongreß, der in Dresden abgehalten wurde, und im Herbst jenes Jahres erhielt er einen offiziellen Ruf nach Breslau. Man hoffte, die Anwesenheit eines wirklichen Gelehrten an dieser Universität würde dem Einfluß von Richard Muther entgegenwirken, der ein Anwalt des Modernismus und eher

7 *Ges. Schr.*, I, 177-184 [Veröffentlichte Werke, 13].

ein Journalist und Kunstschriftsteller als ein disziplinierter Historiker war.

Warburg war nicht zu überreden. Seine psychischen Schwierigkeiten hatten sich noch verstärkt, als sich herausstellte, daß er eine leichte Form von Diabetes hatte, und die Aussicht auf einen ständigen Kampf mit einem Kollegen behagte ihm ohnehin nicht.

Sehr viel bedenklicher erschien ihm, daß er mit seinem Buch über Florenz nicht recht vorankam. Eine Erörterung der Medici-Inventare und deren Bedeutung lag teilweise schon in Druckfahnen vor,[8] aber die unzähligen Korrekturen und Veränderungen zeugen von seinen Schwierigkeiten. Als er 1907 eingeladen wurde, sich mit einem Beitrag an der Festschrift für seinen ehemaligen Lehrer Schmarsow zu beteiligen, kam er stattdessen auf seine früheren Untersuchungen über Auftraggeber zurück, wobei er diesmal Francesco Sassetti, den Geschäftspartner der Medici, auswählte. Dennoch brachte ihn sein Streben, zu zeigen, wie derartiges Quellenmaterial in eine ergiebige Interpretation umgesetzt werden konnte, zur Verzweiflung, wovon das Tagebuch und die zahlreichen Entwürfe Zeugnis ablegen.

Als Clemen endlich aus Bonn schrieb, es sei alles bereit, Warburg solle nur noch seine Habilitationsschrift einreichen (die Behandlung der Inventare), faßte Warburg daher widerstrebend den Entschluß, lieber in Hamburg zu bleiben, als sich zu einer Terminarbeit zu verpflichten. Die Interpretation wurde nie veröffentlicht. Das Problem lag hier, wie auch sonst, darin, die historischen Tatsachen, die er entdeckt hatte, in seinen Theorien zu verankern.

Im Frühjahr 1907, in einem Moment der Hoffnung, daß die psychologische Schreibhemmung weichen werde, notiert er:

> »Es ist, als ob die Assoziationsfasern der allgemeinen Ideen und die ihnen zu Grunde liegenden visuellen Eindrücke sich bis zu meinem vierzigsten Jahr gesträubt hätten, in ihrer natürlichen Verwebung über die Schwelle des Bewußtseins zu treten. Und von diesen von mir so hochgeschätzten allgemeinen Ideen wird man vielleicht später sagen oder denken: diese irrtümlichen Formalideen haben wenigstens das Gute gehabt, ihn zum Herausbuddeln der bisher unbekannten Einzeltatsachen aufzuregen (Aufregung sagt Goethe anstatt Anregung). Trüffelschweindienste.« (*Tagebuch*, 8. April 1907)

8 *Weltliche Kunst aus Flandern im Mediceischen Florenz.*

Die »allgemeinen Ideen«, die Warburg nur mit großen Schwierigkeiten auf seine Quellenfunde der Florentiner Archive anwenden konnte, waren zweifellos noch immer dieselben, die so zahlreich in den Notizen seiner Straßburger Zeit vorgekommen waren, Ideen über das Wesen des Bildes und seine Verbindung zur primitiven Ausdrucksgebärde.

Es gibt einen charakteristischen Entwurf zu einem Brief vom August 1903, in dem Warburg ein Gespräch mit seinem Freund Adolph Goldschmidt, dem großen Mediävisten, zusammenfaßt. Darin präsentiert er in tabellarischer Form die große Landkarte der Kunstgeschichte, so wie er sie sah. Obwohl der Brief zweifellos nicht völlig ernst gemeint war und natürlich nicht publiziert werden sollte, besteht seine Bedeutung darin, daß er sowohl Warburgs ausgeprägte Neigungen als auch die Position zeigt, die er selbst auf der Karte einzunehmen beanspruchte:

»Mein lieber Adolph,
Das Thema vom Lehrter Bahnhof hat nicht aufhören wollen, mich zu beschäftigen und so habe ich denn die Courage der Ignoranz (die man euphemistisch als Unbefangenheit des reinen Toren zu servieren pflegt) und schreibe Dir, was mir eingefallen ist. Die Richtungen der modernen Kunstwissenschaft kommen aus verschiedenen organisch nicht selbstverständlich zusammenhängenden Richtungen:

I

A 1. Ausgangspunkte im XV. S.: die *mirabilia* Literatur mit der natürlichen Tendenz, das lokal Sehenswürdige übertreibend hervorzuheben ...

A 2. Die panegyrische Heroenverehrung: *uomini famosi* (Petrarca *trionfi)*, berühmte Männer, Castagno, die Erfinder der Dinge (später Polidoro Vergilio), Ausläufer: catalogo delle varie cose; Konversationslexikon.
Während Gruppe A die Kunstgeschichte, geschrieben für den Laienzuschauer, der ›erhoben‹ werden soll, bezeichnet, kommt unter B die Kunstgeschichte hinzu, geschrieben vom Künstler (Vasari als Typus).

B. Künstlergeschichte vom Standpunkt des fortschreitenden künstlerischen Genies, das die Technik des Wirklichkeitvortäuschens immer mehr, bis zur ›Höhe der Jetztzeit‹ fortgeschritten erringt und andererseits eine idealere Welt der größeren Idealform erfindet und fordert.

C. Diese letztere Idealform – durch Platonismus und Plotinismus tätig gefördert – wird dann durch Winckelmann und Kant zum Postulat der höheren Schönheit der antikisierenden Kunst.

Gruppen A, B, und C befassen sich also im superlativistischen Sinne mit Kunstwerk (A, C) und Künstler (B, C), insofern sie besondere persönlich differenzierte und sich steigernde Kräfte sind: von diesen Richtungen her, die gewissermaßen nun eine Gebirgskunde der höchsten Spitzen sind, kommt unsere landläufige, enthusiastische, biographische Kunstgeschichte. Die persönliche Nuance besteht in der mildernden Dosis historischer Retrospektive, die versucht wird, um die Figur echt erscheinen zu lassen; das folgende Schema versteht sich danach von selbst:

Enthusiastische Kunstgeschichtler

1. Phantastisch sehnsüchtige – Heinse, Ardinghello ... R. Muther.
2. Poetisch heroisch rekonstruierend auf geschichtlicher Grundlage – Grimm.
3. Sentimental heroisch, religiös politisch rekonstruierend auf geschichtlicher Grundlage – Thode, Steinmann.
4. Moralisch heroisch rekonstruierend auf geschichtlicher Grundlage – Burckhardt (sein Affe: Gobineau).
5. Als das Milieu überragende Personen auf geschichtlicher Grundlage – Justi, Neumann.
6. Zu dieser Gruppe der Enthusiasten gehören auch die Kenner und ›Attributzler‹, denn sie bewundern ohne Adjektiv, indem sie die Eigenart ihres Helden abgrenzend zu schützen oder zu erweitern suchen, um ihn als einheitlich logischen Organismus zu begreifen – Bayersdorfer, Bode, Morelli, Venturi, Berenson, sowie das schnuppernde Gelichter ...

Es sind Heroenverehrer, die aber in den letzten Ausläufern nur noch das Temperament eines Gourmand beseelt; die neutral abwägende Schätzung ist eben die urtümliche Enthusiasmusform der besitzenden Klasse: des Sammlers und der seinigen.

Dieser Künstlergeschichte überordnet sich II als Methode die Stilgeschichte, also die Wissenschaft von den typischen Formen; während Gruppe I die speziellen Differenzierungen beschreibt und feiert, hat Gruppe II es sich zum Ziel gesetzt, die soziologischen Bedingtheiten zu untersuchen, die gleichmäßigen gegebenen Hemmungen, mit denen sich das heroische Individuum auseinanderzusetzen hat.

II

A. Bedingtheiten der Technik (Semper, Lange, Vöge, Adölphle?).
B. Bedingtheiten durch die Natur des primitiven Menschen (Groos, Grosse, Spiele).
C. Bedingtheiten durch die Natur des raumempfindenden gebildeten Menschen (Wölfflin, Schmarsow, Adölphle?).

D. Bedingtheiten durch die Natur des mimischen Menschen (Warburg).
E. Bedingtheiten durch die Natur der Gesellschaft (Hegel, Taine).
F. Bedingtheiten durch die ikonographische Tradition (Schnaase, Springer, Schlosser, Wölfflin, Strzygowski, Wickhoff, Adölphle, Kraus).
G. Bedingtheiten durch Sitte und Gebrauch (Lamprecht, Müntz, Gurlitt).

Selbstverständlich gehören die meisten Schriftsteller mehreren Kategorien zugleich an; also um meine rohe Skizze noch einmal hinzumalen:
I. Panegyrische Kunstgeschichte vom einzelnen Kunstwerk (Künstler) aus.
II. Stilgeschichte von den Bedingtheiten der typisch gestaltenden (sozialen) Kräfte aus.« *(Kunsthistoriker)*

Der Hinweis mag angebracht sein, daß Warburg im Jahre 1903 die ikonographische Forschung als das Gebiet ansah, das die meisten seiner Kollegen kultivierten, daß er sich selbst dieser Gruppe jedoch nicht zurechnete. Die »wissenschaftliche« Betrachtungsweise, die er stattdessen forderte, bestand in der Untersuchung der »Bedingtheiten durch die Natur des mimischen Menschen«. Man darf sich fragen, was Goldschmidt wohl davon gehalten haben mag. Aber hier meinte Warburg es sicherlich ernst. Für den Verfasser des »Nympha«-Fragments ließen sich Stil und Gebärde nicht trennen: die Art und Weise, wie der Mensch in der Kunst und im Leben auf Impulse reagiert, mußte irgendwie der »wissenschaftliche« Schlüssel zu den Bildern seiner Phantasie, und insofern zu denen seiner Kunstformen, sein. Der Gegensatz zwischen ruhiger Unbewegtheit und übererregter Bewegung mußte auf irgendeine Weise den Schlüssel zur »Stilpsychologie« enthalten.

Es muß Warburg belastet haben, daß es ihm nicht gelungen war, diese Überzeugung in seinen Veröffentlichungen darzulegen. Aber diese Schwierigkeit ließ ihn, wie wir gesehen haben, gegenüber unwissenschaftlichen Enthusiasten nicht toleranter werden. Sogar Jacob Burckhardt entging nicht mehr völlig seiner ungeduldigen, scharfen Kritik. Zwar steht am Anfang der publizierten Fassung von *Bildniskunst und florentinisches Bürgertum* ein großzügiges Kompliment an den Pionier der Erforschung der italienischen Renaissance. In den Entwürfen zu diesem Absatz wird aber eine deutliche Ambivalenz spürbar. Warburg spricht von der »Heroenverehrung« der *Kultur der Renaissance* und bezeichnet den *Cicero-*

ne als einen »hedonistischen Reiseführer zur Schönheit« – eine ironische Übersetzung des Untertitels »Eine Anleitung zum Genuß der Kunstwerke Italiens«.

Unterdessen setzte Warburg in seinen Notizen die Ausbrüche gegen den Renaissancekult der Ferienreisenden, die wir schon in dem Nymphenfragment (S. 147, 154) haben verfolgen können, in gesteigertem Maß fort. Die Kritik richtet sich stets gegen die mangelnde Bereitschaft der gebildeten Öffentlichkeit, »Einfluß« und soziale Kräfte zu berücksichtigen. Die Ästheten wollen das unabhängige Genie bewundern; von etwas anderem wollen sie nichts hören.[9]

> »Eine bunte Schutztruppe macht mobil, sobald dem Renaissanceindividuum Gefahr droht, an der Spitze als ›capitani spaventosi‹ die Jünger Gobineaus, unschädliche Leute, aber schlechte Musikanten ... Das 15. Jahrhundert soll nun einmal die glückselige Insel für die Osterferien bilden ...«
> (*Festwesen*, S. 170)

> »Die künstlerisch Produzierenden, heute mehr als je um das unantastbare Recht ihrer Künstlerindividualität besorgt, sehen das Wesen des Genies in einer von Vorwelt und Mitwelt unabhängigen spontanen Schöpferkraft und leihen ihr Ohr nur unwillig den nach wechselseitigen Beziehungen und Beeinflussungen spürenden Intellektuellen.« (*Festwesen*, S. 143)

Es gibt keinen Grund, daran zu zweifeln, daß Warburg dieser feindlichen Haltung mehr als einmal begegnete. Auch dürfen wir nicht vergessen, daß seine Auffassung vom Einfluß wirklich extrem war, ganz besonders in seiner ersten publizierten Schrift über Botticelli, wo er den eigentlichen Stil der Gewandmotive Botticellis auf den Rat Polizians zurückführte. Diese Gegnerschaft intensivierte zweifellos sein Gefühl der Isolation, als er sich mit der selbstauferlegten Aufgabe abmühte, die unpersönlichen Kräfte zu definieren, deren Wirkung im späten Quattrocento er verfolgt hatte. Er glich einem Mann, der sich in einem Labyrinth verirrt hatte, und der Leser, der sich am nächsten Kapitel versuchen will, muß gewarnt werden, daß auch er in dieses Labyrinth geraten wird.

9 Ein gutes Beispiel für diese Einstellung gibt Maud Cruttwell, *Antonio Pollaiuolo*, London 1907, S. 31: »Was die künstlerischen Einflüsse auf Antonio angeht, bedarf es kaum eines Wortes: er war vor allem ein Original, und der wichtigste Einfluß auf seine Werke ging von der Natur aus.«

VIII
STILKONFLIKTE ALS PSYCHOLOGISCHES PROBLEM

(1904-1907)

Es mag vermessen erscheinen, Warburgs Irrfahrten durch das Labyrinth verfolgen zu wollen, aber wir sollten wenigstens kurz erläutern, warum es für ihn eine derart lähmende Schwierigkeit bedeutete, seine verschlungenen Pfade nachzuziehen. Er arbeitete, kurz gesagt, mit Elementen, die ihren Wert und ihre Lage ständig zu verändern schienen. Eine der zahlreichen Notizen macht dieses Dilemma deutlich:

> »Wo trifft Mittelalter und Renaissance noch einmal in der Malerei zusammen?
>
> In Florenz im Hause der Mediceer bis etwa 1465. Ist dieses Zusammentreffen:
>
> (1) ein feindliches zwischen christlich mittelalterlicher und heidnischer Renaissance; ein moralischer, religiöser, politischer Rassenkontrast? oder
>
> (2) ein unbewußt gemeinschaftliches kollegiales Zusammenwirken
> oder
>
> (3) ein Wachstumsprozeß mit latenten plastischen Zielen im Zeitalter der Entdeckungen?« (*Festwesen*, S. 129)

Schon in dem Nymphenfragment ging es Warburg um ein Problem des Kulturkonflikts. Während er dort aber die Position vertreten hatte, der gotische Geschmack sei, grob gesagt, »etwas Schlechtes«, das von dem antiken Ideal schließlich besiegt wurde, ergaben sich nunmehr aus einer intensiveren Beschäftigung drei Möglichkeiten. War die Gotik eine Verbündete, die den endgültigen Triumph der Renaissance förderte? Wenn sie diesen Sieg der Renaissance herbeizuführen half, geschah dies dann dadurch, daß sie eine Gegenreaktion hervorrief, oder weil sie die Entwicklung unterstützte? Oder ist es falsch, einen Konflikt zwischen Unvereinbarem zu sehen, während er für die Renaissance gar nicht als unversöhnlicher Wiederspruch existierte? Und schließlich: war der Sieg des antiken Idealstils wirklich ein reiner Segen? Bedrohte er nicht auch jene Werte, die aus psychologischen Gründen notwendig waren, um die Kunst in jenem Gleichgewicht zu halten, das Warburg in den bedeutendsten Schöpfungen Leonardos gefunden hatte?

Jede dieser Formulierungen konnte überzeugend begründet werden, und gerade die Eloquenz, mit der Warburg diese einander widersprechenden Positionen vortragen konnte, ließ ihn nicht zu einer plausiblen Synthese gelangen. Einmal spricht er von sich als einem latenten Dramatiker:[1] er konnte den Konflikt zwischen unterschiedlichen Kulturwerten mit so dramatischer Verve schildern, daß der Leser in seinem Plädoyer ein historisches Urteil sah, während er auf den folgenden Seiten oder in einem anderen Entwurf freilich einer anderen Einschätzung begegnete. In diesen kaleidoskopartigen Veränderungen liegt in der Tat etwas schwer Faßliches, Ausweichendes und Unentschiedenes, worin sich vielleicht Warburgs eigene Ambivalenz spiegelt. Obwohl jeder Versuch, diese Positionen herauszuarbeiten, unvermeidlich zu Wiederholungen und zu einer gewissen Vereinfachung führt, muß er unternommen werden, wenn der Leser Warburgs eigentliche Ziele verstehen will.

GOTISCHER REALISMUS ALS HINDERNIS

Es war vor allem der Stil *alla franzese,* in dem Warburg, zumindest eine Zeitlang, eine Verkörperung all der Kräfte erblickte, die der Entstehung wahrer Schönheit feindlich gesonnen waren. Der Versuch, die Gestalten einer heroischen Vergangenheit in der Sprache des zeitgenössischen Lebens vorzustellen, die alten Mythen nur als Vorwand einer Zurschaustellung eleganter Modefiguren zu verwenden, erschien Warburg als eine Degradierung der Kunst. Lamprecht hatte betont, daß dem Mittelalter das Gefühl für historische Distanz fehlte, das für den Beginn der Renaissance charakteristisch ist. Dem Mittelalter war es nicht gelungen, die Vergangenheit in der Sprache der Vergangenheit wachzurufen. Aus dieser

1 *Tagebuch,* 28. April 1909: »Shaw fühle ich mich als latenter Dramatiker verwandt.«

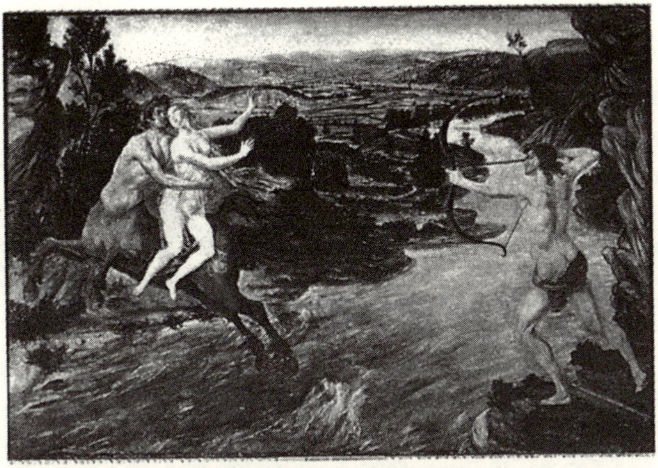

44 Antonio Pollaiuolo, Raub der Deianeira.
New Haven, Yale University Art Gallery, James Jackson Jarves Collection.

Sicht waren jene Cassonemaler und Kupferstecher, die dem Stil der nordischen Wandteppiche erlegen waren, in der Tat Gegner des neuen Idealstils:

> »Auf der einen Seite der ›naive Realismus‹, der keine Distanz zwischen heute und der Vergangenheit gelten läßt ... auf der anderen der ›antiquarische Idealismus‹ ... Botticelli ist der Vorläufer der zweiten, der mythologisch-antiquarischen Maler großen Stils ...« (*Ges. Schr.* I, 74) [Veröff. Werke, 6]

Wir haben gesehen, daß das Nymphenfragment ihn in seinem Urteil bestätigte, die »moderne Barbarei« der burgundischen Mode sei der genaue Gegensatz zum Schönheitsideal der Renaissance:

> »Dieser realistische Trachtenstil ›alla franzese‹, anscheinend so harmlos und naiv, ist jedoch tatsächlich der mächtigste Feind jenes höheren, pathetischen Stils ›all' antica‹ gewesen, der schließlich erst mit Antonio Pollaiuolos heroischem Gestus den lastenden Kleiderprunk abschüttelte« (Abb. 44).
> (*Ges. Schr.* I, 333) [Veröff. Werke, 14]

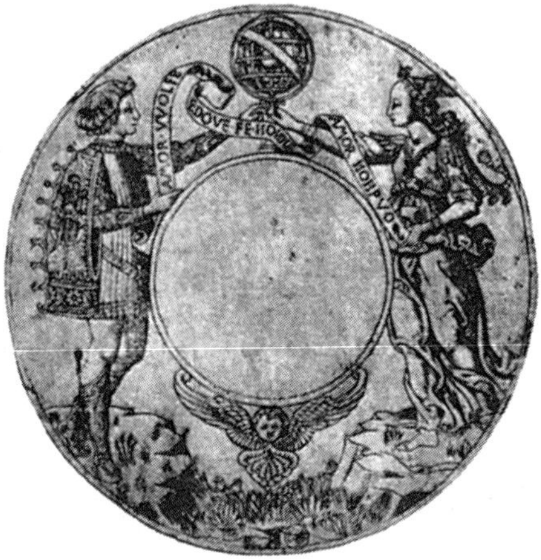

45 *Amor vuol fe.* Florentinischer »Otto Print«. Um 1465-80 (Hind. A. IV. 11).

Dieser Passus ist Warburgs Aufsatz über die *Imprese amorose* entnommen. Aus ihm geht hervor, daß Warburg die Sichtweise des älteren Fragments damals noch nicht völlig aufgegeben hatte. Im Gegenteil, der Aufsatz befaßt sich mit der Bedeutung der Kleidung, jener »Philosophie der Kleider«, der sich Carlyles Professor Teufelsdröckh in dem von Warburg so geliebten *Sartor Resartus* intensiv gewidmet hatte.

Auf einem der »Otto-Prints« (Abb. 45), in dem Warburg eine Anspielung auf Lorenzo de' Medici und dessen Geliebte Lucrezia Donati erblickte, trägt der Mann noch immer die Kleidung des modebewußten Gecken seiner Epoche. Die Frauengestalt wird jedoch in einer seltsamen Zwischenstufe zwischen realistischem Porträtstil und Idealstil dargestellt. Einige Merkmale ihres Gewandes sind entschieden realistisch, andere verraten den Einfluß antiker Plastik:

> »Auf dem Kopf trägt sie den schweren fermaglio, mit dem die materielle Besitzesfreude der florentinischen Kaufleute die bürgerliche Braut prahlerisch schmückte, das Haar dagegen ist ›alla Ninfale‹ frisiert und wallt in freien Locken lustig nach hinten; zwei Flügel, wie sie der etruskischen Medusa eigen, wachsen über den Schläfen empor, die höhere antikisch ideale Art der Frauengestalt mit diesem direkt aus der Antike übernommenen

Symbol andeutend. Denselben Kontrast zwischen platter Wirklichkeit und Idealität zeigt das Gewand: die Taille ist *à la mode* ausgeschnitten, auch die Ärmel könnten mit ihren barock gezeddelten Schulterstücken einem zwar phantastischen, aber immerhin konstruierbaren Maskenkostüm entsprechen; dagegen war der eigentliche Rock, aus dem die heidnisch nackten Füße hervortreten, in diesem beflügelten Schwunge bei irdischen zeitgenössischen Wesen nie so zu sehen; so traten die fliegenden Viktorien des römischen Triumphbogens oder jene tanzenden Mänaden auf, die, bewußt nachgebildet, zuerst in den Werken Donatellos und Filippo Lippis auftauchten und den höheren antiken Stil des bewegten Lebens wiedererweckten.«

(*Ges. Schr.* I, 336f.) [Ebd.]

Die Stelle ist wichtig, weil sie die stilistischen und methodischen Qualitäten der Warburgschen Arbeit an einem typischen Beispiel verdeutlicht. In seiner Analyse werden die Einzelheiten des Gewandes einer Frauengestalt auf einem Stich des Quattrocento zu Symptomen für die wichtigsten Fragen in der Geschichte nicht nur der Kunst, sondern der menschlichen Kultur überhaupt. Allein schon die Worte, mit denen diese individuellen Züge beschrieben werden, sind Inbegriff des historischen und moralischen Urteils, zu dem Warburg gefunden hat. Der »schwere fermaglio« wird zum Symbol für bürgerlichen Materialismus und Überheblichkeit; das Haar, das »lustig« in »freien Locken« wallt und die Flügel werden zum Symbol für die »höhere« antikische Sphäre. Die Taille, à la mode, ist Bestandteil eines platten Realismus, und die »heidnisch nackten« Füße, ebenso wie der Rock mit seinem »beflügelten Schwung«, stehen für eine Idealwelt.

Der Grund für diese Einschätzung hängt eng mit Warburgs Auffassung der Körperbewegung zusammen. Die »Nympha« mußte, wenn sie ihre eigentliche psychologische Funktion, den Emotionen ungezügelt Ausdruck zu geben, wahrnehmen wollte, ihr Gewand reformieren und die schwerfällige Kleidung steifer Konvention und bürgerlicher Würde ablegen. Befreit von der Last des steifen Brokats und der riesigen Kopfbedeckung konnte sie nun den Weg zu einem natürlichen Ausdruck der menschlichen Leidenschaften weisen. Dieser Augenblick war daher ein wesentlicher Wendepunkt in der Geschichte – nicht nur in der Geschichte der Renaissancekunst, sondern der Menschheit überhaupt, die die Schönheit des unverhüllten Menschen allmählich wieder wahrnahm.

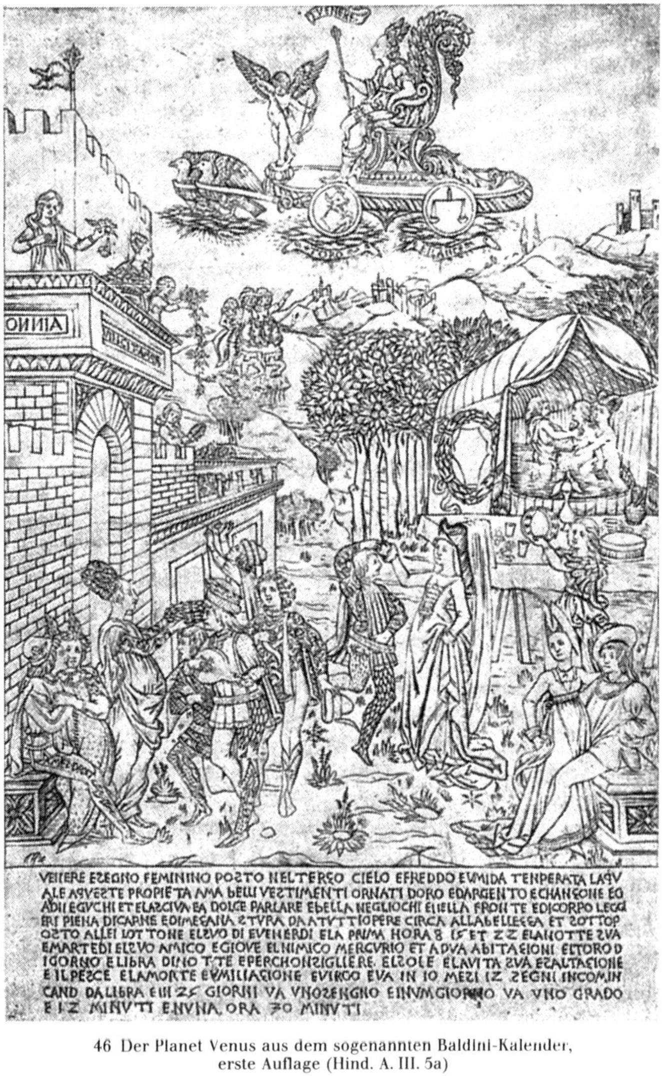
VENERE ESEGNO FEMININO POSTO NELTERSO CIELO EFREDDO EVMIDA TENPERATA LAQV
ALE AQVESTE PROPIETA AMA BELLI VESTIMENTI ORNATI DORO EDARGENTO ECHANSONE EG
ADII EGVCHI ET ELASCIVA EA DOLCE PARLARE EBELLA NEGLIOCHI EIIELLA FRONTE EDICORPO LEGG
ERI PIENA DICARNE EDIMESANA STVRA DAATVTTIOPERE CIRCA ALLABELLESSA ET SOTTOP
OSTO ALLEI LOT TONE ELSVO DI EVENERDI ELA PRIMA HORA 8 15 ET 22 ELANOTTE SVA
EMARTEDI ELSVO AMICO EGIOVE ELNIMICO MERCVRIO ET ADVA ABITASIONI ELTORO D
IGORNO ELIBRA DINOTTE EPERCHONSIGLIERE ELSOLE ELAVITA SVA ESALTASIONE
EILPESCE ELAMORTE EVMILIASIONE EVIRGO EVA IN 10 MESI 12 SEGNI INCOMIN
CAND DALIBRA EIII 25 GIORNI VA VNOSENGNO EINVMGIORNO VA VNO GRADO
E 12 MINVTI ENVNA ORA 30 MINVTI

46 Der Planet Venus aus dem sogenannten Baldini-Kalender,
erste Auflage (Hind. A. III. 5a)

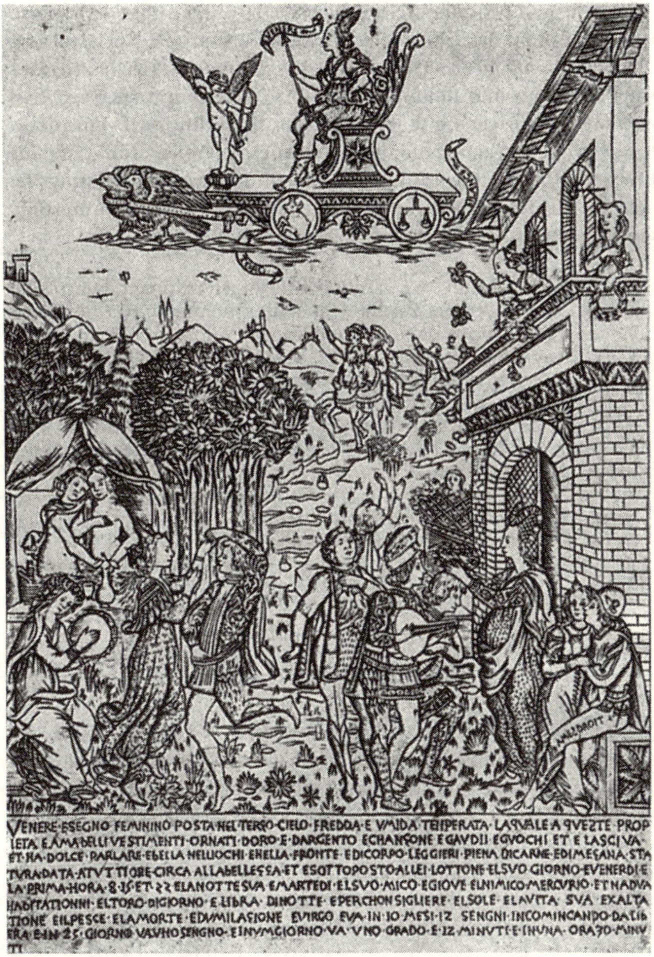
VENERE·ESEGNO FEMININO POSTA NEL TERZO·CIELO·FREDDA·E UMIDA·TEMPERATA·LAQUALE A QUESTE·PROP
IETA E AMA BELLI VESTIMENTI·ORNATI·DORO·E·DARGENTO ECHANZONE E GAUDII EGIUOCHI ET E LASCIVA·
ET·HA·DOLCE·PARLARE·EBELLA NELLIOCHI·EHELLA·FRONTE·EDICORPO·LEGGIERI·PIENA DICARNE·EDIMEZANA·STA
TURA DATA·ATUTTI ORE·CIRCA ALLA BELLEZZA·ET ESOTTOPOSTO ALLEI·LOTTONE·ELSUO GIORNO·EVENERDI·E
LA·PRIMA·HORA·8·15·ET·22 ELANOTTE SUA EMARTEDI·ELSUO·AMICO·EGIOVE ELNIMICO MERCURIO·ET HADUA
HABITATIONNI·ELTORO·DIGIORNO·E LIBRA·DINOTTE·EPERCHONSIGLIERE·ELSOLE·ELAVITA·SUA·EXALTA
TIONE EILPESCE·ELAMORTE·EDUMILAZIONE EVIRGO EVA·IN·10·MESI·12 SENGNI·INCOMINCANDO·DALIB
ERA·E·IN·25·GIORNO VASUHOSENGNO·EINUMGIORNO·VA·UNO·GRADO·E·12·MINUTI·E·INUNA·ORA 30·MINU
TI

47 Der Planet Venus aus dem sogenannten Baldini-Kalender,
zweite Auflage (Hind. A. III. 5b)

Es gab einen Kupferstich, in dessen zwei Fassungen Warburg diesen Moment des Übergangs festgehalten sah, eine Darstellung der Venus und ihrer »Kinder« aus der Planetenserie des Kreises um Finiguerra und Baldini (Abb. 46, 47). In dem ursprünglichen Zustand sehen wir ein tanzendes Paar, die Frau nach »burgundischer« Mode gekleidet, die ihre Beweglichkeit einschränkt und ihr einen Zug von Schwerfälligkeit gibt. In der zweiten Fassung hat sich die Frau in eine Nymphe verwandelt: ein Erscheinungsbild, das sogar Venus mit Gefallen betrachtet hätte.

> »... hier ... finden wir in den früheren Drucken eine tanzende Dame abgebildet im fossilen Staat der echten burgundischen Mode; ein plumpes Schleppkleid fesselt sie an den Boden, den Kopf belastet der Hennin mit breit herabwallendem Schleier. Auf dem späteren Abdruck desselben Planeten hat der antike Schmetterling die burgundische Larve gesprengt; viktorienhaft wallt das Gewand, und auch die Medusenflügel am Kopf, willkommend helfende Flugwerkzeuge der schwebenden Nymphe, haben die stumpfsinnig prahlerische Spitzhaube verjagt. So offenbart sich elementar der autochthone antikisierende Bewegungsidealismus, den dann Botticelli zur sublimsten Ausdrucksweise der Frührenaissance gestempelt hat.«
>
> (*Ges. Schr.* I, 338) [Ebd.]

MODERNE PARALLELEN

Die Analyse bestätigt die Vermutung, daß es Warburg in dieser »Kleiderphilosophie« um mehr als einen bloßen Stilwandel geht. Im Zusammenhang mit dem Nymphenfragment wurde schon von der Möglichkeit gesprochen, daß der Nachdruck, den Warburg auf die freie Bewegung legte, die Ablehnung steifen Brokats, in Verbindung mit der damals aktuellen Frage der Reformkleidung stand. In seiner Attacke auf den bürgerlichen Geschmack der Florentiner Geschäftswelt liegt ein Element, das Warburgs persönliche Betroffenheit verrät. In einer autobiographischen Notiz zu den Faktoren, die seine Kindheit beeinflußt haben, spricht er von der »Opposition gegen den Besitz und die französisierende Eleganz – Alsterufer«.[2]

2 *Notizen*, 1927.

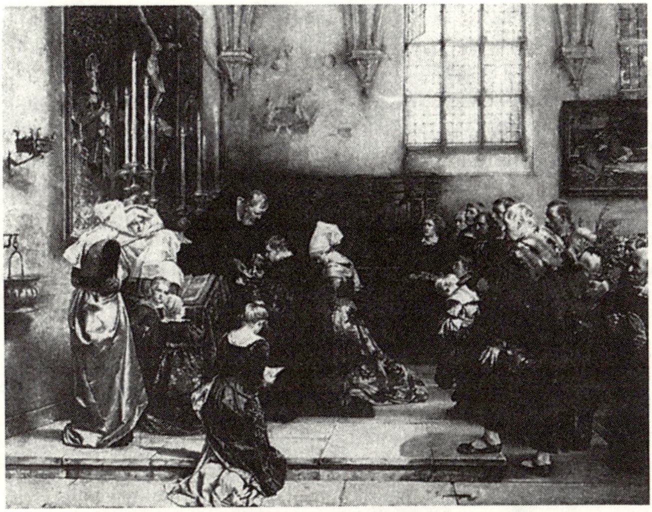

48 H. Vogel, Herzog Ernst der Bekenner
empfängt zum ersten Mal das Abendmahl in beiderlei Gestalt. 1887.
Hannover, Niedersächsische Landesgalerie.

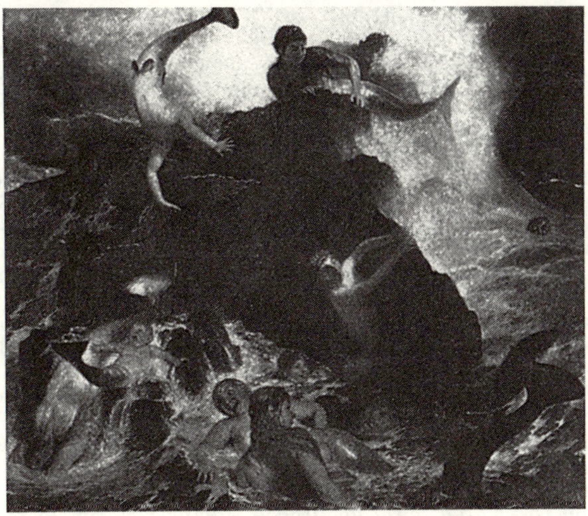

49 A. Böcklin, Das Spiel der Najaden. 1886.
Basel, Kunstmuseum.

Wir erinnern uns, daß sich Warburg in dem kleinen satirischen Theaterstück für seine Verlobte über den Hamburger Spießer lustig macht, der sich eine angenehme, realistische Kunst wünscht und über Böcklin und Klinger entsetzt ist. Zweifellos war in jenen Kreisen das »Historienbild« in der Tradition der Salonkunst (z. B. Hugo Vogels prätentiöses Monumentalbild, Abb. 48) noch immer sehr beliebt, während die Sinnlichkeit der nackt herumtollenden Nymphen und Satyrn Böcklins als suspekt galt. Warburg und seinen Freunden war Böcklin gleichbedeutend mit der Befreiung vom Spießertum. Auf einer Reise nach Basel im Jahr 1898 hatte er am 22. Juni in sein Tagebuch eingetragen: »Wundervolle Böcklins, wie ein Luft- und Wasserbad erfrischend, Spiel der Najaden« (Abb. 49).

Als Böcklin 1901 in Florenz starb, skizzierte Warburg einen Bericht über das Begräbnis, der seiner tiefen Erschütterung Ausdruck gibt und zeigt, wie sehr er die »pagane« Vorstellungswelt des Schweizer Künstlers inzwischen mit den Einstellungen gleichsetzte, die er selbst in der Renaissance suchte. Die hingeworfenen Notizen zeigen, wie sehr ihn die Anwesenheit von Pressephotographen bei der Trauerfeier schockierte und entrüstete. Sie stellen dieser Invasion des technischen Zeitalters die Phantasiewelt gegenüber, die der Künstler jenseits aller etablierten Religion geschaffen hatte:

»Der Pfarrer hat es schwer: den Menschen kannte er schon lange nicht mehr und den Künstler, den er ehrfurchtsvoll fühlt, will er hier nicht einfach sub Christentum verbuchen ...

Im Abenddämmer bringt man ihn vor die offene Gruft im braunpolierten Eichensarg mit einem blanken Kreuz auf dem Deckel.

Auch diesen ihren Sohn will sich die Erde aneignen, wie alle anderen. Tauchen denn nicht auf den Hügeln von Fiesole unbegreifliche Piraten auf, fahle, schwarzbärtige, umflattert von roten zerfetzten Mänteln, entführen ihn auf ihren Schultern pfeilschnell hinaus auf ihr Gespensterschiff, hinein in das blauschwarz tobende Meer?

Wollen ihn nicht stille, bärtige Priester über grüne Wiesen gegen den dunklen Abendhimmel schreitend, gefolgt von leise singenden weißen Frauen zum brennenden Holzstoß tragen? ... kein scheuer Faun lugt mitleidig hinter Lorbeer und Cypressen hervor nach seinem Zaubermeister. Statt seiner steht vor der offenen Gruft breitspurig der freche, einäugig glotzende Zyclop des technischen Zeitalters, der photographische Apparat ...

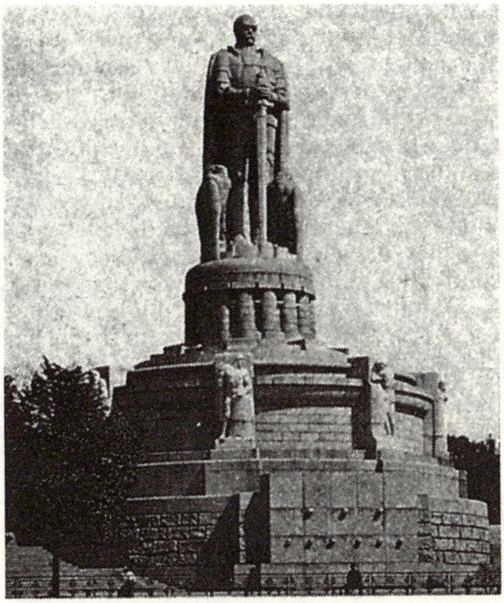

50 H. Lederer, Bismarck-Denkmal, Hamburg. 1906.

... sich noch in unserem Zeitalter des Verkehrs, des distanzzerstörenden Chaos er sich noch fand um gegen die Strömung das Piratenrecht romantischen Idealismus wuchtig zu behaupten: durch die mythenbildende Kraft im Bilde ... auszulösen ...«
(*Zeitgenössische Kunst: Böcklin*)

So entrichtete Warburg seinen Tribut einem Maler, in dem er ganz deutlich den Vorkämpfer einer neuen Renaissance sah. Er ergriff aber auch für einen anderen zeitgenössischen Künstler Partei, den man seiner Meinung nach vor den Spießern in Schutz nehmen mußte. Es war der Bildhauer Hugo Lederer, dessen stilisiertes Modell eines Bismarckdenkmals in Hamburg (Abb. 50) heftigen Angriffen ausgesetzt war, weil er einen nichtssagenden Realismus abgelehnt hatte. Warburgs sarkastische Bemerkungen über den Geschmack seiner Mitbürger lesen sich manchmal wie Paraphrasen seiner Bemerkungen zu den Neigungen des Florentiner Bürgertums.

»Das Denkmal von Lederer Schaudt macht allein im Vergleich mit den übrigen Denkmälern einen Wendepunkt in der Geschichte der Denkmalkunst. Nicht allein erfährt das große Publikum durch sein Denkmal, daß es lernen muß, auf die Reizmittel des Varieté Theaters und der Zirkuspantomime als selbstverständliche Zugabe zu verzichten, daß ihm der Zugang zum Mann im Kunstwerk nicht durch kollegiale Gleichsetzung oder liebenswürdiges Entgegenkommen, sondern nur durch Distanz haltende objektive Vertiefung gewährt wird.

Das Kunstwerk als Mittel zu gebrauchen, um ein verlorenes Objekt im Bilde aneignend zu besitzen, bezeichnet die unterste Kulturstufe in der Betätigung künstlerischen Geschmacks, die höhere besteht darin, daß man in fest gehaltener Entfernung im Blickfeld das Objekt vergleichsweise zu begreifen versucht. Der kaufmännische Spießer läßt sich in diesem Drange zu platter Besitzergreifung durch unmittelbare Annäherung (mein Bismarck, unser Bismarck) nur ungern stören, und wenn man ihn in seiner künstlerischen Futterstunde stört, wird er gereizt und unangenehm.«

Warburg fährt fort, über den geschmacklosen Realismus nachzudenken, der sogar in den Symbolgestalten herkömmlicher Denkmalkunst offenbar wird:

»... ein aufdringliches Gewimmel von wirklichen Tieren und geflügelten Geniussen zu veranschaulichen, deren unvereinbare hart aneinandergesetzte Körperlichkeit im Zuschauer heterogene Stimmungen weckt: viel Hagenbeck und etwas Willehalm; dieser Konflikt wird besonders unleidlich, wenn die Hauptfigur real, das Beiwerk ideal behandelt wird: wenn z. B. ein Erdgeist plötzlich die Kaiserkrone einem Männerquartett überreicht ...«
(*Zeitgenössische Kunst: Lederer*)

Lederer wird wegen seines Widerstands gegenüber all diesen Belanglosigkeiten gerühmt. Als das Denkmal schließlich 1906 enthüllt wurde, war Warburg begeistert: »... einfach grandios, plastisch und doch visionär überragend«.[3]

Gegen Ende des Jahres 1901 ergab sich für ihn die Gelegenheit, auch den volkstümlichen Geschmack in der Porträtmalerei zu attackieren. An zwei Porträts Hamburger Größen von Liebermann und Kalckreuth, die offenbar von Lichtwark für die Kunsthalle angeschafft worden waren, hatte sich die Kritik entzündet, und Warburg griff erneut die Sentimentalität des Kleinbürgers an, der seinen Onkel »in Öl« über dem Sofa haben wollte:

---

3 *Tagebuch*, 2. Juni 1906.

»... um so nötiger ist es, daß die staatlichen Institute ... jene Kunstrichtung unterstützen, die unbekümmert von der Natur zu lernen sich bemüht und aus Selbstachtung darauf verzichtet, sich dem Besteller durch wohlfeile Liebenswürdigkeit zu insinuieren.« (*Zeitgenössische Kunst: Liebermann*)

In dem schon zitierten Neujahrsbrief an Paul Warburg (vgl. S. 178)[4] findet sich ein noch deutlicherer Vergleich zwischen den zwei »bürgerlichen« Kulturen und ihren Schwächen:

»... nicht nur im Bild, auch in den eigenen Lebensgewohnheiten der florentinischen Kaufleute läßt dasselbe Wohlgefallen an alamodischen französirenden Allüren [sich] nachweisen. Die Söhne des alten vorsichtigen Cosimo, der noch so ungerne auffiel, Piero und Giovanni, waren eben schon Ritter der Reserve, freilich keine schneidigen, eher fidele Gigerl, bis Piero in frühen Jahren das Zipperlein kriegte und Giovanni an Magenüberladung starb. Mit diesem Einschlage der Sitte und Konvention rechnet natürlich unsere hochtrabende Kunstgeschichte nicht, obgleich auch die Bevorzugung eines Künstlers wie Benozzo Gozzoli zu denken geben sollte, wenn man bedenkt, daß um dieselbe Zeit Castagno und Donatello am Höhepunkte ihres Schaffens standen. Es war eben damals nicht anders wie heute: Das liebenswürdig Vermittelnde wurde dem pathetisch Eindrucksvollen vorgezogen, die Lutteröthe nahmen die Stelle ein wo Segantini sitzen sollte, was mitunter auch der älteste so kunstverständige Sohn schuld hat, und Klingers ›eine Liebe‹ wurde ohne Bedauern zu den Kaffern nach Africa als Geschenk für Dr. Magin expediert und wie Mino da Fiesole, der männliche de Boor, unter den florentinischen Bildhauern die Familie des Piero porträtierte, so liefert man in unserer Zeit die Angehörigen einem Ferrari aus; andererseits mögen wir auch in einen entsprechenden Fehler nach der anderen Seite verfallen, wenn wir der mehr oder weniger koketten Herbigkeit zeitgenössischer Künstler (Philipp, Niels, Veth) unsere Visage zur Überlieferung an die Nachwelt anvertrauen ...«

Kenneth Clark hat einmal in einem Vortrag den Vergleich zwischen Vergangenheit und Gegenwart die »Schnapsflasche des Historikers« genannt. Die Art, wie Warburg sein eigenes Zeitalter und Milieu mit dem damaligen Florenz gleichsetzt, trug sicher dazu bei, ihm das Entkommen aus dem Zauberkreis des späten Florentiner Quattrocento zu erschweren. Und doch besteht anderer-

4 4. Januar 1904.

seits auch kein Zweifel, daß dieses Ineinanderfließen von Erfahrungen seinen Blick für gewisse Aspekte einer typisch merkantilen Kultur geschärft hatte.

In einer interessanten Notiz versuchte Warburg den Konflikt zwischen der Einstellung der Renaissance und des Mittelalters, wie er in der Veränderung des Stils symbolisiert wird, in psychologischen Begriffen zu fassen:

> »Was ist denn eigentlich hinter diesem Pseudo-Kampf vorgegangen?
> Zusammenstoß zwischen französisierendem barbarischen Mittelalter ... und antikisierender ›Neuzeit‹?
> Das Interesse im Kunstgenuß verschob sich, bekam einen Ruck nach vorwärts im Kantischen Sinne des interesselosen Wohlgefallens; wird dupliziert.
> Die abtastende Aneignung ... die Häufung (Agglomeration und Ornament) verlangt ... ein simplexer Akt – ersetzt durch mimische Einfühlung in den Körper – ein duplexer Akt.
> Also eigentlich eine Schneiderfrage (Sartor!) ... Warum war das so schwer?
> Weil die Florentiner Herren und Sklaven der stofflichen Kultur waren: Seiden, Brokatweber, Goldschmiede, Steinmetzen, Farbmischer.
> Die Fähigkeit der Abwendung staunenswert, durch retrospektiven Akt selbstverstärkt.« (*Festwesen*, S. 102)

Die Versuchung, die für die Florentiner Bürger in der modischen Zurschaustellung prunkvoller Kleidung gelegen haben muß, gehört zu den in Warburgs Notizen immer wiederkehrenden Themen. Er schrieb ja sogar den Niedergang des mediceischen Handelshauses dem Zauber zu, den die feudale Prachtentfaltung auf ihre Repräsentanten im Norden ausübte. Hätte man Karl dem Kühnen nicht so bereitwillig Geld geliehen, so hätte man die durch seinen Sturz verursachte Finanzkrise vermeiden können. Karl erscheint bei anderer Gelegenheit selbst als ein Opfer seiner mittelalterlichen Freude an der schwerfälligen Kleidermode. Hätten er und sein Gefolge in der Konfrontation mit den Schweizer Bauern nicht so sehr an schwerem Brokat und Eisen tragen müssen, dann wären sie aus der Schlacht bei Murten vielleicht als Sieger hervorgegangen.

Der Zusammenhang zwischen dieser feudalen Neigung der Florentiner Kaufleute und der Einfuhr von *arazzi* war deutlich genug:

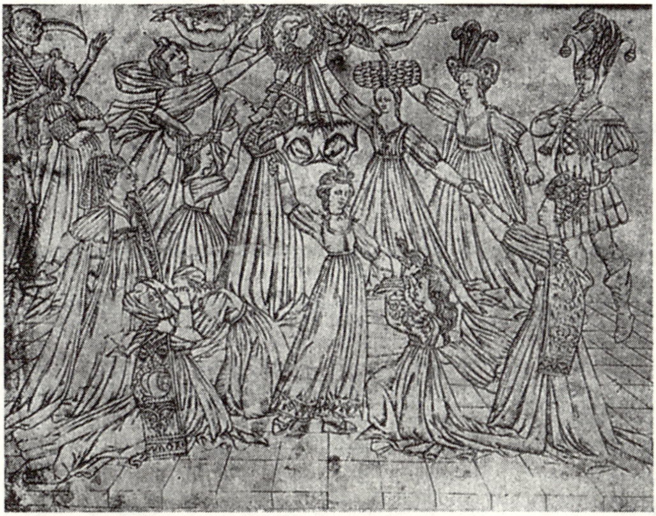

51 Hosenkampf. Florentinische Schule, um 1460 (Hind A. II. 5).

». . . denn die ›commodità a grandezza‹ des wirklich standesgemäßen Wohnschmuckes ging doch nur vom echten höfischen Gobelin aus und die vielen einzelnen Teppiche, welche nur Wappen und Devisen des Hauses Medici zur Schau trugen, verraten deutlich jenen sehr erwünschten Nebenzweck des Arazzo, die Atmosphäre der höheren ritterlichen Lebensart im kaufmännischen Hintergrunde zu verbreiten, wo man sich ja auch in Prunkturnieren so eifrig eines chevaleresken Wesens befleißigte.« (*Weltliche Kunst*, S. 36)

Nach Warburgs Ansicht standen die *panni dipinti* (S. 171) für einen weiteren Aspekt dieser bürgerlichen Einstellung. Der drastische Humor ihrer Motive war dem Idealismus der Kunst Botticellis genau entgegengesetzt. Die unverhüllte Obszönität der Moreskentänzer stellte einen seltsamen Kontrast zu der platonischen Liebeslyrik der Villa Careggi dar. Ein weiteres Beispiel für diese nordische Vorstellung erotischen Humors war der »Hosenkampf«, auf dem eine Prophezeihung Jesajas als Vorwand für eine Darstellung von Rabelais'schem Humor dient (Abb. 51).

Welch eine Kluft besteht doch zwischen diesen Modefiguren, die um das Symbol der Männlichkeit kämpfen, und der Sphäre idealer höfischer Liebe, wie sie sich in Botticellis mythologischen Gemälden offenbart! *Panni dipinti*, häufig in einem Atem genannt mit den Teppichen *alla franzese*, stellen also das feindliche Prinzip dar, das der Idealstil überwinden mußte:

> »... Welche Hindernisse sich der Durchdringung dieses pathetischen Idealstils entgegensetzten, selbst in jenem mediceischen Milieu, das sonst dem neuen Stil sympathisch gesinnt war. Dem erweckten Sinn für die echte antike Plastik stand entgegen jene Kunst alla franzese, d. h. jene importierte Genrekunst, die durch Trachtenrealismus oder drastische Genrebilder (auf Webereien und Leinwandbildern) selbst die Gestalten der eigenen italienischen Geschichte mit wesensfremder Pläsierlichkeit übersponnen hatte ...« (*Vorträge*[5], II, 92)

Warburgs Notizen zeigen seine Absicht, die Arbeit zu den Medici-Inventaren mit einer detaillierten Schilderung dieses Reformprozesses abzuschließen, wobei Petrarcas *Trionfi* das zentrale Thema waren. Dieser große Gedichtzyklus über die Vergänglichkeit aller irdischen Ideale hatte schon früh seinen bildlichen Ausdruck in der gotischen Kunst gefunden. In diesen Darstellungen sah man die Triumphwagen immer von vorn, und die triumphierende Personifikation blickt zum Betrachter hin (Abb. 52). In einigen dieser frühen Beispiele wird die hieratische Feierlichkeit des Themas bewahrt, aber bald verdrängt und erstickt der modische Stil *alla franzese* die ursprüngliche Bedeutung. Warburg zitiert ein bemerkenswertes Dokument, um zu illustrieren, wie Petrarcas Thema zu einem rein dekorativen Prunkmöbel umgeformt wurde. Es ist ein Brief von Matteo de' Pasti an Piero de' Medici, der sich mit eben diesem Problem beschäftigt.[6] Der Künstler fragt an, in welcher Tracht er die Figur der Fama darstellen solle, und verspricht eine kräftige und fröhliche Wirkung, weil er gerade eine neue Methode für das Auftragen von Gold gelernt habe. Der modebewußte Künstler verkehrt also die Botschaft Petrarcas in ihr genaues Gegenteil. Was der Dichter als ein asketisches Symbol der Eitelkeit gestaltet hatte, diente dem Maler bloß als willkommener

5 Aus einer Folge von sieben Vorträgen, im Rahmen des sogenannten »Allgemeinen Vorlesungswesens«, Hamburg, 1908/09.

6 *Il Buonarotti*, 2. Folge, Bd. 4, Rom, 1869.

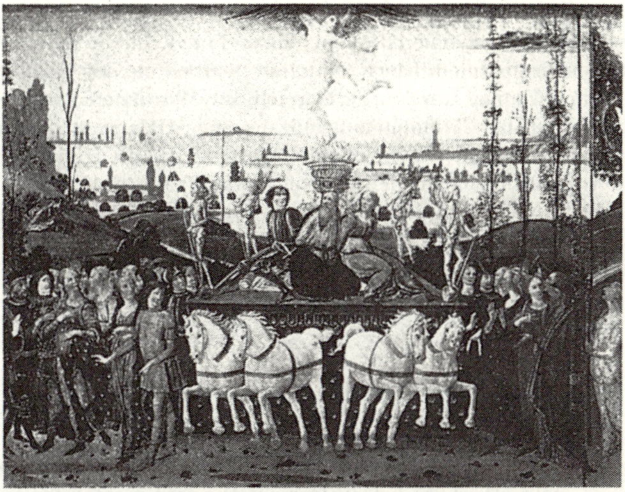

52 Jacopo del Sellaio, Triumph der Liebe.
Fiesole, Museo Bandini.

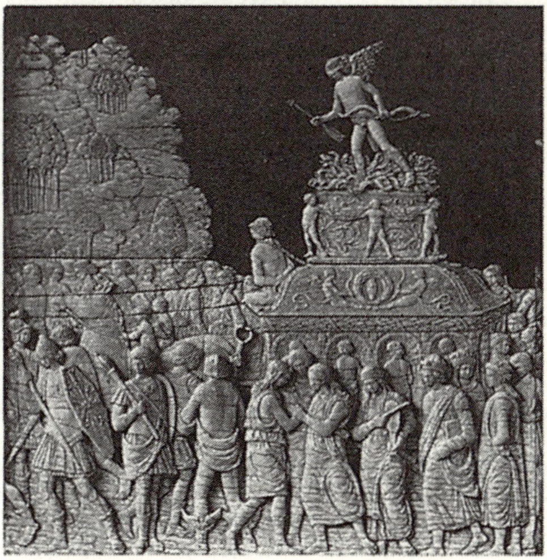

53 Mantegna-Kreis, Triump der Liebe.
Florenz, Museo Nazionale, Sammlung Sarrand.

Vorwand für die Zurschaustellung all jener Eitelkeiten, die vor der Ewigkeit letztlich keinen Bestand haben. Eine Reihe von Drucken und Hochzeitstruhen belegt, daß diese Bearbeitung des mittelalterlichen Themas durchaus erfolgreich war. Wir hätten erwarten können, daß der »Triumph« auf antikisierende Art dargestellt wird, tatsächlich aber hielt sich die mittelalterliche Art, die Streitwagen von vorn abzubilden, in der Kunst des Quattrocento noch sehr lange. Erst im Mantegna-Kreis können wir von einer »Reform« sprechen (Abb. 53). Das alte Thema des Mittelalters wird hier in der Sprache des authentischen antiken Triumphs neu interpretiert, wodurch ihm seine wahre Würde wieder zuteil wird.

DIE GOTIK ALS KATALYSATOR

Die Interpretation des gotisch-konservativen Geschmacks in Florenz als eines widersprüchlichen, aber bloß retardierenden Elements stellte Warburg jedoch in einer Hinsicht nicht zufrieden. Wäre es nicht denkbar, daß gerade diese konservative Macht die Stärke jener Reaktion herausgefordert hat, die sich dann in Michelangelos Generation durchsetzte? Wenn dies der Fall war, so hätte man sich davor zu hüten, die mittelalterlichen Elemente in der Kultur des fünfzehnten Jahrhunderts nur als wirkungslose Nachzügler einer vergangenen Zeit zu betrachten, da diese Auffassung uns den Schlüssel zum Verständnis der neuen Epoche vorenthalten würde. Die dynamische Energie der neuen Ausdrucksweise verdankt ihren Impuls dem Widerstand, den sie zu überwinden hatte. Nur in der Auseinandersetzung mit den nordischen Elementen konnte sich die antike Ausdrucksform durchsetzen, und ihre Betonung der rhetorischen Gebärden schien Warburg allein schon in der Macht jenes Hindernisses begründet zu sein. Michelangelos schmucklose *terribilità* erhielt angesichts der bürgerlichen Belanglosigkeiten, die er in seiner Jugend zu bekämpfen und aus dem Weg zu räumen hatte, eine ganz neue Bedeutung (Abb. 54).

»... man versteht den leidenschaftlichen Akzent des großen Michelangelesken Stils, die Energie der Abwendung vom detaillierten Realismus erst, indem man sie als notwendige, in ernster und bewußter Auseinandersetzung mit einem keineswegs unterschätzten Gegner errungene Selbstbefreiung begreift und nachempfindet ...« (*Festwesen*, S. 82)

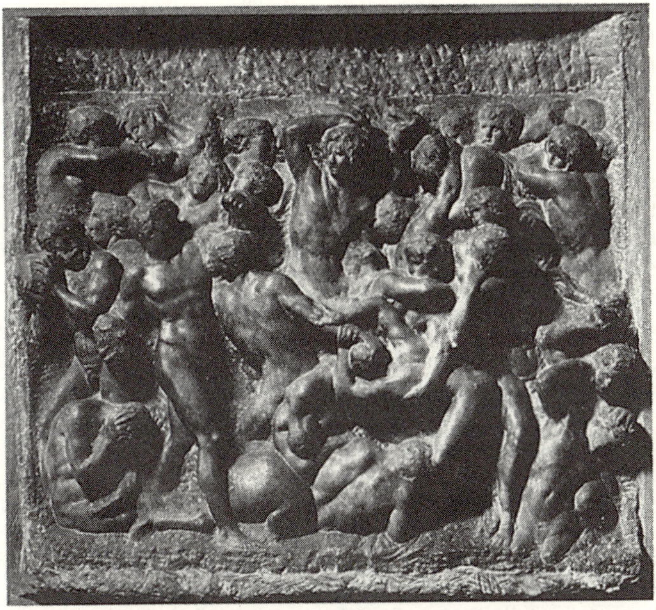

54 Michelangelo, Kampf der Kentauren und Lapithen.
Florenz, Casa Buonarotti.

»... Michelangelo ist der gewaltsame Umschalter des malerischen italienischen Stils. Er hatte die flandrische Manier beseitigt, nicht etwa durch unbekümmertes geniales Ignorieren, sondern nachdem er sich nach gewiß nicht leichten Kämpfen mit ihr auseinandergesetzt, sie gewogen und zu leicht befunden hatte ...« (*Festwesen*, S. 108)

Desgleichen Botticelli:

»Seine mythologischen Gestalten atmen jene seltsam insinuierende antikische Beweglichkeit aus, weil sie befreite, nicht freie Geschöpfe der malerischen Phantasie sind, befreit aus dem Banne höfischen Kostümprunkes auf galanten Geschenkdosen, Planetenbüchern und Turnierfahnen: unbekleidet entsteigt seine schaumgeborene Venus dem Meere, die noch zaghafte Vorläuferin jener pathetischen Olympier, die dann später die ›fiamminghi‹ lehren, die höhere römische Formensprache effektvoll nachzusprechen. (*Ges. Schr.* I, 184) [Veröff. Werke, 13]

Warburg hatte den Eindruck, daß die Intensität der Renaissancekunst unverständlich bliebe, wenn man in ihr nicht eine machtvolle Antwort auf mittelalterliche Tendenzen erblickte. Für ihn war das mehr als eine bloße Metapher. Er sah den Geschichtsprozeß als einen Ausdruck einander widerstreitender Energien, und obgleich er erkannte, daß die Richtigkeit einer solchen Auffassung sich nicht nachweisen ließ, beeinflußte die Idee von miteinander kämpfenden realen Mächten seine Vorstellungsweise doch nachhaltig:

»Leider gibt es keine Manometer, um Gleichgewichtszustände zwischen alten und neuen Kulturtendenzen oder gar die Energie ihrer Umformung zu messen. Deshalb bleibt schließlich jeder Erklärungsversuch eine unzulängliche anthropomorphe Hypothese; so auch der unserige. Denn nur auf Grund subjectiver Gleichgewichtsempfindungen kann man die Energie des neuen Idealstils ›all' antica‹ gewissermaßen als Reaktionsenergie gegen den übermächtig entgegenwirkenden ornamentalen Stoffsinn ›alla franzese‹ erklären wollen.« (*Vorträge*, III, 34)

Es war die Kunst der Antike, aus der die Florentiner die Energie zogen, die sie benötigten, um die Mächte des mittelalterlichen Realismus zu vertreiben. Die Wiedergeburt der antiken Kunst kann daher teilweise als Reaktion auf einen fremden Stil erklärt werden:

». . . die nordischen Kunsterzeugnisse . . . verlangten . . . als lebendig eingegliederte stilbildende Mächte gefühlt und veranschaulicht zu werden, mit denen sich die italienische Frührenaissance auseinanderzusetzen hatte wie mit einem achtungsgebietenden und keineswegs ungefährlichen Gegner, den sie schließlich auch nur unter Herbeirufung einer höheren Vergangenheit aus der Stellung eines privilegierten Fremdlings vertrieb . . .

. . . die starke Ausschwingung . . . in dem pathetischen Idealstil all' antica erklärt sich eben nur als Reaktion gegen den flandrischen Idealismus und zeugt so am deutlichsten von dessen stilbildender Kraft.

Die Notwendigkeit dieser zunächst willkürlich scheinenden Synopsis halte ich nach reiflicher Selbstprüfung für das bedeutsamste, mir erst allmählich aufdämmernde Ergebnis meiner wissenschaftlichen Dienstjahre . . . (*Weltliche Kunst*, S. 7)

Wir haben jedoch gesehen, daß die Synopsis sich schwieriger gestaltete, als seine letzte Formulierung vermuten läßt. Wurde die Reaktion der Renaissance denn nur durch den Widerstand der Gotik gegenüber dem Nachleben der Antike herausgefordert? War nicht die Gotik in gewissem Maß auch eine Verbündete, die die Kunst in eine ähnliche Richtung vorantrieb?

Warburg war sich der Tatsache völlig bewußt, daß der Realismus *alla franzese* zu jenem internationalen gotischen Stil gehörte, der die erste Hälfte des fünfzehnten Jahrhunderts beherrschte. Verglichen mit der strengen Größe eines Masaccio oder Donatello war die Gotik in der Tat reaktionär. War sie aber nicht auch ein Symptom für jene Lebensfreude, jene Freude an der sinnlichen Schönheit der Welt, die wir gewöhnlich mit der Renaissance assoziieren? Der Stil mag zu den großen mythischen und epischen Themen nicht gepaßt haben – als Spiegel des Lebens, so wie es von der vergnügungssüchtigen Florentiner Jugend geführt wurde, gehörte er aber zu jener neuen Intensität, die keineswegs in Widerspruch zu Burckhardts Auffassung steht. Warburg wendet diese Interpretation versuchsweise auch auf die Cassonemalerei und den *arazzo*-Stil an. An einer anderen Stelle betrachtet er diese spezielle Erklärung aber recht skeptisch:

> »Man muß eben aufhören, das äußerlich anziehende vergnügliche Ausleben der mittelalterlich naiven Individuen als bodenständig umwälzende Macht im Umschwung zur idealen Formensprache einzuschätzen: sie waren im besten Falle kein Hindernis für die Aufklärung auf idealistischer oder realistischer Grundlage, die sich in Florenz unter dem Zeichen der Antike vollzog ...« (*Festwesen*, S. 51)

> ». . . die energisch ausströmende Freude an der eigenen festlich bewegten und prunkenden Existenz, die antike Schlachten und dichterische Triumphe als Stichwort zum Auftreten ungeduldig erwartet ...« (*Ges. Schr.* I, 188) [Veröff. Werke, 10]

> »Masaccios monumentales Gleichgewicht zwischen naturwahrer Greifbarkeit und ideeller Verallgemeinerung hatte eben zu früh Typen von zu reifer Einfachheit für die noch unruhig suchende Künstlerschaft seiner Zeit erzeugt, die zunächst leidenschaftlich danach strebte, durch emsig eindringenden und liebevoll verweilenden Realismus von dem verbrauchten ›gotischen‹

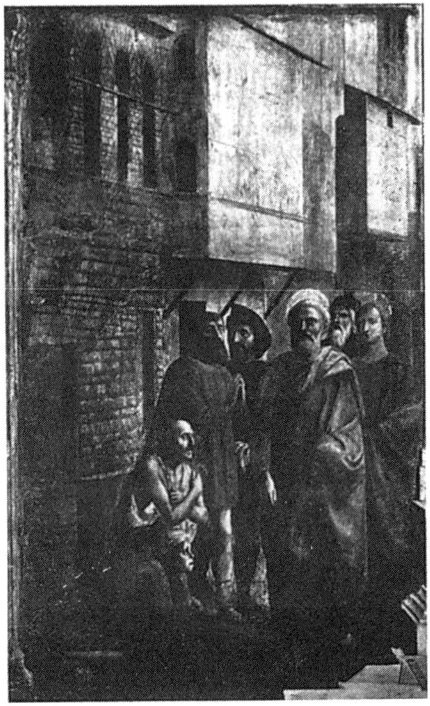

55 Masaccio, Die Schattenheilung durch Petrus.
Florenz, S. Maria del Carmine.

Formelwesen freizukommen, und wer diese weltzugewandte Beobachtungsgabe wie ein neu errungenes befreiendes Werkzeug handhabte, vollzog nur widerstrebend die Abkehr von vergnüglich verweilender Detailmalerei. Man muß sich vorstellen können, daß viele und verständnisvolle zeitgenössische Kunstbetrachter, wenn sie nicht gerade zur erlesenen Minorität derer um Brunellesco und Donatello gehörten, den Geist der neuen Zeit in der Kapelle Brancacci deutlicher in Masolinos naturwahr einherstolzierenden Stutzern verspürten, als etwa in dem unnahbar vorüberwandelnden Petrus der Schattenheilung ...« (Abb. 55, 56). (*Weltliche Kunst*, S. 40)

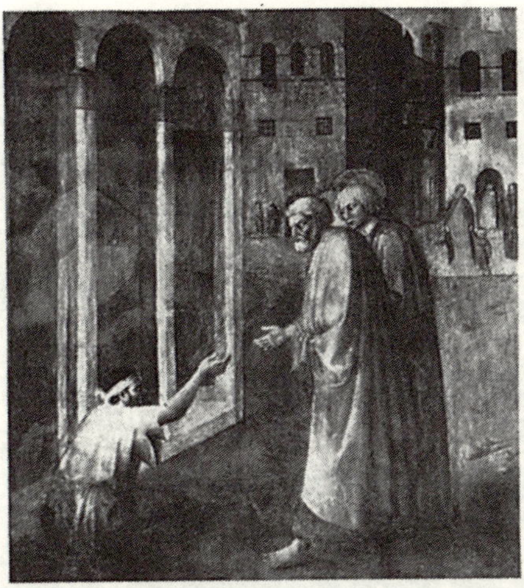

56 Masolino, Petrus heilt einen Lahmen (Ausschnitt). Florenz, S. Maria del Carmine.

Selbst die Beziehung zwischen den Teppichen *alla franzese* und der Antike kann nicht als etwas ausschließlich Negatives gesehen werden. Was uns als eine naive Karikatur des klassischen Themas vorkommt, war vielmehr ein sehr ernsthafter Versuch, die in der Literatur überlieferte Geschichte neu zu beleben:

»Wir müssen uns doch wohl hüten, solche Bilder einfach als naiv oder nur parodistisch anzusehen. Die zeitgenössische Tracht war wohl eine erfreuliche Beigabe, aber der gebildete Zuschauer sah doch darin ebenso eine Textillustration zur Ilias, die sich stofflich meist viel enger an den Text – wenn auch nicht an den griechischen Urtext – hält, als es den Anschein hat.«
(*Idealstil*, S. 31)

»Bei genauerem Studium des paganen Bilderkreises im Gebiete der nordischen Buchkunst ließ sich durch Vergleich von Text und Bild erkennen, daß die uns so irritierende und unklassische äußere Erscheinung nicht von der Hauptsache ablenken konnte: dem ernsten, nur allzu stofflich getreuen Willen zu echter Veranschaulichung des Altertums.«
(*Ges. Schr.* II, 462) [Veröff. Werke, 26]

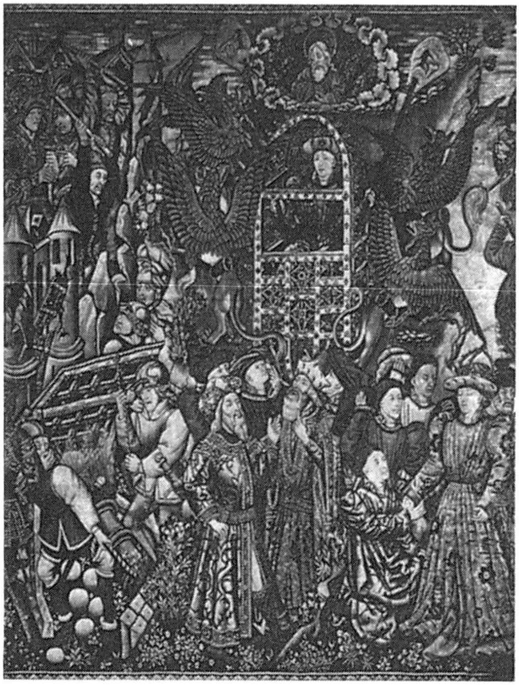

57 Himmelsreise Alexanders. Flandrischer Teppich, 15. Jhdt.
Rom, Palazzo Doria.

»Der überladene Trachtenrealismus und die romantische Märchenphantastik, d. h. der äußerlich antiklassische Stil des Alexanderteppichs durfte uns nicht die Einsicht verschließen, daß hier im Norden der Wille, sich antiker Größen zu erinnern, mit derselben inneren Energie auftritt, wie in Italien, und daß diese ›burgundische Antike‹ ebenso wie die ›italienische‹ ihren wesentlichen und eigenartigen Anteil hat an der Erzeugung des modernen ... Menschen.« (Abb. 57.)

(*Ges. Schr.* I, 249) [Veröff. Werke, 29]

Selbst die derbe Ausdrucksweise der *panni dipinti* kann nicht bloß als ein Gegner der Befreiung klassischer Formensprache und der ungehinderten Bewegung angesehen werden. So wie eine An-

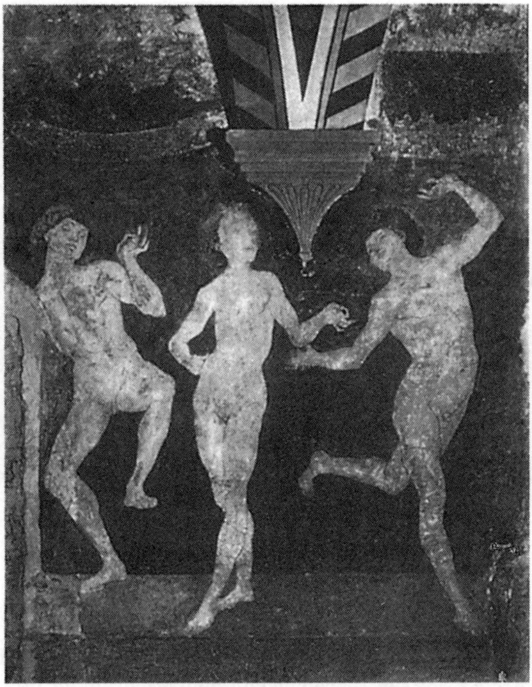

58 Pollaiuolo (zugeschr.), Tänzer.
Fresko in der Villa Galletti, Florenz.

tike *alla franzese* die Sehnsucht nach einer Wiederbelebung der antiken Welt (wenn auch auf einer niedrigeren Stufe) verrät, genauso offenbart die erregte Bewegung der Moreskentänzer jenen Wunsch nach hemmungsloser Gebärde und leidenschaftlichem Körperausdruck, der den neuen Stil antiker Mänaden und Kampfszenen hervorbrachte. Die den Pollaiuoli zugeschriebenen Arcetri-Fresken (Abb. 58) sind gewissermaßen das Missing link zwischen den grotesken Verrenkungen der Moreskentänzer und der Bewegung auf dem berühmten Stich »Männerkampf«.[7] In einer der vielen dunklen Andeutungen, die nie ihren Weg in die veröffent-

7 Vgl. *Vorträge* 1908-09, III, 21.

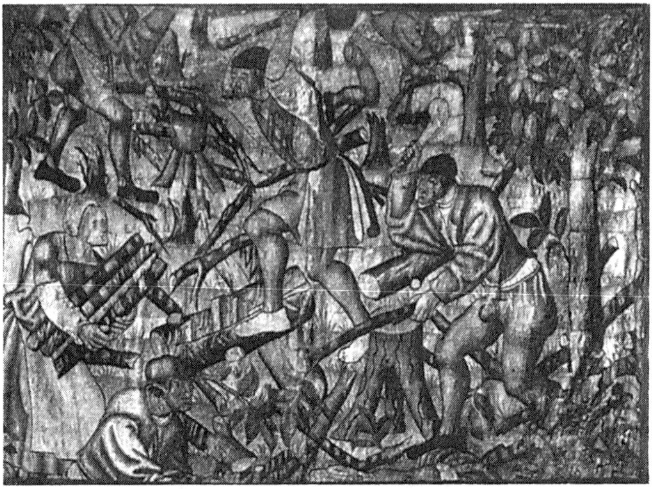

59 »Bûcherons«-Teppich. Burgundisch, 15. Jhdt.
Paris, Musée des Arts Décoratifs.

lichte Fassung fanden, spielt Warburg auf die primitiven Schichten an, mit denen sowohl der nordische Humor als auch das Pathos gesteigerter Bewegung in der Renaissance verknüpft sind.[8] In beiden Fällen drückt sich der Urtrieb nach uneingeschränkter Bewegung aus, den die Kultur, wenn nicht real, so doch zumindest im Abbild, einzudämmen sucht.

So wie die burgundischen Wandteppiche, auf denen sich die Adelsherren als Alexander oder Herkules porträtieren ließen, eine bezeichnende Parallele zur Wiedererweckung antiker Motive im Süden darstellen, so können auch die »Holzhacker«-Teppiche (Abb. 59) mit ihrer realistischen Abbildung von Holzfällern in erregter Bewegung nur in einer Synopsis zwischen Nord und Süd völlig verstanden werden.

»Die monumentale Genrekunst dieser burgundischen Bildteppiche war gleichsam das Quellgebiet jenes nordischen Verismus, der seinen lebensspiegelnden Humor als eine unverächtli-

8 *Festwesen*, S. 80, 84.

> che Gegenkraft dem dionysischen Pathos im Kampfe um den Stil des bewegten Lebens entgegensetzen konnte, bis die klassizierende Hochrenaissance Italiens im antiken Satyr ihr eigenes und ihrer humanistischen Gesellschaft angemesseneres Temperamentsventil wiederentdeckte ...«
>
> (*Ges. Schr.* I, 229) [Veröff. Werke, 18]

Dieses dialektische Fortschreiten zur Renaissance im Innern derjenigen Macht, die als ihre eigentliche Antithese erscheint, deckt Warburg auch in dem letzten Beispiel für den flandrischen Einfluß auf, im frommen Stifterporträt. Hier verkörpert sich nicht der Drang nach Bewegung, sondern sein genaues Gegenteil, die Selbstbeherrschung zugunsten einer konzentrierten Andacht. Die Anbetung der drei Hirten auf dem Portinari-Triptychon des Hugo van der Goes, die Ghirlandajo für sein eigenes Bild in der Sassetti-Kapelle als Vorlage diente (Abb. 43), schien Warburg diese Überlegenheit der Niederländer zu symbolisieren:

> »... weil das Abbild dieser ganz im Schauen aufgehenden Menschen in unbewußter Symbolik jene selbstvergessene beobachtende Unbefangenheit verkörperte, in der die Flandrer den antikisch gebildeten und rhetorisch veranlagten Italienern innerlich überlegen waren ...« (*Ges. Schr.* I, 205) [Veröff. Werke, 10]

> »Die von den Bildern, welche die Vertreter der Medici in Brügge in ihre Heimat entsandten, ausgehende künstlerische Eigenart mußte daher so lange vertiefend auf die italienische Malerei einwirken, wie die allgemeine Kunstentwicklung eine verstärkte rezeptive Aufmerksamkeit und schärfere Einzelbeobachtung verlangte und vertrug, bis die italienischen ›Adler‹ ihren Flug wagten, um sich zur höheren Welt der idealen Formen aufzuschwingen.« (*Ges. Schr.* I, 205-206) [Ebd.]

Im ersten Entwurf zu diesem Aufsatz wird diese dialektische Rolle des nordischen Realismus als Verbündeten der Renaissance noch knapper ausgedrückt:

> »... als solche Mitkämpfer in der friedlichen Campagne zur Eroberung der Welt im Bilde empfanden die Florentiner die Meisterwerke aus Flandern ...«
>
> (Handschriftliche Notiz auf den Druckfahnen von *Flandrische Kunst und florentinische Frührenaissance*).

In dieser Hinsicht kann man die Stifterporträts (Abb. 41) als ein Verbindungsglied zwischen mittelalterlicher religiöser Ergebenheit und dem säkularen Individualismus der Renaissance bezeichnen. Nach außen sind diese Porträts fromm, doch verrät ihr Realismus ein Interesse am Menschen als einer individuellen Persönlichkeit. Wir betrachten die Porträts und haben den Eindruck, daß ihre Gebärdensprache nicht mehr natürlich ist. Die zum Gebet gefalteten Hände erscheinen eher geeignet, das Steuer eines Schiffes zu führen, und die Augen haben nicht mehr den schwärmerisch-frommen Ausdruck, der Blick scheint in die Ferne gerichtet. Der Keim einer weltlichen Geisteshaltung ist in die Formen religiöser Kunst eingedrungen und zerstört sie von innen heraus.[9]

Noch in anderer Hinsicht erschienen die nordischen Erzeugnisse – Wandteppiche, *panni* und Porträts – als »Verbündete« der Renaissance. Durch ihre Mobilität trugen sie dazu bei, daß die Kunst unabhängiger wurde. Ein Fresko ist Teil der Kirche, ja mehr noch, Teil des Kultes; eine Brauttruhe gehört zum Hochzeitszeremoniell, ein *desco da parto* zur Geburt. Bei allen mittelalterlichen Erscheinungsformen der Kunst gibt es diesen engen Zusammenhang zwischen dem Bild und seiner Funktion im täglichen Leben. Wir sind allzu geneigt, die Emanzipation der Kunst für selbstverständlich zu halten und die Werke des Quattrocento zu betrachten, als seien sie Staffeleibilder für eine Ausstellung oder auch nur für das eigene Vergnügen.

Warburg vertrat sehr entschieden die Ansicht, diese Auffassung verfehle die wahre Funktion der Kunst des Quattrocento, die so viel von ihrer mittelalterlichen Abhängigkeit vom Ritual im weitesten Sinne bewahrt hatte. In seinen Aufzeichnungen führt er die verschiedenen Funktionen und Geräte an, mit deren Verschönerung und Ausschmückung die Künstler sich befaßt hatten. Aber auch hier erblickt er eine dialektische Bewegung. Der Wandteppich war nicht mehr einmalig. Er konnte auf Wunsch wiederholt und sein Karton in alle Lande transportiert werden. Er war nicht mehr an einen besonderen Raum oder an eine besondere Wand gebunden.[10] Dasselbe galt für den *panno dipinto*. In der Art, wie sie in ganz Europa zum Kauf angeboten wurden, lag ein deutlich »moderner« Zug, der bereits die Kunsthändler einer späteren Zeit ah-

9 *Ges. Schr.* I, 205 [Veröffentlichte Werke, 10] und Entwürfe.
10 *Ges. Schr.* I, 223 [Veröffentlichte Werke, 18].

nen läßt. Das weitestgehende Beispiel dieser Emanzipation der Kunst aus der Funktion eines Einrichtungsgegenstandes war natürlich der Druck. Zwar bestand seine wichtigste Funktion ursprünglich darin, dem Künstler als Vorlage zu dienen, doch trug er bald dazu bei, daß sich das Abbild von seinem festen Hintergrund trennte. Dieser Weg führte dann zur Staffeleimalerei, und die Erzeugnisse der nordischen Ölmalerei gehörten ihrerseits zu den ersten Werken, die man um ihrer selbst willen sammelte und schätzte. Auch in dieser Hinsicht stellte der nordische Einfluß eine Herausforderung an das Florenz des Quattrocento dar, auf die es mit der Renaissance antwortete.

AUSGLEICH DER GEGENSÄTZE

Alle Interpretationen der Situation in Florenz, die Warburg bislang vorgelegt hatte, haben dies gemeinsam: sie sehen in der Renaissance einen Konflikt zwischen dem Neuen und dem Alten. Diesen Konflikt zu verfolgen, heißt die Geburtswehen des neuen Zeitalters, die Befreiung aus den Fesseln des Mittelalters und den Aufstieg des modernen Individuums zu beobachten. Warburg ist von dieser Deutung nie abgerückt, aber zweifellos stellte ihn die Metapher eines Zusammenstoßes, eines Kampfes zwischen zwei Gegnern nicht zufrieden. Das Quellenmaterial zeigte ja, daß unvereinbar erscheinende Strömungen nicht nur in demselben Milieu, sondern auch in ein und derselben Person friedlich nebeneinander existieren konnten. Warburg war nicht der erste Renaissanceforscher, der dieses scheinbare Paradox hervorgehoben hat. J. A. Symonds, der in der Renaissance eine Bewegung zur Befreiung aus den Fesseln des mittelalterlichen Glaubens erblickte, meinte, daß »die Menschen der Renaissance so beschaffen waren, daß es keineswegs unmöglich war, aus Laster und Grausamkeit kommend, sich mit inbrünstiger und leidenschaftlicher Seelenbewegung dem Herrgott wieder zuzuwenden.«[11] Er erwähnt dieses Rätsel in seiner Erörterung der Lyrik des Lorenzo de' Medici, »dieses seltsamen Mannes, in dessen komplexer Natur entgegengesetzte Eigenschaften in Einklang gebracht und miteinander verknüpft wurden ...«

11 *Renaissance in Italy. Italian Literature,* I, London 1889, S. 335f.

Katholische Autoren wie A. F. Rio lobten die Renaissancepäpste wegen ihrer Fähigkeit, in ihrem Patronat traditionelle und pagane Strömungen zum Ausgleich zu bringen.[12] Hätten sie nur die traditionellen und »asketischen« Elemente in der Kunst gefördert, so wären sie von deutlicher vorausblickenden und weltzugewandten Auftraggebern in den Schatten gestellt worden; daher mußten sie das richtige Gleichgewicht zwischen gegenläufigen Strömungen ihrer Zeit finden, und für diese akrobatische Leistung gebührt ihnen Anerkennung. Herbert Spencer, der große Vorkämpfer der Evolutionstheorie, prägte sogar einen besonderen Ausdruck für solch eine Vereinigung von Gegensätzen: er spricht von »Kompatibilität«, und Warburg bezieht sich auf dieses Wort und dessen Quelle in dem Brief an seinen Bruder Paul vom 4. Januar 1904 (S. 178, 197) und verwendet ihn auch später in seiner englischen Form.[13]

So stand Warburg nichts mehr im Wege, die Idee des Ausgleichs der Gegensätze auf diese spezielle Untersuchung des Verhältnisses zwischen Künstler und Auftraggeber im Florenz des Lorenzo de' Medici anzuwenden. Er gab sich aber nie mit allgemeinen Formulierungen zufrieden. Er wollte die Gültigkeit solch einer psychologischen Deutung anhand von zeitgenössischen Texten und Bilddokumenten nachweisen.

Im Nymphenfragment haben wir gesehen, daß Warburg den Begriff der »Kompatibilität« anzuwenden versucht, um Giovanni Tornabuoni zu charakterisieren, in dessen Familienkapelle Ghirlandajo sowohl bürgerliche Selbstgefälligkeit als auch heidnische Leidenschaft dargestellt hatte. Als seine Entdeckung der Mediciporträts auf den Sassetti-Fresken von Ghirlandajo ihn auf diesen anderen Auftraggeber im Kreise der Medici aufmerksam machte, ging er in der Veröffentlichung seiner Fundstücke auf diese Idee sehr viel genauer ein:

> »Gegensätze der Lebensanschauung, wenn sie, die einzelnen Mitglieder der Gesellschaft mit einseitiger Leidenschaft erfüllend, zum Kampfe auf Leben oder Tod anstacheln, sind die Ursache des unaufhaltsamen, gesellschaftlichen Verfalls und doch zugleich die zur höchsten Kulturblüte treibenden Kräfte, wenn eben dieselben Gegensätze innerhalb eines Individuums ab-

12 A. F. Rio, *L'Art chrétien*, Paris, 1861, S. 144f.
13 *Ges. Schr.* I, 228 [Veröffentlichte Werke, 18].

schwächen, ausgleichen und, anstatt sich gegenseitig zu vernichten, sich wechselseitig befruchten und damit den ganzen Umfang der Persönlichkeit zu erweitern lernen. Aus diesem Grund erwächst die Kulturblüte der florentinischen Frührenaissance.

Die ganz heterogenen Eigenschaften des mittelalterlich-christlichen, ritterlich-romantischen oder klassisch-platonisierenden Idealisten und des weltzugewandten etruskisch-heidnisch praktischen Kaufmanns durchdringen und vereinigen sich im Mediceischen Florentiner zu einem rätselhaften Organismus von elementarer und doch harmonischer Lebensenergie, die sich darin offenbart, daß er jedwede seelische Schwingung als Erweiterung seines geistigen Umfanges freudig an sich entdeckt und ruhig ausbildet und verwertet. Er verneint die hemmende Pedanterie des ›entweder-oder‹ auf allen Gebieten, nicht etwa, weil er die Gegensätze nicht in ihrer Schärfe spürt, sondern weil er sie für vereinbar hält; darum entströmt gerade den künstlerischen Ausgleichserzeugnissen zwischen Kirche und Welt, antiker Vergangenheit und christlicher Gegenwart die enthusiastische und doch gesammelte Kraft des frisch gewagten Versuchs.«

(*Ges. Schr.*, I, 100f.)

In dieser Monographie über *Bildniskunst und florentinisches Bürgertum* wendet sich Warburgs Aufmerksamkeit dann Lorenzo zu, und er benutzt die Gelegenheit, die Idee einer »Ausgleichspsychologie« anhand des Lorenzo-Porträts von Ghirlandajo, an der Hauptfigur dieses Zeitalters zu erproben. Machiavelli hatte einen seltsamen Mangel an Einheitlichkeit an diesem Mann bemerkt, der eigentlich »zwei ganz verschiedene Personen« zu sein schien; Warburg sieht in diesem Urteil jedoch mangelndes Verständnis für Lorenzos Fähigkeit, Gegensätze zu vereinbaren.[14] Als er auf dieses Problem in seiner Sassetti-Monographie zurückkam, versuchte er, diesen Ausgleich der Gegensätze sowohl in der Psyche des Auftraggebers als auch in dem bestellten Werk herauszuarbeiten (Abb. 60).

Die Abhandlung über *Francesco Sassettis letztwillige Verfügung*[15] nimmt in Warburgs Schriften eine so zentrale Stellung ein, daß auf eine Zusammenfassung seiner Überlegungen hier nicht verzichtet werden kann. Denn hier, ebenso wie in den anderen veröffentlichten Schriften Warburgs, entgeht die zugrundeliegende Idee leicht

---

14 *Ges. Schr.* I, 110, [Veröffentlichte Werke, 9].
15 [Veröffentlichte Werke, 17].

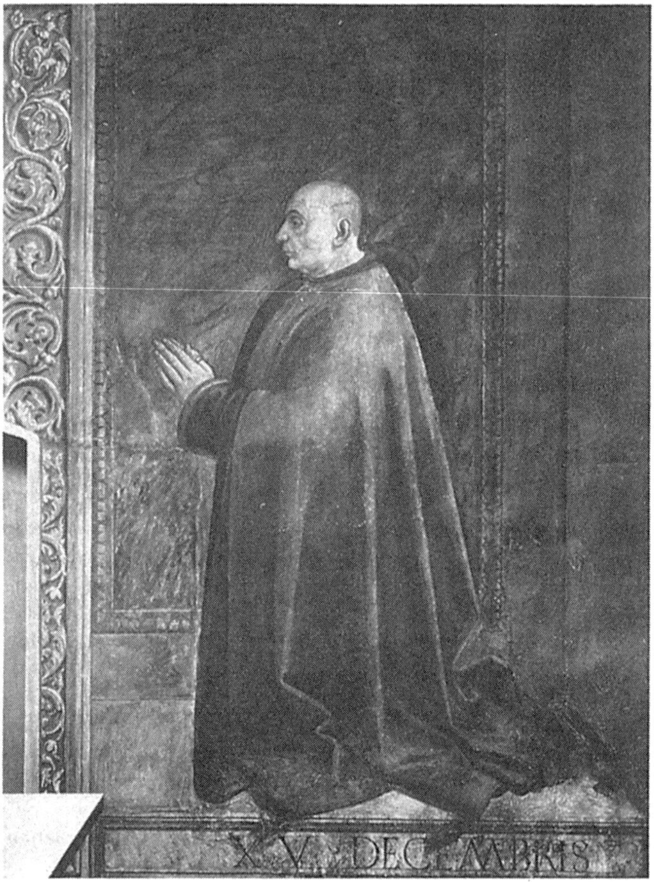

60 Ghirlandajo, Francesco Sassetti.
Florenz, Santa Trinità.

der Aufmerksamkeit des Lesers, der von persönlichen Urkunden zu Gemälden, von philosophischen Texten zur Heraldik und von der Wirtschaftsgeschichte zu linguistischen Betrachtungen geführt wird. Die Lektüre dieser reichen Darstellung, die Warburg so sehr zu schaffen machte, kann allein schon durch das lebendige Bild einer vergangenen Kultur, das Warburg wachruft, großen Genuß verschaffen. Es ist aber gar nicht so leicht, den Faden nicht zu verlieren, der dieses umfangreiche Material zusammenhält.

Warburgs Ausgangspunkt ist Sassettis Biographie, die 1600 von seinem Enkel zusammengestellt wurde. Wir erfahren, und zeitgenössische Urkunden belegen diesen Sachverhalt, daß Francesco Sassetti ursprünglich nicht beabsichtigt hatte, in der Kirche Santa Trinità begraben zu werden. Seine Ahnen waren in der Kirche Santa Maria Novella bestattet worden, und es war sein Plan, den Chor dieser prächtigen Kirche zu seiner Familiengrabstätte zu machen. Es kam jedoch zu einem Streit über den Gegenstand der Wandgemälde, mit denen der Chor ausgeschmückt werden sollte. Francesco Sassetti dachte an eine Verherrlichung seines Schutzpatrons, des heiligen Franziskus. Die Dominikanermönche von Santa Maria Novella machten Einwände geltend, weil unter den Bettelmönchen die Franziskaner ihre Rivalen waren. Eine Darstellung des heiligen Franziskus neben dem Hochaltar einer Dominikanerkirche schien völlig undenkbar. Sassetti, so erinnern wir uns (S. 154), ließ nicht locker. Eher wollte er den Gedanken an eine Grabstätte in Santa Maria Novella aufgeben als das Recht, seinen Schutzheiligen auf den Wänden seiner Grabstätte zu verehren. Er übertrug daher sein Patronat auf die Kirche Santa Trinità, wo niemand auf die Gestaltung der Fresken Einfluß zu nehmen suchte.

Dieser Vorgang bestätigte den Eindruck, den Warburg schon aus dem Beispiel des Giovanni Tornabuoni gewonnen hatte: diese weltzugewandten, klugen Renaissancekaufleute waren dem religiösen Aspekt des Patronats gegenüber alles andere als gleichgültig. Dem modernen Betrachter erscheint der Gegenstand der Fresken Ghirlandajos oft nur als Vorwand für die Zurschaustellung weltlicher Pracht. Für den Auftraggeber war das Thema jedoch wichtig genug, um darüber mit kirchlichen Autoritäten einen langwierigen und aufreibenden Kampf zu führen. Es ist also zweifellos unhistorisch, wenn wir in diesen Werken eine Äußerungsform des optimistischen, individualistischen, säkularen Geistes der Renaissance sehen. Diese Elemente waren zwar vorhanden, aber sie ver-

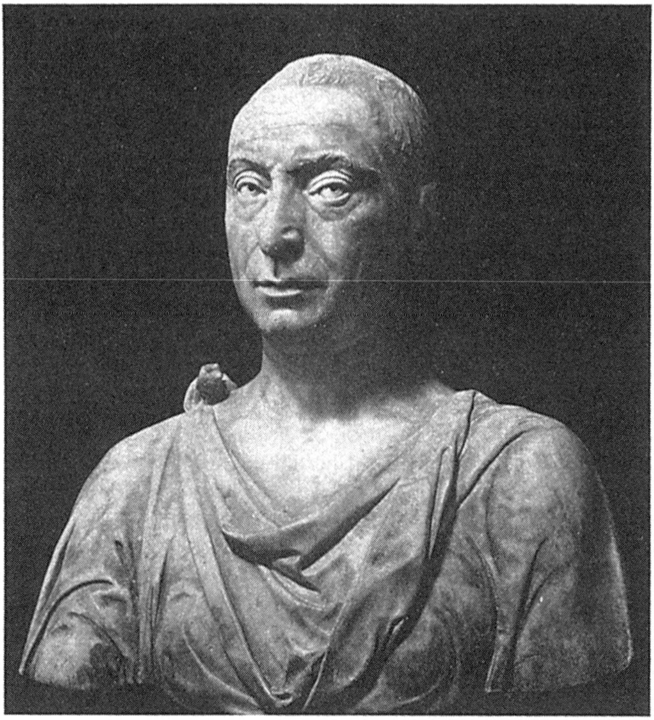

61 Werkstatt des Rossellino, Francesco Sassetti. Marmorbüste.
Florenz, Museo Nazionale.

tragen sich mit einer Loyalität gegenüber dem jeweiligen Schutzheiligen, die im Mittelalter nicht hätte ausgeprägter sein können.

Aus dieser Sicht war selbst die Einbeziehung von Familienporträts in die Fresken weniger ein Akt religiöser Gleichgültigkeit oder Ausdruck einer profanen Haltung – so wie es den Gelehrten des neunzehnten Jahrhunderts erschienen war – sondern eher eine Wiederaufnahme jener *voto*-Praxis, die Warburg in einer früheren Arbeit untersucht hatte. Die Schlußfolgerung, die aus Sassettis Patronat zu ziehen ist, wird durch einen Brief von Marsilio Ficino an Sassetti bestätigt. Der Philosoph lobt Sassetti wegen seiner Frömmigkeit. Im Gegensatz zu anderen besaß er in seinem Palazzo zwei Kapellen. Wie würde ein solcher Mann, dessen Interesse auf das Jenseits gerichtet schien, sich in weltlichen Dingen verhalten? Welche Einstellung mag er als eine der führenden Persönlichkeiten jener Epoche gehabt haben?

Es war der Wunsch, auf diese psychologischen Fragen eine Antwort zu finden, der Warburg nach Sassettis Testament forschen ließ, das in der Biographie des Urenkels erwähnt wird. Er erwartete, dort auf ein deutliches Zeichen für die Weltzugewandtheit des Florentiner Kaufmanns zu stoßen, der in der Zeit des Übergangs vom Mittelalter zur Renaissance lebte. Würde dieses Dokument jene Seite aufdecken, die wir an Sassettis Büste im Bargello, die ihn als römischen Imperator darstellt (Abb. 61)[16], festzustellen glauben? Zumindest nicht auf den ersten Blick. In dem Dokument, das Sassetti während einer Lebenskrise aufgesetzt hatte, als er, um einen Zusammenbruch des Geschäftshauses der Medici zu verhindern, sich nach Lyon begeben hatte, finden wir nichts, was dem »antikisch drapierten egozentrischen Übermenschentum der Renaissance«[17] entsprechen könnte. Selbst in seiner Vita activa wurde Sassetti von religiösen Überlegungen beeinflußt. Die Urkunde enthüllt nicht den »absoluten Bösewicht« des romantischen Bildes von Jacob Burckhardt, sondern einen Mann, der sich traditionellen Wertvorstellungen und einer konservativen Familienehre verpflichtet fühlte. Er richtet an seine Söhne die inständige Bitte, ihre Pflichten nicht zu vernachlässigen und, ungeachtet der finanziellen Lage, ihr Erbe anzutreten. Aus jeder Zeile des Testaments spricht die mittelalterliche Auffassung von Loyalität gegenüber Sippe und Familie.

Dennoch zeigt sich bei eingehender Analyse auch die andere Seite dieses Renaissancemenschen: seine humanistische Erziehung. Er spricht von der »Fortuna«, als sei sie ein realer heidnischer Dämon, der das menschliche Leben regiert. »Ich weiß nicht, wohin Fortuna uns tragen wird . . .«; »wenn Fortuna dich bedrängt . . .« Warburg versucht darzulegen, daß dies mehr als bloße Redewendungen waren. Seine Absicht war auch hier, in die Vorstellungswelt und dadurch in die Psychologie der Vergangenheit einzudringen. Woran dachte Sassetti, als er das Bild der heidnischen Göttin heraufbeschwor? Welche Vorstellung machte sich ein Flo-

16 *Ges. Schr.* I, 139.
17 *Ges. Schr.* I, 144.

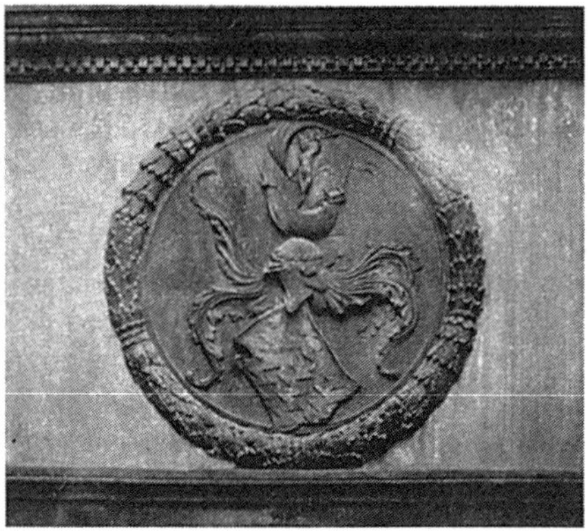

62 Fortuna im Helmschmuck des Giovanni Rucellai. Florenz, Palazzo Rucellai.

rentiner Kaufmann der Renaissance von der Macht, die sein Leben beherrschte? Ein Zeitgenosse Sassettis gibt darauf Antwort. Giovanni Rucellai, ein bedeutender Kaufmann, hatte Fortuna zu seiner persönlichen *impresa* gewählt (Abb. 62).

Für Warburgs historische Betrachtungsweise gab es keinen geeigneteren Kunstzweig als den der *impresa.* Sie ist eine Schöpfung, die noch immer erkennbar in dem sozialen Milieu eingebettet ist, aus dem sie stammt, ein Bild, das seinem Wesen nach mit der Persönlichkeit des Auftraggebers verknüpft ist. Die *impresa* der Renaissance verbindet in wahrhaft paradigmatischer Form all jene Elemente, die Warburg in seiner Analyse der Renaissancekunst herausgearbeitet hatte. Sie entspricht einer mittelalterlichen Tradition und hat ihren Ursprung in der feudalen Heraldik – ihre Form aber ist von der Renaissancekunst »reformiert« worden.

Rucellais »Fortuna« ist nicht mehr die plumpe mittelalterliche Allegorie, die Frau mit dem großen Rad. Sie wird als heidnischer Akt dargestellt, und ihr wird jene lebendige Bewegung verliehen, in der die Renaissance das Merkmal authentisch klassischer Formensprache sah. Ihr Attribut zeigt ebenfalls, daß sie nicht mehr das Tugendemblem ist, das Könige und Bettler auf eine Stufe stellt. Sie hält ein entfaltetes Segel empor, als wollte sie darauf anspielen, daß das Wort »Fortuna« auch für »Sturmwind« verwendet wurde.

Warburg, der Useners Untersuchung der Götternamen aufgreift, erblickt in der dreifachen Bedeutung des Wortes »Fortuna« – Wind, Wohlstand und Schicksal – den gemeinsamen psychologischen Nenner, der die Vorstellung der Göttin formt und ihr Bild in der geistigen Welt des Renaissancekaufmanns prägen hilft. Es ist derselbe launische Dämon, der seine »Fortüne« fördert oder ruiniert, der dann auch in der heidnischen Gestalt einer Windgöttin so treffend dargestellt wird.

Wenn es eines Beweises bedurft hätte, daß Rucellai in der Fortuna mehr sah als eine dekorative Helmzier, so wäre er in seiner Korrespondenz zu finden. Wie so viele seiner Zeitgenossen beschäftigte auch ihn die Frage von Vorsehung und freiem Willen, Glück und Verdienst. Wir wissen, daß er sich an Marsilio Ficino wandte, um eine Antwort auf die Frage zu erhalten, ob praktische Klugheit und menschliche Vernunft überhaupt etwas gegen die Launen des Schicksals ausrichten könnten. Ficinos Antwort versucht auf charakteristische Weise einen Mittelweg zwischen Determinismus und freiem Willen zu gehen, zwischen Unterwerfung und Herausforderung des Schicksals. Wenn er diese Antwort akzeptierte, dann konnte Rucellai seinen Glauben an die Macht der heidnischen Göttin mit althergebrachter Frömmigkeit vereinbaren. Dann konnte er auch die Fortuna an der Fassade von Santa Maria Novella anbringen, die er hatte umbauen lassen. Zugehörigkeit zur Renaissancekultur und christliche Religiosität war für ihn ebenso wie für Sassetti durchaus nicht unvereinbar.

Die gleiche friedliche gegenseitige Durchdringung von christlichen und heidnischen Ideen findet Warburg in der Eingangsformel vieler mediceischer Geschäftsverträge symbolisiert: *»Col nome di Dio e di Buonaventura«*. Die heidnische Göttin hilft diesen Männern, eine Formel zu finden, die den Wiederspruch zwischen mittelalterlichem Gottesvertrauen und dem Selbstvertrauen des Renaissancemenschen aufhebt; sie hilft ihnen, einen Zustand seelischer Ausgeglichenheit zu erreichen, der ebenso weit entfernt ist von mönchisch-weltflüchtiger Askese wie von »weltbejahender Renommage«.[18]

So verhalfen der Bilderschatz der Epoche und die Analyse seiner psychologischen Bedeutung dazu, die »Vorstellung« herauszuarbeiten, die Ghirlandajos Auftraggeber vorschweben mochte, als er

18 *Ges. Schr.* I, 151.

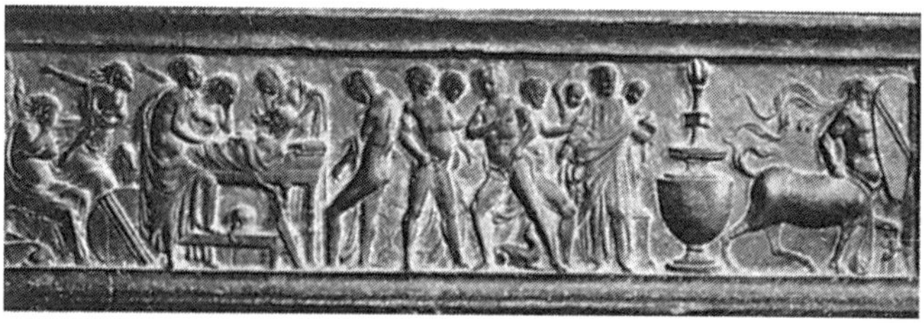

63 Giuliano da Sangallo (zugeschr.), Grabmal des Francesco Sassetti (Ausschnitt). Florenz, Santa Trinità.

in seinem Testament von der »Fortuna« sprach. Im Augenblick der Krise erscheint ihm das antike Symbol als Verkörperung all dessen, was er auf dieser Welt erhoffen oder befürchten kann. Den Ausgleich der Gegensätze, den Warburg in der Formel verkörpert sieht, die die heidnische Fortuna mit dem Allmächtigen Gott zusammen nennt, erkennt er ebenfalls in Francesco Sassettis *impresa.* Es war ein steinschleudernder Kentaur – eine Anspielung auf den Namen des Inhabers (*sasso*) (Abb. 63). Auch bei dieser *impresa* haben wir es mit einem antiken Dämon zu tun. Obwohl der Stein und die Schleuder im Wappen der Sassetti ursprünglich mit David assoziiert worden waren, hatte Francesco Sassetti den Eindruck, daß es mit seinem angestammten Glauben durchaus vereinbar war, diesen christlichen Helden durch ein heidnisches Ungeheuer zu ersetzen. David und der Kentaur erscheinen in der Ausschmükkung seiner Grabkapelle zusammen – dieselbe friedliche Versöhnung von Vorstellungen des Mittelalters und der Renaissance, die Rucellais Fassade von Santa Maria Novella charakterisiert.

Die »zwei verschiedenen Personen« schließlich, die Machiavelli in Lorenzo de' Medici beieinander sah, drücken sich auch in den zwei gegensätzlichen Wahlsprüchen Sassettis aus. Der eine, *»à mon pouvoir«*, schien Warburg jene bewußte Zurschaustellung dynamischer Energie auszudrücken, die den Kentaur kennzeichnet, mit dem dieses Motto auf dem Ex-Libris (Abb. 64) Sassettis erscheint, das bezeichnenderweise eine Ausgabe der *Nikomachischen Ethik* des Aristoteles ziert, jenes Buch paganer Weisheit, das den von dem Renaissancekaufmann praktizierten Lebensmut guthieß. Zur gleichen Zeit findet das Beharren des Philosophen auf dem goldenen Mittelmaß seinen Ausdruck in Sassettis zweitem

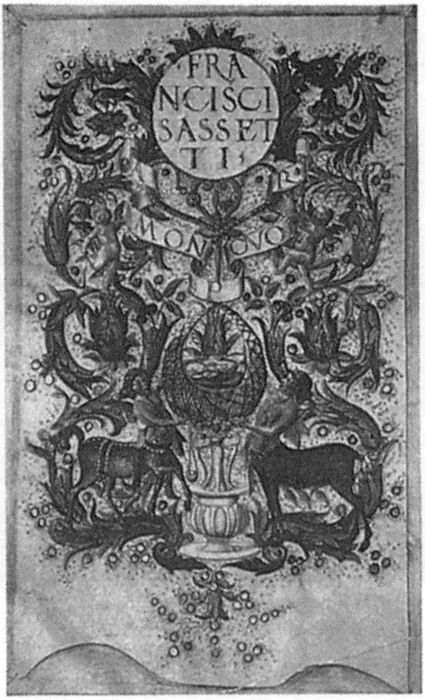

64 Ex-Libris des Francesco Sassetti in: Argyropulos, *Aristotelis Ethica Nicomachea.* Florenz, Biblioteca Laurenziana.

Wahlspruch, der eine ganz andere Lebenseinstellung dokumentiert. Dieses Motto hieß »Mitia fata mihi«, und Warburg erblickte darin das notwendige Korrektiv für die leichte Überheblichkeit des französischen Spruchs. Diese beiden Wahlsprüche zusammengenommen scheinen genau jenes Prinzip der Kompatibilität in der Seele des Renaissancemenschen auszudrücken, mit dem Warburg sich zu jener Zeit hauptsächlich beschäftigte.

»Sassetti empfand sein schwingendes, einen neuen ethischen Gleichgewichtszustand erstrebendes Selbstgefühl so bewußt, daß er eben *zwei* antithetische Sinnsprüche zur sinnbildlichen Selbstcharakterisierung erwählte.« (*Ges. Schr.* I, 154)

Was immer wir von dieser Deutung halten mögen, ihre Anwendung auf die Ausschmückung der Kapelle war ohne Zweifel

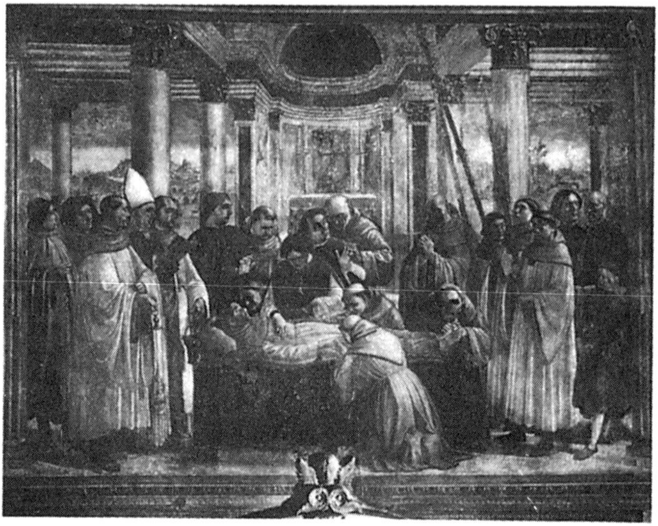

65 Ghirlandajo, Tod des hl. Franziskus.
Florenz, Santa Trinità, Sassettikapelle.

fruchtbar. Hier sah Warburg nämlich, wie die zwei Tendenzen, die er in Sassettis geistiger Vorstellung schon geahnt hatte, von der Hand des Künstlers ausgedrückt wurden: einerseits die franziskanische Frömmigkeit des Freskenprogramms (Abb. 65), für das Sassetti sich so unnachgiebig eingesetzt hatte, andererseits die Giuliano da Sangallo zugeschriebenen Grabstätten (Abb. 66), die eine völlig unchristliche Atmosphäre zu verbreiten scheinen. Die Klageszenen auf diesen Sarkophagen (Abb. 63) sind, ebenso wie das Verrocchio zugeschriebene Bargello-Relief (Abb. 35) nicht nach Vorbildern der christlichen *ars moriendi,* sondern der heidnischen Kunst gestaltet. Erneut sind wir Zeugen der ungehemmten *conclamatio,* die die Künstler der Renaissance von einem Meleagersarkophag übernommen hatten. Ekstatische Gefühle und ungezügelte Leidenschaft spiegeln sich auch in den Rahmenreliefs wider. In dieser Umgebung dionysischer Erregung spricht auch Sassettis Kentaur die Sprache heidnischer Leidenschaft. Er erscheint als Schildhalter,

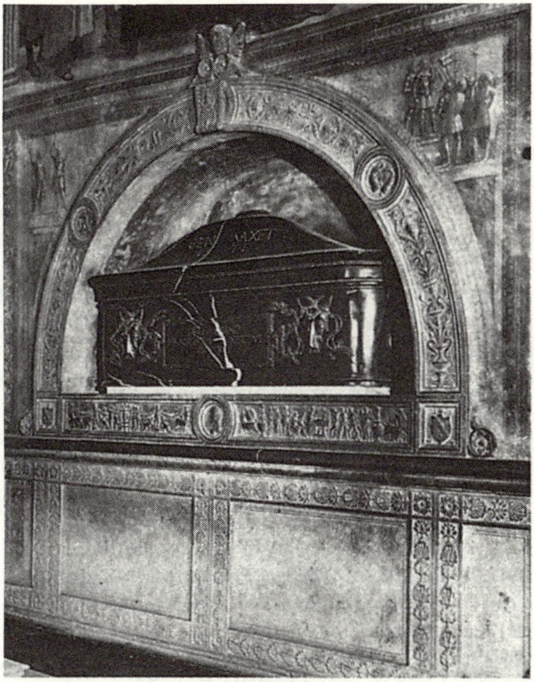

66 Giuliano da Sangallo (zugeschr.), Grabmal des Francesco Sassetti. Florenz, Santa Trinità.

»... aber seine zeremonielle Tätigkeit verhindert ihn hier nicht, die Schleuder leidenschaftlich zu schwingen, mit ungebärdig stampfenden Hufen und wild flatterndem Schweife ...«
(*Ges. Schr.* I, 154)

Vielleicht gehen diesen wilden Ungeheuer auf griechische Vorbilder zurück, auf das Theseion oder das Parthenon, die Cyriaco d'Ancona auf seinen Reisen abgezeichnet hatte. Zwischen der heidnischen Welt der Reliefs und der Frömmigkeit der Fresken besteht ein ganz offenkundiger Konflikt. Warburgs These vom Ausgleich der Gegensätze mußte sich an dieser Kapelle bewahrheiten. Warburg konnte sich nicht vorstellen, daß ein Mann wie Sassetti den heidnischen Gespenstern nur deshalb gestatten würde, an seiner Grabstätte herumzuspuken, weil er sie »dekorativ« fand. Über seinem Grabmal befand sich das Bild des Sterbens seines Schutzpatrons, auf dem Grabmal die verzweifelte heidnische Totenklage – wie würde er die Leidenschaft der heidnischen Dämonen mit der althergebrachten mittelalterlichen Lebenseinstellung in Einklang bringen?[19]

Die Antwort auf dieses Rätsel findet Warburg auf dem Tafelbild Ghirlandajos für den Hochaltar (Abb. 43). Auch hier stehen heidnische und christliche Elemente Seite an Seite. Die gewohnte Andacht wird von der Anbetung der Hirten symbolisiert, die der Künstler von der gotischen Welt des Hugo van der Goes übernommen hatte. Das moderne Element der wiedererwachten Antike ist in den römischen Ruinen und durch den Sarkophag vertreten, der die Krippe des Christuskindes bildet. Wie konnte das heidnische Element so weit vordringen? Wie ließ es sich im Mittelpunkt der Weihnachtsgeschichte rechtfertigen? Die Inschrift des Sarkophags enthält die Antwort. Sie bezieht sich auf die Prophezeiung eines heidnischen Auguren, in seinem Grabmal werde er eines Tages einen Gott beherbergen. Vielleicht deuten die Pfeiler im Hintergrund in eine ähnliche Richtung. Warburg erblickte in ihnen die Ruinen des *Templum Pacis*, der bei Christi Geburt eingestürzt war. Die heidnischen Elemente werden also verwendet, um von dem Ruhm der christlichen Welt zu künden. Sie symbolisieren das Zeitalter, das durch die Geburt des Erlösers überwunden wurde. Die *antichità* wird nicht aus der Kirche verbannt. Sie erhält vielmehr in dem typologischen Geschichtsbild einen genau bestimmten Platz zugewiesen. Sie kann unmittelbar neben dem Alten Testament stehen, als Bestandteil der Welt »vor der Erlösung«.

Warburg sah diesen deutlichen Beweis einer »Kompatibilität« nicht nur in dem theologischen Programm der Kapelle, sondern auch in der künstlerischen Behandlung antiker Motive. Ghirlandajo malte auf die Wände über den Grabmälern Darstellungen antiker Szenen – eigentlich vergrößerte Kopien römischer Münzen[20] (Abb. 66). Aber so wie das theologische Programm das antike Element sehr sorgfältig an einem genau bestimmten Ort fixierte und

19 *Ges. Schr.* I, 155.

20 Vgl. hierzu F. Saxl, »The Classical Inscription in Renaissance Art and Politics, *Journal of the Warburg and Courtauld Institutes*, 4 (1940-41), S. 19-46.

es so dem christlichen Weltbild unterordnete, genauso achtete Ghirlandajo darauf, daß die antiken Fragmente nicht mit christlichen Figuren der Franziskuslegende konkurrierten. Während die Legendendarstellungen lebensnah wirken wollen, werden die antiken Figuren durch Grisaillemalerei als Wesen einer fernen Welt geschildert. Sie sind bloße Schatten, die auf Distanz gehalten werden, während sich über ihnen das christliche Drama entfaltet.[21]

In dieser Behandlung der Antike erblickte Warburg eine genaue Parallele zur Philosophie des Ausgleichs. In beiden Fällen werden heidnische Elemente zugelassen, ohne daß es ihnen gestattet wird, die vertrauten Gestalten des christlichen Glaubens zu verdrängen. Warburg sah in diesem Ausgleich aber auch einen prekären Kompromiß im Grunde feindlicher Tendenzen, der nicht lange halten konnte. Wurde doch dieser optimistische Versuch, die antike Welt in das christliche Gedankengebäude einzugliedern, schon bald darauf von Savonarola verworfen.[22]

Die Sassetti-Kapelle ist daher das Denkmal eines kurzen Augenblicks des Übergangs zwischen Mittelalter und Renaissance, als der Mensch noch glaubte, er könne Unvereinbares versöhnen. Sie verrät dasselbe Stadium in der Geschichte menschlichen Denkens, das von Sassettis letztwilliger Verfügung repräsentiert wird.

So ist die Analyse der Sassetti-Kapelle ein Beitrag zur Deutung der widersprüchlichen Stilströmungen des Quattrocento, die Warburg so sehr beschäftigte. Erneut war der antiken Formensprache mit ihren heidnischen Assoziationen der flandrische Stil als mittelalterliches Element gegenübergestellt worden. Die Beurteilung des relativen Werts dieser zwei gegensätzlichen Kräfte hatte aber eine fast unmerkliche Veränderung erfahren. Die antike Form wird nicht mehr als das Endziel dargestellt, dessen Sieg über die Form des Mittelalters die Emanzipation der Kunst bedeutet. Die antike Form wird nunmehr als Gefahr betrachtet, und Sassetti/Ghirlandajo taten gut daran, sie aus den Schranken ihrer Weltanschauung zu weisen. In Warburgs Analyse von Ghirlandajos Werk tritt dieses Urteil immer stärker hervor. Er erblickte diese Ambivalenz oder »Polarität« nicht nur in dem nordischen Element, dessen Doppelrolle als Hindernis und Verbündeter im Kampf um die Schönheit er postuliert hatte, sondern auch in dem Einfluß der An-

21 *Ges. Schr.* I, 157.
22 *Ges. Schr.* I, 158.

tike, dessen inhärente Gefahren er schon in der Botticelli-Arbeit skizziert hatte.

ANTIKES PATHOS UND SEINE GEFAHREN

In Warburgs Studien über die »Nympha« und in den daraus sich ergebenden Gedankenkomplexen stand die Übernahme antiker Formen ursprünglich für die Befreiung aus den einengenden Fesseln einer realistischen Darstellung von Gewandmotiven. Während er dort die Eigentümlichkeiten der Renaissancepsychologie und ihre Fähigkeit betonte, Gegensätze im Gleichgewicht zu halten, tritt nun eine andere Einschätzung hervor. Es ist das Gleichgewicht selbst, das den höchsten menschlichen Wert darstellt. Was immer diesen Zustand bedroht wird als ein negativer Einfluß aufgefaßt, sei es die Freude am Besitz, wie sie sich in einer materialistischen Zurschaustellung ausdrückt, sei es die Unterwerfung unter die antike Rhetorik, durch die letztlich in der Zeit des Barocks jenes Gleichgewicht erschüttert wurde – eine Zeit, die demgemäß für Warburg einen Niedergang darstellte.

So revidierte er seine Deutung der Situation in Florenz noch einmal:

> »Die florentinische Kultur befindet sich in einer eigenthümlichen Verlegenheit: sie hat ihre Unabhängigkeit gleichsam nach zwei Fronten zu verteidigen. Gegen den von Flandern her aus dem Norden eindringenden Realismus der Gegenwart und gegen den von Süden kommenden in Rom wiedererstandenen Idealismus der Vergangenheit.« (*Festwesen*, S. 122)

Der Künstler, der diese gegenläufigen Strömungen lieber verwenden als ihrem disharmonischen Einfluß erliegen wollte, mußte vor allem seine Unabhängigkeit zu behaupten wissen. Gelang es ihm, seine innere Ausgeglichenheit zu bewahren, so konnte er beide Stilrichtungen als Verbündete in jenem psychologischen Kampf der Ausdehnung seiner geistigen Weite willkommen heißen, so wie Francesco Sassetti das in seinem eigenen Bereich getan hatte.

Diese Erweiterung der künstlerischen Ausdrucksmittel verglich Warburg gern mit einem linguistischen Phänomen, das Hermann Osthoff in dem Vortrag »Vom Suppletivwesen der indogermanischen Sprachen« beschrieben hatte.[23] Darin beschäftigte er sich mit der Beobachtung, daß indogermanische Sprachen den Komparativ häufig nicht aus derselben Wurzel bilden. Der Komparativ und Superlativ von *bonum* z. B. wird nicht aus der Wurzel *bon* gebildet, wir erhalten vielmehr *melior* und *optimus*. Osthoff fragte sich, wo diese Unregelmäßigkeit vorkommt und gelangte zu dem Schluß, daß sie in all den Fällen eintritt, an denen wir gefühlsmäßig am meisten beteiligt sind. Diese Verwendung unterschiedlicher Wurzeln für Steigerungsformen scheint einer Sache Nachdruck zu verleihen – ein Phänomen, das uns vom Modegebrauch der Sprache vertraut ist, wo immer neue Ausdrücke herhalten müssen, einen maximalen Effekt zu erzielen, wie etwa »rasant« oder »schnittig«. Je emphatischer und gefühlsbetonter unsere Sprache wird, desto weniger stellt uns die rein logische Steigerungsform einer gegebenen Wurzel zufrieden.

In diesen Entlehnungen aus unterschiedlichen Bereichen erblickte Warburg eine bezeichnende Parallele zu dem Problem, das ihn beschäftigte. Ein Künstler wie Ghirlandajo, der dem physiognomischen Ausdruck größere Intensität oder einer Gebärde größere Emphase verleihen wollte als bisher, hätte natürlich an dem herkömmlichen Material einfach weiterarbeiten und den gewünschten Effekt durch eine lediglich graduelle Steigerung der wesentlichen Züge erreichen können. Je mehr er sich aber damit auseinandersetzte, die wahre Emphase zu erreichen, desto weniger konnte solch ein Verfahren ihn zufriedenstellen. Er war also auf der Suche nach unterschiedlichen »Wurzeln«, in denen dieser »Superlativ« schon vorweggenommen war. So kann Warburg erklären, daß Ghirlandajo einerseits die »Anbetung der Hirten« des Hugo von der Goes, ein flandrisches Vorbild also, übernimmt, um den »Superlativ« frommer Andacht auszudrücken, andererseits aber auch antike Formen verwendet, um den Superlativ leidenschaftlichen Ausdrucks zu erreichen:

> »Das eigentliche Object ihres Wetteifers war die Schilderung des innerlich oder äußerlich gesteigerten Ausdrucks der einzelnen menschlichen Erscheinung, es sei nun der innerlich religiös ergriffene, der zierlich geschmückte oder drastisch bewegliche Mensch. Ich will die Formel, die ich dafür gefunden habe, nicht

---

23 *Akademische Rede*, Heidelberg, 1899; vgl. Tagebuch, 19. November 1903.

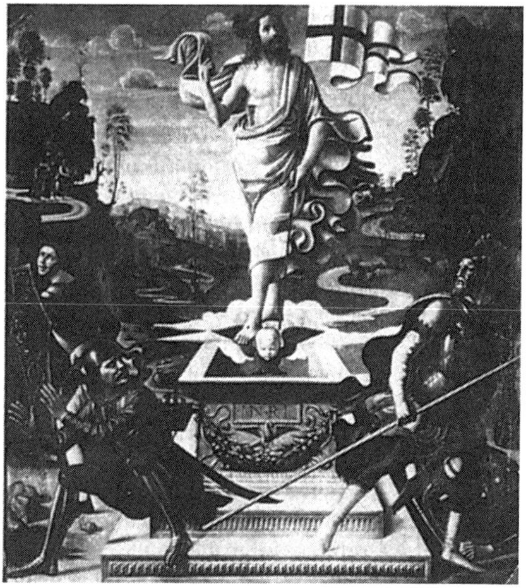

67 Ghirlandajo, Auferstehung.
Berlin (Ost), Staatliche Museen, Gemäldegalerie.

überschätzen, aber es gibt eben auf dem Gebiete der bildenden Kunst, wie Osthoff auf sprachlichem Gebiet betrachtet hat, ein Suppletivwesen, ein Austausch- und Ersatzwesen der superlativen Formen.

Physiognomische Grenzwerte im Augenblick der höchsten Erregung (pathos) oder tiefster Versenkung (ethos)	verstärkungsbedürftig

(*Festwesen,* S. 79)

Wo immer die Entscheidung des Künstlers einem echten Bedürfnis entsprang, das Höchstmaß an Ausdruckskraft, dessen ein Mensch fähig ist, zu erreichen, war sie künstlerisch gerechtfertigt und ästhetisch gelungen. Was aber, wenn die Anwendung einer Sprache äußerster Leidenschaft nur das Ergebnis von Modeströmung oder billiger Sensationslust war? In diesem Fall würde das den Künstler zu jener theatralischen Gebärdensprache führen, die

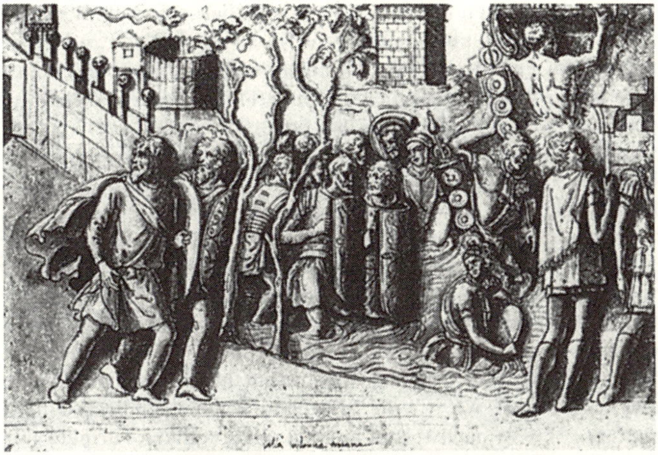

68 Trajanssäule. Codex Escuraliensis, fol. 62.
Escorial, Biblioteca del Monasterio de San Lorenzo el Real.

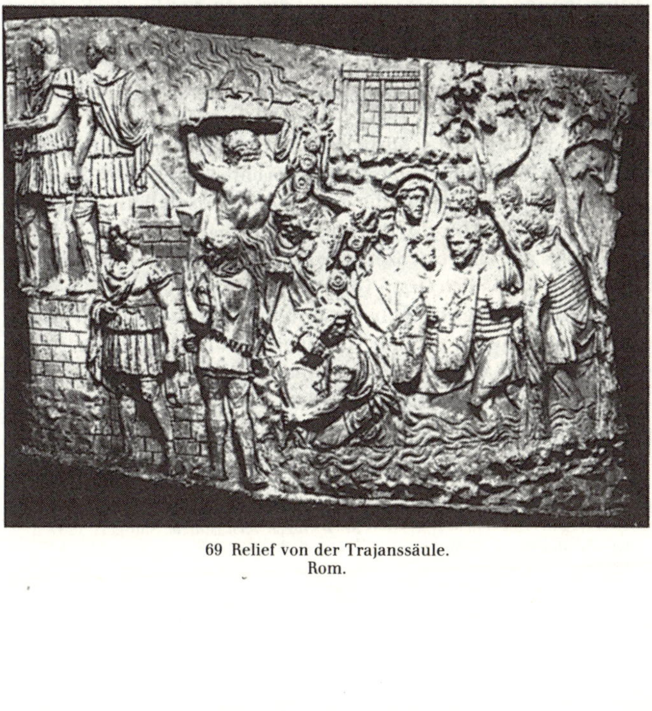

69 Relief von der Trajanssäule.
Rom.

wir im allgemeinen mit dem Barock assoziieren und die Warburg in der »Muskelrhetorik« einiger Werke von Pollaiuolo zu spüren meinte. Im künstlerischen Gebrauch des Superlativs liegt daher eine ganz eigene Gefahr, der nur die größten Meister gewachsen sind. Ein Michelangelo kann den Superlativ ohne Bedenken anwenden, ein geringerer Künstler aber erliegt seiner Verführungskraft nur allzu leicht. Diesen negativen Aspekt sah Warburg auch in Ghirlandajos Verwendung der antiken Ausdruckssuperlative.

Im Nymphenfragment hatte Warburg betont, daß die antike Form der Mänade bzw. der »Victoria« von Ghirlandajo verwendet wurde, um eine Atmosphäre der Bewegung und leidenschaftlicher Bewegtheit in die phlegmatische Welt des Florentiner Bürgertums hineinzutragen. Jetzt zog er zu seinen Beobachtungen auch das Skizzenbuch aus Ghirlandajos Werkstatt hinzu, um darzulegen, daß immer dort, wo wir die Verwendung einer Studie in einem späteren Fresko nachweisen können, diese antiken Formeln nur deswegen verwendet wurden, um dem ruhigen Temperament seiner Figuren noch einen zusätzlichen Grad von Ausdruckskraft und »Pathos« zu verleihen.[24] In der für Santa Maria Novella gemalten »Auferstehung« (Abb. 67) verwendet der Künstler für die Soldaten, die vor der Erscheinung des gen Himmel fahrenden Christus in Furcht zurückweichen, ein antikes Vorbild. Ihre Köpfe entstammen Studien nach der Trajanssäule im Skizzenbuch Ghirlandajos (Abb. 68, 69).

Jedoch das eindrucksvollste Beispiel für diese Verwendung antiker »Superlative« findet sich in den Tornabuoni-Fresken. Die Szene aus dem »Marienleben« die den Kindermord zu Bethlehem zum Gegenstand hat (Abb. 70), vermittelt, im Gegensatz zu dem festlichen Prunk der anderen Szenen, eine völlig andere Stimmung. Sie bietet uns eine wahre Orgie von Wildheit und Brutalität, die einen Manieristen wie Vasari zu begeistertem Lob veranlaßte. Warburg konnte nachweisen, daß der römische Triumphbogen im Hintergrund sich dort ganz zu Recht befindet.[25] Die ausdrucksstärksten Gestalten des Freskos sind römischen Triumphbögen direkt nachgebildet, besonders den Trajanischen Kampfszenen des Konstan-

---

24 Vgl. Burckhardt: »Wo irgend Pathos zum Vorschein kam, mußte es in antiker Form geschehen«; zitiert in K. H. v. Stein, *Vorlesungen über Ästhetik*, Stuttgart, 1897, S. 77. Dies ist der Keim für Warburgs Idee der Pathosformel.

25 *Idealstil*, S. 52.

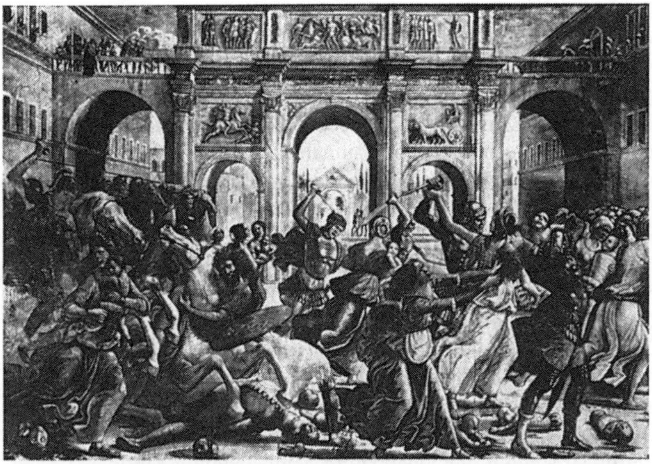

70 Ghirlandajo, Bethlehemitischer Kindermord.
Florenz, Santa Maria Novella, Capella Tornabuoni.

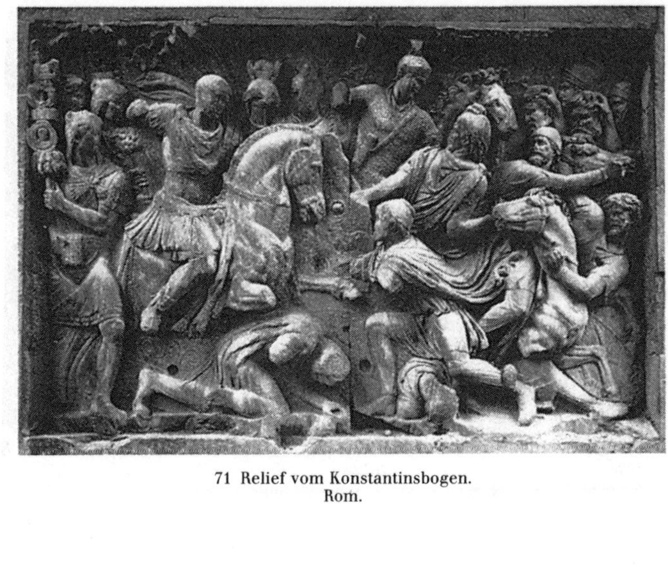

71 Relief vom Konstantinsbogen.
Rom.

tinbogens (Abb. 71). Der Beweis, daß Ghirlandajo diese Reliefs wirklich gekannt und studiert hat, ist leicht zu finden. Er kopierte sie für das gemalte Triumphbogenrelief im »Opfer des Zacharias« (Abb. 34). In dieser unteren Partie beherrscht die »physiognomische« Kunst des flandrischen Realismus das Feld, und das Denkmal römischer Aggressionslust steht gewissermaßen zwischen den Anführungszeichen der Grisailletechnik; auf dem »Kindermord«-Fresko haben jedoch die heidnischen Gestalten den Bereich archäologischer Betrachtung inzwischen verlassen und toben auf der Bühne herum. Die Sensationslust superlativischer Sprache hat hier die ästhetische Distanz des Künstlers überwältigt und ihn zu einer Anhäufung von Schrecken und Gewalt verführt, die die »Exzesse« der Barockkunst vorwegnimmt.

So kommt Warburg auch hier bei der Analyse erregter Bewegung im Werk eines Florentiner Quattrocentomeisters auf das Urteil zurück, das er schon in der Botticelli-Untersuchung formuliert hatte: Zu schnell der Verführungskraft paganen Einflusses nachzugeben, enthält die Gefahr, daß das Pathos hohl und die Bewegung theatralisch wird. Während die »Nympha« der Tornabuoni-Fresken den Gewinn verkörperte, den der Künstler durch das Studium antiker Bewegungssprache erlangte – jene Steigerung im Ausdruck und jene lebendige Anmut, in der das Temperament der Zeit seinen Ausdruck fand –, so konnte der »Kindermord« den negativen Pol bezeichnen, den Verlust, den die Kunst immer dann erleiden mußte, sobald sie von einer Inflation der antiken Prägungen äußerster Gefühlsempfindungen bedroht wurde.[26]

Wenn Warburg hier die kontrastierenden Funktionen der nordischen Elemente untersuchte, indem er deren Einfluß auf die Künstler des Südens studierte, so wandte er sich dem Norden zu, um den ambivalenten Charakter des antiken Pathos zu untersuchen. Die Art und Weise, wie Dürer, der größte deutsche Künstler, auf die Herausforderung dieser »Pathos«-Formel und die Superlative ihres Vokabulars reagierte, sollte ein Testfall dafür werden, wie Warburg deren Bedeutung einschätzte. In seiner Untersuchung über »Dürer und die italienische Antike«[27] griff er die Dürersche Zeichnung in der Hamburger Kunsthalle auf (Abb. 72), die

26 Vgl. hierzu das Urteil von K. Woermann in Dohme, *Kunst und Künstler Italiens*, 1878.

27 (Oktober 1905). *Ges. Schr.* II, 443-449. [Veröffentlichte Werke, 15]:

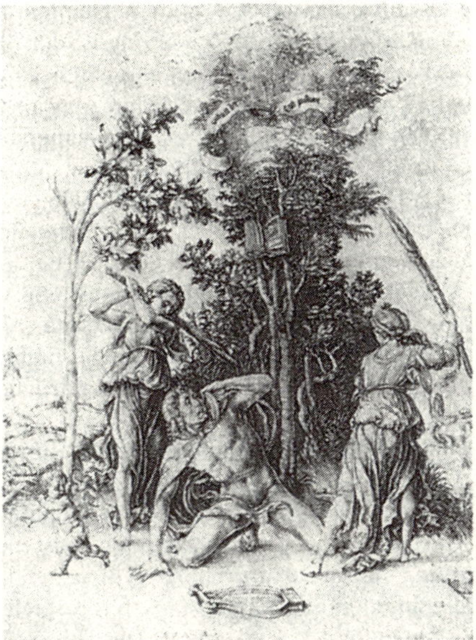

72 Dürer, Tod des Orpheus. Zeichnung.
Hamburg, Kunsthalle.

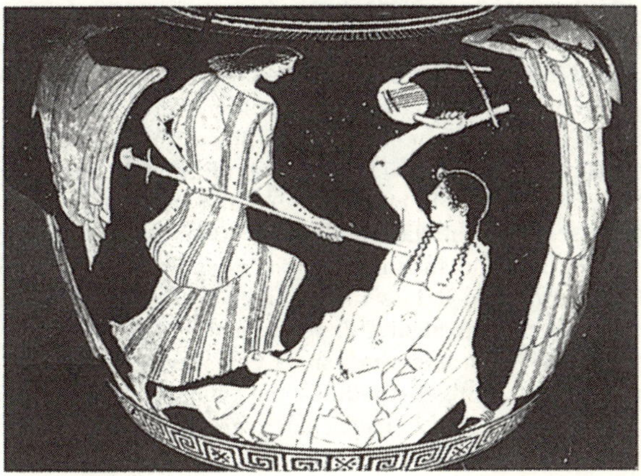

73 Tod des Orpheus. Griechische Vase aus Nola.
Paris, Louvre.

das Interesse des jungen Künstlers an den Themen und Formen der Antike deutlich macht. Diese Zeichnung ist der »Tod des Orpheus«, des von rasenden Mänaden umgebrachten Sängers, für die Dürer ein Kupferstich aus dem Kreise Mantegnas als Vorlage gedient hat (Abb. 18). Das italienische Werk ist seinerseits ein typisches Beispiel für die Übernahme antiker Typen, die Warburg gerade untersuchte. Die Gestalt des schutzlosen Sängers, der seinen Arm vergebens erhebt, um die Schläge der rasenden Frauen abzuwehren, ist nicht weniger als die Gebärdensprache der Mänaden ein von der antiken Kunst entwickelter Typus. Die wiederholte Verwendung dieses Typus auf griechischen Vasen (Abb. 73) und Sarkophagen beweist die Lebenskraft dieser Formeln sowie ihre Eignung, das tragische Pathos des Mythos auszudrücken, das hier seinen höchsten Grad erreicht.

Auch die Renaissance sah in diesen Motiven mehr als einen formalen Kunstgriff zur Lösung eines schwierigen formalen Problems. Aus Polizians »Orfeo«, der am Hof zu Mantua aufgeführt wurde, geht hervor, daß das Quattrocento den Geist und die emotionale Bedeutung dieser heidnischen Mythen verstand, deren Wurzeln auf die dunklen dionysischen Mysterienspiele einer weit entfernten Vergangenheit zurückgehen. Die Dürersche Vorlage verdankt ihr Pathos und ihre Bedeutung diesem Nachleben der heidnischen Vergangenheit in dem Stück von Polizian. Wurde Dürer so in Kontakt mit der wahren griechischen »Pathosformel« gebracht, so belegen andere Zeichnungen aus seiner italienischen Lehrzeit, daß er auch die Kampfszenen von Pollaiuolo und Mantegna studiert hat. In einigen seiner frühen Werke verwendete er dann diese Bildersprache, um erregte Bewegung auszudrücken.

Aber Dürer überließ sich nicht diesem Einfluß bis zur Aufgabe seiner Persönlichkeit. In einigen seiner Jugendwerke können wir ein gewisses Maß »affektierter Lebendigkeit« spüren, und doch setzte er ihr bald »den instinktiven Widerstand seiner bodenständigen Nürnbergischen Gelassenheit entgegen«.[28] Dürer gibt sein eigenes Temperament nicht auf, sondern ruft, aus freier Willensentscheidung, jenen anderen Aspekt der Antike herbei, die Erbschaft der heiter-ruhigen Apollinischen Schönheit, die er den Verlockungen dionysischer Leidenschaft gegenüberstellt. Gegenstand

28 Ges. Schr. II, 448 [Ebd.].

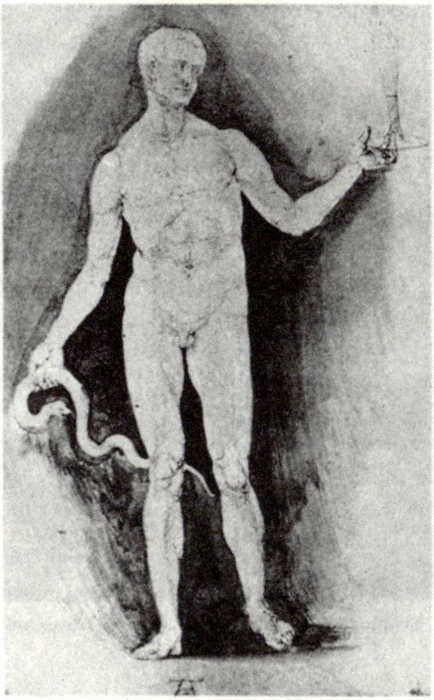

74 Dürer, Studie zum antiken Kanon.
Berlin (West), Kupferstichkabinett.

seiner Proportionsstudien ist der Apollo von Belvedere (Abb. 74) und nicht der Laokoon, durch dessen Entdeckung im Jahr 1506 die Begeisterung für das Pathos antiker Gebärdensprache noch verstärkt wurde.

Nachdem Dürer sich derart mit der »Pathosformel« auseinandergesetzt hatte (sein Frühwerk belegt sehr deutlich, daß er ihre Sprache zu sprechen und zu beherrschen gelernt hatte), wandte er sich ganz bewußt einem anderen Stil zu, was ihm die Kritik der Italiener eintrug, sein Werk sei »nicht antikisch Art«. Dürer gehört daher zu denjenigen, die die Gefahren einer Inflation superlativischer Ausdrücke intuitiv erkannten, und er muß zu den Kämpfern gegen die sich allmählich entfaltenden Tendenzen des italienischen Barock gezählt werden. Das Recht, das er diesen »Einwanderern« aus der Antike zugestand, nahm in den verschiedenen Sta-

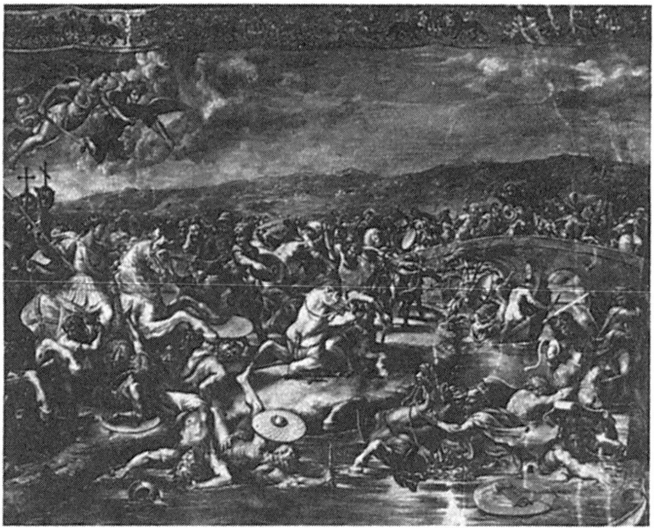

75 Schule Raffaels, Konstantinsschlacht (Ausschnitt). Vatikan.

dien seines Lebens verschiedene Formen an. Aber niemals gestattete er ihrer Sprache, Besitz von ihm zu ergreifen. Seine Künstlerpersönlichkeit blieb Herr der Lage, und so konnte er das jeweilige Ausmaß von Leidenschaft, das er in sein Werk einbringen wollte, bestimmen und beherrschen.

Als Warburg 1914 dieses Thema wieder aufgriff[29], wählte er als Beispiel für die Gefahren der »Pathosformel« die »Konstantinsschlacht« aus der Schule Raffaels (Abb. 75). Für ihn war das der Fall einer fehlgeschlagenen Reform, die das Thema vulgarisierte und die Werte einer hohen Tradition schändete. Die »Konstantinsschlacht« war bereits im Quattrocento von einem Künstler gemalt worden, der nicht unter dem Einfluß der Antike stand. Piero della

29 »Der Eintritt des antikisierenden Idealstils in die Malerei der Frührenaissance«, zitiert als *Idealstil.* Eine Zusammenfassung dieses Vortrags in *Ges. Schr.* I, 173ff. Der vollständige Text liegt nun in der italienischen Ausgabe der Schriften Warburgs vor: *La Rinascità del Paganesimo antico,* Florenz, 1966, 285-307.

Francescas großes Fresko – das Warburg anhand von Kopien aus dem frühen neunzehnten Jahrhundert zu rekonstruieren half (Abb. 76) – gehört, wenn überhaupt, zum Stil nordischer Teppichkunst.[30] Daß die Kunstwerke Pieros in jedem Fall den bedeutendsten Errungenschaften des nordischen Stils seiner Zeit sehr nahestanden, kann durch einen Vergleich zwischen seinem »Traum Konstantins« und einer Miniatur von René d'Anjou (Abb. 77, 78) belegt werden. In beiden Fällen ist es die Abwesenheit aller erkennbaren Bewegung, die zusammen mit einem Lichtzauber eine tief innerliche Stimmung schafft, die geradezu an den Geist Rembrandts gemahnt. Auch in der »Konstantinsschlacht« verzichtet Piero auf die billigen Effekte einer gängigen Schlachtbeschreibung. Mittelpunkt des Ganzen ist die ideelle Bedeutung von Konstantins Sieg im Zeichen des Kreuzes. Die feindlichen Scharen wenden sich, fast von Scheu ergriffen, der Flucht zu, als sie sehen, wie der Kaiser das geweihte Symbol feierlich seiner Armee voranträgt. Es gibt keine Berührung der Körper, keinen Schlachtenlärm, die Waffen schweigen. In der Hand eines Genies reichten die althergebrachten Mittel religiöser Kunst aus, um diese Vision des Sieges eines neuen Zeitalters auszudrücken.

Wenn wir uns von diesem erhabenen Kunstwerk derselben Szene in dem berühmten Vatikanischen Fresko zuwenden, so begreifen wir, wohin übertriebene Treue in der Anlehnung an klassische Superlative führen kann.[31] Fast jede einzelne Gestalt und Gebärde des Freskos ist die Bearbeitung einer authentischen antiken Formel. Sarkophage und Triumphreliefs wurden gleichsam geplündert, um diese Kollektion von vorwärtsdrängenden, kämpfenden, stürzenden Kriegerfiguren zu bilden. Im Eifer ihrer archäologischen Studien scheinen Raffaels Schüler die Bedeutung der Szene, die sie darstellen sollten, jedoch vergessen zu haben. Hier sehen wir nicht einen christlichen Sieg, sondern eine heidnische Schlacht. Eines der Reliefs vom Konstantinsbogen zeigt die grausige Szene, in der ein Soldat das blutende Haupt seines Gegners als Trophäe in die Höhe hebt (Abb. 71). Der Künstler hätte die Verkör-

30 Warburg hatte Pieros Kunstwerke anläßlich einer Reise nach Arezzo im Frühjahr 1901 für sich entdeckt. In einem Brief an seinen Bruder Max bezeichnet er den Freskenzyklus von Arezzo als »Freilichtmalereien in matten und doch farbigen Tönen... doch wohl das grandioseste Stück Wandmalerei aus der Mitte des 15. Jahrhunderts« (1. Mai 1901).

31 Warburg, *La Rinascità,* a.a.O., S. 304f.

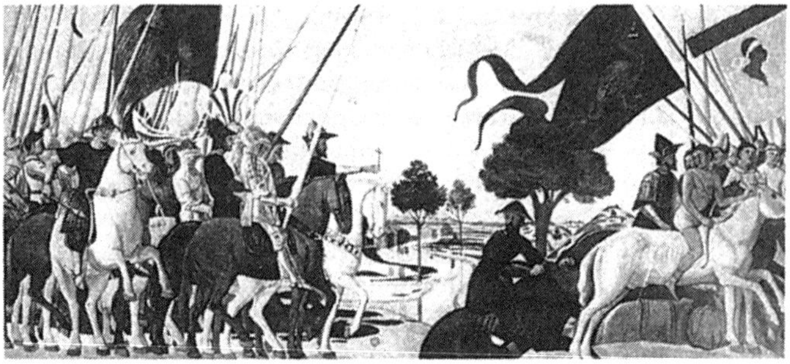

76 J. A. Ramboux, Aquarellkopie nach Piero della Francesca, Konstantinsschlacht. Düsseldorf, Kunstmuseum.

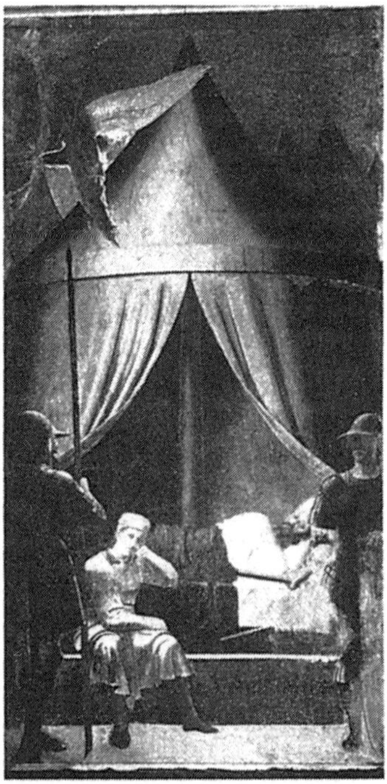

77 Piero della Francesca, Der Traum Konstantins. Arezzo, San Francesco.

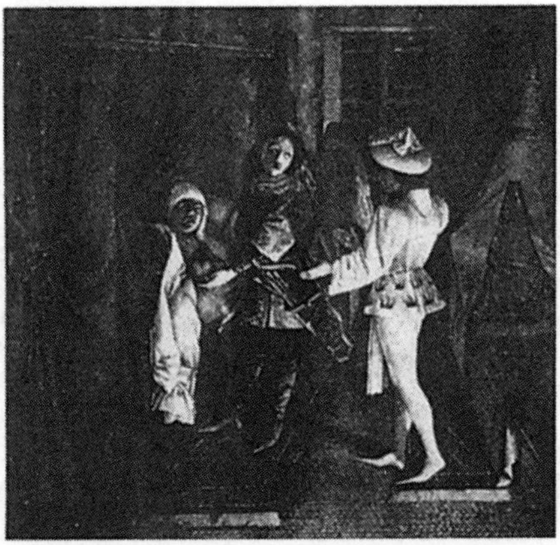

78 René d'Anjou, *Le livre du cuer d'amours espris.* Wien, Nationalbibliothek, Cod. Vindob. 2597, fol. 2.

perung heidnischer Raserei nicht drastischer darstellen können. Selbst auf diese Gebärde wilder Kopfjägerei mochten die Renaissancekünstler nicht verzichten. Sie nahmen sie in ihr Fresko auf als Zeichen für Konstantins Triumph über seine Gegner (Abb. 75). Dieser Akt gefühlloser Effekthascherei in der Darstellung einer christlichen Legende verkörpert für Warburg die Gefahren, die in einer unkontrollierten Übernahme von heidnischem Pathos lauerten. So wie die Elemente des nordischen Stils den Künstler entweder auf den Pfad eines platten, nichtssagenden Realismus locken oder ihm dabei helfen können, den wahren Ausdruck des menschlichen Antlitzes zu spiegeln, so kann die Sprache der Antike entweder ein Führer zur Darstellung einer höheren, idealen Sphäre oder eine Versuchung zu lautstarker und theatralischer Hohlheit sein. Wie er die Erbschaft verwendet, die er angetreten hat, ist am Ende allein die Entscheidung des Künstlers.

In Warburg war, als er seine Suche begonnen hatte, die Idee fortschreitender Evolution fest verankert. Der »Manierismus« von Filippinos »unnatürlichen« Gewandmotiven war das erste Paradox gewesen, das mit dem gängigen Bild von der Entwicklung der Kunst als einem triumphierenden Fortschritt siegreicher Genies in Einklang gebracht werden mußte. Aber die Probleme, die dieses

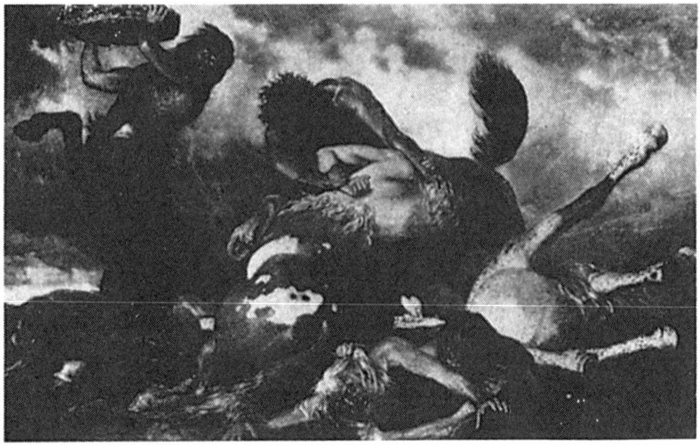

79 A. Böcklin, Kentaurenkampf.
Ehem. Sammlung E. Seeger, Berlin.

Paradox mit sich gebracht hatte, wollte Warburg noch immer im Rahmen einer evolutionären Geschichtsauffassung lösen. Als er die gegensätzlichen Tendenzen des Quattrocento analysierte, war er zunächst davon ausgegangen, daß die »mittelalterlichen« Elemente verglichen mit den positiven Einflußfaktoren, die zur Herausbildung der Renaissance beitrugen, etwas Negatives darstellten. »Mittelalter« und »Renaissance« waren für Warburg nicht nur chronologische Begriffe, sie nahmen für ihn immer mehr den Charakter von Wertsystemen an.

Aber indem Warburg sein Untersuchungsinstrumentarium verfeinerte und den Moment des Übergangs zwischen zwei Zeitaltern unter immer neuen Gesichtspunkten betrachtete, schien dieser feste Rahmen nachzugeben. Die Wertvorstellungen des Mittelalters waren selbst aus der Sicht eines echt individualistischen Humanismus nicht völlig negativ, und die der Renaissance konnten furchtbar mißbraucht werden. Die Vorstellung, daß die Künstler des Quattrocento aus den dunklen Grüften des Mittelalters von der Woge des Fortschritts ins Licht getragen wurden, ließ sich mit den Tatsachen nicht in Übereinstimmung bringen. Die Tradition als solche trägt die Formen und Symbole der Vergangenheit mit sich, und für die Nachgeborenen ist ihr Wert weder ausschließlich positiv noch ausschließlich negativ. Warburg faßte diese Symbole im-

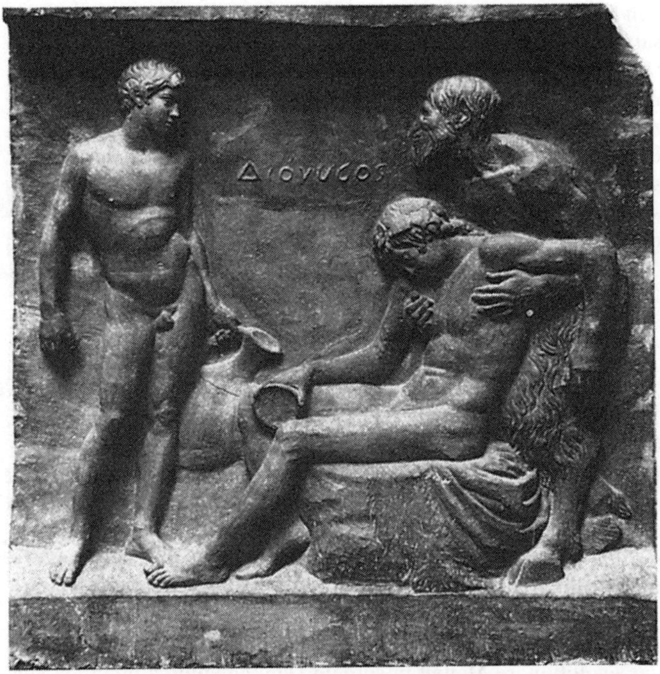

80 A. von Hildebrand, Dionysosrelief.
Jetzt in dem Treppenaufgang eines Harry Brewster gehörenden Hauses in Florenz.

mer mehr im Sinne einer »Polarität« auf, ein Begriff, so vermerkt er in seinem Tagebuch[32], von dem er geglaubt hatte, er selbst habe ihn geprägt, bis er ihn dann bei Goethe fand. Über diesen Lieblingsbegriff romantischer Philosophen war ja in den ersten Jahren des zwanzigsten Jahrhunderts viel diskutiert worden. Es gibt in der Tat eine merkwürdige Parallele zwischen Warburgs Polaritätstheorie und seiner von Osthoff übernommenen Verwendung linguistischer Begriffe einerseits und andererseits der Tatsache, daß Freud aus der Abhandlung »Vom Gegensinn der Urworte«[33]

32 25. April 1907.
33 S. Freud, *Gesammelte Werke,* Bd. VIII, London 1943, S. 214-221.

von K. Abel den Schluß zog, daß selbst Wörter ursprünglich gegensätzliche Bedeutungen besaßen und sie diese Polarität in unserem Unbewußten noch bewahrten. Warburg hat Freud, dessen Betonung der Sexualität er ablehnte, anscheinend erst sehr viel später zur Kenntnis genommen. Wahrscheinlich leitete er die Idee aus der Vorstellung Nietzsches von der Antike als einer Polarität zwischen dem dionysischen und apollinischen Aspekt der griechischen Seele ab. Bezeichnenderweise prüfte er diese Sichtweise zuerst in der Berührung mit der zeitgenössischen Kunst:

> »In Böcklin und Hildebrand lebt die Antike weiter in ihren beiden Bewegungsakzenten: dionysisch, steigernd, B. Umriß in Farbe; apollinisch, mäßigend, H. Façade.« (Abb. 79, 80).
> (*Fragmente,* S. 394 [Februar 1900])

Warburg war so wenig Nietzscheaner, wie er Freudianer war. Ganz abgesehen von seinen Ausbrüchen gegen die »Übermenschen in den Osterferien« wissen wir auch, daß er es bedauerte, daß Nietzsche in seiner Schrift über die *Geburt der Tragödie* sich mehr auf eine traumähnliche Intuition als auf ethnologische Forschung stützte.[34] Allerdings konnten sich um die Jahrhundertwende nur wenige Forscher dem Einfluß dieses richtungsweisenden Buches entziehen. Hier stieß Warburg auf die Gleichsetzung von Stilrichtungen mit konstanten psychologischen Anlagen, die das evolutionäre Modell in seinem Denkgebäude allmählich verdrängte. So führte ihn sein Forscherinstinkt auf ein Gebiet, in dem er seine Deutung der Polarität des menschlichen Geistes am besten erhärten konnte – zum Studium der Stellung des Menschen zu den Sternen.

---

34 Eine Notiz im Tagebuch definiert sowohl seine geistige Verwandtschaft mit Nietzsche als auch seine Vorbehalte:

> »Mir wird klar, ... daß eine stilgeschichtliche Iconographie des Todes des Orpheus eigentlich das Nietzschesche Problem vom Ursprung der Tragödie trifft; in ganz auffälligem Zusammentreffen, nur müßte es heißen: ›Der Ursprung der Tragödie aus dem apollinischen Stile des dionysischen Tanzspiels‹. Ich sah auch erst vorgestern, daß Nietzsche über die Entwicklung des Stile rappresentativo zum Schluß schreibt. Wenn Nietzsche doch nur mit den Tatsachen der Völkerkunde und Volkskunde besser vertraut gewesen wäre! Sie hätten selbst für ihn durch ihr spezifisches Gewicht regulierende Kraft für seinen Traumvogelflug besessen.« (*Tagebuch,* 9. Dezember 1905)

IX
DIE STERNE

(1908-1914)

GÖTTER UND DÄMONEN

Warburg trug seine Untersuchung über »Dürer und die italienische Antike« (S. 234ff.) im Oktober 1905 auf dem Philologenkongreß in Hamburg vor. Dabei ging er von einer Zeichnung aus, die zu den Schätzen der Hamburger Kunsthalle gehörte. Was zur damaligen Zeit wie eine Gelegenheitsarbeit ausgesehen haben muß, stellte sich jedoch langfristig als Wendepunkt in Warburgs wissenschaftlichem Werdegang heraus. Dabei handelt es sich nicht nur darum, daß Warburgs Begriff der »Pathosformel« allmählich aufgegriffen und mit seinem Namen verbunden wurde, sondern die Untersuchung eines neuen Problems in einem anderen Milieu bedeutete am Ende auch eine Rechtfertigung für Warburgs Weggang aus Florenz. Sie versetzte ihn in die Lage, aus jenem Zauberkreis auszubrechen, der ihn fast sieben Jahre in Bann gehalten hatte.

Obwohl die Interpretation der gegensätzlichen Strömungen im Florenz der Medici ja keineswegs abgeschlossen war, wies sein Vortrag auf neue Horizonte und eröffnete neue Perspektiven. Warburg hatte den Orpheusmythos in der Antike und in seinen Darstellungen auf Vasen verfolgt und hatte ein Interesse an der Renaissancerezeption im Norden entwickelt, ein Thema, das seine ganz spezifischen politischen und sozialen Bezüge besaß. Damals betrachteten es zahlreiche deutsche Gelehrte als Verrat an der Nation, wenn man in Deutschland die italienische Renaissance bejahte. Das Verhältnis zwischen dem Norden und dem Süden, das Warburg lange Zeit von Florenz aus, diesem dafür so geeigneten Ort, untersucht hatte, erschien daher von Deutschland aus betrachtet unter einem ganz anderen Aspekt. Warburg wandte sich jedoch erst nach Fertigstellung der Sassetti-Schrift (1907) mit seiner ganzen Aufmerksamkeit dieser Fragestellung zu, die ihn zu der Untersuchung führte, durch die er berühmt wurde: die Erfor-

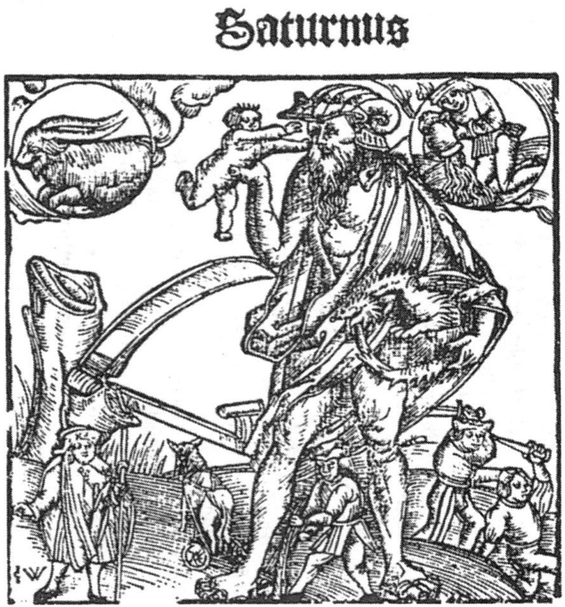

81 Saturn aus Steffen Arndes' *Nyge Kalender*,
Lübeck 1519.

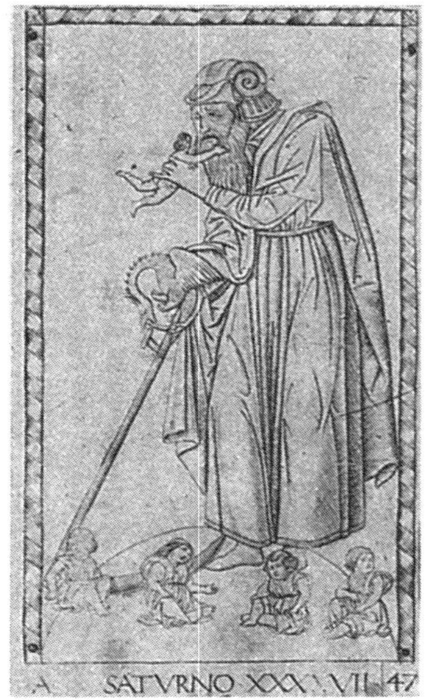

82 Saturn aus den *Tarocchi*.
Oberitalienischer Kupferstich, Serie E. (Hind. E. I. 47).

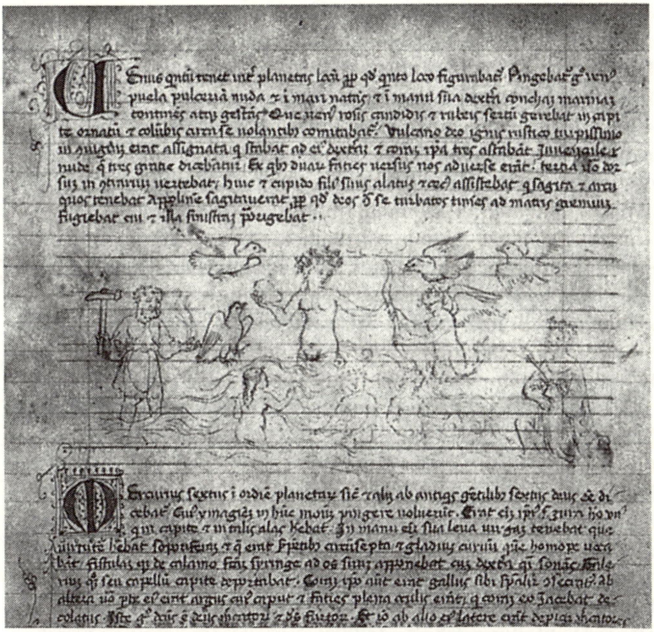

83 Venus aus dem *Liber de deorum imaginibus.*
Bibliothek des Vatikan, MS. Vat. Reg. lat. 1290, fol. 2r. Um 1400.

schung der Bilderwelt der Astrologie. Daß er sich mit diesem für ihn neuen Problemkreis auseinandersetzte, lag vielleicht an einem glücklichen Zufall. Warburg war eingeladen worden, im Dezember 1908 vor dem Verein für Hamburgische Geschichte zu sprechen und hatte als Thema Stefan Arndes gewählt, einen Hamburgischen Drucker der Renaissance, der sein Handwerk auch in Italien ausgeübt hatte.[1] Im Jahre 1519 hatte Arndes in Lübeck einen Kalender mit Holzschnitten der Planetengötter gedruckt (Abb. 81), die sich teilweise als Bearbeitungen der berühmten oberitalienischen Spielkarten, der *tarocchi,* herausstellten (Abb. 82). Bearbeitungen dieser Vorlage waren in der Renaissancekunst des Nordens sehr beliebt, sie erschienen in Deutschland z. B. an Häuserfassa-

1 [Veröffentlichte Werke, 22].

den. Warburg hatte sich natürlich schon vorher mit Planetendarstellungen in der deutschen und italienischen Graphik beschäftigt. Das Auftreten der »Nympha« (S. 189) zeigte er ja gerne an einem Beispiel, das auf die sogenannte Planetenserie von Baldini zurückgeht, die ihrerseits nordischen Vorlagen nachgebildet ist. Diesmal wollte Warburg seinen Hörern darlegen, wie die antiken Götter zu der ungewöhnlichen Aufmachung gekommen waren, in der sie in Arndes' Kalender erscheinen. Im Frühjahr 1908 heißt es in seinem Tagebuch: »Plage mich in astrologicis.« Er beschäftigte sich intensiver mit der Geschichte der Mythographie und Astrologie und stieß auf jene Überlieferungen, mit denen wir durch seine Forschungsarbeit inzwischen vertraut sind – die Beschreibungen heidnischer Gottheiten in mittelalterlichen Texten und das Fortleben der Sternbilder von der Antike bis in unsere Zeit.[2]

Was diese Geschichte aus einer rein antiquarischen Forschung heraushob, war wiederum seine Interpretation der Renaissance, der Rückkehr der Götter, in all ihrer ursprünglichen Menschlichkeit und Schönheit, auf den Olymp. Ende Oktober 1908 war Warburg nach Rom gereist, um in der Vatikanischen Bibliothek mythographische Handschriften zu studieren (Abb. 83), jedoch hatte ihn dort, nach einer kurzen Tagebucheintragung zu urteilen, vor allem Raffael beeindruckt: das Deckenmosaik der Chigi-Kapelle mit seiner Darstellung der sieben Planeten als anthropomorphe Olympier (Abb. 84). Der vermenschlichten »Nympha« entsprach hier das Hervortreten der Gottheiten aus ihrer mittelalterlichen Aufmachung; auch die Götter hatten ihre beschwerlichen Gewänder abgelegt und erschienen in antiker Nacktheit als Bewohner einer Sphäre der Schönheit.

In dem Vortrag vom Dezember[3] wird diese Parallele, ganz besonders in der Einleitung, sehr deutlich herausgearbeitet. Die ersten Passagen müssen in der Tat bei allen, die Warburg schon vorher gehört hatten, den falschen Eindruck erweckt haben, er würde Bekanntes wiederholen:

2 Eine Übersicht dieser von Warburg in Gang gesetzten Forschungsarbeiten gibt Jean Seznec, *The Survival of the Pagan Gods*, Bollingen Series XXXVIII, Pantheon Books, New York, 1953.

3 *Die antike Götterwelt und die Frührenaissance im Süden und im Norden* (Manuskript) [Veröffentlichte Werke, 19].

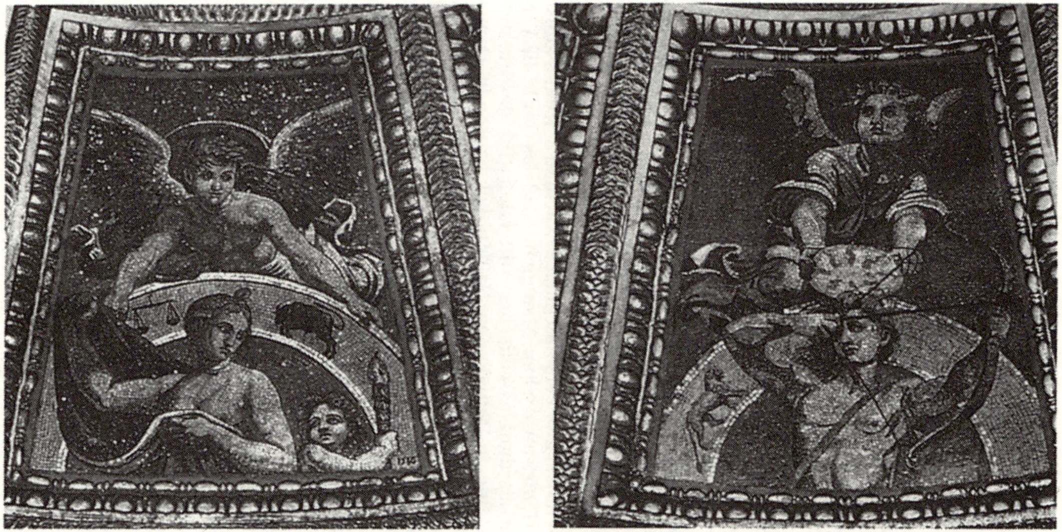

84 Venus und Apollo von Raffaels Deckenmosaik.
Rom, Capella Chigi.

»... es ist uns geläufig, daß mit der Hochrenaissance die antike Götterwelt auferstand und mit ihrem mächtigen olympischen Pathos den primitiven Realismus früherer Zeiten beiseite schob. Wir sehen das als spezifische Leistung der italienischen Kunst an. Tatsächlich liegt nun ein Zusammenwirken von Norden und Süden vor, wenn auch der Norden zunächst nur durch Widerstand, der überwunden sein will, mitwirkt. Um dies klar zu machen, möchte ich versuchen, die antike Götterwelt im 15. Jahrhundert gleichzeitig im Norden und im Süden in jenem Augenblick zu beobachten, in dem der neue Idealstil den Realismus des späten Mittelalters überwindet ...«

Warburg verweist auf seine Überzeugung, daß die Elemente, die sich diesem neuen Stil widersetzt haben, gleichermaßen im Norden wie im Süden anzutreffen waren und daß der Drang, sich aus den Fesseln des Realismus zu befreien, auch im Norden zutagetrat, nur eben etwas später.

»Wir sind gewohnt, die neue Formenwelt der Hochrenaissance gleichsam als Geschenk einer elementaren Revolution des zum Gefühl seiner Persönlichkeit erwachten befreiten künstlerischen Genies anzusehen. Man meint, daß das Genie die Vergangenheit als dunkles gotisches Mittelalter (für das die antiken Götter eine im verbotenen Halbdunkel hausende Dämonenschar war) überlegen ignorierte. Und dennoch hatte das Mittelalter, spätantiker Tradition direkt folgend, sehr wohl die Erinnerung an die antike Götterwelt bewahrt, sowohl literarisch wie künstlerisch.«

Die literarische Überlieferung, so erklärte Warburg, setzt mit den Mythographien ein, die die Attribute der Götter beschreiben und sie in der Form von Allegorien interpretieren:

»Sogar die leichtsinnigen Fabeln des Ovid dürften in diesem gravitätischen Gewande bis zu ihren paganen Enthüllungen weiterexistieren.

Die ununterbrochene künstlerische Tradition zeigt sich auf einem ganz anderen Gebiet, wo es für die Kirche noch schwieriger war, einen Kompromiß zu finden: in der Astrologie. Die Götter lebten als Sternbilder ununterbrochen in den alten griechischen Symbolen weiter; schon allein deshalb, weil der mittelalterlichen Weltkunde auf Grund eigener Forschung ja gar keine neuen Symbole zur Verfügung standen.

Was hat aber die italienische Frührenaissance mit so spitzfindiger Allegorie oder gar mit sinnlosen astrologischen Praktiken zu tun? Liegen diese nicht unter der Schwelle naiver autochtho-

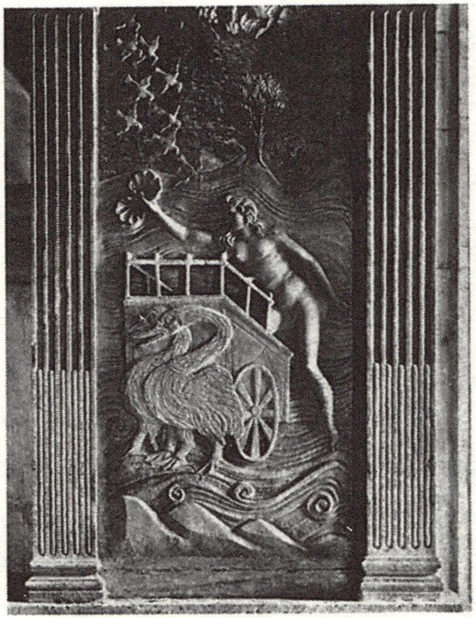

85 Agostino di Duccio, Venus.
Rimini, Tempio Malatestiano.

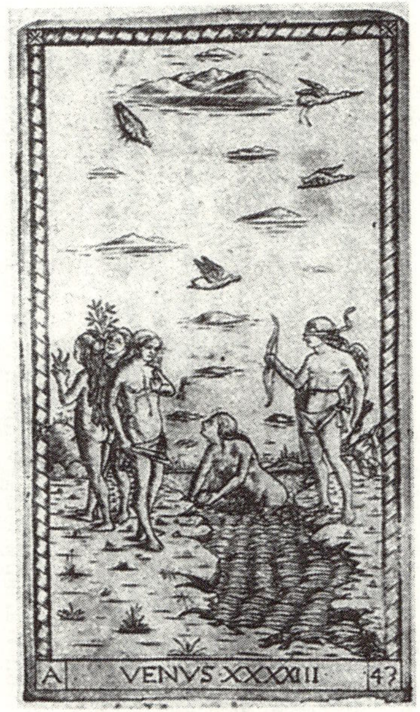

86 Venus aus den *Tarocchi.*
Oberitalienischer Kupferstich, Serie E (Hind E. I. 43a).

ner Heiterkeit, die über jenen abstrusen Wust hinwegsehend, einfach mit frischen Sinnen zu jenen dem Boden wieder entstiegenen Marmorbildern aufblickte, die sie – die Nachkommen – befähigten, die höhere Sprache der Vorfahren ohne weiteres durch künstlerische Intuition zu wiederholen und doch neu zu schaffen?

Ich glaube, nachdenklichen und historisch geschulten Köpfen nicht die Freude und den Glauben an die Verdienste der Frührenaissance zu nehmen, wenn ich zu zeigen versuche, daß die Frührenaissance erst nach einer bewußten und schwierigen Auseinandersetzung mit der spätantiken Tradition (die wir fälschlich die mittelalterliche nennen) den heiteren Götterolymp gleichsam erst entschälen mußte aus scholastischer anschauungsloser Gelehrsamkeit und heraldisch erstarrter astrologischer Bilderschrift.«

Die von Warburg ausgewählten Demonstrationsobjekte waren Abbildungen von Venus und Saturn. Er gab eine Übersicht der mythographischen und astrologischen Traditionen und verwies dabei auch auf arabische Strömungen, die von Franz Boll, dem großen Forscher auf dem Gebiet der Astrologie, untersucht worden waren. Warburg zeigte an den Reliefs von Agostino di Duccio in Rimini (Abb. 85), daß in der Darstellung von Sternbildern überlieferte Attribute und antikisierende Formen gleichsam auf einer Übergangsstufe zusammentrafen. Er analysierte die Verbindung antiker und mittelalterlicher Elemente in den *tarocchi* (Abb. 86) und griff das Thema seiner ersten Arbeit, Botticellis »Geburt der Venus«, wieder auf, die nach seiner Auffassung »jene Freiheit des echt antiken Geistes nicht durch Revolution, sondern durch Reform erreichte«.

Schließlich wandte er sich wieder dem Norden zu, nicht nur, um die Überlegungen zum Kalender von Arndes fortzuführen, von dem er ja ausgegangen war, sondern auch, um zu erklären, wie sich diese Elemente in Dürers Kunst auswirkten. In der »Melencolia« war, wie Giehlow dargelegt hatte, der astrologische Glaube an den bösartigen Einfluß des Saturn »reformiert« worden anhand der aristotelischen Deutung des melancholischen Temperaments als des für eine kontemplative Haltung geeignetsten – eine Theorie, auf die Ficino sich gestützt hatte.[4] Auf ähnliche Weise hatte Dürer die Planetenbilder in seiner Fassung der *tarocchi* umgeformt, in-

4 Vgl. R. Klibansky, E. Panofsky und F. Saxl, *Saturn and Melancholy*, London, 1964.

dem er sie zu Wegweisern auf der Suche nach der vollkommenen, klassischen Proportion des Menschen machte.

»Nicht vom schwermütig brütenden Saturn, aber auch nicht von der heiteren Venus kam die Entdeckung der stillen Schönheit der Antike – ›Wo kein Fahnenschwenken ist‹, die eben erst Winckelmann entdeckte; die Erkenntnis der befreienden klassischen Schönheit kam – um im Planetenbild zu bleiben – von Apollo, der die Suche nach dem harmonischen Maß begünstigt: hier trifft Dürer und Leonardo – Norden und Süden – zusammen auch als Vorläufer des modernen forschenden Menschen, dem die Melancholie nicht nur die quälenden Fragen absurder Zahlenspielerei bringt, sondern auch den Zirkel brauchen lehrt, um die neue Weltanschauung vom Gesetz zu schaffen.

Jede Zeit kann nur schauen, was sie auf Grund eigener Entwicklung ihrer inneren Sehorgane von den olympischen Symbolen erkennen und vertragen kann. Uns z. B. lehrte Nietzsche Dionysos zu schauen.

Wenn nun aber die Vorstellung von der Antike, wie ich heute abend wenigstens skizzenhaft klar zu machen versuchte, subjektiv durch den Geist der Zeit bedingt ist, so liegt in jeder gewissenhaften historisch vergleichenden Betrachtung über den Einfluß der Antike ein Beitrag zur Selbsterziehung des europäischen Geistes. Eine solche Geistesgeschichte besitzen wir noch nicht; jeder Beitrag kann wichtig werden ...«

Die Schlußfolgerung beeindruckt nicht nur durch die Kraft von Warburgs sprachlichem Ausdruck. Sie zeigt bei allem Bewußsein des persönlichen Engagements eine neue Distanz und ein klares Forschungsprogramm. Das Jahr 1908 erwies sich in der Tat als Wendepunkt in Warburgs Leben. Er hatte sich mit der Existenz eines Privatgelehrten abgefunden, der seinen eigenen Forschungsapparat aufbaute. Im Sommer dieses Jahres stellte er P. Hübner, einen jungen Wissenschaftler, als Assistenten ein, und gegen Ende des Jahres hatte er sich zu einem Umzug entschlossen, um die immer größer werdende Bibliothek besser unterbringen zu können. Er erwarb eine Villa in der Hamburger Heilwigstraße, die er bis zu seinem Lebensende bewohnte. Anläßlich des Kunsthistorikerkongresses 1909 in München hielt er einen Vortrag über die Planetenbilder, die auf einem Landshuter Kamin aus der Renaissancezeit dargestellt sind.[5] Er befaßte sich mit Franz Bolls *Sphaera*, dem Standardwerk zur hellenistisch-arabischen Astrologie,

5 [Veröffentlichte Werke, 21].

wo er, im Oktober 1909, auf den Schlüssel zum astrologischen Freskenzyklus des Palazzo Schifanoja in Ferrara stieß. Seine Sachkenntnis genoß große Anerkennung, und seine Bibliothek wurde immer stärker in Anspruch genommen. In Hamburg war er nun eine Institution, und am öffentlichen Leben nahm er regen Anteil. So kritisierte er scharf die Trivialität der kürzlich geschaffenen Fresken im Hamburger Rathaus[6] und plädierte für die Errichtung einer Universität in Hamburg. Als Hübner im Herbst 1909 fortging, stellte Warburg Wilhelm Waetzold ein, über den er zu Beginn des Jahres 1910 Fritz Saxl und dessen Arbeiten über Illustrationen in astrologischen Handschriften kennenlernte.[7]

Warburg hatte sich stets bemüht, seiner Isolation in der akademischen Welt dadurch zu begegnen, daß er regelmäßig an den kunsthistorischen Kongressen teilnahm, an deren Organisation er als Vorstandsmitglied mitwirkte. Das Projekt eines internationalen Kongresses bedeutete für ihn zusätzliche Arbeit auf der organisatorischen Ebene. Im Februar 1911 traf er in Rom mit Adolfo Venturi Vorbereitungen für diesen Kongreß, der sich mit der italienischen Kunst und ihrem Verhältnis zu anderen Ländern beschäftigen sollte. Warburg ließ nichts unversucht, um diesen Kongreß zu einem Erfolg zu machen. Sein Briefwechsel hatte bereits 1912 den Charakter einer offiziellen Sekretariatskorrespondenz angenommen. Im Januar 1912 stand er, fünfundvierzigjährig, erneut vor der Frage, ob er seine Unabhängigkeit aufgeben sollte, denn er hatte einen Ruf auf den Lehrstuhl der Universität Halle erhalten, als Nachfolger von Goldschmidt, der nach Berlin gegangen war. Aber er lehnte ab, »im Hinblick auf die Lage im Hamburger Erziehungswesen« – eine Anspielung auf die Verhandlungen zur Gründung einer Hamburger Universität –, worauf ihm der Senat von Hamburg, der in seiner Absage ein patriotisches Element erkannte, den Professorentitel verlieh. Professor in Halle wurde dann Wilhelm Waetzoldt, der sich schon vorher von Warburg getrennt hatte und dessen Nachfolger Fritz Saxl geworden war.

Warburgs Auftreten auf dem Kongreß in Rom, wo er seine Deutung der geheimnisvollen Schifanoja-Fresken vortrug, war in jeder Hinsicht ein Höhepunkt dieser Tagung, aber auch seines öffentli-

6 *Ges. Schr.* II, S. 579ff. [Veröffentlichte Werke, 23].

7 Eine lebendige Darstellung dieses Zusammentreffens gibt Gertrud Bing in ihrem Porträt von Saxl, in: D. J. Gordon (Hg.), *Fritz Saxl, 1890-1948: A Volume of Memorial Essays*, London, 1957.

chen Wirkens.[8] Denn dieser Freskenzyklus eignete sich vorzüglich, seine Auffassung vom Wesen der italienischen Renaissance nochmals einprägsam darzustellen.

Es handelt sich um einen Bilderzyklus von Cossa und anderen Malern, von ursprünglich zwölf Bildern, deren jedes in drei Felder geteilt ist (Abb. 87, 88). Im oberen Feld sehen wir antike Götter im Triumphzug, im mittleren Feld jeweils Tierkreiszeichen neben drei rätselhaften Gestalten und im unteren Feld Darstellungen aus dem Leben am Hofe des Herzogs Borso d' Este und typische Arbeitsszenen des jeweiligen Monats.

Die Götter in den oberen Feldern ließen sich verhältnismäßig leicht entschlüsseln. Diese Ritter und Edelfrauen in zeitgenössischer Kleidung – die geradewegs einem höfischen Epos zu entstammen scheinen – gehören offensichtlich zu jener mittelalterlichen Überlieferung literarischer Götterbeschreibungen, die Warburg in seiner Untersuchung der *tarocchi* erläutert hatte. Doch es gibt zwischen diesen beiden zeitgenössischen Darstellungen einen feinen, aber wichtigen Unterschied. Die Tarockkarten und die zahlreichen Werke ähnlichen Typus' stellten die Götter in Übereinstimmung mit der mittelalterlichen Auffassung als Planeten dar. Die Götter des Schifanoja-Zyklus dagegen bekunden allein schon durch ihre Zahl, daß sie nicht die sieben Planeten sein können – es gibt nämlich zwölf Felder mit je einem Gott, ein Feld sogar mit zwei Göttern. Diese Anordnung, in der die Olympier sich in Schutzgottheiten der Tierkreiszeichen verwandeln, ist der mittelalterlichen Astrologie fremd, die es ja nur mit den sieben Planeten zu tun hat.

Warburg konnte nachweisen, daß der gelehrte Humanist, der das Freskenprogramm entworfen hatte, diese Idee der Regentschaft der olympischen Götter über die Tierkreise von einem antiken Autor übernommen hatte – von Manilius, der einzigen Quelle für eine derartige Vorstellung. Trotz der mittelalterlichen Aufmachung dieser Götter und trotz des engen Zusammenhanges mit der überlieferten Mythographie, verkünden sie auf dem Fresko bereits die kommende Renaissance. Die gelehrten Humanisten, die im frühen Quattrocento Manilius entdeckt hatten, hatten die

8 [Veröffentlichte Werke, 26]. Vgl. W. S. Heckscher, »The Genesis of Iconology«, Stil und Überlieferung in der Kunst des Abendlandes (Akten des XXI. Internationalen Kongresses für Kunstgeschichte in Bonn, 1964, Bd. 3), Berlin, 1967, S. 239ff.

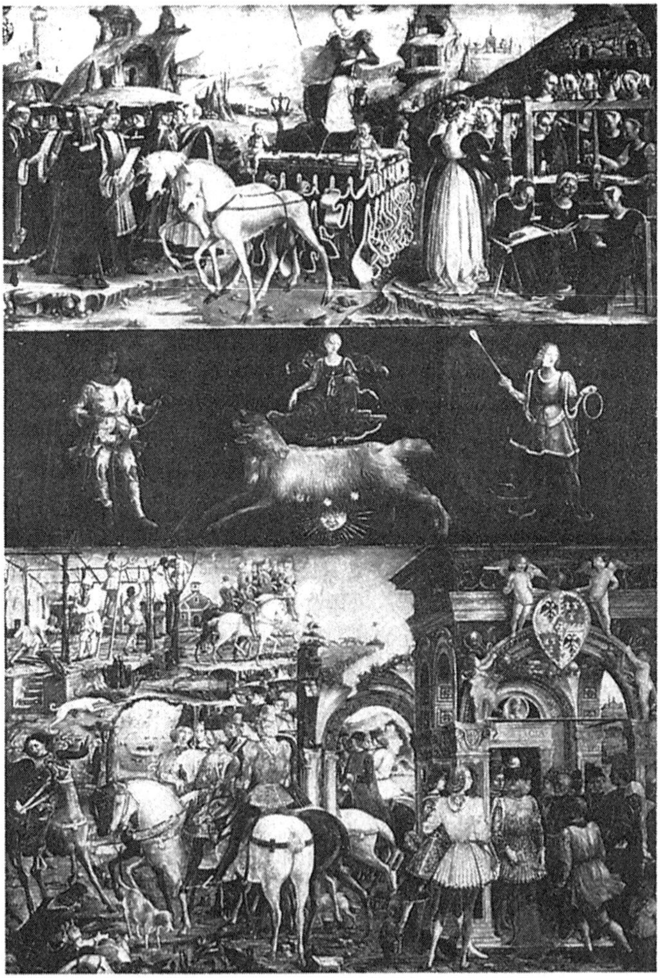

87 Francesco Cossa, Märzfresko.
Ferrara, Palazzo Schifanoja.

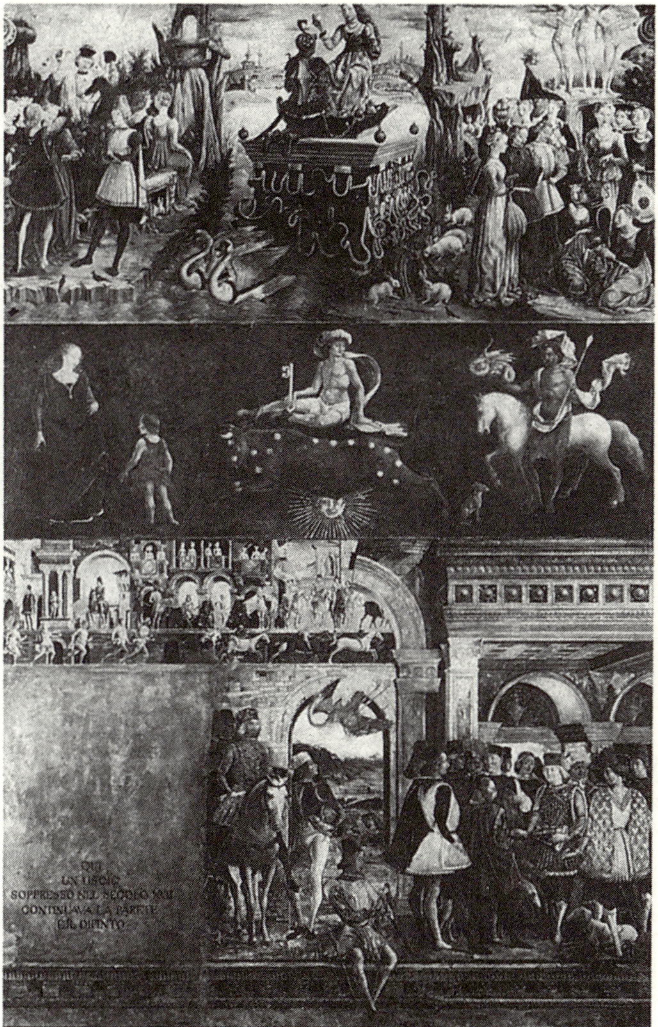

88 Francesco Cossa, Aprilfresko.
Ferrara, Palazzo Schifanoja.

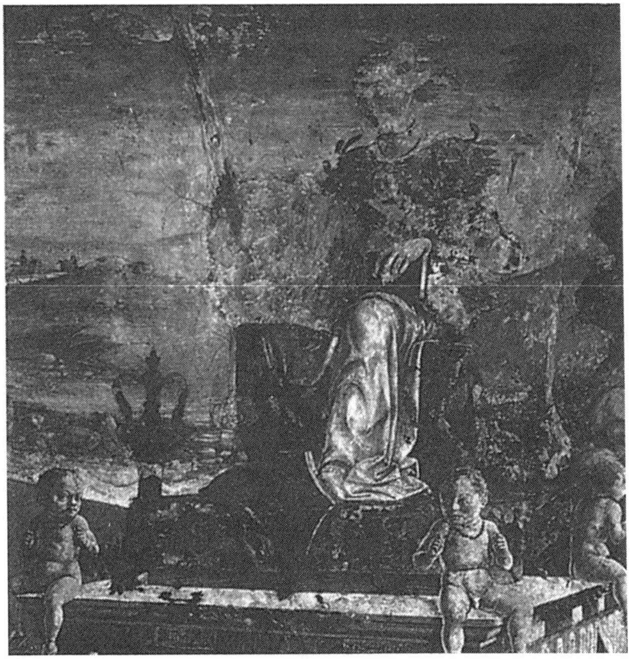

89 Minerva.
Ausschnitt aus Abb. 87.

Planeten aus ihren Triumphwagen gestürzt und an ihre Stelle – zumindest in Ferrara – die Olympier gesetzt, die sehr viel weniger von Assoziationen primitiver Magie geprägt waren.

In diesem Licht stellt auf dem ersten Fresko (Abb. 89) die Figur der Minerva – die ja nie zu den Planeten gehörte – einen Abschnitt im Epos der »Rückkehr zum Olymp« dar, dem Warburg höchste Beachtung schenkte, dachte er doch an den endgültigen Triumph der Göttin in der Kunst Raffaels. Dort sehen wir Minerva, im echt klassischen Gewand, als ein eindrucksvolles Sinnbild, das den Hintergrund der »Schule von Athen« dominiert (Abb. 90). Wie weit ist sie doch entfernt von der Gestalt in Ferrara oder von einer Intarsienarbeit in Urbino (Abb. 91), die Botticellis Turnierfahne für Giuliano de' Medici zu reflektieren scheint, die nur sechsunddrei-

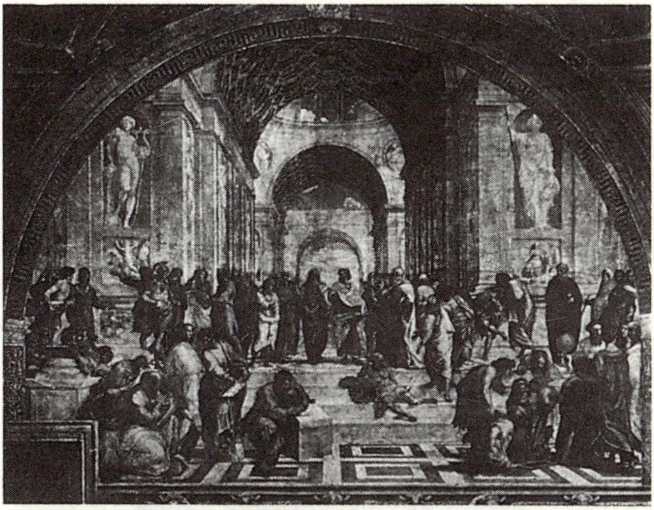

90 Raffael, Die Schule von Athen.
Vatikan, Stanza della Segnatura.

ßig Jahre vorher gemalt wurde. Und doch wird auch Raffaels Minerva ihre mittelalterliche Vergangenheit nicht leugnen können. So wie die Turnierfahne mit der mittelalterlichen Überlieferung der *Psychomachia* verbunden war, so symbolisieren die Reliefs unter den Füßen der Minerva und des Apoll auf Raffaels Fresko jenes Prinzip, über das die Weisheit schließlich triumphieren wird.

Wenn aber das obere Feld des Kalenderzyklus in Warburgs Analyse die ersten Anzeichen einer »Reform« offenbarte, so erwies sich der gelehrte Inspirator des Programms im mittleren Feld um so mehr im Banne orientalischer Tradition. Die Herkunft dieser rätselhaften Gestalten, die die Tierkreiszeichen begleiteten, hatte Warburg in Bolls *Sphaera* entdeckt. Boll hatte es sich zur Aufgabe gemacht, die griechische Astronomie und Astrologie durch all ihre Brechungen und Überlieferungen hindurch zu verfolgen und aus Fragmenten und indirekten Verweisen, die Eingang in die mittelalterliche und orientalische Literatur gefunden hatten, den Traktat des Teukros über die *Sphaera* zu rekonstruieren. Bolls Buch enthüllt auch die Übersetzung der sogenannten »Großen Einlei-

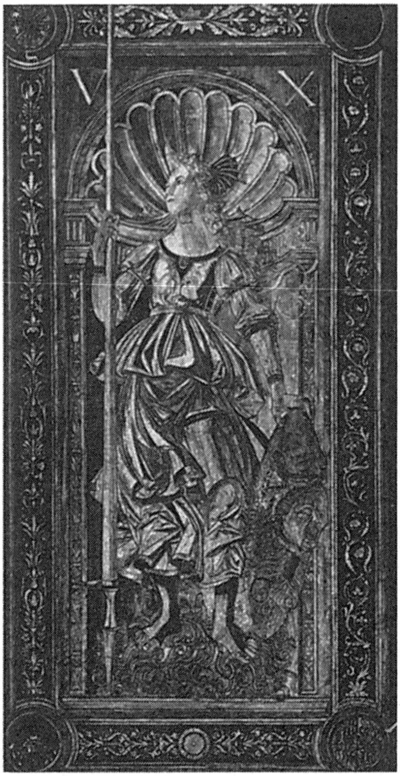

91 Minerva. Intarsio.
Urbino, Palazzo Ducale.

tung« von Abû Ma'schar, eines arabischen Astrologen aus dem neunten Jahrhundert. In diesem Buch mit seiner seltsamen Mischung aus primitivem Aberglauben und systematisch-wissenschaftlichem Denken begegnete Warburg den sechsunddreißig Dekanen oder »Zehn-Tage-Herrschern«, von denen jeweils drei zu jedem der zwölf Tierkreiszeichen gehören. Abû Ma'schar erörtert unterschiedliche Lehrmeinungen über das Aussehen dieser Dekane und vergleicht eine arabische, eine ptolemäische und eine indische Version. Dort, in der Reihe der indischen Dekane, fand Warburg die erste Figur der Ferraresischen Mittelzone wieder, den dunkelhäutigen zornigen Mann, dessen Gewand mit einem Seil gegürtet ist (Abb. 92). Ein Bild aus der indischen Astrologie, vermittelt über einen arabischen Gelehrten des neunten Jahrhunderts, auf den Wänden eines Renaissancepalastes zu finden, bietet nicht nur einen erstaunlichen Beweis für die Zähigkeit kultureller Überlieferungen; es zeigt auch wieder, wie oberflächlich die populäre Vorstellung von der Renaissance ist, die nur an die exklusive humanistische Gelehrsamkeit und an das künstlerische Streben nach ungetrübter sinnlicher Schönheit denkt.

Getreu seiner Auffassung der Renaissance wollte Warburg belegen, daß selbst diese abenteuerliche Gestalt noch ein griechisches Bild darstellte, das zwar verzerrt und entstellt und fast nicht mehr kenntlich war, aber dennoch zurückübersetzt werden konnte. Seine scharfsinnigen Argumente haben die Spezialisten nicht überzeugen können, bleiben aber interessant als Extrembeispiel der Warburgschen Methode. Wenn wir das von Abû Ma'schar zitierte indische Original konsultieren, sehen wir, daß der erste Dekan dort nicht mit einem Seil, sondern mit einer Doppelaxt ausgestattet ist. Hierin offenbart er seinen wahren mediterranen Ursprung, denn auf einer der wenigen Darstellungen der neununddreißig Dekane, die aus der Antike stammen (die sogenannte »tabula Bianchini«) hält der erste tatsächlich eine Doppelaxt (Abb. 93). In dieser authentischen Form taucht er auch in einer mittelalterlichen Handschrift auf, dem »Steinbuch« des spanisch-arabischen Königs und Gelehrten Alfonso (X.) el Sabio. Warburgs kontroverse These lautete, daß diese Gestalt nichts anderes sei als eine verfremdete Version des Perseus, der am Nachthimmel in der Nähe des Widders aufgeht.[9]

Wenn die Hypothese sich beweisen ließe, dann könnten wir erneut den ganzen Kreislauf der Entwicklung verfolgen, von der klaren griechischen Darstellung des Helden, der das Monstrum bezwingt und Andromeda befreit (Abb. 94), über die Verkehrung und Entstellung dieser Form in der orientalischen und mittelalterlichen Überlieferung bis hin zu ihrer Wiederherstellung in der Renaissance. Denn sollte es sich bei dem Mann mit dem Seil wirklich um einen verkleideten Perseus handeln, so konnte auch er mit

9 *Wanderungen der antiken Götterwelt vor ihrem Eintritt in die italienische Frührenaissance,* Vortragsmanuskript, Göttingen, 29. November 1913.

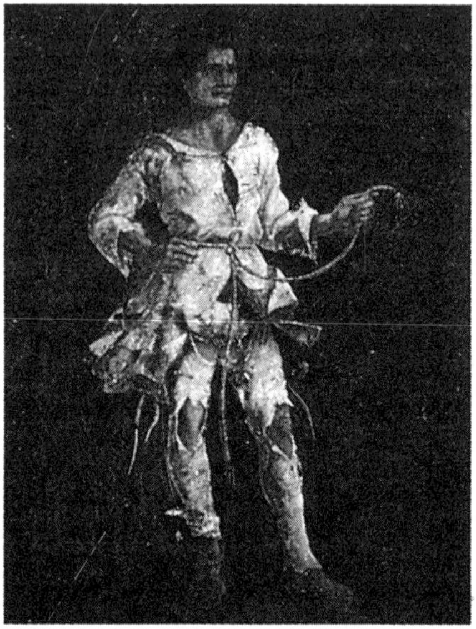

92 Erster Aries-Dekan.
Ausschnitt aus Abb. 87.

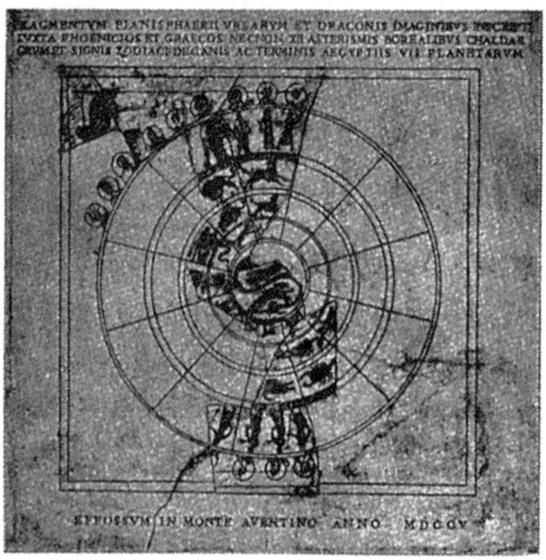

93 Planisphaerium Bianchini.
Paris, Louvre.

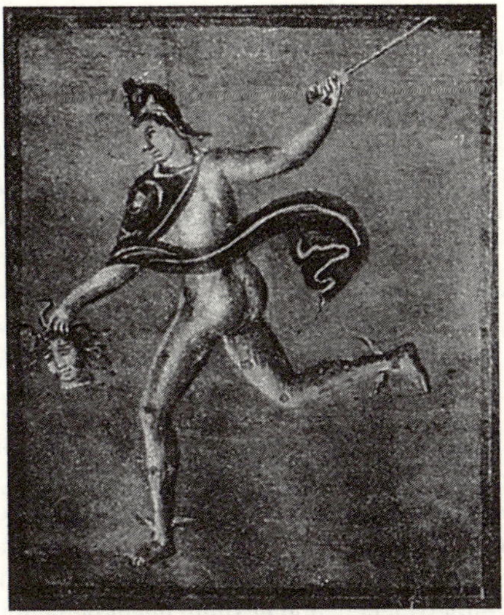

94 Perseus aus einer Aratus-Handschrift.
Leiden, Universitätsbibliothek, Cod. Voss. lat. 79, fol. 40v.

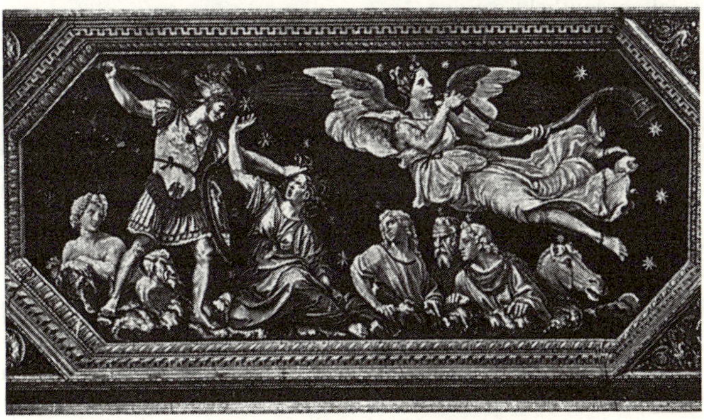

95 Peruzzi, Perseus erschlägt Medusa.
Rom, Palazzo della Farnesina.

einer Figur aus dem Raffael-Kreis verglichen werden – dem »Perseus« an der Decke der Villa Farnesina, der Peruzzi zugeschrieben wird (Abb. 95). Auch dieses Abbild ist trotz all seiner triumphierenden klassischen Schönheit noch immer mit den magischen Überlieferungen der Vergangenheit verbunden. Die Decke ist auch hier nicht nur eine Darstellung Ovidischer Themen, sie zeigt vielmehr den Nachthimmel zur Zeit der Geburt von Agostini Chigi und ist in der Tat ein illustriertes Horoskop.[10]

ZWISCHEN MAGIE UND LOGIK

Fünf Jahre vor seinem Triumph auf dem Kunsthistorischen Kongreß in Rom hatte Warburg jene Notiz in sein Tagebuch eingetragen, in der er eine seltsame geistige Hemmung kommentierte, die seine Gedankenwelt mit den visuellen Eindrücken nicht zusammenkommen ließ.[11] Er hatte gehofft, sie würde in seinem fünften Lebensjahrzehnt weichen, und er sollte Recht behalten. In der Geschichte astraler Vorstellungen als einem idealen Beispiel konnte er all jene allgemeinen psychologischen Ideen entwickeln, die sich vor der Jahrhundertwende so häufig in seinen Notizen fanden. Einige Formulierungen aus jenen Tagen, die künstlich und blutarm gewirkt hatten, konnten nun an einem ganz konkreten Beispiel verdeutlicht werden.

Wir erinnern uns, daß diese Notizen um den Gegensatz zwischen Urängsten und wissenschaftlicher Distanz kreisten – den Gegensatz, so könnte man sagen, zwischen Astrologie und Astronomie. Wenn, nach Vignoli und Usener, die Angst des Primitiven zu einer vorschnellen und irrationalen »Ursachensetzung« führt, ist dieser Prozeß dann nicht das, was astrologischen Aberglauben kennzeichnet, der in den weit entfernten Sternen die unmittelbaren Ursachen für Vorgänge auf der Erde erblickt? Warburg hatte nach einer Verbindung zwischen rationalem Denken und dem logischen Begriff »Umfangsbestimmung« gesucht, den er auch auf die Tätigkeit des Künstlers angewendet sehen wollte, wenn er die Konturen eines Gegenstandes zeichnet. In der Astronomie treffen

10 F. Saxl, *Lectures*, London, Warburg Institute, 1957, S. 189ff. Abb. 131.
11 Siehe S. 180.

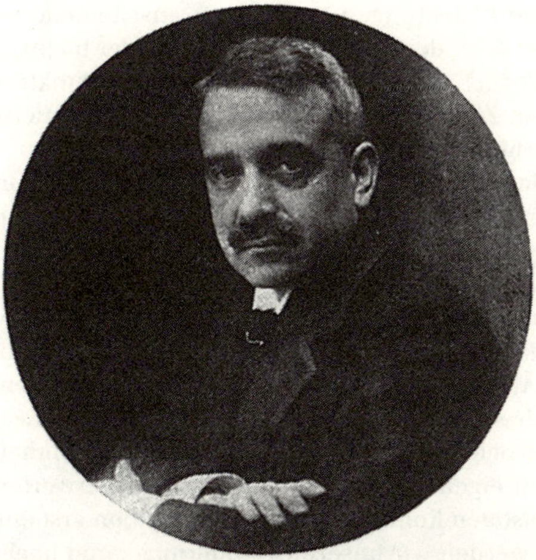

96 Aby Warburg, 1912.

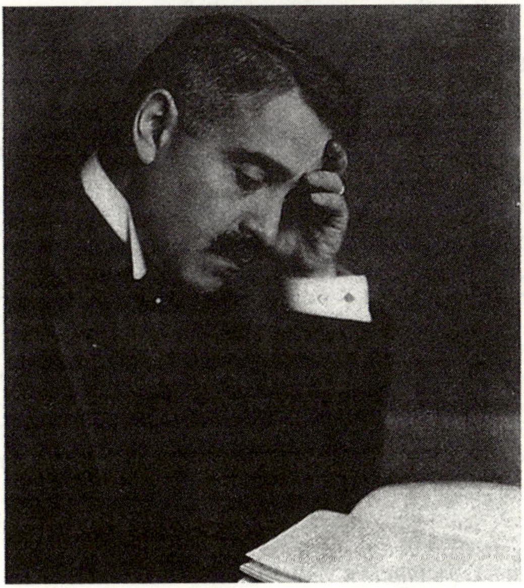

97 Aby Warburg, 1912.

diese beiden Bedeutungen des Begriffs anscheinend wirklich zusammen, ist doch der Ursprung der Sternbilder nichts anderes als unser Bedürfnis, Gruppierungen erleuchteter Punkte am Nachthimmel zum Zwecke der Identifizierung und Orientierung mit Linien zu verbinden.

Um in dieses glitzernde Chaos am Firmament Ordnung zu bringen, müssen wir die Sterne auf irgendeine Weise gruppieren, bestimmte feste Anordnungen schaffen, an die das Gedächtnis sich halten kann. Dies erreichen wir nicht kraft abstrakter Reflexion, sondern nahezu automatisch dadurch, daß wir auf die Vielfalt der Sterne Bilder aus unserer eigenen Welt projizieren. Selbst dort, wo sich eine Ähnlichkeit nur andeutungsweise feststellen läßt, verwenden wir sie und sprechen z. B. vom Großen Wagen, Großen Bären oder Schwan und bevölkern daher den Himmel nicht nur mit unseren eigenen Geschöpfen, sondern unterwerfen ihn auch unserer geistigen Kontrolle. Ist diese Projektion erst einmal abgeschlossen, werden wir unsere Orientierung kaum noch verlieren. Der Nachthimmel kann uns lenken, da die Phantasie uns geholfen hat, feste Orientierungspunkte zu schaffen.

Diese Funktion einer Orientierungshilfe haben die Sternbilder bis auf den heutigen Tag bewahrt. Selbst Astronomen verwenden diese alten mythischen Namen, ohne Gefahr zu laufen, sie mit mythischen Wesen zu verwechseln. Dennoch gehört dieses Risiko zum Projektionsprozeß, und in der Geschichte gibt es zahlreiche warnende Beispiele dafür. Das Abbild, ursprünglich nur als Gedächtnisstütze auf den Himmel projiziert, wird für die Wirklichkeit gehalten. In der Traumwelt der Magie neigt das Zeichen, das zur Orientierung verwendet wird, dazu, mit dem Ding, das es ja nur symbolisieren soll, zu verschmelzen. Anders gesagt: es entsteht der Glaube, daß die Sternbilder *wirklich* Stiere, Zwillinge oder Fische *sind* und daß diese Wesen wirklich den Himmel bewohnen. Was einmal bloß visuelle Metapher war, verfestigt sich zum magischen Glauben.

Ist dieser Schritt erst einmal getan, dann entwickelt der Mechanismus primitiver Logik seine eigene Dynamik. Auf diese Entwicklungsstufe trifft zu, was Lévy-Bruhl einmal das »Gesetz der Partizipation« genannt hat. Gibt es am Himmel einen Widder, so muß er alle Eigenschaften eines Widders besitzen, und alle im Zeichen des Widders Geborenen müssen diese Eigenschaften gleichfalls haben. Ob sie nun Schafe hüten oder mit Wolle handeln, ihre Phy-

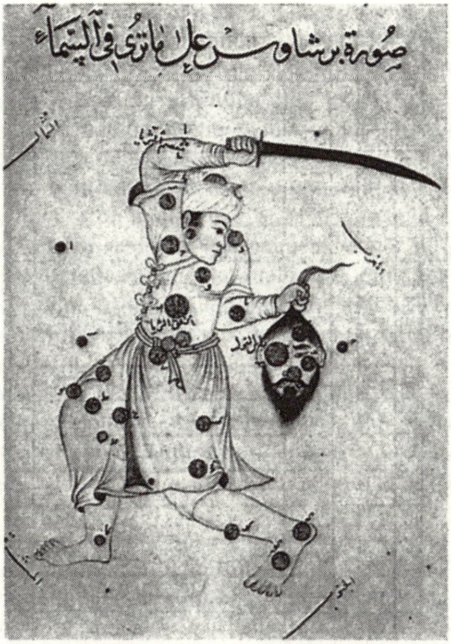

98 Perseus aus Sufis Sternkatalog.
Paris, Bibliothèque Nationale, MS. arab. 5036, fol. 68r.

siognomie, und auch ihr Temperament, muß dem Widder ähneln. Es gehört in der Tat zum Wesen der Astrologie, aus den simplen Sternbildern so viele individuelle Eigenschaften wie nur irgend möglich herauszuholen, um sie dann in der Wahrsagepraxis zu verwenden. Das Zeichen, einerseits ein rein praktisches Hilfsmittel, wird andererseits zur *Ursache* erhoben für alle ähnlichen Phänomene in Vergangenheit, Gegenwart und Zukunft.

Noch in dieser verfälschten Form bewahrt das Zeichen jedoch seine ursprüngliche Funktion als Wegweiser.[12] Die astronomischen Kenntnisse des Altertums blieben in diesen Sternbildern

---

12 Vgl. N. Kershaw Chadwick, *Poetry and Prophecy*, Cambridge, 1942, S. 78: »Die Beziehung des Rituals zu Wissenschaft und Geschichte und der Prozeß, durch den es zur Magie herabsinkt, wenn es von der es begleitenden Überlieferung getrennt wird, läßt sich in Polynesien leicht verfolgen ... Die *Karakias* oder Zaubersprü-

selbst dann aufbewahrt, als sie in der Astrologie verwendet wurden.[13] Die griechischen Sternbilder erscheinen in arabischen Handschriften manchmal in seltsam verkleideter Form – Perseus trägt z. B. einen Turban und hält ein Krummschwert (Abb. 98) –, die Position der Sterne ist jedoch mit mathematischer Genauigkeit verzeichnet, und so wird die Funktion des Sternbilds aufrechterhalten. Diese Doppelfunktion der Astrologie führt uns faktisch an die Schwelle der Neuzeit. Es ist bekannt, daß Tycho Brahe und Johannes Kepler, die Begründer der modernen Astronomie, noch Horoskope stellten. Erst in dem Augenblick, als die Magie die ursprüngliche Form des Nachthimmels auflöste und an seine Stelle ganz imaginäre Gruppierungen von Phantasiebildern setzte, wurde sie zu einer wirklichen Gefahr für den Orientierungsprozeß.

Franz Boll hat auf bewundernswerte Weise erforscht, wie es in der griechischen Antike zu dieser Entwicklung kam. Die wenigen klar erkennbaren Sternbilder am Himmel konnten die Bedürfnisse der Astrologen nicht mehr zufriedenstellen. Die Zeichen des Himmels, die zu bestimmten Zeiten hervortraten, wurden mit älteren Kalendergottheiten verwechselt – die ägyptischen Dekane, die Zehn-Tage-Herrscher, sind dafür ein gutes Beispiel. Während die Tierkreiszeichen eigentlich die Position der Sonne in dem Monat, den sie »beherrschten«, angeben bzw. einmal angegeben haben und daher im wissenschaftlichen Denken eine wichtige Funktion innehatten, gibt es am Himmel nichts, was diesen Verkörperungen der ägyptischen Zehn-Tage-Woche entsprechen würde. Dennoch stehen in spätantiken Himmelsabbildungen Tierkreiszeichen und Dekane gleichberechtigt nebeneinander.

Die Entwicklung hört hier natürlich nicht auf. Die Astrologen, die für ihre Horoskope immer mehr Himmelszeichen benötigten, fingen nun an, die Sternbilder zu zerlegen. Man entwickelte eine Pseudowissenschaft, die besonderen Einzelsternen – den sogenannten *paranatellonta* – für jeden Tag verschiedene Bilder zuordnete. Es ist noch immer nicht klar, wie diese Bilder sich entwickelten, die Hauptmethode bestand aber bezeichnenderweise dar-

---

che, die für die Unwissenden unter den Eingeborenen das Wetter beherrschen, sind häufig nichts anderes als die Merksprüche der intelligenteren *tohunga* und zählen die Winde auf, die an bestimmten Küsten wehen oder die Arten von Seegang, mit dem man auf bestimmten Fahrten rechnen muß . . .«

13 Hierzu und zum folgenden vgl. F. Saxl, »The Revival of Late Antique Astrology«, *Lectures*, 1957, S. 73-84 (mit Abb.).

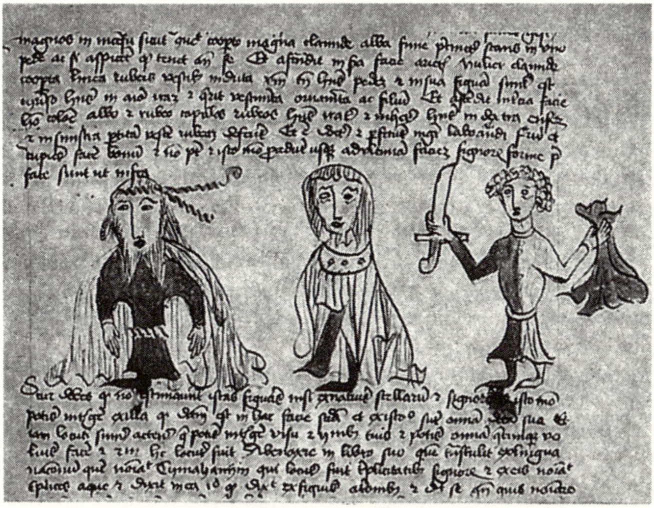

99 Dekane aus einer *Picatrix*-Handschrift des 15. Jhdts.
Krakau, Jagiellonen-Bibliothek, MS. B. J. 793 III, S. 359.

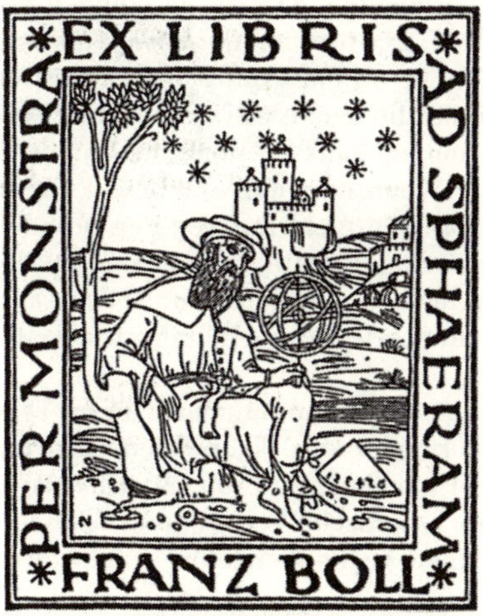

100 Warburgs Ex-Libris für Bücher aus der Bibliothek von Franz Boll,
nach der Ausgabe des *Astrolabium Planum*, Venedig 1494.

in, Synonyme als verschiedene Sternbilder zu interpretieren. Wenn dieselbe Figur am Himmel den Griechen als Herakles und den Ägyptern als Thot bekannt war, so führten die Handbücher der Astrologen beide Namen auf, unter Vernachlässigung ihres realen Bezuges zum Firmament. Diese Handbücher mit ihren unzähligen fiktiven Sternbildern, wo es von Ungeheuern nur so wimmelt, bilden die von Boll erforschte *Sphaera Barbarica*. Sie ist ein üppiges Gewächs, das die ursprüngliche Bedeutung von Bildprojektionen auf den Himmel überlagert hat. Dennoch stellte sich diese Liste von nicht vorhandenen Sternbildern als mächtiger Konkurrent der Handbücher über den wirklichen Nachthimmel heraus. Die *paranatellonta*-Figuren an den Wänden des Salone in Padua und eine der ersten illustrierten Inkunabeln – das *Astrolabium Planum* von Angeli – können über die italienischen und arabischen Stufen bis zur verschollenen *Sphaera Barbarica* zurückverfolgt werden.

Jedoch sind wir auch hier noch nicht am Endpunkt angelangt. Selbst die *paranatellonta* stellen ein Pseudosystem dar, das immerhin noch mit dem Jahresverlauf verbunden ist. Es gibt Belege für eine noch umfassendere Trennung der Bilder von ihrer Funktion, also der Orientierung. Im »Steinbuch« von Alfonso el Sabio besitzen diese fiktiven Sternbilder ganz unabhängige magische Eigenschaften. Man glaubte, daß sie, als Amulett getragen oder in bestimmte Steine graviert, einen bestimmten Einfluß hätten. Selbst dieser Glaube an eine völlig uneingeschränkte Praxis der Magie läßt sich für die Renaissance oft nachweisen. Kein anderer als Marsilio Ficino hat ganz ernsthaft die Wirksamkeit derartiger Bilder erörtert.[14] Wenn man diese Stufe erst einmal erreicht hat, dann hat sich das Bild nicht nur von der Orientierung, sondern auch vom ästhetischen Empfinden ganz und gar gelöst. Wirksamkeit hängt nicht mehr von Schönheit und Stärke ab, sondern allein von den Attributen, wie sie im Handbuch der Magie aufgezählt werden.

Die Illustrationen zu einem Handbuch dieses Typus, der auf arabische Überlieferungen zurückgehenden *Picatrix,* bilden in der Tat abstoßende Ungeheuer ab (Abb. 99). Hier wird deutlich, warum Warburg die ästhetische Verwendung des Bildes seinem Mißbrauch in der Magie gegenüberstellte[15], und warum er die »Resti-

14 Vgl. D. P. Walker, *Spiritual and Demonic Magic from Ficino to Campanella*, London, 1958.

15 Vgl. C. S. Lewis, *The Allegory of Love*, Oxford, 1936, S. 83: »Keine Religion kann, so-

tution eines höheren antikisierenden Idealstils«[16] in der Renaissance mit dem Kampf des Helden gegen das Ungeheuer verglich. Als Warburg zu einem späteren Zeitpunkt einen Teil der Bollschen Bibliothek erwarb, wählte er als Ex-Libris für diese Bücher die Figur eines meditierenden Astronomen aus der venezianischen Ausgabe des *Astrolabium Planum* von Angeli aus dem Jahre 1494 und setzte das Motto *Per monstra ad sphaeram* hinzu (Abb. 100).

Warburg fand daher in der Astrologie das eindrucksvollste Beispiel für die Bipolarität des Abbilds. Eine Venusgestalt des Quattrocento kann beide Funktionen haben; in der Vorstellung kann sie der Planet sein, dessen Bild eine ganz bestimmte Wirkung ausübt, oder aber eine Heraufbeschwörung der antiken Göttin der Liebe.

Der Gedanke einer Polarität kann sehr wohl aus diesem Gebiet hervorgegangen sein. Die Astrologie selbst kennt Sterne, die als solche weder gut noch böse sind, sondern ihre Bedeutung aus dem Zusammenhang ableiten; das beste Beispiel für solch einen Planeten ist Merkur, obgleich diese seltsame Charakterambivalenz bis zu einem bestimmten Punkt für alle Planeten gilt. Selbst Saturn, von allen der finsterste, wird teilweise so aufgefaßt, daß er denjenigen Weisheit und Erleuchtung verleiht, in deren Seele das Böse von irgendeiner positiven Macht, z. B. Jupiter, neutralisiert wird. Dürers »Melencolia« ist der künstlerische Ausdruck dieser Polarität.

So brachte die Untersuchung der astrologischen Bilderwelt Warburg erneut in Berührung mit den elementaren Fragen der Menschheit: mit der Entwicklung der Rationalität aus der Dämonenfurcht. Sie zeigte aber auch, daß der Evolutionismus als solcher keine Antwort auf diese ewige Rätselfrage geben kann. Jedes Denkinstrument war sozusagen zweischneidig. Wir denken stets in Bildern, und diese Bilder verfügen über die Macht, uns zur Aufklärung zu verhelfen oder uns in die Irre zu leiten.

---

lange sie lebendig ist, jene Art von Schönheit haben, die wir bei den Göttern Tizians, Botticellis oder unserer eigenen romantischen Dichter finden. Bis heute kann man Poesie *dieser Art* aus dem christlichen Himmel und der christlichen Hölle nicht machen. Die Götter müssen *vom Glauben keimfrei* gemacht werden; die geringste Spur vom Opfer und von bedrängenden praktischen Bedürfnissen, das eigennützige Gebet, muß von ihnen abgewaschen sein, ehe jene andere Gottheit in der Einbildungskraft ans Licht kommen kann« (Hervorhebung E. H. G.). In diesem Sinne würde Warburg von »ästhetischer Entgiftung« sprechen.

16 *Astrologische Druckwerke,* S. 14f. Vgl. Seznec, a.a.O., S. 47.

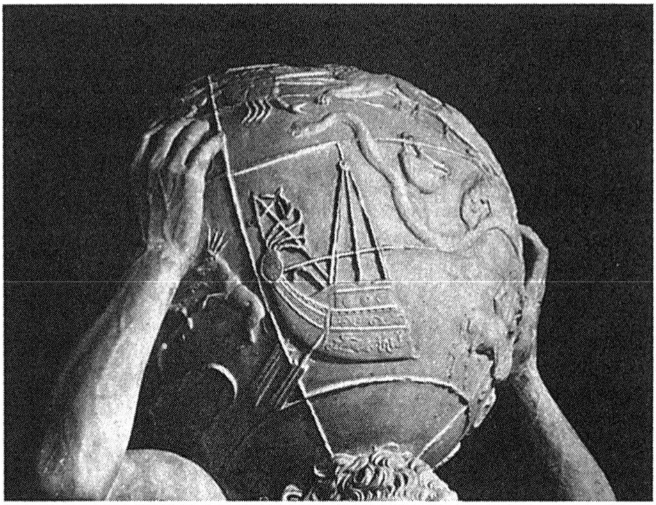

101 Farnese-Globus (Ausschnitt).
Neapel, Museo Nazionale.

In den meisten Vorträgen, die Warburg in jenen Jahren hielt, machte er die Geschichte bestimmter Stoffe aus der Astrologie zum Ausgangspunkt der Diskussion über diese allgemeinen Fragen. In einer Rede über astrologische Bücher vor der Gesellschaft der Bücherfreunde im Hamburg legte er seinen Hörern dar, daß selbst der Himmelsglobus, den das Genie der Griechen der Menschheit gegeben hat, bei rechter Überlegung nichts anderes als ein Bild ist – aber es ist eben jener Bildtypus, der unser Verstehen lenkt und fördert (Abb. 101).

»Dieser Globus, das übliche Symbol des Himmelsgewölbes, ist ein echtes Produkt griechischer Kultur, hervorgegangen aus der doppelten Begabung der alten Griechen zu poetischer konkreter Anschauung und zu mathematischer abstrakter Vorstellungskraft.

Gleichsam durch ein gemischtes System dieser beiden Kräfte haben die Griechen Ordnung im Kosmos geschaffen. Durch poetisch anschaulichen Anthropomorphismus, durch menschlich-beseelende Einfühlung haben sie die unendlich fernen flimmernden Weltkörper dadurch in Ordnung gebracht, daß sie einzelne Sterne zu Gruppen zusammenfaßten, in deren imaginären Umrissen man Wesen und Dinge sah nach denen man diese Gestirne benannte und dadurch für die menschlichen Sinne wiedererkennbare Individuen schuf.

Die mathematisch abstrakte Vorstellungsfähigkeit ermöglichte dagegen weiterhin, diese Gliederung durch Bilder zu einem berechenbaren Punktsystem zu erweitern, indem sie dem Raum eine regelmäßig gestaltete sphärische Form unterlegte, die es ermöglicht, Ort und Ortsveränderung durch ein ideelles Liniensystem festzulegen und so die Laufbahn der Sterne zu berechnen.«

(*Über astrologische Druckwerke aus alter und neuer Zeit,* Manuskript eines Vortrags vor der Gesellschaft der Bücherfreunde, Hamburg, 9. Februar 1911)

Der griechische Astronom, der die Sterne auf dem Himmelsgewölbe eintrug, bediente sich der allerabstraktesten Vorstellungen, um ein Weltbild zu entwickeln, das sich in Übereinstimmung mit seiner Beobachtung befand und in der Sprache der Mathematik formuliert werden konnte. Das ptolemäische Sphärensystem mit seinen Zyklen und Epizyklen stellte noch immer solch ein wissenschaftliches Bild dar, das konstruiert wurde, damit die Astronomen die Bewegung der Sterne verstehen und ihren Lauf vorhersagen konnten. Wir haben gesehen, daß die orientalische Astrologie dieses entscheidende Bild des Globus mit seinen mathematischen Berechnungen der Planetenbewegungen zugunsten von fiktiven Kalendersymbolen aufgab und jene dadurch ihre Funktion als Orientierungshilfe verloren. Dies ist ein extremes Beispiel. Die Astrologie bietet uns ja auch das paradoxe Schauspiel einer gegenseitigen Durchdringung von rationalem und magischem Denken. Astrologen legten unter Zuhilfenahme verfeinerter mathematischer Methoden den tatsächlichen Lauf der Planeten innerhalb des ptolemäischen Weltbildes genau fest und erblickten trotzdem in den Sternen mächtige Dämonen, die das Schicksal der Menschheit beherrschten.

Dieses Paradox geht auf die frühesten Ideen über das Weltall zurück. Auch hier war es die Phantasie, die es den Menschen erlaubte, den Kosmos als eine von universellen Gesetzen gelenkte Einheit aufzufassen. Die Regelmäßigkeit im Lauf der Himmelskörper schien eine allgegenwärtige Harmonie zu postulieren, die mit den Elementen magischen Denkens gut im Einklang stand. Im naiven Weltbild herrscht ja das Gesetz der Partizipation und der Sympa-

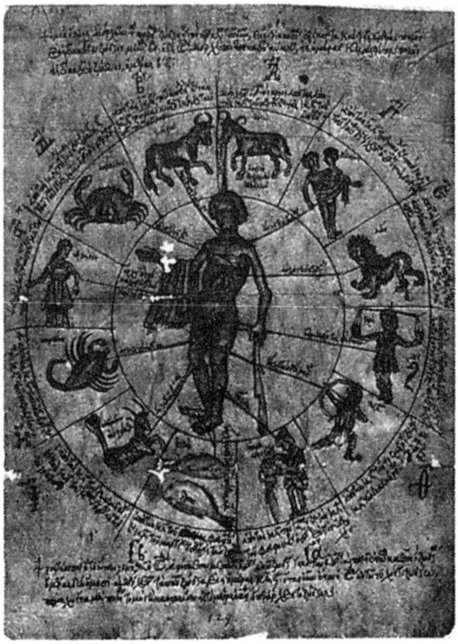

102 Mann, umgeben von Tierkreiszeichen. Aus einer griechischen Handschrift des 15. Jhdts. Paris, Bibliothèque Nationale, MS. gr. 2419, fol. 1r.

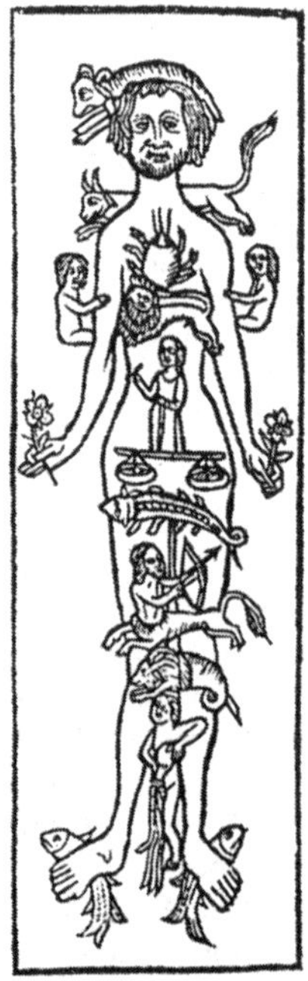

103 Aderlaß-Anweisung aus dem *Schäferkalender,* 1503.

thie vor. Gleiches wirkt auf Gleiches. Was mit dem Abbild geschieht, geschieht auch dem Objekt, das es darstellt. Der symbolische Akt des Regenmachens oder des Fruchtbarkeitszaubers zwingt die Mächte, die über Regen oder Fruchtbarkeit herrschen. Wenn dieses Prinzip erst einmal die gesamte Welt umfaßt, erhalten wir ein System von Entsprechungen und Harmonien, das die Struktur des Weltalls ausmacht. Bestimmte Farben, Metalle, Pflanzen, Tiere oder auch menschliche Handlungen gehören allesamt zu derselben Grundeigenschaft bzw. zu demselben Wesen und gehören also derart zusammen, daß das eine das andere beinflussen kann. Die Verbindungslinien, entlang deren sich diese Entsprechungen herausbilden, sind die einer primitiven Assoziation. Der Planet mit dem tiefsten Rot wird über die heißen Elemente herrschen, über Krieg, über Raubtiere wie den Wolf und über das sanguinische Temperament. Der langsamste unter den Planeten, Saturn, wird auf alles einwirken, was langsam, träge, alt oder kalt ist; sein Metall ist das Blei, sein Tier der Hund. Der schnellste Planet, Merkur, wird andererseits alles beherrschen, was fein, schlagfertig, »merkurisch« ist – zum Beispiel Quecksilber.

Das Bild des Weltalls als eines solchen Systems von Übereinstimmungen besaß durchaus eine gewisse Harmonie, die überzeugend war, und man ergänzte es mit der unvermeidlichen Metapher – dem Vergleich zum Menschen. Die Lehre von Mikrokosmos und Makrokosmos ist in sich nur ein anderes Bild, mittels dessen der Mensch versuchte, Herr über das Chaos zu werden und Ordnung in die ihn umgebende erschreckende Menge von Eindrükken zu bringen. Zu diesem Zweck war es sinnvoll, sich das Universum als einen Organismus vorzustellen, der von allgegenwärtigen Gesetzen beherrscht wird, und den Menschen als ein Glied in der »großen Kette des Seins« zu sehen.

Die Doppelrolle dieses Bildes vom Weltall, die das menschliche Denken von der Antike bis zur Renaissance geprägt und beherrscht hat[17], bot Warburg erneut die Gelegenheit, seine Theorie der Bipolarität anhand des zentralen Symbols des menschlichen Körpers zu verdeutlichen. Auch hier konnte er darlegen, daß das, was er das »harmonikale System« nannte, der primitiven Magie verfiel, sobald es seinen ursprünglichen Zusammenhang mit der Orientierung verlor. Das Gesetz der Entsprechung zwischen Makrokosmos und Mikrokosmos hatte jedem Tierkreiszeichen einen bestimmten Körperteil zugeordnet (Abb. 102). Diese Lehre, aus ihrem Zusammenhang herausgelöst, demonstrierte man anhand von Bildern, in denen der menschliche Körper von gräßlichen, wie Ungeziefer wirkenden Figuren umgeben war. Diese Bilder sollten in der Tat nicht mehr das Verhältnis des Menschen zum Weltall illustrieren. Sie wurden vielmehr von Badern als Gedächtnisstütze verwendet, damit sie genau Bescheid wußten, welcher Monat in der Astrologie für einen Aderlaß an einem bestimmten Körperteil

17 Vgl. F. Saxl, »Macrocosm and Microcosm in Medieval Pictures«, *Lectures*, 1957, S. 58-72 (mit Abb.).

vorgesehen war. Was einmal das erhabene Bild allgegenwärtiger Harmonie war, ist nun zu einem Hilfsmittel des Baders zusammengeschrumpft (Abb. 103). Hier ein Zitat aus einem Vortrag, den Warburg im November 1913 in Göttingen gehalten hat:

> »Der Aderlaßmann, den Sie hier nach dem Holzschnitt eines Schäferkalenders aus dem Jahre 1503 vor sich sehen, ist ein Nachzügler hellenistischer Kultur. Ohne nähere Erklärung würde man freilich dieses Sinnbild mikrokosmischer Philosophie als das naive Erzeugnis volkstümlicher Freude am Schauderhaften ansprechen; er scheint ein Büßer zu sein, der zur Strafe seiner Sünden von Ungeziefer aller Art gepeinigt wird. In Wirklichkeit ist er eine medizinische Anweisung zum Aderlassen, und die dem einzelnen Monat zugehörige besondere Stelle des Menschenkörpers wurde eben dadurch gefunden, daß man den Tierkreisgürtel vom Widder bis zu den Fischen wie ein Band vom Schädel bis zu den Füßen abrollte. Dem Steinbock fällt dabei, wie ich sagte, die Region des Knies zu. Der kosmologische Gedankenbau, in dem Mensch und Weltall nach den Gesetzen der Harmonie aus weiter Ferne aufeinander wirken, hat seine sublime Weiträumigkeit verloren; Mensch und Gestirnsymbol trocknen in dem spätantiken Mittelalter zu einem öden Sympathie-Zaubermittel zusammen.«[18]

Und doch war die Idee von Makrokosmos und Mikrokosmos in der Zeit, als diese Bilder sehr verbreitet waren, auch eine Hilfe bei der Suche des Menschen nach Schönheit. Die Pythagoräischen Lehren des *Timaeus* von Plato über die Herrschaft der Zahl und der Proportion waren Anreiz für den Künstler, das Geheimnis der »harmonischen« Beziehungen zu untersuchen. Auch hier erscheint die Suche nach Schönheit als Gegengift gegen die magische Praxis: die Kontemplation bezwingt die Angst.

Auch die Idee des von Zahlen beherrschten Weltalls konnte zum Schlechten ausgelegt werden. In ihrer Urform führte sie die Menschen dazu, den fünf festen Körpern, die nach Plato das Wesen dieser harmonischen Beziehungen ausmachen, Zauberkraft zuzuschreiben. Warburg stellte die Hypothese auf, daß selbst in der Antike beim Losspiel Polyeder verwendet wurden[19], zweifellos deswegen, weil man glaubte, sie hätten Anteil an den Mächten, die das

18 Siehe oben S. 194, Anm. 9.

19 Vgl. F. Boll, *Sphaera*, Leipzig, 1903, S. 470.

Weltall beherrschen. In der Zeit der Renaissance findet dieser Mißbrauch einer mathematischen Theorie seinen Ausdruck in den *libri de sorte* – dem äußeren Anschein nach harmlose Spiele, zu denen trotzdem gehörte, daß die Spieler mit Hilfe eines komplizierten Systems mathematischer Tabellen ein Horoskop stellen konnten.[20] Auf ähnliche Art wurden wahrscheinlich die kosmologischen *tarocchi* – genau wie unsere Spielkarten – für die eine oder andere Art der Wahrsagerei verwendet.

Aber dieselbe Idee, die jenen primitiven Aberglauben entstehen ließ – d. h. die Idee von der Macht der Zahl –, war gleichzeitig Ansporn für die Menschheit, ihren höchsten Idealen nachzustreben. Die Entwicklung der modernen Musik läßt sich von dieser Idee einer Harmonie der Sphären nicht trennen. In seinem Aufsatz über die *costumi teatrali* hatte Warburg dargelegt, wie eine bühnenmäßige Darstellung dieser Harmonie an der Schwelle zur Herausbildung der Opernform steht (S. 114).

Die Wissenschaft hat am Ende die Idee von der Herrschaft der Zahlen derart »reformiert«, daß der Mensch seiner Ängste Herr werden und die Dämonen bannen konnte. Dies ist mehr als nur eine Metapher. Warburg machte auf die Tatsache aufmerksam, daß die Idee der platonischen Körper noch das Schaffen Keplers beherrschte, für den sie Hindernis, aber auch Ansporn war, die Gesetze der Planetenbewegungen zu formulieren. Selbst als Kepler sich genötigt sah, Platos Theorie der Kreisbewegung aller Planeten als der vollkommensten aller Bewegungen aufzugeben, war er bestrebt, zu zeigen, daß auch die Ellipse zu dieser vermeintlich harmonischen Vollkommenheit gehörte.

Mit diesen Gedankengängen entfernte sich Warburg erneut weit aus dem Bereich der Kunstgeschichte. Mit Hilfe zweier Assistenten erweiterte er systematisch den Bereich seiner Bibliothek, so daß dieses Forschungsinstrument nun auch die Geschichte der Kosmologie einschloß – ein Gebiet, das in dem herkömmlichen Lehrplan der Universitäten nicht vertreten war. Wissenschaftliches Arbeiten betrachtete er niemals als etwas vom Leben Losgelöstes. Mit allem, was er niedergeschrieben hat, richtet er an seine Zeit eine Botschaft, die in seinem eigenen tiefen Engagement wurzelte.

---

20 [Veröffentlichte Werke, 19].

Sein Gefühl, eine Mission erfüllen zu müssen, konnte er nun in die Tat umsetzen. Warburg entdeckte zu seinem Schrecken, wieviel astrologischer Unsinn bis in seine Zeit hinein überlebt hatte und welche Möglichkeiten der Aberglaube bot, die Leichtgläubigkeit der Menschen auszunützen. Im Jahr 1913 wurde er auf einen »Professor Roxroy« in London aufmerksam gemacht, der mit Wahrsagerei und anderen astrologischen Praktiken ein großes Geschäft aufgezogen hatte. Warburg war fest entschlossen, ihm das Handwerk zu legen, und stellte das nötige Belastungsmaterial zusammen.

Dies war natürlich nur ein Nebenaspekt seiner Arbeit. Sein Rang in der Welt der Wissenschaft war immer bedeutender geworden, in Forschungsfragen wurde er oft zu Rate gezogen, und bereitwillig ließ er andere an seinen Informationen und an dem von ihm gesammelten Material teilhaben. Im Frühjahr 1914 hielt Warburg am Florentiner Institut einen Vortrag über das alte Thema »Der Eintritt des antikisierenden Idealstils in die Malerei der Frührenaissance« (S. 238), aber er betonte nun die Bedeutung von Besonnenheit und seelischem Gleichgewicht. Auf dieser Reise wurde er von Saxl begleitet, der sich erinnerte, daß Warburg zu jener Zeit mit ihm zum ersten Mal über seinen Plan sprach, die Bibliothek in ein Forschungsinstitut umzuwandeln.

Der Gedanke, in Hamburg ein solches Institut zu gründen, kann in Warburgs Briefen und Tagebüchern natürlich bis zum Winter 1903/04 zurückverfolgt werden, als er sich zum Weggang aus Florenz entschlossen hatte. Zu jener Zeit, so können wir annehmen, stellte das Deutsche Kunsthistorische Institut eine Art Modell dar und es wirkte als Anreiz, ein Konkurrenzunternehmen zu gründen. Es ist jedoch denkbar, daß in der Zeit, als Warburg seine Bibliothek vergrößert und Saxl berufen hatte, eine ganz andere Einrichtung seinen Plänen und Ambitionen einen neuen Impuls verliehen hat. Im Jahr 1909 hatte Karl Lamprecht, Lehrer und Mentor in Warburgs frühen Studentenjahren, endlich seinen Traum wahrgemacht und in Leipzig seinem Programm einer »Universalgeschichte« in einem Institut mit Bibliothek konkrete Form gegeben. Universalgeschichte hieß in der Lamprechtschen Terminologie Geschichte ohne politische Tendenz, anders gesagt: jene Kulturgeschichte auf psychologischer Grundlage, deren Anwalt er noch immer war.

Das Programm dieser Einrichtung, das Lamprecht 1909 veröffentlicht hat[21], liest sich teilweise wie ein Modell für die Bibliothek des Warburgschen Instituts, wie sie sich in späteren Jahren unter Saxl und Warburg entwickeln sollte. Der Hinweis auf die Unterschiedlichkeit der Schwerpunkte ist natürlich überflüssig. All das, womit Warburg sich auseinandersetzte, trug unweigerlich den Stempel seiner Persönlichkeit. Daß er an den Ereignissen der Folgezeit nicht zerbrach, und daß ihm nach vielen Katastrophen noch immer vergönnt war, diese Einrichtung, die auf seine Vision zurückging, zu leiten, muß zur damaligen Zeit fast wie ein Wunder gewirkt haben. Denn kurze Zeit, nachdem er Saxl seinen Traum enthüllt hatte, brach der Krieg aus, Saxl wurde eingezogen und Warburgs Gefühlsleben wurde so aufgewühlt, daß allmählich seine Gesundheit und geistige Stabilität ernstlich bedroht waren.

21 K. Lamprecht, *Das Kgl. Sächsische Institut für Kultur- und Universalgeschichte bei der Universität Leipzig*, Leipzig, 1909.

X
DIE DÄMONENFÜRCHTIGE REFORMATION

(1914-1918)

»Warburg wurde aufgrund seines Alters nicht mehr eingezogen. Ruhelos, wie in seinen schlimmsten Tagen«, schrieb Saxl, »wanderte er umher auf der Suche nach einer sinnvollen Tätigkeit. Er versuchte es mit Wohltätigkeitsorganisationen, aber den Alltag der Armen hatte er nie kennengelernt. Er konnte keinen Schlaf finden; er las unzählige Zeitungen; er wollte die Wahrheit wissen. Seine Pathophobie, dieser alte Dämon, kam wieder zum Vorschein. Er war in der traditionellen Bewunderung für Kaiser und Armee aufgewachsen und wollte daran auch durchaus festhalten, erkannte bestimmte Tatsachen aber sehr deutlich: ›Was durch die Verletzung der Neutralität und den Brand von Löwen verlorengegangen ist, kann man nicht wieder zurückgewinnen‹, trug er in sein Tagebuch ein. Täglich notierte er in seinem Tagebuch die wichtigsten Ereignisse an der Front: es quälte ihn, im Dunkeln zu suchen, auf die Halbwahrheiten der lakonischen Kommuniqués angewiesen zu sein und Propaganda und Wahrheit nicht auseinanderhalten zu können. Er führte viele Telefongespräche, sprach zu den Menschen auf der Straße und zu Freunden, die Verbindungen nach Berlin besaßen, er las ausländische Zeitungen, aber die Widersprüche lösten sich nicht auf.«[1]

Er begann, wie es seinem Gelehrtentemperament und seiner Schulung entsprach, Zeitungsausschnitte zu sammeln und sie unter verschiedenen Rubriken zu ordnen. In diese Sisyphusarbeit, die

1 Zitiert aus Saxls Entwurf zu einer Biographie.

doch keine Antwort brachte, spannte er auch seine Familie ein. Schließlich fand Warburg für seine Energien ein anderes Betätigungsfeld. Er spürte die Gefahr, die in einem Abfall Italiens vom Dreibund liegen würde, und versuchte, über italienische Freunde diesem Schritt entgegenzuwirken. Bei einem Treffen mit Fürst Bülow im September 1914 machte er das Angebot, eine Zeitschrift ins Leben zu rufen, die den Italienern den deutschen Standpunkt nahebringen sollte. Die erste Nummer dieser von Warburg und drei anderen Gelehrten herausgegebenen *Rivista* erschien im Oktober 1914; über ihre Wirkungsmöglichkeiten gab sich Warburg, wie immer voller Befürchtungen, keinen Illusionen hin, obwohl er aus Italien ein durchaus positives Echo erhielt.

Er forderte mit allem Nachdruck die Wiedereröffnung des Deutschen Instituts in Florenz, dessen erste Sitzungsperiode er im Februar 1915 leitete. Den Lauf der Ereignisse konnte er natürlich nicht aufhalten. Als Italien am 26. April den Londoner Vertrag unterzeichnete, wollte er alle Verbindungen zu Italien und sogar zur italienischen Kultur, die ihn so sehr beschäftigte, abbrechen.

Welche Gefühle auch immer zu diesem Entschluß geführt haben mögen, Warburg konnte sich nun von alten Themen abwenden und ein neues Kapitel in seinem Gelehrtendasein beginnen. Bewußt oder unbewußt stellte er eine Verbindung her zwischen der Arbeit an dem neuen Stoff und der täglichen Erfahrung politischer Propagandaschriften. Er beabsichtigte, eine ähnlich ephemere Literatur aus einer anderen Umbruchszeit in der deutschen Geschichte zu untersuchen: aus der Zeit der Reformation. Im Mittelpunkt dieser Arbeit sollte Luther stehen, den Warburg, seiner Zeit und seinem Milieu durchaus entsprechend, für einen der großen Befreier der Menschheit hielt, für eine heroische Figur, die für Aufklärung und für die Emanzipation des Glaubens aus den Fesseln eines engstirnigen Dogmas kämpfte. Wie betrachtete dieser Mann die astrologischen Flugschriften, die Weissagungen und Schicksalszeichen, die zu jener Zeit aus den Druckereien nur so hervorsprudelten?

Diese Frage führte Warburg weit weg von seinem ursprünglichen Gebiet der Kunstgeschichte. Der Wert dieser groben Holzschnitte lag weniger in ihrer ästhetischen Anziehungskraft als in ihrer zweifellos vorhandenen symptomatischen Bedeutung. Durch seine Untersuchung dieses Materials und seines Widerhalls in der zeitgenössischen Literatur erschloß Warburg völlig unbekanntes

Terrain. Im Herbst 1917 hielt er Vorträge über die Ergebnisse seiner Arbeit; als das Material dann aber in den Sitzungsberichten der Heidelberger Akademie der Wissenschaften veröffentlicht werden sollte, hatte sich seine seelische Verfassung erneut so sehr verschlechtert, daß die Abhandlung nur mit der Hilfe von Fritz Saxl, der nach dem Krieg nach Hamburg zurückgekehrt war, fertiggestellt werden konnte.

Die Abhandlung[2] beginnt mit einer Zusammenfassung der Ergebnisse früherer Forschungsarbeiten, die so komprimiert und so bedeutungsschwer formuliert sind, daß Leser, die mit dem Hintergrund nicht vertraut waren, die zahlreichen Implikationen kaum werden herausgeschält haben können. Warburg erinnert uns daran, daß die Antike, so wie Winckelmann sie sah, eher eine Neuschöpfung der gelehrten Humanisten war. Diese olympische Seite des Altertums mußte aus den Klauen der »dämonischen« Erbschaft, die das Leben des Mittelalters beherrscht hatte, befreit werden. In der astrologischen Überlieferung hatte der Glaube an die antiken Götter als ein von der Kirche stillschweigend geduldeter Rivale fortgelebt. Auf ihrer Wanderstraße von der hellenistischen Welt über den islamischen Orient, Spanien und Italien bis hinein nach Deutschland unversehrt geblieben, waren diese Gestirngötter als Kalendergötter immer noch präsent, und sie bezeichneten nicht nur die mathematische Zeit des Jahres, des Monats oder der Stunde, sondern »regierten« sie gleichzeitig auch in einem persönlich-mythischen Sinne.

»Sie waren dämonische Wesen von unheimlich entgegengesetzter Doppelmacht: als Sternzeichen waren sie Raumerweiterer, Richtpunkte beim Fluge der Seele durch das Weltall, als Sternbilder Götzen zugleich, mit denen sich die arme Kreatur nach Kindermenschenart durch ehrfürchtige Handlungen mystisch zu vereinigen strebte. Der Sternkundige der Reformationszeit durchmißt eben diese dem heutigen Naturwissenschaftler unvereinbar erscheinenden Gegenpole zwischen mathematischer Abstraktion und kultlich verehrender Verknüpfung wie Umkehrpunkte einer einheitlichen weitschwingenden urtümlichen Seelenverfassung. Logik, die den Denkraum – zwi-

2 »Heidnisch-antike Weissagung in Wort und Bild zu Luthers Zeiten«, *Ges. Schr.* II, 487-558 [Veröffentlichte Werke, 33].

schen Mensch und Objekt – durch begrifflich sondernde Bezeichnung schafft, und Magie, die eben diesen Denkraum durch abergläubisch zusammenziehende – ideelle oder praktische – Verknüpfung von Mensch und Objekt wieder zerstört, beobachten wir im weissagenden Denken der Astrologie noch als einheitlich primitives Gerät, mit dem der Astrologe messen und zugleich zaubern kann. Die Epoche, wo Logik und Magie wie Tropus und Metapher (nach den Worten Jean Pauls) ›auf einem Stamme geimpfet blühten‹, ist eigentlich zeitlos, und in der kulturwissenschaftlichen Darstellung solcher Polarität liegen bisher ungehobene Erkenntniswerte zu einer vertieften positiven Kritik einer Geschichtsschreibung, deren Entwicklungslehre rein zeitbegrifflich bedingt ist.« (*Ges. Schr.*, 491f.)

Die letzten Zeilen verdeutlichen, daß Warburg den Gegensatz zwischen der ästhetisch-olympischen Renaissance im Italien Raffaels und der dämonisch-»monströsen« Renaissance in den astrologischen Pamphleten des Nordens nicht mehr als eine bloß historische Frage auffaßte. Er stellte sich diese gegensätzlichen Kräfte nicht als Äußerungen aufeinanderfolgender Epochen vor, sondern viel eher als Konkretisierungen eines immerwährenden Konfliktes, der im Innern des Menschen ausgetragen wurde und wird.

Warburgs Ausgangspunkt ist, wie schon so oft, ein Paradox, das dem gängigen Bild von der Epoche zu widersprechen scheint. Er zitiert einen Brief von Melanchthon, der zeigt, daß der Sprecher des protestantischen Lagers von abergläubischen Ängsten beherrscht war. Er spricht von Kometen, Himmelszeichen und Weissagungen und von seiner Astrologiegläubigkeit. Gerade die Männer, die in Deutschland den Kampf für geistige Befreiung vorantrieben und das christliche Heidentum in Rom mit aller Leidenschaft bekämpften, gerade sie waren dennoch Opfer des alten heidnischen Glaubens. Luther und Melanchthon nahmen zu diesem Paradox der Geschichte bezeichnenderweise eine gegensätzliche Stellung ein. Luther erkannte lediglich die Bedeutung »natürlicher« Wunder an und lehnte die Astrologie ab. Melanchthon ging jedoch in seinem Glauben an astrologische Voraussagen so weit, daß er das historische Material zu verfälschen suchte, um es in Einklang mit dem Lauf der Gestirne zu bringen.

Diese bezeichnende Episode bildet den nächsten Teil der Warburgschen Abhandlung. Anhand zahlreicher Belege wird nachgewiesen, daß Melanchthon und andere Freunde Luthers Geburtstag vom 10. November 1483 auf den 22. Oktober 1484 verlegen woll-

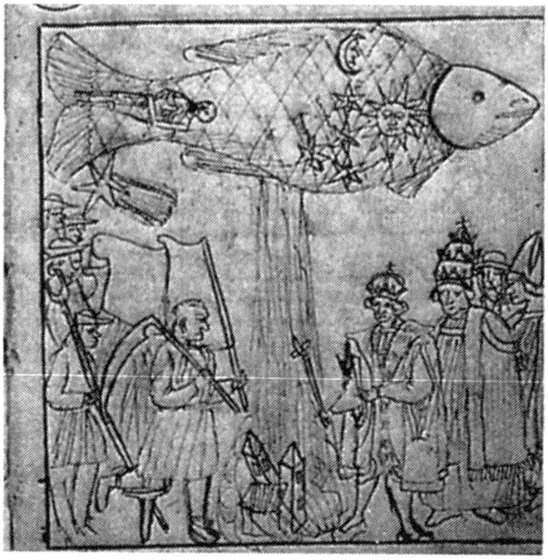

104 Weissagung für das Jahr 1524 aus Reymann, *Practica*.
Stuttgart, Württembergische Landesbibliothek, MS. Math. Q. 3, fol. 1r.

ten, auf jenen Tag, den Lucas Gauricus, eine Autorität auf dem Gebiet der Astrologie, zur Grundlage seiner Nativität Luthers gemacht hatte. Gauricus' Horoskop war in der Tat äußerst feindselig, aber anstatt es als falsch zurückzuweisen, stellten Luthers Freunde eher seine Deutung in Frage und wollten die Konstellation nur anders interpretiert wissen.

Warburg konnte zeigen, daß hinter diesem seltsamen Hin und Her mit Geburtstagen und -stunden die einflußreiche »mythische« Geschichtsauffassung stand, die die großen umwälzenden Ereignisse aller Zeiten auf bestimmte Planetenkonjunktionen zurückführte. Der Grund für bedeutende und bewegende Ereignisse lag nach dieser Auffassung im Zusammentreffen vieler mächtiger Planeten in einem »Haus«. Eine für 1524 berechnete Konjunktion hatte beispielsweise eine richtige Panik hervorgerufen – man erwartete eine Sintflut oder auch den Jüngsten Tag (Abb. 104). Die Art, wie sich derartige Befürchtungen in den Flugschriften der damaligen Zeit widerspiegeln, macht uns erneut deutlich, daß die antiken Götter, durch ästhetische Betrachtung von ihrem dämonischen Gift befreit, in den monströsen Gestalten dieser Holzschnitte noch immer den Menschen beherrschten.

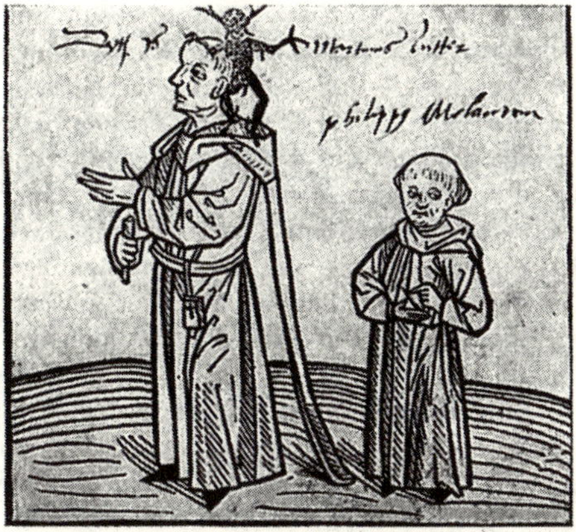

105 Mönch und Teufel
aus: Lichtenberger, *Weissagungen*, Mainz 1492.

Es scheint, daß Luthers mythisches Geburtsdatum mit einer Weissagung zu einer ganz besonderen Konjunktion zusammenhing, deren seltsames Schicksal Warburg sehr genau beschreibt. Eine astrologische Weissagung verband eine für das Jahr 1484 angekündigte Konjunktion von Jupiter und Saturn mit der Geburt eines Propheten. Sie wurde in eines der merkwürdigsten Erzeugnisse der frühen Buchdruckkunst aufgenommen – in das Weissagungsbuch von Johannes Lichtenberger, das um 1490 zum ersten Mal erschien. Lichtenberger behauptet, er wisse, daß dieser Prophet ein Mönch sein werde, der neunzehn Jahre nach der Planetenkonjunktion geboren werde. Die Abbildung in diesem kuriosen Buch zeigt einen Mönch mit einem Teufel auf seinen Schultern (Abb. 105). Es versteht sich fast von selbst, daß Lichtenbergers Holzschnitt von Luthers Feinden ausgenutzt wurde, die in dem vom Teufel besessenen Mönch gerade ihn erkennen wollten. Luther muß sich wohl entschlossen haben, den Stier bei den Hörnern zu packen, denn er veröffentlichte nun selbst eine Ausgabe des Büchleins mit einem eigenen Vorwort. Man sagt, er habe im Freundeskreis auf die Gleichsetzung durchaus humorvoll reagiert und sie dahin gedeutet, daß er Christus im Herzen trage, während der Teufel auf seiner Schulter den Papst und seine Anhänger darstelle, die ihm keine Ruhe ließen und ihm Kopfschmerzen bereiteten.

Obwohl Luther ein unversöhnlicher Gegner astrologischer Weissagung war, erinnert uns die Art, wie er mit Lichtenbergers Weissagungsbildern umging, daran, daß auch er einer Form alten Augurentums erlegen war. Seine Skepsis gegenüber astrologischen Praktiken gründete auf der Betonung des freien Willens, nicht auf den wissenschaftlichen Zweifeln an der Macht des Übernatürlichen. Erzählungen von Wundern und monströsen Geburten, die in jenen kritischen Jahren der Reformation immer häufiger berichtet wurden, schenkte er daher ganz gerne seine Aufmerksamkeit, und sowohl er als auch Melanchthon verwendeten solche Berichte sogar in ihren gegen die Kirche gerichteten zügellosen Streitschriften. Ein alter Druck, mit einem eselartigen Monstrum, das angeblich 1494 in Rom gefunden worden sei (Abb. 106), wurde als Gottesurteil über den Papst interpretiert, und die Geschichte eines Kalbs mußte für Angriffe auf Mönche herhalten. So erscheinen Luther und Melanchthon in der Aufmachung römischer Auguren, die den Willen der Götter aus derartigen Zeichen ablesen können.

Unabhängig davon, wie wichtig dieser Bildtypus für unsere Kenntnisse über die Einstellung dieser Epoche ist und über die besondere Art, wie man sich die Mächte vorstellte, die das Schicksal regierten, müssen wir uns fragen, ob es einen Bezug zwischen diesen ungeschlachten, häßlichen Drucken und der Kunst jener Zeit gibt.

In dem vielleicht brillantesten Teil seines Aufsatzfragments beantwortet Warburg diese Frage anhand einer Analyse dreier Stiche von Dürer. Der erste zeigt Dürer rückhaltlos im Dienste der Weissagungsliteratur. Es ist seine Darstellung eines an der »französischen Krankheit« (Syphilis) leidenden Mannes, die die Weissagung eines gewissen Ulsenius aus dem Jahr 1496 illustriert (Abb. 107) und die nicht nur auf Wundererscheinungen verweist, wie Luther sie erwähnt, sondern auch ganz direkt mit dem Lichtenbergerzyklus verknüpft ist. Der Globus über dem Kopf des Mannes zeigt die charakteristische Jahreszahl 1484, und bei genauerem Hinsehen erkennen wir, daß Dürer jene berühmte Konjunktion von Jupiter und Saturn im Zeichen des Skorpions illustriert.

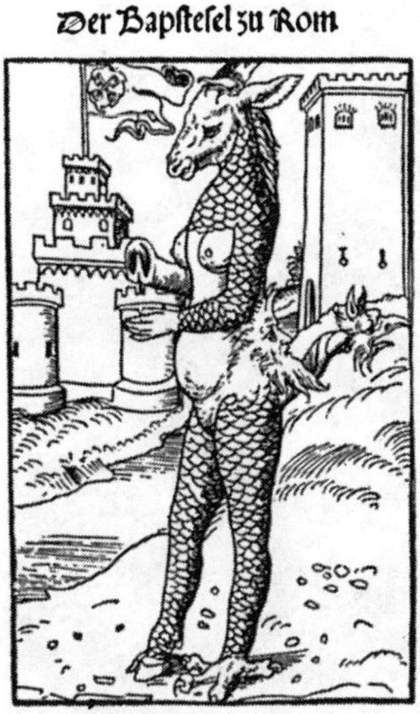

106 Eselartiges Monstrum aus einer Streitschrift von Luther und Melanchthon, 1523.

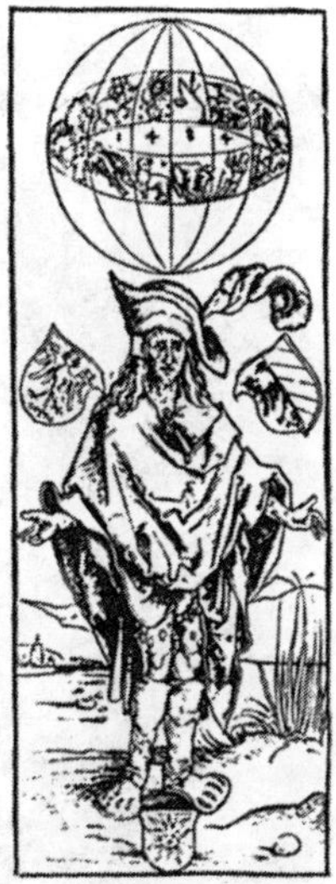

107 Syphilitiker von einem Flugblatt des Ulsenius. Holzschnitt von Dürer. 1496.

So erscheint Dürer hier als Diener dieser Mentalität, andererseits sehen wir am nächsten Beispiel, daß er sich an der großen Aufgabe ihrer »Reformierung« beteiligt. Dürers merkwürdiger Kupferstich einer achtfüßigen Sau (Abb. 108) ging auf ein Flugblatt zurück, das der deutsche Humanist Sebastian Brant im Jahr 1496 verbreitet hatte (Abb. 109). Darin versucht Brant, unter Berufung auf ähnliche Beispiele aus der Antike, die Abbildung in den Dienst des Kaisers Maximilian zu stellen. Warburg konnte darlegen, daß Brant direkt einer antiken Überlieferung folgte. Es gibt einen assyrischen Text aus dem siebten Jahrhundert v. Chr., in dem der Wahrsagepriester Nergal-etir dem König von der Geburt einer Sau mit acht Füßen und zwei Schwänzen berichtet und daraus eine günstige Prophezeiung macht. Das Fortleben dieses Typus magischer Praktik über die Jahrhunderte hinweg liegt an der zwingenden Notwendigkeit, für seltsame Ereignisse mythische Gründe zu finden.

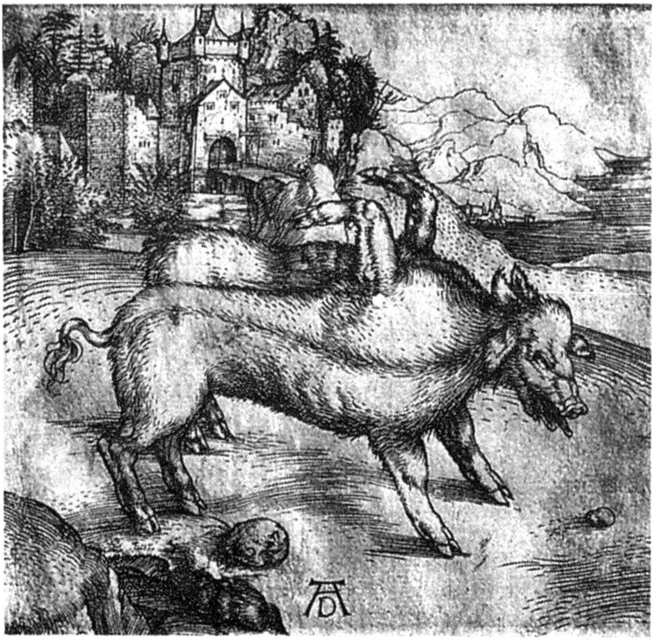

108 Dürer, Achtfüßige Sau. Kupferstich.

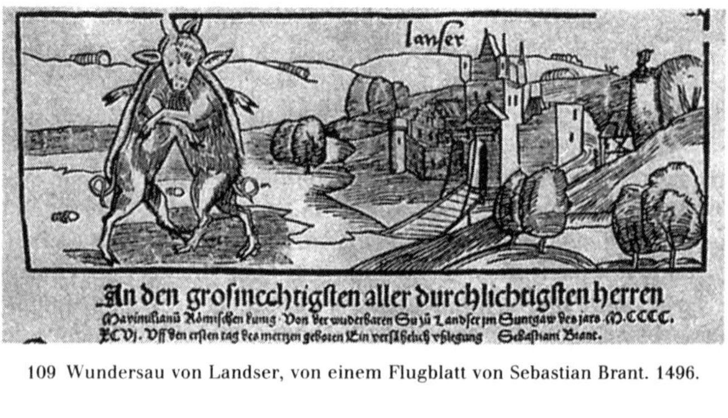

109 Wundersau von Landser, von einem Flugblatt von Sebastian Brant. 1496.

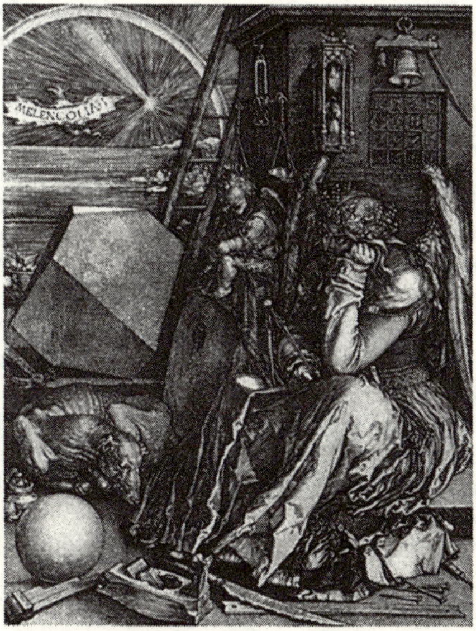

110 Dürer, »Melencolia I«. Kupferstich, 1514.

»Indessen ist die Überwindung des babylonischen Geisteszustandes auf Dürers Stich doch eigentlich schon vollzogen: Die Inschrift fehlt, Nergalt-etir – Brant finden keinen Raum mehr für ihre Weissagungsdeutung. Das naturwissenschaftliche Interesse an der Erscheinung führt den Stichel.« (*Ges. Schr.* II, 525)

Künstlerische Betrachtung hat auch hier die mit magischen Praktiken verbundenen Ängste und Hoffnungen gereinigt und überwältigt.

Warburgs Analyse des dritten Stiches von Dürer – der »Melencolia« (Abb. 110) – ist krönender Abschluß seiner Überlegungen.[3] Ihr Hintergrund reicht tief hinein in die untersten Schichten magischer Ängste. Wir befinden uns im Bereich des unheilvollen Planeten, der die »schwarze Galle«, die düstere Stimmung, hervorruft.

3 Siehe auch S. 252.

Der Druck knüpft noch direkter an den Lichtenbergerschen Bildzyklus und die große Konjunktion an, weil nach Auffassung von Marsilio Ficino der Einfluß von Jupiter die bösartigen Auswirkungen der saturnischen schweren Melancholie bis zu einem gewissen Grad neutralisieren und in die leichtere Form überführen kann, die den genialischen Charakter ausmacht. Wenn Jupiter in der Konjunktion fehlt, dann muß die »joviale« Wirkung ersatzweise von magischen Bildern produziert werden, beispielsweise auch von dem Zahlenquadrat, das man auf Dürers Stich erkennen kann. Die Lehrmeinung von der günstigen Wirkung des Jupiterschen magischen Quadrats geht ihrerseits auf eine alte orientalische Überlieferung zurück, die das Abendland über die *Picatrix,* jenes Handbuch der Magie, erreichte.

Warburg stellte erneut eine Beziehung her zwischen Dürers Stich, auf dem Jupiters Einfluß verwendet wird, um die Melancholie in einen Ausdruck des Genius umzuformen, und Dürers großem Gönner, Kaiser Maximilian. Maximilian betrachtete sich selbst als »Saturnkind«, und viele Fäden verbanden ihn mit der Überlieferung, die jene volkstümliche Bilderwelt des Johannes Lichtenberger hervorbrachte.

Nur vor diesem Hintergrund, nur wenn wir diesen Typus der magischen Mythologie begreifen, der die bis zu Dürer reichende Überlieferung prägte, können wir ermessen, wie groß seine künstlerische Umformung war. Der finstere kinderfressende Planetendämon, von dessen Kampf mit anderen Planeten das Schicksal der Lebewesen abhängt, wird bei Dürer zu einer plastischen Verkörperung des denkenden Arbeitsmenschen.

Melanchthon selbst hatte Dürers Temperament als erhabene Melancholie beschrieben, die auf dieselbe Konjunktion von Saturn und Jupiter in der Waage zurückging, die die erhabene Melancholie des Kaisers Augustus begründet hatte. Diese Ideen von Ficino und Melanchthon beziehen sich teilweise auf die *Problemata* des Aristoteles, und es war die Kenntnis der klassischen Texte, die die Humanisten befähigte, die »mumifizierte Acedia des Mittelalters«, die Sünde der Trägheit, zu bekämpfen. Die wahre klassische Antike fördert die Auflehnung gegen ihre hellenistisch-arabische Entstellung.

Aber nur ein oberflächlich-leichtgläubiger Mensch konnte denken, der ewige Kampf sei schon entschieden. Primitive anthropomorphistische Denkweise kann künstlerisch sublimiert, aber eben

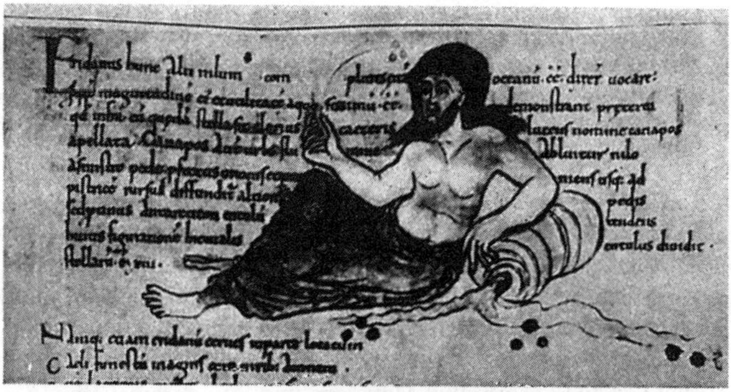

111 Konstellation des Eridanus.
London, British Museum, MS. Cotton Tib. B. V., fol. 41v.

nicht so einfach eliminiert werden. Noch einmal stellt Warburg die Haltungen von Lichtenberger, Dürer und Luther einander gegenüber. Aus Lichtenbergers Werk wählt er die Abbildung des Kampfes zwischen den entstellten, häßlichen Sterndämonen Jupiter und Saturn, wie magische Überlieferung sie sich vorstellt. Beide Planeten kämpfen um die Vorherrschaft, der Mensch, Objekt ihres Kampfes, fehlt jedoch. In Dürers Kunstwerk wird die ideale klassische Formensprache wiederhergestellt. Die Haltung seiner »Melencolia« erinnert Warburg an den Typus des liegenden antiken Flußgottes, der in der astrologischen Bilderwelt von der Konstellation des Eridanus dargestellt wird (Abb. 111). Dennoch bewahrt diese Umformung die Anzeichen ihrer früheren Unterwerfung unter die hellenistisch-arabische Dämonenfurcht.

Der kosmische Konflikt spiegelt sich als Prozeß im Innern des Menschen selbst. Die gefährlichen Dämonen sind verschwunden, der finstere Blick des Saturn ist in das menschliche Bild der Nachdenklichkeit vergeistigt:

> »Bei Dürer wird also der Saturndämon unschädlich gemacht durch denkende Eigentätigkeit der angestrahlten Kreatur; das Planetenkind versucht sich durch eigene kontemplierende Tätigkeit dem mit dem ›unedelst complex‹ drohenden Fluch des dämonischen Gestirns zu entziehen. Der Zirkel des Genies, kein niedriges Grabscheit, ist in der Hand der Melancholie. Der magisch angerufene Jupiter kommt durch seine gütige und besänftigende Wirkung auf den Saturn zu Hilfe. Die Errettung des

Menschen durch diesen Gegenschein des Jupiter ist auf dem Bilde gewissermaßen schon erfolgt, der Akt des dämonischen Zweikampfes, wie er bei Lichtenberger vor Augen steht, ist vorüber und die magische Zahlentafel hängt an der Wand wie ein Ex-Voto zum Dank für Dienste des gütigen, siegreichen Sterngenius.« (*Ges. Schr.* II, 530f.)

Sowohl Luther als auch Dürer haben also, jeder auf seine Weise, zum Kampf der Menschheit gegen die Dämonenfurcht, gegen die Mythologie der großen Konjunktionen beigetragen. Wir sind Zeugen eines Kapitels im Kampf des modernen Menschen um intellektuelle und religiöse Befreiung. Aber wir sehen erst den Anfang, nicht sein siegreiches Ende. So wie Luther noch immer voller Furcht vor den kosmischen Monstern und Wundererscheinungen ist – und auch vor den antiken Lamien – genauso ist die Melencolia noch nicht völlig frei von antiker Dämonenfurcht. Ihr Haupt krönt nicht der Lorbeer, sondern das *teukrion,* die antike Heilpflanze gegen Melancholie, und sie schützt sich, Ficinos Rat folgend, mit jenem magischen Zahlenquadrat vor dem bösen Einfluß des Saturn.

Die endgültige Befreiung sollte aus einer anderen Richtung kommen. Melanchthon und Luther waren voller Erregung über die Erscheinung eines Kometen, dessen schwertähnlich nach Süden weisende Form sie, in Übereinstimmung mit alter orientalischer Praxis, als Vorzeichen für ein Unglück im Süden deuteten. Es ist dies immer noch das Urgesetz der Assoziation, das ähnliche Umrisse miteinander gleichsetzt und in außergewöhnliche Himmelserscheinungen bekannte Gegenstände hineinliest. Es ist gewissermaßen dieselbe Einstellung wie jene, die selbst eine so ungewöhnliche Persönlichkeit wie Luther nur verstehen konnte, indem er sie in die vorgefertigten Schablonen astrologischer »Geschichte« preßte. In beiden Fällen wird ein vorhandenes Bild – das Schwert für den Kometen und Lichtenbergers Prophetenbild für Luther – dazu verwendet, ein Phänomen, das dem Menschen unbegreiflich erscheint, zu begrenzen und so zu verstehen. Zu dieser Zeit hatte allerdings der Astronom Peter Apian dem Kometen längst schon seine dämonischen Qualitäten genommen, indem er ihn in Bezug zur Sonne setzte. Erst Edmond Halley, der die Gesetzmäßigkeiten der Kometenerscheinungen entdeckte, entfernte sie endgültig aus dem beschränkten Raum einer anthropozentrischen Auffassung:

»Die Wiederbelebung der dämonischen Antike vollzieht sich dabei, wie wir sahen, durch eine Art polarer Funktion des einfühlenden Bildgedächtnisses. Wir sind im Zeitalter des Faust, wo sich der moderne Wissenschaftler – zwischen magischer Praktik und kosmologischer Mathematik – den Denkraum der Besonnenheit zwischen sich und dem Objekt zu erringen versuchte. Athen will eben immer wieder neu aus Alexandrien zurückerobert sein.« (*Ges. Schr.* II, 534)

Aus diesen Zeilen spricht eine tiefe Seelenverwandschaft mit dem dargestellten Problem. Dies sind zweifellos nicht die Worte eines Historikers, der über eine ganze Anzahl von merkwürdigen Formen der Religiosität und amüsante Verirrungen des menschliches Geistes mit der Distanz eines Gibbon oder Renan berichtet. Jedes einzelne Wort reflektiert das tragische Bewußtsein von der Bedrohung, die der Vernunft und der Reflexion aus Furcht und primitiver Magie erwächst. Der Kampf, den Warburg in so verschiedenen Formen beschrieben hatte und dem er durch so viele Brechungen hindurch gefolgt war – der Kampf zwischen der apollinischen Seite unserer Erbschaft, der Schönheit, des Lichts und der Reinheit, und der feindlich gesonnener Mächte, die sie überwältigen und entstellen – dieser Kampf war zweifellos ein Konflikt, den er selbst in seiner ganzen Tragweite erlebt hatte. In seinen Worten zu Dürers »Melencolia« – die bei all der Schwerverständlichkeit und Gelehrtheit des Themas derart emotionsgeladen sind, daß man sie fast wie ein Stück lyrischer Prosa liest – spüren wir ein tiefes Gefühl der Verwandtschaft zwischen dem Autor und dem Kunstwerk, das er analysiert hat. Wir empfinden, daß auch für ihn der Sieg noch nicht errungen ist. Auch er trägt nicht einen Lorbeerkranz, sondern einen Kranz aus Nachtschatten, der Heilpflanze gegen den gefürchteten Einfluß des Saturn. Als Warburg seine Abhandlung schrieb, war sein Kampf noch nicht entschieden. Die Kriegsjahre hatten seine Erregbarkeit und das Gefühl des Untergangs, das sich seiner bemächtigt hatte, nur noch gesteigert. Als er mit der Niederlage Deutschlands im Jahr 1918 seine schlimmsten Befürchtungen bestätigt sah, wollte es ihm nicht mehr gelingen, die Dämonen im Zaum zu halten. Alexandrien schien Athen erobert zu haben.

Es kann und darf nicht Aufgabe der vorliegenden Untersuchung sein, die seelischen Qualen zu beschreiben, die Warburg in den folgenden Jahren erlebte.[4] Auf jeden Fall sollte man das Inferno, das ihn verschlang, nicht romantisieren. Die zwei großen Themenkomplexe seiner wissenschaftlichen Arbeit, der Ausdruck der Leidenschaft und die Reaktion auf Angst, ergriffen von ihm Besitz in der Form von furchtbaren Anfällen und Phobien, Zwangs- und Wahnvorstellungen, die ihn schließlich zu einer Gefahr für sich selbst und seine Umgebung werden ließen und zu seiner Einlieferung in eine geschlossene Anstalt führten. Schon in früheren Phasen seines Lebens hatte er befürchtet, daß dies eintreten würde. Nun war es furchtbare Wirklichkeit geworden.

---

4 Eine kurze und verständnisvolle Darstellung eines Augenzeugen gibt Carl Georg Heise, *Persönliche Erinnerungen an Aby Warburg,* New York, 1947, S. 44f.

XI
GENESUNG UND SYNTHESE
(1918-1923)

DER KREUZLINGER VORTRAG

Der Ausbruch von Warburgs Geisteskrankheit fiel zeitlich mit der militärischen Niederlage Deutschlands im Oktober 1918 zusammen. Warburg wurde in verschiedene Nervenheilanstalten eingeliefert, bis er schließlich in die Obhut von Ludwig Binswanger in Kreuzlingen kam. Sein Zustand schien einige Jahre lang hoffnungslos zu sein. 1923 trat jedoch ein Umschwung in Warburgs Befinden ein, er begann sich zu erholen. Er fragte seine Ärzte, ob man ihn entlassen könne, wenn er seine Selbstbeherrschung dadurch bewiese, daß er den Patienten des Sanatoriums einen Vortrag hielt. Die Ärzte stellten sich dieser Herausforderung, obwohl sie ihm diesen Kraftakt kaum zutrauten. Aber sie sollten sich irren. Warburg wählte als Vortragsthema seine Erlebnisse bei den nordamerikanischen Indianern, die schon sechsundzwanzig Jahre zurücklagen und nie veröffentlicht worden waren (S. 117-123). Diesen Vortrag hielt er am 21. April 1923.[1] Die Notizen und Entwürfe hierzu dokumentieren, wie mühselig und anstrengend diese Arbeit für Warburg war, zeigen aber auch, welche Bedeutung das Thema für ihn hatte. Er erinnerte sich der Ideen seiner Studentenzeit, die sich mit der Befreiung des Menschen aus magischer Furcht beschäftigt hatten, und der Lehren von Vignoli und Usener, die ihn so sehr beeindruckt hatten. Er spürte, daß seine eigene Krankheit ihn zu einem ganz anderen Verständnis dieser »primitiven« Zustände geführt hatte, und er war voller Zuversicht, daß er durch ihre Beschreibung ausreichend »Distanz« zurückgewinnen würde, um jenes seelische Gleichgewicht zu erreichen, das er schon immer als etwas sehr Gefährdetes erlebt hatte.

---

1 Dieser Vortrag liegt in englischer Übersetzung gedruckt vor unter dem Titel »A Lecture on Serpent Ritual«, *Journal of the Warburg Institute* 2 (1939), S. 277-292.

Viele Notizen und Entwürfe aus jenen kritischen Tagen gehen zwangsläufig auf seine früheren Überlegungen über das Wesen des primitiven Menschen zurück, aber jetzt weisen seine Aphorismen einen ganz anderen inneren Zusammenhang auf. Obwohl sie in einer Art Privatterminologie formuliert sind, bieten diese Notizen doch die klarste Fassung jener Grundgedanken, die sich überhaupt findet. Im folgenden wird den Zitaten jeweils eine Paraphrase vorangestellt, um es dem Leser zu erleichtern, in den Sinn seiner Worte ohne weitere Kommentare einzudringen.

Der primitive Mensch gleicht einem Kind im Dunkeln. Er sieht sich von einem bedrohlichen Chaos umgeben, das sein Überleben ständig gefährdet. Der Urzustand ist daher von Furcht geprägt, von jenen »phobischen Reflexen«, denen Tito Vignoli – der ja Warburg in seinen Studienjahren so tief beeindruckt hatte – bei der Entstehung der Mythologie und letztlich auch der Wissenschaft solch entscheidende Bedeutung beimaß (siehe S. 94ff.). Unser Geist ist in einem dauernden Bereitschaftszustand, gegenüber den realen oder vermeintlichen Ursachen für die uns bedrohlich erscheinenden Sinneseindrücke eine Abwehrhaltung einzunehmen. Ein Kind, dem Märchen erzählt worden sind, hört bei jedem Knarren der Tür einen knurrenden Wolf. Der von dem Ton ausgehende Reiz fördert aus dem Gedächtnis des Kindes das Bild des Wolfs zutage. In diesem geistigen Entwicklungsstadium ist der Wolf eine hinreichende Ursache für alle besonderen Reize, denen die Eigenschaft »Knurren« gemeinsam ist. Vom logischen Standpunkt aus kann daher das Bild »Wolf« mit einem abstrakten Begriff verglichen werden, dessen »Umfang« sich mit allen besonderen Eigenschaften gewisser Erscheinungen deckt. Der imaginäre Wolf ist die Keimform des logischen Begriffs »Knurren«. Dieser phobische Reflex, der ein bekanntes Bild, wie bedrohlich auch immer, an die Stelle der Furcht vor einer unbekannten Ursache setzt, besitzt eine wichtige biologische Funktion: die imaginäre Ursache, und sei sie noch so furchtbar, ist weniger bedrohlich als das furchtbare Unbekannte. Den imaginären Wolf kann man ja noch erlegen, besänftigen, abwehren. Anstelle der unbekannten und unbezähmbaren Naturgewalt sieht sich der primitive Mensch nunmehr einer Gefahr gegenüber, mit der er fertig werden kann.

Insofern bereitet die phobische Reaktion den Weg zur Beherrschung der Welt durch den Akt des Benennens und von dort zur Vorherrschaft logischen Denkens.

Notiz 1

»Für die mythische Denkweise ist charakteristisch (vgl. Tito Vignoli *Mythus und Wissenschaft*), daß ein visueller oder Gehörsreiz für den wirklichen Erreger, einerlei ob und wie er in naturwissenschaftlicher Wahrheit nachweisbar ist, wie z. B. bei von fernher kommenden Tönen im Bewußtsein als Erreger eine biomorphe Ursache hinstellt, die durch ihren erfaßbaren Wesensumfang eine Abwehrmaßregel imaginär ermöglicht. Z. B. wenn eine Tür in der Zugluft knarrt, so ruft dieser Reiz bei Wilden oder beim Kinde das Angstgefühl hervor: der Hund knurrt. Oder wenn der Bafiote die Lokomotive mit einem Flußpferd vergleicht, so ist das für ihn ein aufklärerischer Rationalismus in dem Sinne, daß er dieses unbekannte gewaltsam dahinstürmende Tier einfängt in das ihm bekannte Geschöpf, das er zu jagen und zu erlegen gewohnt ist ... Abwehr durch Verknüpfung von Subjekt oder Objekt mit Wesen von maximal gesteigerter umfänglich faßbarer Kraft ist der Grundakt der märchenmäßig denkenden Kämpfer ums Dasein.

Bei primitiven Menschen funktioniert das Gedächtnis biomorphistisch komparativ ersetzend. Das ist als Abwehrmaßregel im Kampf ums Dasein gegen lebende Feinde aufzufassen, die das phobisch gereizte Gedächtnis einerseits in deutlichstem und klarstem Umfang und andererseits in aller ihrer Kraft zu begreifen versucht, um danach die stärksten Abwehrmaßregeln treffen zu können. Dies sind Tendenzen unter der Schwelle des Bewußtseins.

Durch das ersetzende Bild wird der eindrückende Reiz objektiviert und als Objekt der Abwehr geschaffen.«

Notiz 2

»Ein Märchentier, anscheinend das konkreteste Produkt der spielerischen Phantasie, ist in *statu nascendi* ein mühevoll begriffenes Abstraktum. Es ist eine Umfangsbestimmung für Erscheinungen, die sich sonst in ihrer vorbeifliehenden Unfaßbarkeit nicht erfassen lassen.«

Nach Warburgs Auffassung ist dieser »phobische Reflex der Ursachensetzung« unter der Bewußtseinsschwelle immer präsent. Die Menschheit hat ihn nie überwinden können. Aber sie hat einen höheren Begriff der Kausalität entwickelt, in dem sie den phobischen Automatismus bezwingt. Es ist dies die Idee einer kausalen Verknüpfung von zwei Bildern, die ursprünglich beide als unmittelbare Ursache für einen phobischen Reiz aufgefaßt wurden. Sobald die mythologische Phantasie des Menschen diese Ordnungsstufe, auf der die mythischen Ursachen in fester Rangfolge angeordnet werden, erreicht hat, hat sich die Idee eines strukturierten Universums und mit ihr die Möglichkeit wissenschaftlichen Denkens herausgebildet.

Die neuartige Verknüpfung von zwei projizierten Ursachen ist ursprünglich die Kindschaft als Kategorie des Urzusammenhangs. Die Stammbäume mythologischer Wesen und ihre totemistische Verknüpfung mit dem Stamm nehmen bloß das strukturierte Bild des Universums vorweg, das den Keim der Wissenschaft schon enthält.

Notiz 3

»Der Wille im Geschehen muß für den mythisch Denkenden aus biomorph, das heißt, organisch umschriebener Umfangsbestimmung dadurch erklärt werden, daß sich diese für den naturwissenschaftlich ›feststellbaren‹ Erreger einsetzt, als Substitution des unorganisch zerfließenden durch biomorph animistisch bekannte und übersehbare Wesen. Wenn ich versuche zu ordnen, dann verknüpfe ich Bilder außer mir miteinander. Der ... Biomorphismus ist ein phobischer Reflex. Das andere ist ein kosmischer Akt ... Es fehlt beim phobischen Reflex durch biomorphe Phantasie die Fähigkeit zum Niederschlag eines zahlenmäßig geordneten kosmischen Bildes. Dieser objektive Bildniederschlag ist in diesen harmonikalen Versuchen, wie sie die Indianer (und der Hellenismus) haben, vorhanden und dessen Riesenfortschritt dem einfachen Biomorphismus gegenüber besteht darin, daß der einfache Biomorphismus auf die Gedächtnisfunktion mit einer Abwehrmaßregel reagiert, während bei den Versuchen des strukturalen Denkens die Hand nicht die Waffe sondern das umreißende Werkzeug führt, und die Lippe den Laut.«

Notiz 4

»Die Urkategorie kausaler Denkform ist Kindschaft. Diese Kindschaft zeigt das Rätsel des materiell feststellbaren Zusammenhangs verbunden mit der unbegreiflichen Katastrophe der Loslösung des einen Geschöpfes vom anderen. Der abstrakte Denkraum zwischen Subjekt und Objekt gründet sich auf dem Erlebnis der durchschnittenen Nabelschnur. Der der Natur gegenüber ›Wilde‹ ist ohne väterlichen Schutz verwaist, und sein Mut zur Kausalität erwacht in der Auslese eines wahlverwandten Tiervaters, der ihm die Eigenschaften gibt, die er im Kampf mit der Natur braucht und bei sich nur in schwacher Vereinzelung dem Tier gegenüber findet. Das ist der Urgrund des Totemismus (Durkheim).«

Wie konnte der Mensch sich jemals eine »Außenwelt« vorstellen, die nicht wie er mit einem eigenen Willen ausgestattet war? Der phobische Reflex hatte das Weltall mit Mächten bevölkert, die seinen eigenen ähnlich, nur noch stärker und mehr aus einem Stück waren. Die Antilope ist die schiere Schnelligkeit, der Wolf die schiere Gier. Daher konnten diese Tiere als projizierte Ursachen von flüchtigen Reizen gelten, die Schnelligkeit oder Gier andeuteten. Die Idee unbelebter, anorganischer Materie gibt es auf dieser animistischen Urstufe noch nicht. Diese Stufe erreichte der Mensch erst mit dem Gebrauch von Werkzeugen. Es war das Werkzeug, das dem Menschen die erste Vorstellung eines Objektes vermittelte, das sich handhaben ließ, das er teilen oder zusammenfügen konnte. Auf diesem Urerlebnis gründet die Idee eines strukturierten Weltalls.

In der Reaktion des Menschen auf die unbelebte Materie, mit der er umgeht, ist aber auch ein unaufgelöster Dualismus feststellbar. In dem Unbelebten erblickt er das »Nicht-Ich« – die entfernten Dinge ohne eigenen Willen, die auch keine phobische Reaktion hervorrufen müssen. Trotzdem verwendete der Mensch von Anfang an diese unbelebten Dinge, um den Bereich seines Ich zu erweitern. Im Werkzeug, im Ornament, in der Kleidung erweitert der Mensch mittels der unbelebten Materie die Grenzen seines Ich. Es ist diese Erfahrung von Objekten, die uns als organischen Subjekten sowohl zugehörig als auch nicht zugehörig sind, die für den Akt der Einfühlung in die unbelebte Natur verantwortlich ist. Die Grenze zwischen dem Ich und dem Nicht-Ich, zwischen unseren Körpern und der Außenwelt ist dem primitiven Menschen ja nicht unmittelbar gegeben. Denn es gibt einzelne Teile von uns als organischen Subjekten – unsere Haare, unsere Nägel und sogar unsere inneren Organe –, über die wir unmittelbar auch nicht mehr wissen als über die unbelebten Werkzeuge, mit denen wir umgehen. In dieser zweifachen Funktion des Werkzeugs – Erweiterung des Ich und Darstellung des Nicht-Ich – liegt eine Bipolarität mit einem für den Menschen tragischen Potential.

Notiz 5

»Der Ausgangspunkt ist der, daß ich den Menschen als ein hantierendes Tier ansehe, dessen Betätigung im Verknüpfen und Trennen besteht. Dabei verliert er sein Ich-Organgefühl, weil nämlich die Hand ihm erlaubt, reale Dinge an sich zu nehmen, in denen der nervöse Apparat fehlt, weil sie anorganisch sind, trotzdem aber sein Ich unorganisch erweitern. Das ist die Tragik des sich durch Hantierung über seinen organischen Umfang heraussteigernden Menschen.

Woher kommen alle diese Fragen und Rätsel der Einfühlung der unbelebten Natur gegenüber? Weil es für den Menschen tatsächlich einen Zustand gibt, der ihn mit etwas vereinigen kann – eben durch Hantierung oder Tragen – das ihm zugehört, aber durch das sein Blut nicht kreist. Die Tragik der Tracht und des Gerätes ist im weitesten Sinne die Geschichte der menschlichen Tragödie und das tiefsinnigste darüber geschriebene Buch ist der *Sartor Resartus* von Carlyle.«

Was wir als Gedächtnis bezeichnen, übt also eine doppelte Funktion aus. In ihm werden die Bilder abgelagert und aufbewahrt, die, ausgelöst vom phobischen Reflex, durch die Substitution der realen Ursache durch mythische Wesen heraufbeschworen werden. Das Gedächtnis ist aber auch der Speicher der Namen und Bilder, die uns dazu verhelfen, die Idee eines gesetzmäßigen, objektiven Universums zu entwickeln. Dort werden unsere sprachlichen Reaktionen auf Ereignisse (und deren Bildäquivalente) ausgewählt und als permanentes Erfahrungsarchiv gespeichert. Diese sprachlichen oder visuellen Reaktionen auf Reize nennen wir »Ausdrücke«, und die Kulturgeschichte befaßt sich daher mit den »Ausdrücken«, die im Archiv der Menschheit gespeichert sind.

Die Kenntnis dieser Doppelfunktion des Gedächtnisses ist wesentlich für die Selbsterkenntnis des Menschen. Denn jeder Reiz kann in uns noch immer die primitive phobische Reaktion der Projektion auslösen, parallel zur zivilisierten Reaktion der Bezeichnung und der Erklärung, die nichts anderes ist als die Heranziehung der kollektiven Reaktionen der Vergangenheit zur Beherrschung unserer Eindrücke.

In diesem Evolutionsschema stehen religiöse und künstlerische Aktivitäten zwischen phobischer Ursachensetzung und logisch-diskursivem Denken. In der Religion verlangt die projizierte Ursache immer noch aktive Aussöhnung im Ritual und Opfer. In der Kunst ist das vom Reiz heraufbeschworene Bild noch immer Selbstzweck. Sowohl Kunst als auch Religion gehören daher zum Zwischenbereich des »symbolischen Handelns«, in dem die tragische Bipolarität des Menschen ausgedrückt und versöhnt wird.

Notiz 6

»Das Gedächtnis ist nur eine ausgewählte Sammlung von beantworteten Reizerscheinungen durch lautliche Äußerungen (lautes oder leises Sprechen). Darum schwebt mir für meine Bibliothek als Zweckbezeichnung vor: eine Urkundensammlung zur Psychologie der menschlichen Ausdruckskunde. Die Frage ist, wie entstehen die sprachlichen oder bildförmigen Ausdrükke, nach welchem Gefühl oder Gesichtspunkt, bewußt oder unbewußt, werden sie im Archiv des Gedächtnisses aufbewahrt, und gibt es Gesetze, nach denen sie sich niederschlagen und wieder herausdringen?

Das von Hering so glücklich formulierte Problem* ›Das Gedächtnis als organisierte Materie‹ soll mit den Mitteln meiner Bibliothek beantwortet werden, und ebenso durch Psychologie des primitiven, d. h. unmittelbar reflektorisch und unliterarisch reagierenden Menschen einerseits begriffen werden, sowie andererseits durch den bewußt sich der geschichteten (geschichtlichen) Formation seiner eigenen und seiner Vorfahren Vergangenheit erinnernden historischen und zivilisierten Menschen. Beim primitiven Menschen führt das Erinnerungsbild zur religiös verknüpfenden Verleibung, beim zivilisierten zur bezeichnenden Auseinandersetzung.

Die ganze Menschheit ist ewig und zu allen Zeiten schizophren. Doch kann vielleicht ontogenetisch ein Verhalten zu den Gedächtnisbildern als vorausgehend und primitiv bezeichnet werden, das aber nebenständig bleibt. Bei der späteren Stufe löst das Gedächtnisbild nicht eine unmittelbare praktische Reflexbewegung – sie sei nun kampfartig oder religiös – aus, sondern die Erinnerungsbilder werden bewußt aufgestapelt in Bildern und Zeichen. Zwischen diesen beiden Stufen steht die Behandlung, die der Eindruck erfährt, die man als symbolische Denkform bezeichnen kann.«

Die Idee, daß allen Versuchen des Menschen zu geistiger Orientierung seine Urreaktion auf die universalen Schrecken seines Daseins zugrunde liegt, ist ein fundamentales Element der späten Warburgschen Philosophie. Kulturgeschichte ist für ihn die Geschichte des Kampfes gegen das Ungeheuer, gegen den zwanghaften Reflex der Ursachensetzung, ein Kampf, der nie mit einem klaren Sieg wird enden können. Die Idee der materiellen Ursache und ihrer Zwangskraft ist in unserem Geist tragisch verwurzelt, und wir werden ihr nie entrinnen können. Bestenfalls können wir diese Reaktion in etwas Geistigeres, Menschlicheres sublimieren. In diesem Akt der Vergeistigung der phobischen Urreaktion des Menschen liegt unsere Hoffnung auf Erlösung.

---

* *Über das Gedächtnis als eine allgemeine Funktion der organisierten Materie* (Vortrag, Akademie der Wissenschaften in Wien, 30. Mai 1870), 3. Aufl., Leipzig, 1921.

Warburg hat in der endgültigen Fassung seines Vortrags nur ganz wenige dieser Ideen explizit herausgearbeitet. Aber der Begriff der »Ursachensetzung« taucht dort auf, wo Warburg die Rolle der Schlange interpretiert. Für den Indianer, von Hunger und Dürre bedroht, stellt der Blitz, als Vorbote des Regens, die wichtigste Naturgewalt dar. Es ist daher ein ganz elementares Bedürfnis, über die Ursache des Blitzes die Herrschaft zu erlangen und so das Wetter beeinflussen zu können. Die Schlange, deren Erscheinungsform mit der »Form« des Blitzes gleichgesetzt wird, wird als Ursache der Erscheinung »projiziert«; der Indianer hat nun ein reales Symbol, das er beherrschen kann, um das Wetter zu »machen«. Die Schlangentänze der primitiven Menschen sind also das Gegenstück zu den Errungenschaften des zivilisierten Menschen, der die Elektrizität beherrscht und sie für seine eigenen Zwecke verwendet.

Als Warburg seinen Vortrag hielt, hatte er sich freilich weit von der optimistischen Deutung der geistigen Entwicklung des Menschen entfernt, die er in seinen frühen Studententagen akzeptiert hatte. Jetzt legte er sogar Wert darauf, das Polaritätsprinzip ausdrücklich auch auf diese Entwicklung anzuwenden. Nachdem er den Schlangentanz in seiner doppelten Funktion als eine Handlung primitiver Magie und als Ausdruck des Strebens nach Aufklärung interpretiert hatte, wollte er seinen Vortrag nicht beenden, ohne darauf hingewiesen zu haben, daß die technologische Herrschaft des Menschen über die Mächte, die den Blitz verursachen, für ihn auch einen negativen Aspekt hatte. Diesen Aspekt sah er in den Gefahren, die der Menschheit aus dem erwuchsen, was er die »Zerstörung der Distanz« nannte. Die gezähmte Elektrizität in der Form des Telegraphen vernichtet den Raum.

Es kann kaum bezweifelt werden, daß diese pessimistische Diagnose auf einige seiner Zwangsvorstellungen zurückging. Er, der immer wieder von Angstzuständen heimgesucht wurde, benötigte die Sicherheit der Distanz. Im Gegensatz zur Welt der Zauberei und Magie konnten in der rationalen Welt voneinander entfernte Dinge nicht ohne Zwischenglieder aufeinander wirken. Der Mensch braucht keine Angst zu haben, weil er die Ursachen aus der Distanz heraus be-greifen und isolieren kann, indem er sozusagen einen Schritt zurücktritt und die ganze Ereigniskette betrachtet. Diese Möglichkeit der Reflexion nannte Warburg Denkraum, und es war diese Gelegenheit zum Nachdenken, die er von der »Lichtgeschwindigkeit« der elektrotechnischen Information bedroht sah. Er hat das Radio nie akzeptieren können, weil es eben diese Distanz zu vernichten drohte. Was hätte er wohl zu Fernsehaufnahmen vom Mond gesagt?

Die Schlußfolgerung seines Vortrags verrät daher bis zu einem gewissen Grade einen Durchbruch seiner Krankheit; und doch bezeugt sie auch sein Streben nach einer widerspruchsfreien Kulturphilosophie, die den bequemen Optimismus progressiver Philosophien verwirft, ohne das Recht aufzugeben, die menschliche Kultur in Vergangenheit und Gegenwart zu beurteilen und zu kritisieren:

> »Den Überwinder des Schlangenkults und der Blitzfurcht, den Erben der Ureinwohner und goldsuchenden Verdränger des Indianers, konnte ich auf der Straße in San Francisco im Augenblicksbilde einfangen. Es ist Onkel Sam mit dem Zylinder, der voll Stolz vor einem nachgeahmten antiken Rundbau die Straße entlanggeht. Über seinem Zylinder zieht sich der elektrische Draht. In dieser Kupferschlange Edisons hat er der Natur den Blitz entwunden.
>
> Dem heutigen Amerikaner erregt die Klapperschlange keine Furcht mehr. Sie wird getötet, jedenfalls nicht göttlich verehrt. Was ihr entgegengesetzt wird, ist Ausrottung. Der im Draht gefangene Blitz, die gefangene Elektrizität, hat eine Kultur erzeugt, die mit dem Heidentum aufräumt. Was setzt sie an dessen Stelle? Die Naturgewalten nicht mehr im anthropomorphen oder biomorphen Umfang gesehen, sondern als unendliche Wellen, die unter dem Handdruck dem Menschen gehorchen. Durch sie zerstört die Kultur des Maschinenzeitalters das, was sich die aus dem Mythos erwachsene Naturwissenschaft mühsam errang, den Andachtsraum, der sich in den Denkraum verwandelte.
>
> Der moderne Prometheus und der moderne Ikarus, Franklin und die Gebrüder Wright, die das lenkbare Luftschiff erfunden haben, sind eben jene verhängnisvollen Ferngefühl-Zerstörer, die den Erdball wieder ins Chaos zurückzuführen drohen. Telegramm und Telephon zerstören den Kosmos. Das mythische und symbolische Denken schaffen im Kampf um die vergeistigte Verknüpfung zwischen Menschen und Umwelt den Raum als Andachtsraum oder Denkraum, den die elektrische Augenblicksverbindung raubt, falls nicht eine disziplinierte Humanität die Hemmung des Gewissens wieder einstellt.«

Warburg hatte eine Veröffentlichung dieses Vortrags nie beabsichtigt. Im Gegenteil, er war sich über dessen persönlichen, ja bekenntnishaften Charakter durchaus im klaren. Vielleicht gibt es keine erschütterndere Äußerung unter all seinen Notizen als die Bemerkung, die er seinem Vortragsentwurf anfügte und mit der er sich dagegen verwahrte, sein Vortrag sei lediglich eine »Zusammenfassung der Ergebnisse einer völkerkundlichen Expeditionsreise«. Sein Protest offenbart gleichzeitig, wie sehr er sich bewußt war, daß die Einsicht in das Wesen der »phobischen Reaktionen« des Menschen zu seiner eigenen Rettung beigetragen hat.

Notiz 7

»... nicht als ›Ergebnisse‹ eines vermeintlich überlegenen Wissens oder Wissenschaft (sollen sie aufgefaßt werden), sondern als verzweifelte Bekenntnisse eines Erlösungssuchers vom Verhaftetsein des geistigen Erhebungsversuches im Verknüpfungszwang durch Verleibung. Die Katharsis dieses ontogenetisch lastenden Zwanges zur sinnlichen Ursachensetzung als innerstes Problem. Ich will, daß auch nicht der leiseste Zug blasphemischer Wissenschaftlerei in dieser vergleichenden Suche nach dem ewig gleichen Indianertum in der hilflosen menschlichen Seele gefunden wird. Die Bilder und Worte sollen für die Nachkommenden eine Hilfe sein bei dem Versuch der Selbstbesinnung zur Abwehr der Tragik der Gespanntheit zwischen triebhafter Magie und auseinandersetzender Logik. Die Konfession eines (unheilbaren) Schizoiden, den Seelenärzten ins Archiv gegeben.«

XII
WIEDERAUFNAHME DER ARBEIT

(1924-1926)

Als Warburg im Spätsommer 1924 nach Hamburg zurückkehrte, fand er eine völlig veränderte Lage vor. In seiner Abwesenheit hatte Saxl, in Absprache mit der Familie Warburg, aus der Privatbibliothek eines in Abgeschiedenheit lebenden Gelehrten eine öffentliche Forschungsinstitution[1] gemacht. Geld war reichlich vorhanden, da die vom amerikanischen Zweig der Warburgs überwiesenen Mittel in den Inflationsjahren viel wert waren. Saxl arrangierte wissenschaftliche Veranstaltungen, an denen sich Gelehrte von Weltruf beteiligten, und die veröffentlichte Reihe *Vorträge der Bibliothek Warburg* trug viel zum Ruf der neuen Forschungsstätte bei. Er begründete auch eine Reihe von *Studien*, an der sich die Dozenten der eben gegründeten Hamburger Universität beteiligten. Er berief Fachleute zu Mitarbeitern, darunter Gertrud Bing, die nach Warburgs Rückkehr dessen treue Assistentin und Sekretärin wurde. Natürlich gab es auch Schwierigkeiten und Spannungen, besonders als Warburg glaubte, man traue ihm die Leitung des Instituts nicht mehr zu. Aber dank der Opferbereitschaft seiner Familie und seiner Freunde erholte er sich erstaunlich schnell. Er sprach oft von sich als einem »revenant«, der aus dem Reich der Toten zurückgekehrt sei; das Inferno, das er erlebt hatte, schien seinen Worten noch mehr Gewicht und Nachdruck zu verleihen.

Im April 1925 hielt Warburg einen Vortrag zum Gedenken an Franz Boll, den großen Altertumswissenschaftler, dessen Untersuchungen zur Geschichte der Astrologie Warburg den Weg gewiesen hatten. Der Vortrag wiederholt natürlich viele seiner früheren Erkenntnisse; in einigen Formulierungen, in denen der Kampf der Menschen gegen die Macht der Unvernunft verherrlicht wird, zeigt Warburg jedoch einen Optimismus, der in der Abhandlung

1 Über diese Entwicklungen siehe Saxls Darstellung, S. 433.

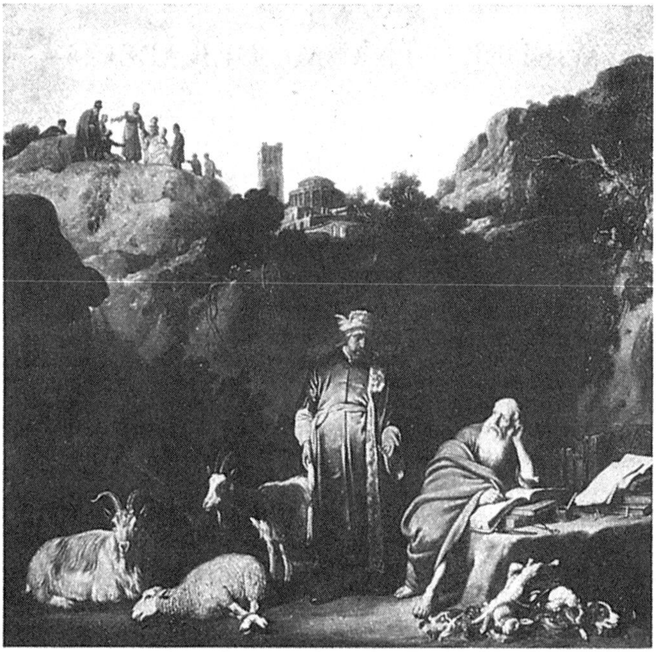

112 C. Moeyart, Hippokrates und Demokrit.
Den Haag, Mauritshuis.

über Luther gefehlt hatte. Er wollte die Schrift- und Bilddokumente aus der Geschichte der Astrologie und Astronomie verstanden wissen als Zeugnisse für den Kampf der Menschheit um den Denkraum. Dies war kein leichter Kampf, denn wir können nur in Bildern denken:

»Am Himmelsgewölbe ... die ganze Prometheustragik des Menschen liegt in diesem Wort: ein festes Gewölbe über uns gibt es nicht. Aber wir müssen dennoch dieses ganz hohe Bild gebrauchen, um eine wenn auch willkürliche Hilfskonstruktion zu haben für unser der Unendlichkeit ratlos gegenüberstehendes Auge.

... Gesetzmäßige Kinesis der Erde um die Sonne bedeutet für den kleinen Vortrupp der Sternkundigen den Anfang von Befreiung von Dämonenfurcht.« (*Vortrag Franz Boll*, S. 29f.)

Im letzten Abschnitt des Vortrages entfaltete Warburg erneut seine unheimliche Fähigkeit, aus dem historischen Material eine persönliche Bedeutung zu ziehen. Er zeigte ein Gemälde von Moeyaert, das kurz zuvor als eine Darstellung der Geschichte von Hippokrates und Demokrit[2] (Abb. 112) identifiziert worden war. Die beschränkten Abderiten, unter denen Demokrit lebte, dachten, der Weise habe seinen Verstand verloren, weil man ihn, umgeben von sezierten Kadavern, lachend und mit einer Tafel in der Hand gesehen hatte. Man rief nach Hippokrates, dem berühmten Arzt, dem Demokrit erklärte, er sei auf der Suche nach dem Sitz der Seele und schreibe über den Wahnsinn. So konnte Hippokrates den törichten Abderiten sagen, der Mann, der in ihrer Mitte wohne, sei kein Verrückter, sondern der größte aller Weisen.

Das neue Selbstbewußtsein, das sich in dieser Passage des Vortrags äußerte, hatte bald sehr viel handfestere Konsequenzen. Im August 1925 wurde auf einem Grundstück direkt neben dem Warburgschen Haus der Grundstein zu einem eigenen Bibliotheksgebäude gelegt. Im Herbst des Jahres erging an Warburg die Einladung, an der Hamburger Universität ein Seminar zu halten. Er wählte als Thema »Die Bedeutung der Antike für den stilistischen Wandel in der italienischen Kunst der Frührenaissance« und als Motto: »Der liebe Gott steckt im Detail« (vgl. S. 28, 379).

DER VORTRAG ÜBER REMBRANDT

In der Zwischenzeit war er aber auf einen anderen Gegenstand aufmerksam geworden, denn das Thema seines nächsten öffentlichen Vortrags, den er im Mai 1926 in seiner Bibliothek hielt, war »Die italienische Antike im Zeitalter Rembrandts«.

Der Anstoß zu diesem Streifzug in ein Gebiet, mit dem er sich bis dahin noch nie beschäftigt hatte, kam wahrscheinlich von Saxl, dessen Liebe schon immer Rembrandt gegolten hatte.[3] Die Energie, mit der Warburg dieses neue Material verarbeitete, und die eigentümliche Art, wie er es in sein Gedankengebäude integrierte,

2 W. Stechow, »Zwei Darstellungen aus Hippokrates in der holländischen Malerei«, *Oudheidkundig Jaarboek*, 4, 1924, S. 34-38.
3 Vgl. F. Saxl, »Rembrandt and Antiquity«, *Lectures*, 1957, S. 298-301 (mit Abb.).

muß für alle eine freudige Überraschung gewesen sein, die schon befürchtet hatten, seine Schaffenskraft sei erschöpft. Da er beabsichtigte, sich mit Rembrandts Verhältnis zur Antike auseinanderzusetzen, reiste er einige Wochen vor dem Vortrag nach Stockholm, um dort Rembrandts Bild »Die Verschwörung des Claudius Civilis« zu betrachten, das ursprünglich für das Rathaus von Amsterdam gemalt worden war. Von diesem Gemälde ließ er auch eine Kopie anfertigen, die sich heute im Warburg Institute in London befindet.

Wie üblich bei Warburg gibt es für diesen Vortrag kein vollständiges Manuskript. Notizen und Lichtbilderlisten machen deutlich, daß er über Material verfügte, das eher zu einer Vorlesungsreihe als zu einem einstündigen Vortrag gepaßt hätte. Aus Warburgs Tagebuch geht hervor, daß er zwei Stunden und fünfzehn Minuten sprach, aber man sagt, der Vortrag habe noch länger gedauert, so daß sogar Warburgs größte Bewunderer erschöpft waren.

Mittelpunkt des Vortrags waren drei Darstellungen antiker Themen – der »Raub der Proserpina«, die »Verschwörung des Claudius Civilis« und der Kupferstich der »Medea«. Dabei ging es um folgende Frage: »Welche Elemente des antiken Erbes interessierten das Zeitalter Rembrandts so stark, daß sie als stilbildende Mächte in die künstlerische Gestaltung eintreten konnten?« Warburg wollte Rembrandts Einstellung zum antiken Erbe vor dem Hintergrund der zeitgenössischen Ideen und Formen sichtbar machen, in denen das siebzehnte Jahrhundert sich gewöhnlich klassische Themen vorstellte. Diese Stereotypen, die die Atmosphäre der Zeit durchdrangen und den Geschmack einer breiteren Öffentlichkeit beherrschten, lassen sich nur aus Quellenmaterial rekonstruieren, das von Kunsthistorikern meistens vernachlässigt wird. Um uns klarzumachen, was der Mann auf der Straße unter einem antiken Thema verstand, müssen wir uns an die Illustratoren antiker Autoren halten, an die Inszenierungen antiker Dramen und ihrer Imitationen und vor allem an die festlichen Aufzüge, die auf antike Götter, Helden und Allegorien nicht mehr verzichten mochten. Unter den Illustratoren antiker Texte, deren Stil auf die zeitgenössische Vorstellung von der Antike einen entscheidenden Einfluß ausübte, war der Italiener Antonio Tempesta der wichtigste. Tempesta hatte Ovid (die Vorlage für den »Raub der Proserpina«) und Tacitus (die Vorlage für den »Claudius Civilis«) illustriert. Das Schaffen Rembrandts mit dem Werk dieses Illustrators in Zusam-

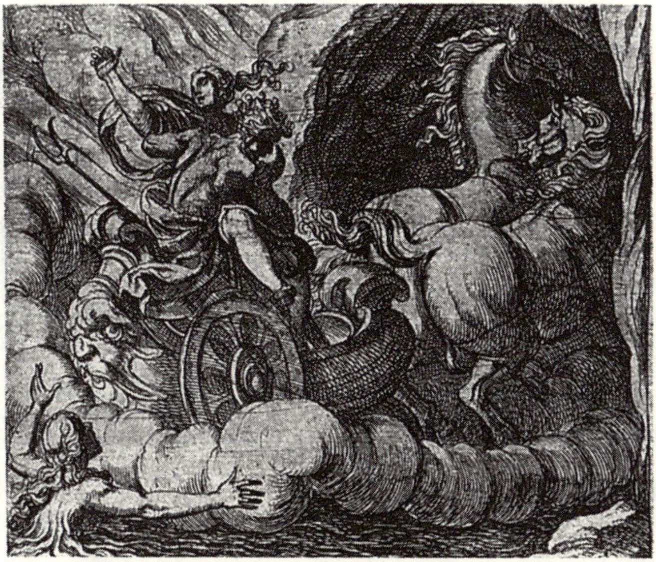

113 A. Tempesta, Raub der Proserpina. Radierung, 1606.

menhang zu bringen, ist um so legitimer, als Rembrandt 200 Kupferstiche von Tempesta besaß.

Tempestas Antike ist die rhetorische Antike des italienischen Barock. Tempesta gehörte zu jenen gefälligen und produktiven Künstlern, die die »Superlative« der »Pathosformel« ohne tieferes Verständnis ihrer tragischen Wurzeln verwenden. Er gebraucht sie als wirkungsvolle Klischees, als schmückende Floskeln, die den Betrachter eher beeindrucken als rühren sollen. In der Gebärden- und Bewegungssprache auf antiken Sarkophagen, die äußerste Gefühlserregung ausdrücken sollte, hatte sich wahres religiöses Empfinden konkretisiert. Tempesta und seinesgleichen führten nur etwas Äußerliches vor; das Pathos steht in keinem Bezug mehr zu seinem Ursprung, ist all seines menschlichen Gehaltes beraubt. Die Anziehungskraft dieser barocken Rhetorik war jedoch äußerst stark. Sie beherrschte die Gedankenwelt von Theaterdirektoren und Organisatoren der Festveranstaltungen. Eine Kopie von Tempestas Ovid-Illustrationen (Abb. 113) wurde einer

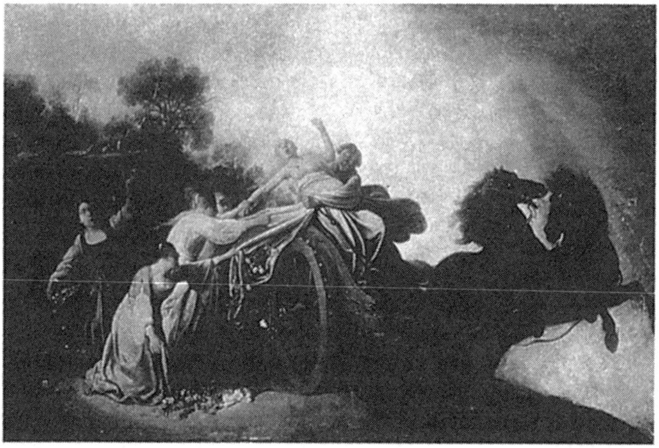

114 C. Moeyart, Raub der Proserpina.
Standort unbekannt.

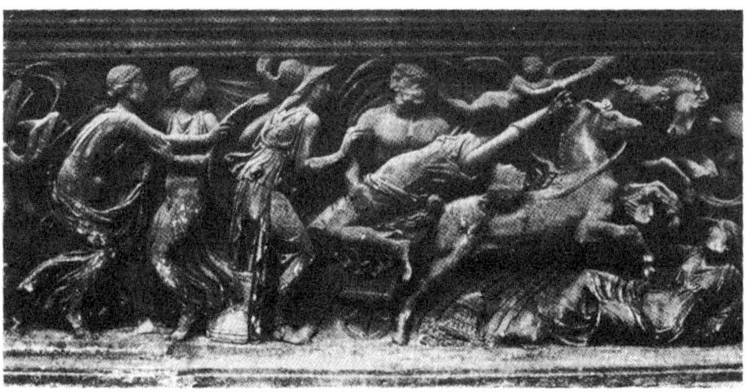

115 Raub der Proserpina. Antiker Sarkophag (Ausschnitt).
Rom, Palazzo Rospigliosi.

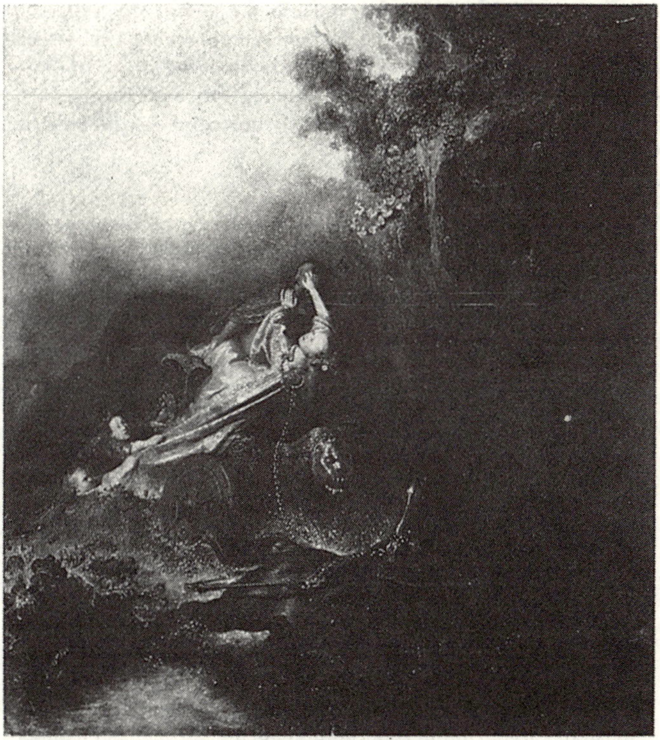

116 Rembrandt, Raub der Proserpina.
Berlin (West), Gemäldegalerie.

Ausgabe der *Ontschakingh van Proserpina* (1634) von Struys beigegeben[4], und eine Bearbeitung desselben Themas von Moeyaert (Abb. 114) geht auf antike Sarkophage zurück (Abb. 115). Moeyaert, der mit der barocken Pathosformel so gut umzugehen wußte, war ebenfalls für allegorische Festspiele im Jahr 1638 verantwortlich, in denen er dieselbe Sprache mit fataler Leichtigkeit handhabte.

4 Vgl. F. Saxl, a.a.O., Abb. 211 a.

Rembrandts »Proserpina« aus derselben Epoche (Abb. 116) müssen wir vor diesem Hintergrund sehen. Wir ahnen die Anstrengungen des jungen Künstlers, sich von der hohlen und affektierten Gebärdensprache hellenistischer Sarkophage zu entfernen, gleichzeitig aber zu vermeiden, daß der Mythos seine poetische Kraft verliert.

»Das Fahrzeug schießt auf die Unterwelt zu. Proserpina läßt sich auf allgemeine Klagegestikulationen nicht ein, sondern greift höchst resolut dem Pluto ins dunkle Gesicht. An ihr Gewand heften sich, wie aus dem Wasser auftauchend, die Gespielinnen, deren Leiber von der Vegetation verdeckt sind. Ganz ohne Zweifel ist der Wagen Rembrandts aus derselben Schmiede wie der Tempestas, nur hat sich die allgemeine Fratze in eine Löwenmaske verwandelt.

Am überzeugendsten aber sind die Pferde, die den heroisch koketten Galoppsprung – jedes Mähnenhaar ein Dux – nicht mehr mitmachen, sie sausen in den geöffneten Unterweltschlund. Bezeichnenderweise steht gerade in diesem Motiv Rembrandt dem Ovid näher als alle anderen Darstellungen, denn Ovid läßt den rasenden Beherrscher der Unterwelt, als die Erde nicht schnell genug ihre Spalten öffnet, mit einem Zepter in den Boden stoßen, woraufhin sich erst der Schlund auftut, der das Gespann verschlingt. Sentimentale Floskeln sind fortgeblasen. Es weht eben jene unheimliche Hadesluft, wie sie schon seit dem Erwachen der Antike die Plastik und Malerei der Frührenaissance durchzittert.

Die neue Sachlichkeit Rembrandts führte zur Überwindung der ausgehöhlten antikischen Pathosformel, wie sie, von Italien aus dem 15. Jahrhundert herkommend, die europäischen Superlative der Gebärdensprache beherrschte.«

Sogar in diesem Frühwerk zeigt sich daher Rembrandts Tendenz, die entwerteten Formeln einer barocken Rhetorik zurückzuweisen und zu den Wertvorstellungen der klassischen Kunst zurückzukehren. In dieser Hinsicht können wir ihn mit Dürer vergleichen, dessen Widerstand gegenüber der italienischen »Pathosformel«, die er ja gut kannte, Warburg bereits 1905 erörtert hatte (Vgl. S. 234ff.). In dieser Oppositionshaltung gegenüber dem offiziellen Stil konnte Rembrandt auf die nordische Tradition zurückgreifen, die bereits im fünfzehnten Jahrhundert die künstlerische Darstellung des Gesichtsausdrucks dem italienischen Vergnügen an überschwenglicher Bewegung gegenübergestellt hatte.

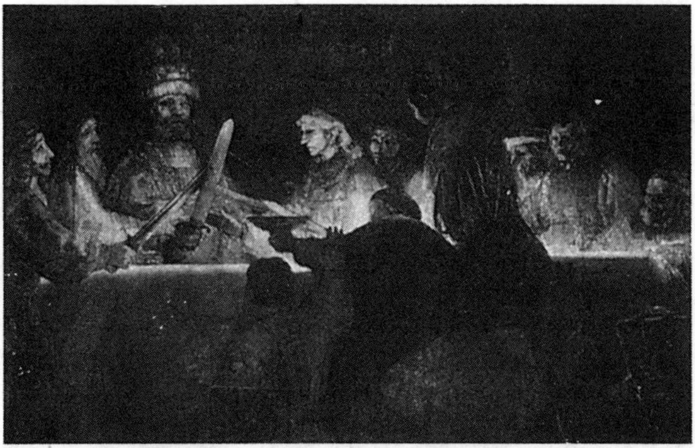

117 Rembrandt, Die Verschwörung des Claudius Civilis.
Stockholm, Nationalmuseum.

Der Konflikt zwischen diesen beiden Auffassungen von der Antike steigerte sich noch, als Rembrandt den Auftrag erhielt, für das Rathaus von Amsterdam, den Stolz der Holländer, eine Szene aus Tacitus zu malen (Abb. 117). Die Zurückweisung seines monumentalen Werks bezeichnet den Triumph der »offiziellen« Barockkunst. Während des Kampfes der Niederlande gegen die Spanier war die von Tacitus berichtete Geschichte der Erhebung der Bataver gegen die Römer zu einem begeisternden Symbol für den niederländischen Patriotismus geworden – ähnlich wie bei dem Kampf der englischen Königin Boadicea. Bereits 1584 wurde der Sieg Wilhelms von Oranien bei Groningen mit einem festlichen Schauspiel gefeiert, auf dem auch ein Triumphbogen zu sehen war, der auf der einen Seite Neptun mit dem Dreizack zeigte, dem Symbol maritimer Macht, auf der anderen Seite Claudius Civilis, der auf einem Römer herumtrampelt, der vergeblich zu entkommen versucht. Wir besitzen nur eine Beschreibung dieses Denkmals, aber aus ihr geht deutlich hervor, daß die Episode des Tacitus in die »offizielle« Sprache barocker Rhetorik mit ihren der römischen Triumphalkunst entnommenen hochtrabenden Gebärden aufgenommen worden war.

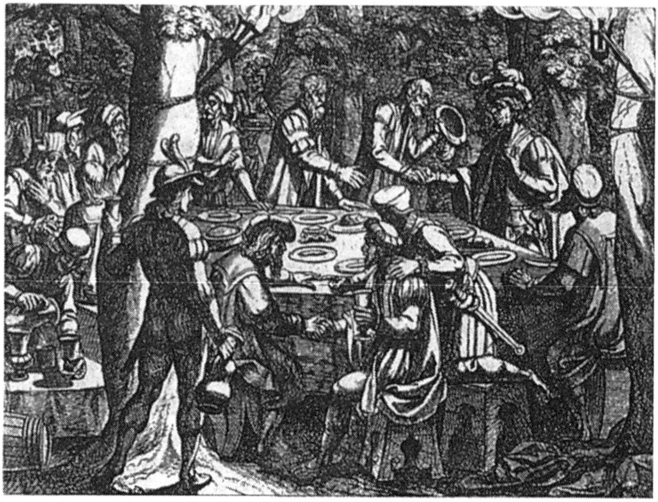

118 A. Tempesta, Die Verschwörung des Claudius Civilis. Radierung, 1612.

Im Jahr 1612 erschien eine Reihe von Drucken von Tempesta (Abb. 118), die den niederländisch-spanischen Frieden in sechsunddreißig Illustrationen feierten, auf denen die Tacitus-Episode in kurzen, erläuternden Versen in lateinischer und holländischer Sprache beschrieben wurde. Diese Serie beruhte auf Gemälden des Manieristen Otto van Veen, die Tempesta auf gefällige Art mit hohlem, monumentalem Pathos wiedergab. Als vierzig Jahre später die Frage nach dem Bildschmuck für das »achte Weltwunder«, das Rathaus von Amsterdam, aktuell wurde, lag es nahe, daß die für das Programm verantwortlichen Gelehrten aus dem Kreis um Vondel erneut dasselbe Thema, das schon in der Tempesta-Reihe nach den herrschenden Normen bearbeitet worden war, wählten. Als die Stadtväter einigen berühmten Künstlern ihre Aufträge erteilten, erwarteten sie eine Serie von Monumentalgemälden genau dieser Art. Eine Szene, der nächtliche Schwur, sollte von Rembrandt gestaltet werden.

Die Geschichte dieses Auftrags bis hin zu Entfernung und Verkauf des Rembrandtschen Gemäldes ist noch immer nicht restlos

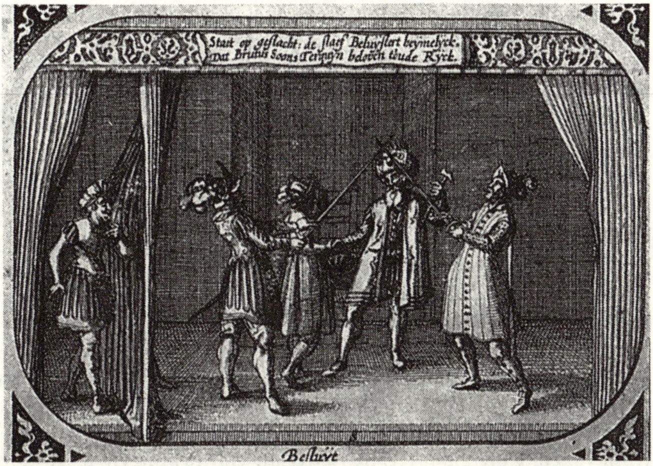

119 Pantomime, Die Verschwörung des Brutus.
Amsterdam, 1609.

geklärt.[5] Sie ist auch deswegen so verwickelt, weil die Bogenfelder des Rathauses, für die die Bilder gedacht waren, zweimal provisorisch mit Darstellungen desselben Themas ausgeschmückt wurden, als man das Rathaus zum Empfang hochgestellter Persönlichkeiten herrichtete. Das Leinwandbild, das heute den Platz des Rembrandtschen Gemäldes einnimmt, ist eines dieser provisorischen, rasch angefertigten rohen Erzeugnisse (von Ovens), die die Lücke füllen sollten, nachdem man Rembrandts Gemälde entfernt hatte. In jedem Fall kann man jedoch sagen, daß die anderen Gemälde in jener Reihe, ob Lückenbüßer oder nicht, ganz im Geist und der Tradition der Tempesta-Stiche standen und daher sehr gut zur Atmosphäre des »offiziellen« Barock paßten, der die Ausschmückung des Rathauses von Amsterdam kennzeichnet.

Rembrandts Werk (Abb. 117) weist ein völlig anderes Gepräge auf. Wo die Darstellung von Tempesta noch eine fröhliche und far-

5 Warburg folgte einer Darstellung von F. Schmidt-Degener, die unter dem Titel *Rembrandt und der holländische Barock* (1928) im Rahmen der *Studien der Bibliothek Warburg* veröffentlicht wurde. Zur jüngeren Diskussion vgl. H. van de Waal, *Drie Eeuwen Vaderlandsche Geschied-Uitbeelding*, Den Haag, 1952.

benprächtige ländliche Szenerie, ein nächtliches »Picknick« (Abb. 118), illustriert hatte, da führte Rembrandt die Episode auf ihre wesentlichen Elemente zurück und konzentrierte sich auf den feierlichen Augenblick des Schwurs. In seiner symbolischen Darstellung des Schwurs – er zeigt die Zeremonie des Schwerterkreuzens – griff Rembrandt nicht auf Tempesta zurück. Diese Formel stammte nicht aus der Antike, sondern aus der nordischen Volkskunst. Sie war allerdings schon in früheren Darstellungen antiker Verschwörungsszenen verwendet worden. Eine Amsterdamer Pantomime aus Anlaß des Friedens von 1609 stellte, neben anderen Szenen von Livius, die Verschwörung des Brutus dar, den man zum feierlichen Schwur mit seinen Freunden die Schwerter kreuzen sehen konnte (Abb. 119). Auch im Vergleich mit der Gemäldefolge im Rathaus steht Rembrandts Verwendung des nordischen Symbolismus zur Gestaltung einer römischen Heldengeschichte keineswegs vereinzelt da. In Anlehnung an Tempesta zeigten sowohl Lievens als auch Ovens die Wahl von Brinno (bzw. Bruno) zum Volksführer gerade in dem Moment, als er auf einen Schild gehoben wird – ein der antiken Tradition fremder symbolischer Brauch. Dabei ist die Darstellung des Schwurs nicht das einzige anti-klassische Element in Rembrandts Gemälde. Rembrandt verwarf den ganzen Aufbau von Tempestas Komposition mit ihrer wirkungsvoll diagonal plazierten Festtafel, um größere Schlichtheit und Konzentration zu erlangen. In seiner Fassung steht der Tisch nun parallel zum Bildrand, und die ganze Feierlichkeit der neuen Anordnung läßt eine Atmosphäre entstehen, die sich sehr deutlich von Tempestas lärmender Lagerszenerie abhebt. Wir wissen, daß Rembrandt Kopien von Leonardos »Abendmahl« studierte und auch selbst kopierte, und in seiner Deutung der Schwurszene wird nun die Erinnerung an diese feierliche Episode heraufbeschworen.

Rembrandt lehnte das Pathos der »offiziellen« Kunst ab, weil für ihn der Moment der Hingabe an die patriotische Sache nicht mit den Mitteln einer oberflächlichen Zurschaustellung darstellbar war. Er faßte das Thema als eine geistige Kommunion auf, als einen Augenblick der Reflexion und Konzentration vor dem Beginn der Handlung, vor der Schlacht. Man kann Rembrandts Größe daran ermessen, daß er der Versuchung widerstand, die leere Pathosformel zu verwenden, in der Handlung zum Selbstzweck wird. Er entschied sich statt dessen, die eigentlich menschliche Situa-

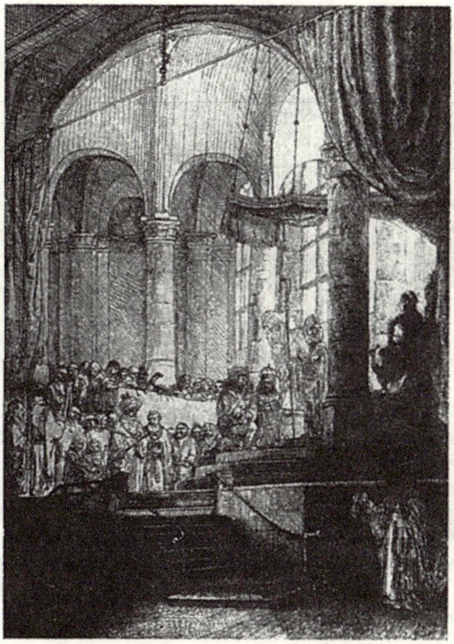

120 Rembrandt, Medea. Radierung, 1648.

tion der aufgeschobenen Handlung darzustellen, also die Pause zwischen Antrieb und Handlung, die sich nicht durch Gestikulation, sondern durch jene verhaltene Spannung auszeichnet, die schon immer das Merkmal der großen nordischen Kunst gewesen ist.

»Rembrandts Claudius Civilis symbolisiert einen Augenblick, wo einerseits die gedächtnismäßig in Wort und Bild festgehaltene, antike historische Erzählung aus eigener Vorzeit, und andererseits die unmittelbare lebendige körperhafte dramatische Darstellung weder zu romanisierender Eloquenz noch zu theatralischer Pose verleiten können. Daß die bittere Ernsthaftigkeit, die in diesem Rachebild liegt, den Herren des Rathauses nicht zusagte, beweist nur, wie damals und zu jeder Zeit und in jedem Lande Europas Gelegenheitskunst für festliche Stimmungen von auffordernden Erlebnissen nur widerstrebend Kenntnis nehmen mag.«

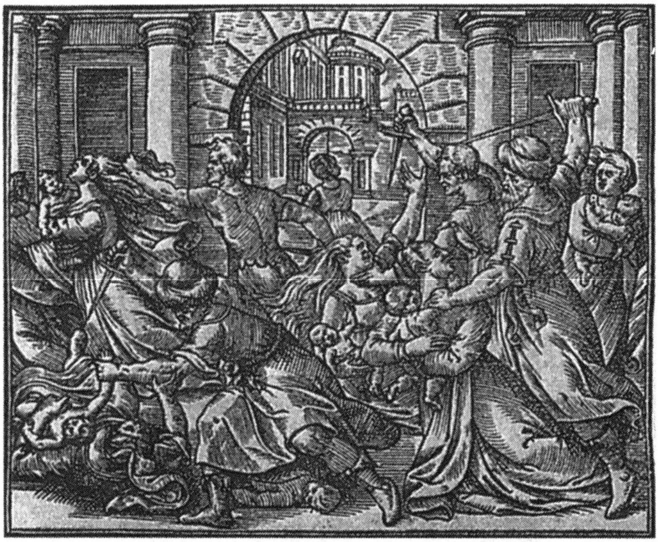

121 A. Tempesta, Bethlehemitischer Kindermord.
Holzschnitt aus einer mehrsprachigen Bibel, Rom 1591, S. 15.

Zu einem ähnlichen Ergebnis kommt eine Interpretation von Rembrandts »Medea« vor dem Hintergrund des volkstümlichen Geschmacks der Zeit. Rembrandts Radierung (Abb. 120) war für die von seinem Auftraggeber Jan Six geschriebene Dramenfassung von 1648 gedacht. Die Illustratoren und Regisseure jener Zeit behandelten einen solchen Stoff meistens so, daß sie all die groben und sensationellen Effekte ausnützten, die die Geschichte von der Zauberin, die aus Rache an dem Mann ihre Kinder umbringt, überhaupt hergab. Tempestas Darstellung des »Bethlehemitischen Kindermordes« vermittelt eine Vorstellung davon, was er aus Medeas Rache gemacht hätte (Abb. 121). Auch hier wurde das leere Pathos der römischen Triumphalkunst gedankenlos entfaltet, wobei die »Sophrosyne« den äußerlichsten Effekten aufgeopfert wurde.

Wenn der Maler es zuließ, daß der menschliche Inhalt von rhetorischen Nebensächlichkeiten überdeckt wurde, so erlag der Regisseur einer ähnlichen Versuchung. In den zeitgenössischen Aufführungen der *Medea* galt als Höhepunkt das Verschwinden der

Zauberin, die sich mit Hilfe eines von Drachen gezogenen Wagens in die Lüfte erhob. Die Öffentlichkeit erwartete und verlangte solche Bühneneffekte, deren Ursprünge im italienischen Festwesen lagen. Das Interesse am technischen Detail unterdrückte die seelische Tragödie der rächenden Frau. In Italien hatte man diesen barocken Bühnenstil durch die vergeistigende Wirkung der Musik überwunden.

»Der entseelten Gestikulation stellte sich energieumwandelnd die neue Einheit von Wort und Ton entgegen. Das Rezitativ war der zauberhafte Transformator leidenschaftlicher Ergriffenheit. England aber wurde in Shakespeare das Genie geschenkt, das die Duplizität von leidenschaftlicher Ergriffenheit und höchster Besonnenheit als Leitmotiv seiner Charakterschöpfungen einem Publikum aufzwang, das auch erst von der Augenweide des Maskenspiels zum Miterleben der Tragödie der Besonnenheit gezwungen sein wollte.«

Wenn wir Rembrandts »Medea« mit den üblichen prätentiösen Behandlungen dieses Themas vergleichen, dann erkennen wir, daß seine Interpretation wie schon im »Claudius Civilis« auch hier den Weg zu einer Vergeistigung andeutet. Rembrandt wählte für seine Darstellung weder den Moment dramatischer Handlung, also den Mord (im Gegensatz zu anderen Illustratoren, Abb. 122) noch den Moment von Medeas magischer Flucht. Mittelpunkt der Komposition ist bei ihm anscheinend die Hochzeit von Jason und Kreusa; Medea, auf Rache sinnend, steht im Schatten im Bildvordergrund. Auch hier stellte Rembrandt den Moment innerer Spannung dar, den Moment der Reflexion vor der Handlung und nicht die Handlung selbst, und deshalb lehnte er die traditionellen Versionen des Stoffs ab, die auf dem Pathos der hellenistischen Sarkophage fußen. Indem Rembrandt die groben »Superlative« des hellenistischen Barock zurückwies, entdeckte er den wahrhaft menschlichen Gehalt des Mythos, der in Kunstwerken, die ihm unbekannt waren, schon formuliert worden war. Die berühmte »Medea« des Timomachus, nachgebildet auf pompejanischen Wandmalereien, wurde im Augenblick des inneren Kampfes vor der Tat dargestellt (Abb. 123).

»Wer verzweifelte innere Zusammenfassung, die sich auf ungewisse gefahrvolle Zukunft vorbereitet, innerlich von den Kunstfreunden verlangt, Mitleiden mit dem ewigen Hamletpro-

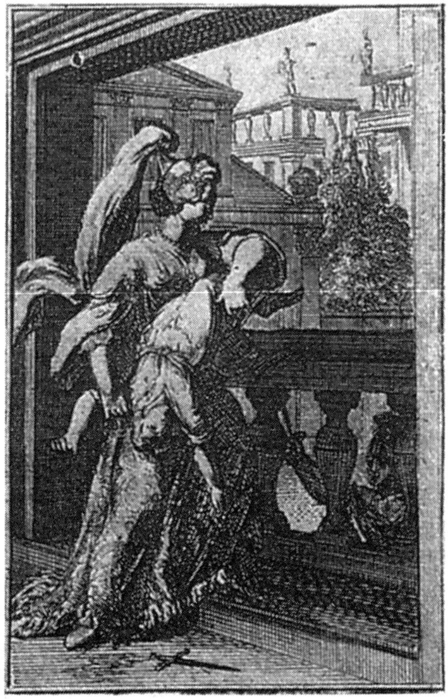

122 Illustration zu *Medea*, Tragödie von Jan Vos. Amsterdam 1667.

blem der Gewissensqual zwischen Reflexbewegung und reflexivem Verhalten – es mag nun in der Medea oder im Claudius Civilis als sittlich forderndes Kultbild aufgerichtet werden, der wird immer Gefahr laufen, von den Lieferanten triumphaler Gegenwartsbejahung aus dem Felde geschlagen zu werden. Aber der Tag der Wiederauferstehung im Kreise der Suchenden kam, wie für die zögernde Medea durch Lessing, so auch für Rembrandts Claudius Civilis.«

In diesen Beispielen der Begegnung zwischen Rembrandt und der Antike müssen wir daher ein Ereignis von typischer Bedeutung sehen: Während Europa einem wiederbelebten hellenistischen Pathos anheimgefallen war, das sich in triumphierenden

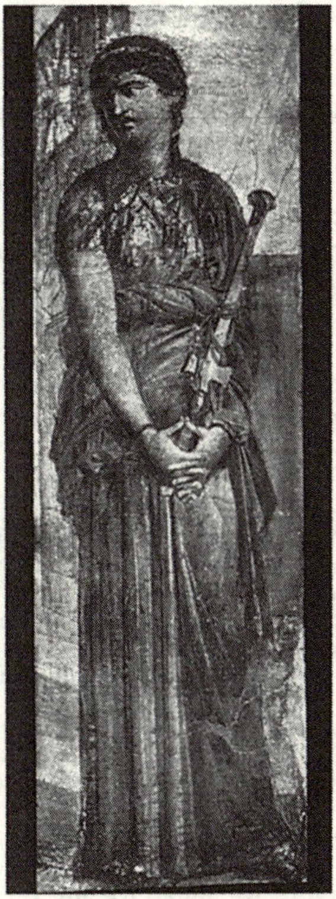

123 Medea auf einer pompejanischen Wandmalerei.
Neapel, Museo Nazionale.

Festzügen und barocker Ausschmückung austobte, lehnte das Genie diese Ausdrucksformen eindeutig ab. Statt die erstbesten leeren »Superlativ«-Formeln zu verwenden, die die künstlerische Sprache seiner Zeit anbot, trat er zurück, reflektierte und wandte sich anderen künstlerischen Symbolen zu, die ihres menschlichen Gehalts noch nicht beraubt waren. Aus dieser Sicht ergibt sich eine nahe Verwandtschaft, wenn nicht Identität, zwischen der Antwort des Künstlers auf die Impulse der Vergangenheit und seiner Darstellung eines Themas. So wie der Künstler nicht atemlos auf einen Stil rhetorischer Gestikulation zueilt, so schildert er seine Figuren im Moment der Pause vor der Handlung. Nicht sich unmittelbaren phobischen Reaktionen ausliefern, sondern die Zeitspanne der Reflexion ausdehnen: das ist das Ziel wahrer Kultur. Denn in dieser Pause kann der Mensch sich vom Zwang primitiver Reflexe befreien. Handlung ist dann nicht mehr die passive Zwangsläufigkeit eines Sklaven der Leidenschaft, sondern das Ergebnis einer mit Überlegung getroffenen Entscheidung. Der Mensch kann der in der Vergangenheit latent vorhandenen Energie widerstehen. Er kann diese Energie in Schach halten, während er die Symbole, die ihm zur Verfügung stehen, auswählt und prüft.

Rembrandts Ablehnung der leeren Floskeln, seine Hinwendung zu den Symbolen des sakramentalen Opfers, der nordischen Volkskunst und des tragischen Medea-Mythos, war ein vorbildlicher Schritt.

> Die Wanderung durch die halbunterirdischen Regionen der Prägewerke seelischer Ausdruckswerte ... mag dazu dienen, über eine rein formale Ästhetik hinweg auf der Grundlage einer philologisch historischen Untersuchung des Zusammenhangs zwischen der bildhaft kunstwerklichen Gestaltung und der Dynamik des wirklichen oder dramatisch gestaltenden Lebens die Bahn zu bereiten für eine energetische Lehre vom menschlichen Ausdruck.
>
> Die Auffahrt mit Helios zur Sonne und mit der Proserpina in die Tiefe ist symbolisch für zwei Stationen, die untrennbar im Kreislauf des Lebens zusammengehören wie Ein- und Ausatmung.
>
> Auf dieser Fahrt dürfen wir als einziges Reisegut nur mitnehmen: die ewig flüchtende Pause zwischen Antrieb und Handlung; es steht bei uns, wie lange wir mit Hilfe der Mnemosyne diese Atempause dehnen können.«

In der Untersuchung über Rembrandt betonte Warburg also das Element der persönlichen Entscheidung und der Verantwortung gegenüber der Tradition. Das antike Erbe läßt sich aufgrund seiner »Bipolarität« zum Guten, aber auch zum Schlechten wenden.

> »Man darf der Antike die Frage ›klassisch ruhig‹ oder ›dämonisch erregt‹ nicht mit der Räuberpistole des Entweder-Oder auf die Brust setzen. Es hängt eben vom subjektiven Charakter der Nachlebenden, nicht vom objektiven Bestand der antiken Erbmasse ab, ob wir zu leidenschaftlicher Tat angeregt, oder zu abgeklärter Weisheit beruhigt werden. Jede Zeit hat die Renaissance der Antike, die sie verdient.«

XIII
DIE THEORIE DES SOZIALEN GEDÄCHTNISSES

Der aufmerksame Leser wird bemerkt haben, daß der Vortrag über Rembrandt für Warburg etwas Neuartiges darstellte, nicht nur in der Sache, sondern auch in der Betonung des psychologischen Faktors. Das klassische Pathos, dem Rembrandt sich widersetzte, wird als eine Erinnerung beschrieben, der der Künstler erliegen, die er aber auch beherrschen kann. Die Pathosformel, in der antiken Plastik verkörpert und im Barock zu neuem Leben gebracht, ist eigentlich der Niederschlag eines emotionalen Erlebnisses, das auf einer primitiven Religiosität gründet. Die abendländische Kultur muß mit dem Erbe dieser urtümlichen Erfahrungen leben und sie so beherrschen lernen, wie Rembrandt es tat. Es besteht daher eine direkte Übereinstimmung zwischen dem Künstler, der innere Ausgeglichenheit, und dem Wissenschaftler, der rationale Besonnenheit erlangt. Beide haben die Erinnerungen der primitiven Entwicklungsstadien überwunden, die Vignoli und die Evolutionstheoretiker postulierten und mit denen Warburg sich in dem Vortrag über die Pueblo-Indianer auseinandergesetzt hatte.

Erst ab 1927 geht aus Warburgs Notizen hervor, daß er sich eingehender mit der Rolle des Gedächtnisses in der Kultur beschäftigte. Die Theorie als solche hat Warburg nie systematisch entwickelt, sie muß oft vielmehr aus einer Art geistiger Kurzschrift rekonstruiert werden, auf die er bei derartigen Problemen gewöhnlich zurückgriff. Diese kryptischen Äußerungen, die wir in diesem Kapitel noch zitieren werden, ergeben aber einen Zusammenhang, wenn wir Warburgs Terminologie auf ihren Ursprung zurückverfolgen.

Vorstellungen von einem »Rassengedächtnis« waren im neunzehnten Jahrhundert derart verbreitet, daß sie fast unbeanstandet in das Vokabular von Historikern, Dichtern und Kritikern eingingen. So sieht Jacob Burckhardt den antikischen Charakter von Donatellos »David« nicht in der direkten Nachahmung, sondern eher im Erbgut begründet:

> »Wenn nun gleichwohl etwas Antikisches dem Werke innewohnen soll, müßte es wahrlich auf dem Wege einer unsichtbaren Kraft hineingekommen sein, oder durch Erblichkeit ... Man darf in der Tat nie völlig vergessen, daß die Bevölkerung von Mittelitalien von dem antiken Volke abstammt.«[1]

Unter den Dichtern und Kritikern der Gründerzeit waren Spekulationen über den Einfluß des Rassengedächtnisses natürlich große Mode. Warburg dürfte W. B. Yeats, der eine solche Theorie in seiner Schrift über die Magie (1901) vorlegte, wohl kaum gelesen haben, noch wird er mit den Theorien von Samuel Butler in Berührung gekommen sein. Lafcadio Hearn war schon weiter verbreitet, und ob Warburg ihn nun kannte oder nicht, die folgenden Formulierungen stellen eine überraschende Parallele zu Warburgs Sichtweise dar:

> »Wenn wir an einem Gegenstand etwas Anmutiges gewahren, das auch nur schwach an bestimmte Umrisse des ererbten Ideals erinnert, dann wird das lange verdunkelte Bild in eine Woge altererbten Gefühls getaucht ... der Sinnesreflex des lebendigen Gegenstandes verschmilzt vorübergehend mit dem subjektiven Phantasma – mit der schönen leuchtenden Erscheinung aus Zentillionen von Erinnerungen ... und so findet das Rätsel von selbst seine Lösung: Erinnerung.«[2]

Selbst wenn Warburg die Funktion des Rassengedächtnisses in der Gebärdensprache hervorhebt, dann gibt es dafür eine Entsprechung – bei Rilke, der in seinem *Brief an einen jungen Dichter* (23. Dezember 1903) schreibt: »Und doch sind sie, diese Langvergessenen, in uns, als Anlage, als Last auf unserem Schicksal, als Blut, das rauscht, und als Gebärde, die aufsteigt aus der Tiefe der Zeit.«

Es läßt sich nicht leugnen, daß wir heutzutage solchen unbewiesenen Spekulationen gegenüber besonders allergisch reagieren, weil sie stets Gefahr laufen, zur Unterstützung rassistischer Theorien mißbraucht zu werden. Wir dürfen aber auch nicht verschweigen, daß es in der Interpretation der Renaissance sogar Par-

---

1 »Skulptur der Renaissance«, *Gesamtausgabe,* Bd. XIII, S. 221.

2 Aus: *Exotics and Retrospectives*, zitiert bei C. K. Ogden, I. A. Richards, J. Wood, *The Foundations of Aesthetics*, London, 1925.

allelen gab zwischen Warburg und Moeller van den Bruck, einem frühen Apostel des Rassismus, der im Jahr 1913 schrieb:

> »Berenson fragt einmal, woher denn in aller Welt das Unantike im hellenistischen Sinne, woher das Exotische, das beinahe Japaneske Botticellis gekommen sei? Wir wissen die Antwort: ein asiatisches Rassenkarma schlug hier durch und holte die italienischen Urformen wieder herauf. Nicht nur die Zeichnung, auch das Leben, nicht nur die Bewegung, auch die Menschen kehren wieder. Im Etrurien der großen Orgien hatte einst die Kunst schon diesen unvergleichlichen Rhythmus gehabt, und diesen alogischen und asymmetrischen, aber dafür phantastischen und ekstatischen Takt. Wir kennen die Formen, die Botticelli bildete, von dem leichten Schritt der Tänzerinnen her, die sich auf den Fresken der Grabkammern reihen ... das Grausame und Salomehafte ...«[3]

Warburgs wissenschaftliches Temperament und seine moralische Bewertung der Vernunft ließen ihn aber von derartigen Schriften Abstand halten. Die Probleme eines »kollektiven« Gedächtnisses spielen in den theoretischen Entwürfen seiner Studentenzeit in der Tat keine große Rolle; es gibt jedoch Hinweise darauf, daß er damals an einer »monistischen« Psychologie interessiert war. Er las auch die bekannte Abhandlung des großen Psychologen Ewald Hering *Über das Gedächtnis als eine allgemeine Funktion der organisierten Materie*[4].

In diesem Vortrag wollte Hering die beiden Merkmale lebendiger Materie – Gedächtnis und Vererbung – auf eines reduzieren. Vererbung ist nichts anderes als ein Rassengedächtnis. Hering kam dann auch auf die Rolle zu sprechen, die kulturelle Traditionen, Sprache und Symbole im »Gedächtnis« der Menschheit spielen, vermutete jedoch, es müsse einige vererbte Anlagen geben, die die Stärke gewisser Traditionen erklären könnten.

In Warburgs Nymphenfragment gibt es eine indirekte Bezugnahme (»Die Erinnerung an die Antike als Funktion der organisierten Materie«) auf diese Gedanken Herings, die aber offenbar nicht weiter entwickelt wurde, weil sie zuwenig zu versprechen schien. Trotzdem lassen sich Anzeichen dafür finden, daß Warburg Ausdrucksbewegungen als Impulse betrachtete, die auf den

3 *Die italienische Schönheit*, München, 1913, S. 581.

4 Siehe S. 301. Der Ausdruck »Säftesteigen«, den Warburg gerne verwendete, stammt aus diesem Vortrag.

Künstler aus der Vergangenheit einwirken. Er spricht von unbewußten Erbanlagen[5] und betrachtet die Kunst als ein »soziales Erinnerungsorgan«. Höhepunkt seiner Kritik an den Wandbildern von Hugo Vogel im Hamburger Rathaus im Jahre 1910 war ja auch die Bemerkung, der Künstler habe sich dieser Pflicht entzogen.[6]

Die Frage muß hier offenbleiben, ob diese Gedankengänge durch die Lehren C. G. Jungs verstärkt wurden, mit denen Warburg während seiner Krankheit in Berührung gekommen sein mag. Es besteht in der Tat eine Parallele zwischen Warburgs Gedanken und den Ideen Jungs über Archetypen und das Rassengedächtnis. Warburg hat aber in seinen Notizen nie auf die Schriften Jungs Bezug genommen. Getreu seiner »monistischen« Tendenz hielt er sich mehr an Richard Semon, einen begeisterten Anhänger von Hering, dessen Buch über *Die Mneme als erhaltendes Princip im Wechsel des organischen Geschehens* (2. Aufl., Leipzig, 1908) Warburg 1908 erworben hatte.

Semons Theorie besagt im wesentlichen dies: das Gedächtnis gehört nicht zum Bewußtsein, es ist vielmehr die einzige Eigenschaft, die lebende von toter Materie unterscheidet. Es ist die Fähigkeit, eine ganze Zeitlang auf ein Ereignis zu reagieren, d. h. eine Form der Energiespeicherung und -übertragung, die die physikalische Welt nicht kennt. Jedes Ereignis, das auf lebende Materie einwirkt, hinterläßt eine Spur, die Semon »Engramm« nennt. Das in diesen »Engrammen« bewahrte Energiepotential kann unter günstigen Voraussetzungen reaktiviert und entladen werden – wir sagen dann, der Organismus verhält sich auf eine bestimmte Weise, weil er sich an das vorangegangene Ereignis *erinnert*. Dies gilt sowohl für das Individuum als auch für die Gattung. Es war

5 *Festwesen*, 1905, S. 127. Am umfassendsten, wenn auch sehr komprimiert und dunkel, skizziert Warburg die daraus abgeleitete Theorie in einer Tagebuchnotiz vom 25. Mai 1907, wo er seine Interpretation von Goethes *Metamorphose der Pflanzen* prüft:

»Vor allem sehe ich, daß der von mir als geprägtes Eigentum empfundene Begriff der Polarität auch bei Goethe im Centrum steht. Problem der Renaissance stellt sich dar als energetische Metamorphose des humanen individuellen Selbstgefühls hervorgerufen durch Polarisierung, die durch Wiedereinstellung des Erinnerungsbildes an vorzeitlich (antike) geleistete Energiesteigerung hervorgerufen wird – kürzer: Dynamische Polarisierung durch wiederhergestellte Erinnerung.«

6 »Wer das Amt repräsentativer Geschichtsverkündigung öffentlich übernimmt, verpflichtet sich dazu, als soziales Erinnerungsorgan zu funktionieren ...« *Ges. Schr.* II, S. 586.

diese Vorstellung einer Gedächtnisenergie, die in »Engrammen« bewahrt wird, aber nahezu physikalischen Gesetzmäßigkeiten unterliegt, die Warburg faszinierte, als er sich in seiner Jugend mit Theorien über das Wesen des Symbols und seine Rolle im sozialen Organismus beschäftigte. Zusammen mit der Lamprechtschen Sozialpsychologie, die in dem sozialen Ganzen, ebenso wie im Geist des Individuums, ein Bündel von Reizen sah, ergab die Semonsche Theorie einen Rahmen für Warburgs historische Psychologie. Er hat die daraus folgende Theorie nie systematisch entwickelt, aber soweit sie sich aus seiner Terminologie rekonstruieren läßt, sind dies ihre Grundzüge:

In der Geschichte der Kulturen entspricht dem Semonschen »Engramm« das *Symbol.* Im Symbol – im weitesten Wortsinn – werden jene Energien bewahrt, deren Ergebnis es selbst ist.[7] Diese Energien, die die Kultursymbole hervorgebracht haben, stammen aus intensiven Urerlebnissen, die auch das Leben des primitiven Menschen prägen. In diesen archaischen Schichten der Seele hoffte Warburg die Wurzeln jener zwei Grundaspekte der Kultur zu finden, die er »Ausdruck« und »Orientierung« nannte.

Warburgs Ausdruckstheorie steht – obwohl er das nie eindeutig ausgesprochen zu haben scheint – in engem Zusammenhang mit Darwins Schrift *Der Ausdruck der Gemütsbewegungen beim Menschen und bei den Tieren,* die den jungen Studenten so sehr beeindruckt hatte. Wir erinnern uns, daß der menschliche Ausdruck für Darwin am ehesten als ein Fonds von animalischen Reaktionen zu erklären ist, die einst zum nützlichen Bewegungsrepertoire des Tieres gehörten. Die geballte Faust sollte losschlagen, das Stirnrunzeln sollte die Augen während des Kampfes schützen. Was zur symbolischen Handlung, zur »Ausdrucksgebärde« geworden ist, leitet sich aus einer viel stärkeren Körperbewegung her. Ein Mensch, der zu solchen Bewegungen regrediert, ist dem Wahnsinn verfallen. Wer beißt und kratzt, verliert seine Menschenwürde. Ohne die immer schwächer gewordenen Erinnerungen an diese Urreaktionen hätte der Mensch jedoch überhaupt keine Ausdrucksmöglichkeit.

In Warburgs Interpretation, die deutliche Spuren von Vignolis entwicklungsgeschichtlichen Theorien aufweist, gehen der Dar-

7 »Energiekonserve-Symbol«, *Grundbegriffe*, II, Notizbuch, 1929, S. 21.

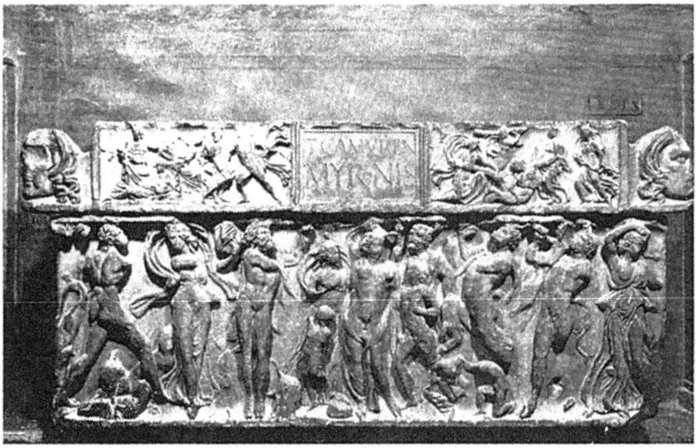

124 Bacchus-Sarkophag mit Mänaden, Pentheus tötend.
Pisa, Campo Santo.

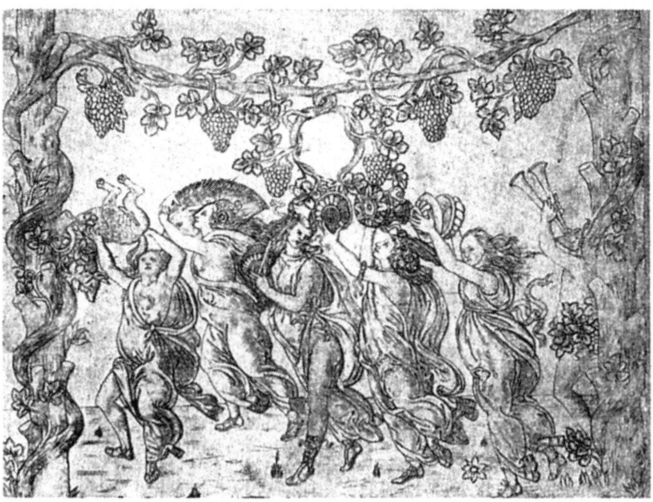

125 Der Triumph von Bacchus und Ariadne (Ausschnitt).
Florentinischer Kupferstich, um 1480-90 (Hind A. II. 26).

winsche Tierstatus und der »Primitive« fast ineinander über. Bei Warburg ist es nicht das Tier, sondern der Primitive, der sich völlig den Gefühlsregungen und Leidenschaften ausliefert, die ihn gefangenhalten und der daher jene bedeutungsvollen Symbole der Urreaktionen prägte, die in der Überlieferung als Archetypen der menschlichen Erfahrung fortleben. Es sind dies vor allem die Wellen eines religiösen Enthusiasmus in primitivem Ritual und dionysischem Taumel, die sich in Symbolen oder »Engrammen« von bleibender Bedeutung kristallisieren. Darin liegt die Bedeutung der »dionysischen« griechischen Antike für unsere abendländische Kultur. In ihrem Mythos stoßen wir auf die Extreme der Orgiastik und des Außer-sich-Seins, vor denen der Mensch unserer Zeit zurückschreckt, die aber in der Form künstlerischer Symbole dem Gefühlsausdruck jene Bahnen bieten, die allein erst eine künstlerische Gestaltung ermöglichen. Ohne die Urleidenschaft, die sich in Mänadentänzen und Bacchanalen äußerte, wäre die griechische Kunst niemals fähig gewesen, jene »Superlative« der Gebärdensprache zu schaffen, mit denen die bedeutendsten Künstler der Renaissance die tiefsten menschlichen Werte ausdrückten.

> »Das kultische Erlebnis als Urprägewerk in der Ausdruckswelt tragischer Ergriffenheit.«
> (*Briefmarke*, Notizbuch, 1927, S. 9)

> »Die Funktion der überlieferten Höchstwerte menschlichen Ausdrucks bei der Prägung dynamischer Symbole.«
> (*Allgemeine Ideen*, Notizbuch, 1927, S. 58)

Was an diesen allgemeinen Formulierungen zunächst befremden mag, ist die Rolle, die hier den eklektischen Erzeugnissen der hellenistischen Kunst zugewiesen wird. Ihre Bedeutung für Warburg wird jedoch ohne weiteres verständlich, wenn wir uns erinnern, daß er sich von Anfang an für die Wiedergabe von bewegten Motiven in der Renaissancekunst interessiert hatte, für die flatternden Gewänder bei Botticelli und vor allem für die Figur der »Nympha« bei Ghirlandajo, jenes Symbol paganer Leidenschaft und Sinnlichkeit, die die schwerfällige Ruhe des Florentiner Salons gestört hatte. Zu den Ahnen der »Nympha« hatte Warburg die römische Victoria und die griechische Mänade gezählt, beides Frauengestalten in schneller Bewegung, die den Triumph des Sieges und den Höhepunkt orgiastischer Ekstase ausdrücken.

So wurden die Erzeugnisse der römischen Triumphdarstellungen und insbesondere die antiken Sarkophage, die diese Abbilder von Rausch und Ekstase bewahrten, in Warburgs Terminologie mit den »Engrammen« des Rassengedächtnisses identifiziert (Abb. 124). Es wird nie ganz deutlich, wieweit Warburg diese Identifizierung wörtlich verstanden wissen wollte, die Formeln der antiken Plastik betrachtete er aber zweifellos als »Dynamogramme«, als Niederschlag jener psychischen Energien, die einst die griechischen Stammesgemeinschaften im Bacchuskult erschüttert und das römische Imperium im kampflustigen Rausch eines heidnischen Kriegerstammes gepackt hatten. Ob durch Erbschaft oder im unmittelbaren Kontakt, der Künstler, der auf diese Symbole trifft, erfährt aufs neue die »mnemischen Energien«, mit denen sie aufgeladen waren (Abb. 125).

So hatte Warburg schließlich eine Deutung für jene Erscheinungen in der Kunst der Renaissance gefunden, die ihn zeit seines Lebens beschäftigt hatten. Es war dies eine Deutung, die auch seinem Ehrgeiz entgegenkam, zu einer »monistischen«, fest in der Biologie verankerten Sozialpsychologie zu gelangen.

Es überrascht nicht, daß er die Untersuchung über die Pathosformel wieder aufgriff, mit einem ganz anderen Bewußtsein von ihrer paradigmatischen Bedeutung als eines psychologischen Phänomens. Es ging jetzt nicht mehr nur um eine stilgeschichtliche Frage. Der Funke zu dem neuen Feuer, das die Renaissance nährte, sie aber auch verzehrte, entstand in der Berührung mit den bedeutungsvollen Symbolen wahrer heidnischer Erregung. In immer neuen Formulierungen kommen Warburgs Notizen der letzten Jahre auf dieses Thema zurück, und allein schon aus ihrer sprachlichen Fassung spricht die Erregung und die Scheu des Verfassers angesichts dieses schicksalhaften Prozesses. Warburg hat diese unpersönliche Macht, die von den Überresten heidnischer Religiosität auszugehen schien, am eigenen Leibe erfahren. Er unterwirft sich ihrem Zauber, so wie wir uns etwa beim Hören erregender Musik ihren Rhythmen und Stimmungen hingeben. So können diese Wortmalereien geradezu neben Winckelmanns berühmte Hymnen auf die ruhige Schönheit der klassischen Plastik gestellt werden, als Zeugnisse der Generation, die die dionysische Antike entdeckt hatte:

»In der Region der orgiastischen Massenergriffenheit ist das Prägewerk zu suchen, das dem Gedächtnis die Ausdrucksformen des maximalen inneren Ergriffenseins, soweit es sich gebärdensprachlich ausdrücken läßt, in solcher Intensität einhämmert, daß diese Engramme leidschaftlicher Erfahrung als gedächtnisbewahrtes Erbgut überleben und vorbildlich den Umriß bestimmen, den die Künstlerhand schafft, sobald Höchstwerte der Gebärdensprache durch Künstlerhand im Tageslicht der Gestaltung hervortreten wollen.

Hedonistische Ästheten gewinnen die wohlfeile Zustimmung des kunstgenießenden Publikums, wenn sie solchen Formenwechsel aus der Pläsierlichkeit der dekorativen größeren Linie erklären. Mag wer will sich mit einer Flora der wohlriechenden und schönsten Pflanzen begnügen, eine Pflanzenphysiologie des Kreislaufs und des Säftesteigens kann sich aus ihr nicht entwikkeln, denn diese erschließt sich nur dem, der das Leben im unterirdischen Wurzelwerk untersucht.«

(Notizen zur Einleitung zu *Mnemosyne*, 1929, B. 4-5)

»Die ungehemmte Entfesselung körperlicher Ausdrucksbewegung, wie sie besonders in Klein-Asien im Gefolge der Rauschgötter sich vollzog, umfängt die ganze Skala kinetischer Lebensäußerung phobisch-erschütterten Menschentums von hilfloser Versunkenheit bis zum mörderischen Taumel und alle mimischen Aktionen, wie sie im thiasotischen Kult dazwischen liegen: Gehen, Laufen, Tanzen, Greifen, Bringen, Tragen, lassen in der kunstwerklichen Darstellung den Nachhall solch abgründiger Hingabe verspüren. Der thiasotische Prägrand ist geradezu ein wesentliches und unheimliches Kennzeichen dieser Ausdruckswerte, wie sie etwa auf antiken Sarkophagen zum Auge der Renaissancekünstler sprachen.«

(Einleitung zu *Mnemosyne,* C. 3, S. 3)

»Im harten Steinmetzwerk, das die pompös prahlende oder verzweifelt sterbende Heidenwelt hinterließ, jubelt und klagt ein lebender Totentanz, lebt die Menschenpassion in ihren Toten als leidenschaftlicher Greifwille und leidenschaftliches Ergriffensein so ungestört unsterblich weiter, daß jeder Nachfahrende, insofern nur Auge und Herz an der richtigen Stelle sitzen, in diesem Stile nachsprechen muß, sobald ihn unsterblicher Ausdruckszwang schüttelt.« (*Grundbegriffe*, Notizbuch, 1929, S. 3)

Weil Warburg in der Berührung zwischen Überresten heidnischer Erregung und dem Geist der Renaissance ein schicksalhaftes Zusammentreffen erblickte, legte er angesichts dieser überwältigenden Mächte soviel Wert auf die Notwendigkeit moralischer Selbstbehauptung. Nur dann, wenn der Künstler diese »Erin-

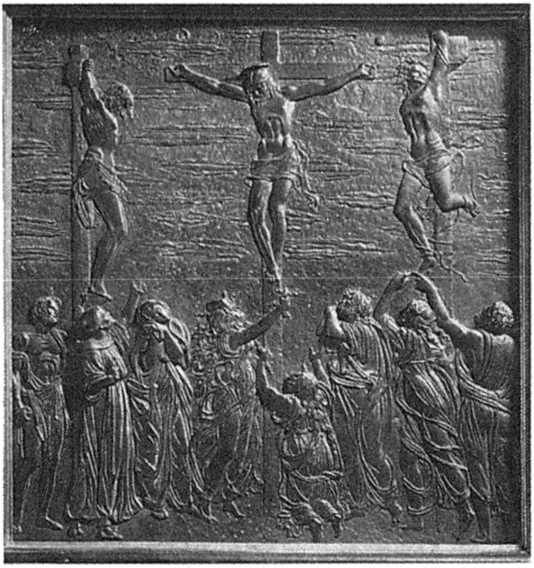

126 Bertoldo di Giovanni, Kreuzigung.
Florenz, Museo Nazionale.

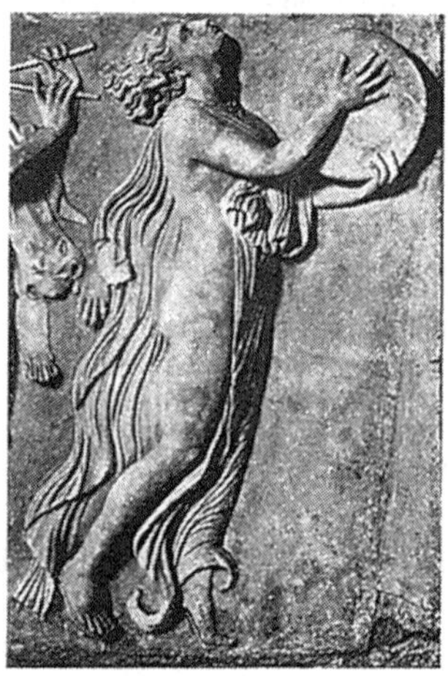

127 Mänade von einem neu-attischen Relief.
Neapel, Museo Nazionale.

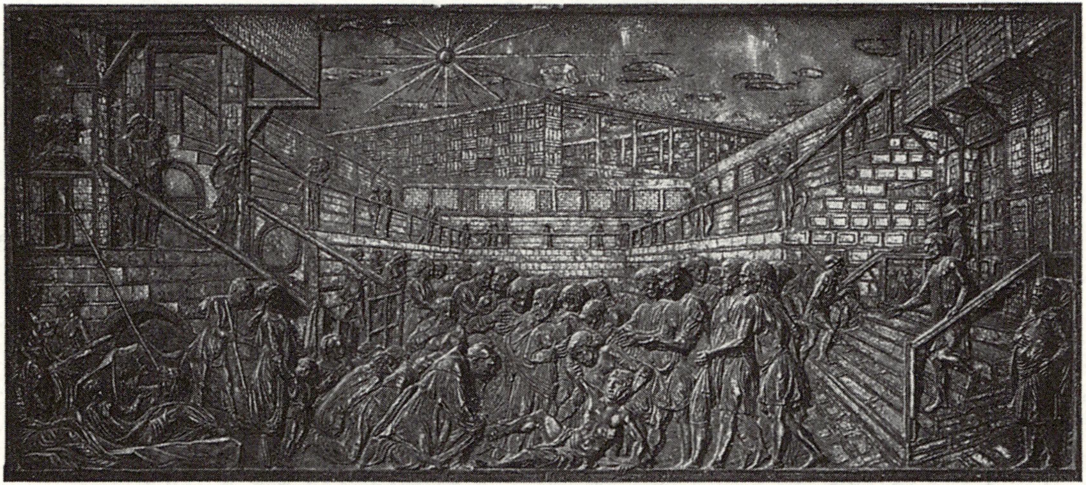

128 Donatello, Der hl. Antonius heilt den jähzornigen Jüngling.
Padua, Basilica di S. Antonio.

nerungen« behutsam behandelt und sie in sicherer Entfernung hält, wird er nicht von dem intensiven Leben, das sie ausstrahlen, überwältigt werden. Eine Möglichkeit, diese gefährliche Ladung zu isolieren, bestand für den Künstler der Renaissance in der Grisailletechnik, in der bewußten Loslösung eines klassischen Motivs aus der illusionistischen Vergegenwärtigung (vgl. S. 227).

»Die scheinplastische antike Vortragsweise (Grisaille als Stich bzw. Zeichnung) hält das Schattenreich der vorgeprägten Revenants in metaphorischer Distanz, die ihrem Wesen nach dreistufige Typologie ist.« (*Grisaille*, Notizbuch, 1929, S. 32)

»Erschaffung des Grisaillemenschen als Akt der künstlerischen Sophrosyne.« (*Grisaille*, S. 24)

Warburgs Untersuchungen zur konkreten Geschichte klassischer »Engramme« ließen ihn aber auch an eine andere Form der Rezeption denken: an eine Neuinterpretation. Der Künstler, der die gefährlichen thiasotischen »Superlative« verwendet, kann sich auf die ganze Energie dieser Symbole stützen, ohne deshalb ihrer archaischen Geisteshaltung verfallen zu müssen. Er kann sie in einem anderen Zusammenhang verwenden, ihren ursprünglichen, wilden Sinn »umkehren« und doch aus ihrem Wert als Ausdrucksformeln einen Gewinn ziehen. Auf diese Weise hatte Bertoldo di Giovanni eine heidnische Mänade als Vorlage benutzt (Abb. 126, 127), um den leidenschaftlichen Schmerz der Magdalena unter dem Kreuz auszudrücken, und Donatello hatte nach Warburgs Ansicht ein Sarkophagrelief, auf dem Pentheus von Mänaden in Stükke gerissen wird (Abb. 124), für seine eigene Komposition im Santo in Padua verwendet (Abb. 128). Wo heidnische Ekstase ein von rasenden Frauen abgerissenes Bein abgebildet hatte, da »invertiert« der christliche Künstler nun das Motiv und verherrlicht die Heilung eines gebrochenen Beins.[8]

Ganz ähnlich verfährt Agostino di Duccio. Sein Relief mit einer Darstellung der Errettung von zwei Kindern durch San Bernardino (Abb. 129) übernimmt die Form, »invertiert« aber die Bedeutung eines antiken Sarkophags, der den Kindermord der Medea schildert (Abb. 130). Die Triumphgebärde von Castagnos David (Abb.

8 Vgl. hierzu aber: Gombrich, »The Style *all' antica*: Imitation and Assimilation«, *Norm and Form*, London, 1966, S. 124.

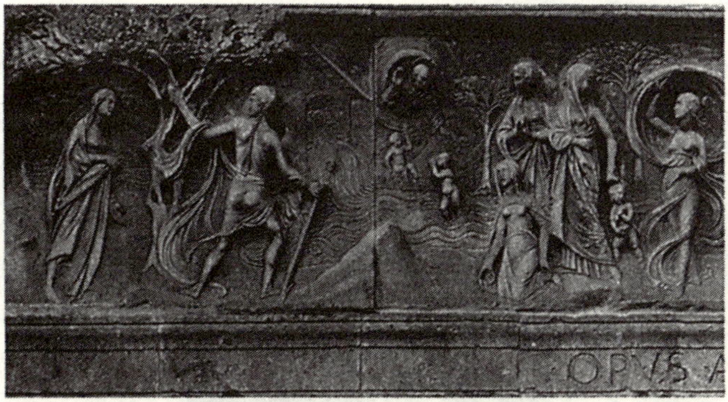

129 Agostino di Duccio, Ein Wunder des San Bernardino.
Perugia, SS. Andrea e Bernadino.

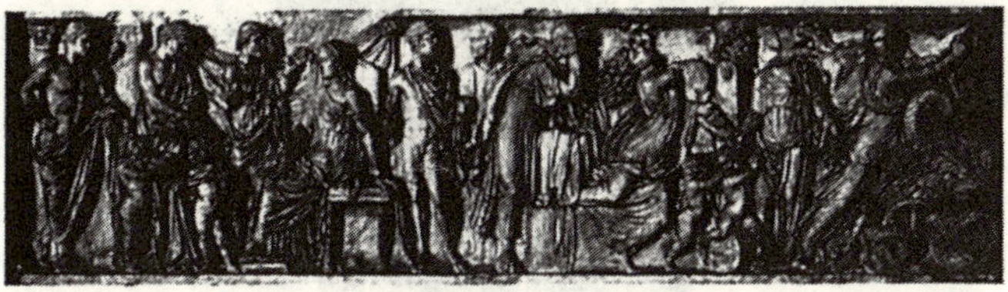

130 Die Medeasage. Römischer Sarkophag.
Mantua, Palazzo Ducale.

131) schließlich hat Warburg mit der Gebärde eines antiken »Pädagogen« verglichen, der sich vor den tödlichen Pfeilen der Artemis schützt, die an den Kindern der Niobe Rache nimmt (Abb. 132). Auch hier scheint der »Superlativ« der Gebärdensprache in der Form übernommen zu sein, während die Bedeutung einem Zusammenhang angeglichen wurde, der eher in Einklang mit den Idealen des Christentums stand.

Ein äußerst komplexes Beispiel dieser »dynamischen Inversion« geht auf die Legende von der Milde Trajans zurück, die von Dante besungen wird und zu den traditionellen Beispielen römischer Tugend gehört. Es ist vermutet worden, daß diese Legende ihren Ursprung in einem Relief hat, das den römischen Kaiser in dem primitiven symbolhaften Akt des Hinwegreitens über seine Gegner und bei der Entgegennahme der Kapitulation der Barbaren zeigt

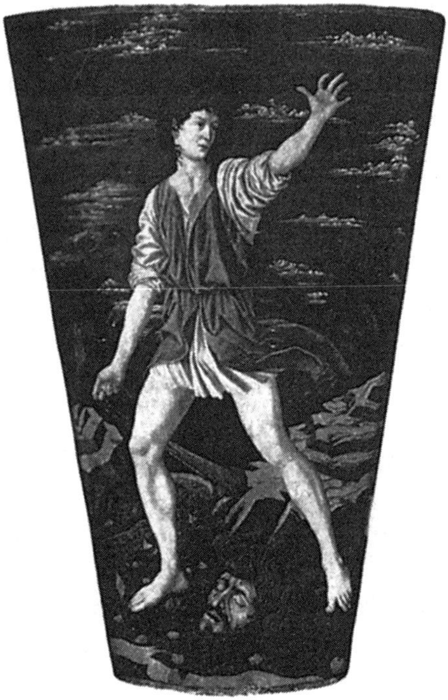

131 Andrea del Castagno, David (auf einen Lederschild gemalt). Washington, National Gallery of Art, Widener Collection.

(Abb. 71).[9] Die christliche Kultur, die die Darstellung eines unbarmherzigen Triumphes nicht mehr als Denkmal für die Tugenden eines Kaisers akzeptieren konnte, deutete das Relief völlig neu, um es in ihre eigenen Wertvorstellungen einordnen zu können. Um dieses Relief entwickelte sich daher die Geschichte von der Witwe, die von dem Kaiser, der in den Krieg zieht, Gerechtigkeit fordert und erhält.

Wie schlüssig Warburgs einzelne Beispiele auch immer sein mögen (das eine oder andere kann man durchaus in Frage stel-

9 G. Boni, »Leggende«, *Nuova Antologia*, 5. Folge, Nov.-Dez. 1906.

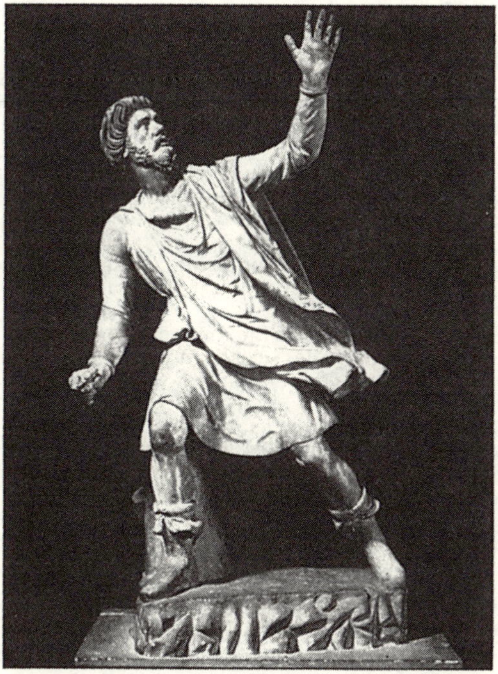

132 Pädagoge aus der Niobidengruppe.
Florenz, Uffizien.

len), sie schienen zu beweisen, daß die Energie vergangener Erfahrungen, die in den »Engrammen« bzw. Symbolen bewahrt wird, in unterschiedliche Ausdrucksmotive gelenkt werden kann. Hier hat Warburg den Polaritätsgedanken am deutlichsten angewendet. Das Symbol oder »Engramm« ist mit latenter Energie geladen, aber die Art der Entladung kann sowohl positiv als auch negativ sein – als Mord oder Rettung, als Furcht oder Triumph, als heidnische Mänade oder christliche Magdalena. In diesem Sinne konnte Warburg vom »Engramm« sagen, seine Ladung sei »neutral«; erst in der Berührung mit dem »selektiven Zeitwillen« werde es zu einer der Deutungen »polarisiert«, deren es potentiell fähig ist.

»Das antikische Dynamogramm wird in maximaler Spannung aber unpolarisiert in Bezug auf die passive oder aktive Energetik des nachfühlenden, nachsprechenden (erinnernden) überliefert. Erst der Kontakt mit der Zeit bewirkt die Polarisation. Diese kann zur radikalen Umkehr (Inversion) des echten antiken Sinnes führen.« (*Allgemeine Ideen*, Notizbuch, 1927, S. 20)

»Die energetische Polarisierung bildhafter gedächtnismäßiger Einprägungen als urtümlicher seelischer Vorgang . . .«
(*Schlußübung*, Notizbuch, 1927-28, S. 54)

»Die Polarisation der Dynamogramme durch die antikische Mneme.« (*Allgemeine Ideen*, S. 67)

»Wesen der Thiasotischen Engramme als unbetonte Leydener Flasche bis zum Eintritt des selektiven Zeitwillens.«
(*Grundbegriffe* I, Notizbuch, 1929, S. 26)

»Das Erbbewußtsein von maximalen seelischen Eindrucksstempeln (Engramm) führt diese ohne Ansehung der Richtung der Gefühlsbetontheit qua energetisches Spannungserlebnis weiter! Als unpolarisiertes Contiguum kann es auch als Continuum funktionieren. Die energetisch umwertende Sinngebung: Schutzhülle.« (*Tagebuch* VII, 1929, S. 255)

So konnte Warburg also seine Sicht der Überlieferung als einer neutralen Kraft neu formulieren. Von den Symbolen der Vergangenheit mit all ihren dunklen und unheilvollen Assoziationen hingerissen zu werden, ist ein Zeichen der Schwäche. Nur eine starke Persönlichkeit kann dem Schock widerstehen und die Energie, die sie aus primitiveren Schichten ableitet, im Dienst der Aufklärung und der Humanität gewinnbringend umwandeln. Es ist die Aufgabe des wahren großen Menschen, gerade jenen Akt der Sublimierung voranzutreiben, mit dem die gefährlichen Impulse der Vergangenheit unter Kontrolle gebracht und zur Erschaffung von Schönheit und Klarheit nutzbar gemacht werden. Die Art, wie Dürer die Saturnfürchtigkeit zum Abbild der Meditation vermenschlichte, kennzeichnet für Warburg das Genie. Das gilt auch für die »formale« Ebene: die Trauergebärde der »Melencolia« spiegelt die Gebärde einer unterworfenen Provinz auf römischen Münzen wider (Abb. 133). In Dürers Werk wird die Gebärde zur Haltung tiefer Nachdenklichkeit vergeistigt:

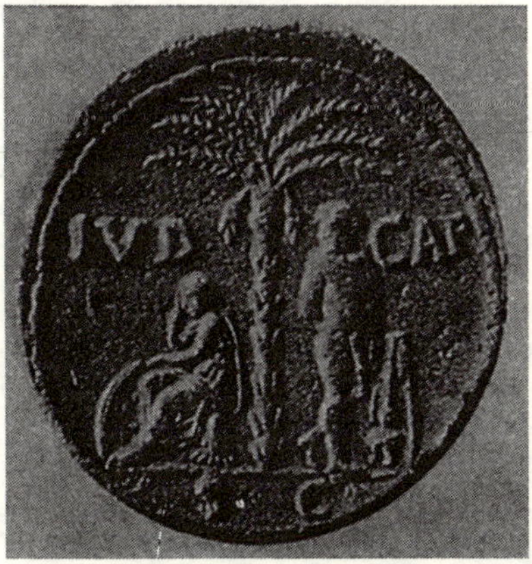

133 »Iudaea capta«. Vespasianische Münze. London, British Museum.

»Die Trauer der gefangenen Kriegssklaven (oder Sklavin) bzw. des von der *Heimarmene* befangenen acediosen Saturnkindes als urmenschlicher Urgrund und Prägestempel der allgemeinen Weltschmerzstimmungspose.«
(*Bayonne*, Notizbuch, S. 101)

Sublimierung und Vergeistigung war jedoch nur möglich, solange die Berührung mit der Urschicht, der das Symbol seine ursprüngliche dynamische Kraft verdankte, anhielt. Sobald das Symbol keine Verbindung mehr zu seinen Wurzeln hatte und seines Inhalts beraubt war, stellte es eine Bedrohung für die wahre menschliche Ausdruckssprache dar. Dies ist die Interpretation, die Warburg der »Inflation« barocker »Superlative« gab. Vor der Hamburger Handelskammer, die der Metapher mit sachkundigem Verständnis begegnen würde, entwickelte er seine Theorie in der Tat anhand eines Vergleichs mit dem Bankwesen. Er sprach von den Goldreserven des Leidens, über die die Menschheit verfüge[10], und verglich die Erbmasse des Altertums mit einem Prägewerk bzw. einer »Sparkasse«, deren Emissionen durch die archaischen Lei-

10 »Der Leidschatz der Menschheit wird humaner Besitz«, *Handelskammer*, Notizbuch, 1928, S. 6.

denschaften gedeckt seien, deren Stempel sie trugen. Nach dieser Auslegung steht »barock« für »Inflation« im ökonomischen Wortsinne – eine immer größere Steigerung des Ausdrucks ohne entsprechende Wertsteigerung. In anderen Zusammenhängen bezeichnete Warburg diese barocken Klischees als »abgeschnürte Dynamogramme«, denn diese Erzeugnisse leerer Rhetorik hatten den ursprünglichen Kontakt mit der Urerfahrung der Menschheit verloren:

> »... eine Seite der Barockentwicklung bedeutet: Abschnürung des Ausdruckswertes von dem Prägewert des realen bewegten Lebens.
> Die Aufgabe des sozialen Gedächtnisses tritt hierbei als mnemische Funktion klar zu Tage: durch stets erneute Berührung mit den Denkmälern der Vergangenheit selbst das Säftesteigen aus dem Muttergrund der Vergangenheit bis in die antikisierende Gestaltung zu wahren, damit nicht aus der energetisch-erfüllten Gestaltung ein kalligraphiertes Dynamogramm wird.«
> (*Bayonne*, Notizbuch, S. 82)

Aus Warburgs Sicht gingen diese inflationären Tendenzen, die die Prägungen uralter Erfahrung zu dem Papiergeld leerer Floskeln machten, hauptsächlich auf die Druckkunst zurück, die diese gefälligen Bearbeitungen einer vormals ausdrucksstarken Formensprache in ganz Europa verbreiteten:

> »Das antikische Pathos als Inflationswert Papierwährung. Ehrenpforte für Kaiser Maximilian.«
> (*Übungen*, Notizbuch, 1927-28, S. 20)

> »Die Funktion der abgeschnürten bildhaften Dynamogramme kann erst durch die druckenden Künste ermöglicht werden. Nur mit ihr postuliert das Volapük, das Volkslatein der Gebärdensprache.« (*Allgemeine Ideen*, Notizbuch, 1927, S. 37)

In diesen Überlegungen zur Rolle des Symbols als eines »Dynamogramms«, das eine Herausforderung an den Künstler nachfolgender Generationen darstellt, bezog sich Warburg hauptsächlich auf seine Interpretationen der Rolle des antiken Pathos in der Renaissance. Dennoch war es seine Absicht, die Symboltheorie so allgemein zu formulieren, daß auch seine Untersuchungen über die Rolle des Bildes in der Geschichte der Orientierung in ihr aufgehen könnten. Warburg hatte ja auch hier eine Polarität festgestellt, in der er eine bezeichnende Parallele zur Polarität des »Engramms« erblickte. Die alten Astralsymbole, in der dunklen Vorzeit unserer Kultur geprägt, bewahrten dieselbe »Ambivalenz« wie die Kunstwerke des Altertums. Auch diese Symbole schienen mit der Energie einer primitiven, mythosorientierten Existenzweise geladen zu sein.

Wiederum war es die Entscheidung des Einzelnen, der mit diesem Teil unseres Erbes aus der Vergangenheit in Berührung trat, ob er den primitiven Assoziationen erlag, durch die diese Symbole Dämonen wurden, die über die Menschheit herrschten, oder ob er der Versuchung widerstand und sich der aus diesen kosmischen Symbolen abgeleiteten Energie zu seiner Orientierung bediente. In dem Bild ein mythologisches Wesen zu sehen, heißt, es in ein Monstrum zu verwandeln, denn der Drang, die Zeichen seiner Existenz zu deuten und es dann als »Hieroglyphe« zu verwenden, mit deren Hilfe man die Zukunft erkunden kann, führt dazu, daß die klaren Konturen der griechischen Sternsymbole mit immer seltsameren und unlogischeren Zusätzen versehen werden. Nur wenn sich die Menschheit von dieser Pseudologik befreit und diese Bilder als das betrachtet, was sie sind – nämlich konventionelle Zeichen, um das Chaos der Eindrücke zu ordnen –, nur dann kann sie die Gesetzmäßigkeiten des Weltalls mit Hilfe mathematischer Berechnungen zu beherrschen lernen:

»Die Ambivalenz des astrischen Symbols.«
(*Briefmarke*, Notizbuch, 1927, S. 6)

»Der Kampf mit dem Monstrum, als Keimzelle der logischen Konstruktion.« (*Allgemeine Ideen*, Notizbuch, 1927, S. 19)

»Die Dialektik des Monstrums als Grundlage einer soziologischen Energetik.« (*Briefmarke*, S. 29)

»Vom monströsen Komplex zum ordnenden Symbol.«
(*Briefmarke*, S. 29)

»›Unpolar gespannt‹ eigentlich das κοινη, in der Astrologie, das passiv abfärbig ist, ein Chamäleon der Energie.«
(*Tagebuch KBW*, VII, 1929, S. 251)

Aber Warburgs Zielsetzung bestand nicht nur darin, eine Parallele zwischen den beiden Rollen herzustellen, die das Gedächtnissymbol sowohl im Ausdruck als auch bei der Orientierung spielt.

Es wurde nun deutlicher, warum er sie im wesentlichen als die zwei Seiten desselben Urphänomens betrachtete. Jeder Versuch, diese Auffassungen zu erläutern, muß auf die Überlegungen über die »Anfänge« zurückgehen, mit denen Warburg sich während seiner Studentenzeit beschäftigt hatte. Ebenso wie die völkerkundlich orientierte Psychologie seiner Zeit hatte auch Schmarsow betont, daß der Akt des Greifens die ursprünglichste Form des Kontakts zwischen dem Menschen und der Außenwelt ist (siehe oben, S. 62). Nach dieser Auffassung, die Warburg teilt, ist der primitive Mensch ein Wesen mit einfachen, unmittelbaren Reaktionen. Die Bewegung folgt dem Reiz mit der Geschwindigkeit und der Heftigkeit eines Reflexes. Die Urreaktion ist das Greifen nach etwas, um es zu verzehren, oder die Flucht. Indem der Mensch das Greifen unterließ und sich der Betrachtung hingab, wurde er erst wirklich menschlich. Dies aber hieß, daß er den unmittelbaren Impuls beherrschen mußte. Zwischen Reiz und natürliche Reaktion mußte eine Denkpause gelegt werden.

Auch hier stoßen wir auf eine Polarität. Wir brauchen nur an unsere Sprache zu denken, um zu wissen, daß der Mensch, der auf den gierigen Griff seiner Hand verzichtete, diese Grundreaktion noch keineswegs aufgegeben hat. Er hat sie lediglich zu einer intellektuellen Fähigkeit vergeistigt. Wir sprechen vom *Begreifen*, wenn wir die chaotischen Eindrücke der Außenwelt gemeistert und sie unseren eigenen *Begriffen* untergeordnet haben. Das Bewußtsein von der Distanz zwischen dem eigenen Ich und der Außenwelt – der »Denkraum der Besonnenheit« – und die Selbstbeherrschung der zivilisierten Menschheit im Ausdruck und in der Gebärdensprache sind daher Äußerungen desselben fundamentalen Wandels. Vischer hatte darauf hingewiesen, daß die Greifbewegung und das Verzehren zu den Urschichten des symbolischen Denkens gehören. Der primitive Mensch wünscht die körperliche Vereinigung mit der übernatürlichen Macht, um an ihrem Wesen teilzuhaben. Wir erinnern uns an die Evolutionstheoretiker, als deren Schüler Warburg sich verstand: Sie kontrastierten diese Haltung mit der Einstellung des modernen Wissenschaftlers, der mit konventionellen Zeichen umgeht, über deren arbiträren Charakter er sich stets im klaren ist. Zwischen diesen beiden Polen erstreckt sich das Reich der Phantasie, das Reich der Sprache und Metapher, der Einfühlung und der Kunst, die alle bis zu einem bestimmten Grad sowohl zur Magie als auch zur Logik gehören. Bei der Metapher glauben wir nicht an Identität, wir haben nur manchmal Schwierigkeiten zu erkennen, wo die Metapher aufhört und die rationale Beschreibung beginnt. Bei der Einfühlung identifizieren wir unser Naturempfinden nicht unmittelbar mit dem natürlichen Gegenstand, wir können uns aber nie von der »Vermenschlichung der Natur« völlig frei machen. So erhält das Bild als Kunstwerk in der Warburgschen Analyse eine ähnliche Zwischenposition wie das Bild als Orientierungsinstrument. Der Künstler, der einen Gegenstand zeichnet, greift nicht mehr mit seinen Händen nach ihm, er hat sich aber auch noch nicht auf eine reine Betrachtung zurückgezogen. Er verfolgt die Umrisse, als ob er zugreifen wollte. Das Bild als Kunstwerk gehört zu jenem Zwischengebiet, in dem die Symbole verwurzelt sind:

> »Ikonologie des Zwischenraumes. Kunsthistorisches Material zu einer Entwicklungspsychologie des Pendelganges zwischen bildhafter und zeichenmäßiger Ursachensetzung.«
>
> (*Tagebuch KBW,* VII, 1929, S. 267)

> »Kunstschaffen und Kunstgenuß verlangen die lebenskräftige Vereinigung zwischen seelischen Haltungsformen, die sich beim Normalmenschen eigentlich ausschließen. Leidenschaftliches sich selbst verlieren bis zur völligen Verwandlung an den Eindruck – und kühl distanzierende Besonnenheit in der ordnenden Betrachtung der Dinge. In der Mitte zwischen dem Chaos der leidhaften Erregung und vergleichend ästhetischer Tektonik ereignet sich das Künstlerschicksal.«
>
> (*Handelskammer*, Notizbuch, 1928, S. 44)

So führt die »Mneme« die Relikte eines Geisteszustands mit sich, in dem das Ich noch nicht Herr der Dinge war, ein Stadium, wo unmittelbare Reflexbewegungen zur Selbstaufgabe im bacchantischen Taumel und barbarischen Kampf führten – ein Stadium auch, in dem der Unterschied zwischen dem Subjekt und der Außenwelt noch nicht wahrgenommen wurde und in dem das magische Verhältnis zum Bild und zum Symbol alles uneingeschränkt in seinem Bann hielt. Das Schicksal des Einzelnen hängt von der Art und Weise ab, wie er mit diesen Boten einer vergangenen Daseinsform umgeht, deren Spuren wir für alle Zeit in uns tragen.

Es sind die Künstler und Historiker, die auf diese unsichtbaren Einflußkräfte der Vergangenheit am empfindlichsten reagieren. Tatsächlich spricht Warburg von dem Historiker – sich selbst eingeschlossen – in ähnlich mechanischen Metaphern, wie sie auch seine Gedanken über Kunst durchziehen. Er ist der »Seismograph«, der die Erschütterungen ferner Erdbeben registriert, oder die Antenne, die die Wellen entfernter Kulturen auffängt. Sein wissenschaftlicher Apparat, seine Bibliothek, ist eine Empfangsanlage, die diese Einflußkräfte aufzeichnen und sie damit im Griff behalten soll. Wir erinnern uns, mit welcher Mischung aus Furcht und Scheu Warburg in den Tagen seiner Krankheit die Wunder des Fernmeldewesens betrachtete. Mit dieser Theorie von den mnemischen Wellen, die uns aus der Vergangenheit erreichen, konnte er seine Furcht sublimieren und sogar seinem geistigen Zusammenbruch, aus dem er sich emporgearbeitet hatte, einen Sinn geben. Es war dieser Zusammenhang, der Warburg in seinen Seminaren von 1927/28 an der Hamburger Universität auf Jacob Burckhardt zurückkommen ließ. In der Schlußübung, für die er ausführliche Notizen angelegt hatte, vergleicht er Burckhardt und Nietzsche. Er bezeichnet, die medizinischen Ursachen außer acht lassend, Nietzsches Zusammenbruch in tief bewegenden Worten als ein Beispiel für die Tragödie des Historikers, die ihn beinahe selber überwältigt hatte; Burckhardt war für Warburg dagegen der Gelehrte, der über sein Schicksal Herr geworden war, so wie er selbst auch entschlossen war, sein Schicksal zu meistern.

> »Wir müssen Burckhardt und Nietzsche als Auffänger der mnemischen Wellen erkennen und sehen, daß das, was sie als Weltbewußtsein haben, sie beide in ganz anderer Weise ergreift. Wir müssen trachten, daß sie sich gegenseitig beleuchten, und diese Betrachtung muß uns dazu verhelfen, Burckhardt als Erleider seines Berufes zu verstehen.
>
> Beide sind sehr empfindliche Seismographen, die in ihren Grundfesten beben, wenn sie die Wellen empfangen und weitergeben müssen. Aber ein großer Unterschied: Burckhardt hat die Wellen aus der Region der Vergangenheit empfangen, hat die gefährlichen Erschütterungen gefühlt und dafür gesorgt, daß das Fundament seines Seismographen gestärkt wurde. Er hat zu den äußersten Schwingungen, obgleich er sie erlitt, nie völlig und unbedenklich ja gesagt.
>
> Die Gefährlichkeit seines Berufes, daß er einfach zusammenbrechen müßte, fühlte er. Er ist der Romantik nicht erlegen. Diese Periode des Ja-Sagens zu einem schicksalsmäßig bedingten Mitschwingungszwang hat er mitgemacht, so intensiv, daß er darauf zurücksah – durchaus nicht muffig – als auf eine innerliche Gefahrperiode, über die er weg ist. Wenn dies nicht einen so wesentlichen Teil seiner ganzen mnemischen Funktion aus-

machte, würde er auch später gar nicht so reagiert haben. Er muß mitschwingen, so daß neue Gebiete aus der verdeckten Schicht verschollener Tatsachen herausbrechen. Das Festwesen ist durch ihn wieder heraufgeholt und zwingt ihn zum Widerspiegeln eines Stücks elementaren Lebens, das vorher nicht da war, vor dessen Gestaltung er sich eigentlich fürchtete. Mit den Begriffen Moral und Nichtmoral an diese Gestaltungen heranzugehen, ist unzulänglich. Burckhardt war ein Nekromant bei vollem Bewußtsein; dabei sind ihm die Gestalten aufgestiegen, die ihn ganz ernsthaft bedroht haben. Denen ist er ausgewichen, indem er sich seinen Seherturm erbaut hat. Seine Art des Sehertums ist Lynkeus. Er sitzt in seinem Turm und spricht . . . er war und blieb ein Aufklärer, der aber nie etwas anderes hat sein wollen als ein einfacher Lehrer.«

(*Burckhardt-Übungen,* Notizbuch, 1927)

In Warburgs Notizen folgt dann die Erwähnung von Nietzsches Zusammenbruch in Turin, als er in einen religiösen Wahn fiel und Postkarten mit »der gekreuzigte Dionysos« unterschrieb.

»Der Mann, dessen Einziges die unbedingte Hingabe an den Glauben des Großen der Zukunft ist, ist bei diesem Versuch das Opfer seiner eigenen Ideen geworden. Die Einsamkeit, die die allein richtige Atmosphäre ist für denjenigen, der dieses auf sich nimmt, hat er doch nie ertragen. Er sucht immer nach Gefährten, bekommt sie, verliert sie, und muß sagen: sie waren nicht die richtigen. Die tiefe Einsamkeit, die sich allein verträgt mit dem, der die andern zur neuen Schöpfung aufruft, hat er nicht ertragen. Es ist eine Wunschatmosphäre, in der er nicht leben konnte. Er empfand sich als einen wirklichen Umwälzer, und in dieser Postulierung sah er auch seine wirtschaftliche Sorge, da er fürchtete, daß seine Bücher verboten würden. Er, der so oft über die Passion des Menschen geschrieben hatte und das Privileg des Darüberstehens gefordert, liegt da – ein furchtsam weggekrümmter Wurm.

. . . Welcher Sehertypus ist Nietzsche? Er ist der Typus eines Nabi, der auf die Straße läuft, sich die Kleider zerreißt, Wehe schreit, und das Volk vielleicht hinter sich her leitet. Seine ursprüngliche Geste ist die des Führers mit dem Thyrsosstab, der sich zur Gefolgschaft Alle zwingt. Daher seine Bemerkungen zum Tanz. Es prallen in Jacob Burckhardt und Nietzsche in diesem Grenzgebiet zwischen Romanismus und Germanismus die uralten Sehertypen zusammen. Die Frage ist, ob der Sehertypus die Erschütterungen seines Berufes aushalten kann. Der eine versucht, sie umzuformen in den Ruf. Das Fehlen des Widerhalls untergräbt ihn andauernd; er ist doch eigentlich ein Lehrer.

Zwei Pastorensöhne, die zum Gefühl Gottes in der Welt ganz anders stehen: der eine, der den dämonischen Hauch des Vernichtungsdämons fühlt und sich in einen Turm setzt, und der andere, der mit ihm gemeinsame Sache machen will. Diese Vermessenheit hat Jacob Burckhardt gefühlt.

... Der Romanismus und Germanismus sind, weil es in der Schweiz sich ereignet, bei Burckhardt auf ein Gleichgewicht gestellt. Bei Nietzsche ist der antikisierende Orgiasmus ein Wunschbild, dem er nicht gewachsen war, wobei er als Dichter Anrufe hervorgebracht hat, die aus einem musikalischen Gebiet herausgekommen sind, das Burckhardt nie erreichte.

Nietzsche hat stark um Burckhardt geworben. Burckhardt hat sich von ihm abgewendet wie einer, der in Jerusalem einen Derwisch laufen sieht ... Burckhardt war in Basel bei einer konservativen Zeitung gewesen: ›Ich habe dem Pöbel in sein besoffenes Auge gesehen‹, sagt Burckhardt. Jetzt hat er das gesucht, was das Gegenteil von Nietzsche war, er sucht das Maß oder die gesteigerte Form, so daß es eine Form war, die Leben war und Bändigung zugleich: Rubens. Er hatte die Welt der Augen, die ihm die geprägte Form vorführte und zugleich die Maßstäbe gab. Er konnte auf seinem Turm sitzen bleiben und als Auffangspiegel wirken, weil, was auf ihn wirkte, Gestaltung war und nicht mystisches Drama: Veleda und die Mutter, die den Sohn zerreißt. Dieses Sichaussetzen den stärksten Erschütterungen als Einsamer, daran ist Nietzsche mit seiner überlegenen Logik des Schicksals zugrunde gegangen. Er hat ja die Reaktion gegen die selbstgefällige Pathosformel erlitten bei Wagner.

Wir sehen auf einmal den Einfluß der Antike in den beiden Strömungen, der sogenannten apollinischen und der dionysischen. Welche Rolle in der Entwicklung der seherischen Persönlichkeit spielt die Antike? Agostino di Duccio und Nietzsche stehen auf der einen Seite, die Architekten und Burckhardt auf der anderen: Tektonik gegen Linie ...

An Nietzsche und Burckhardt können wir sehen, wie sich das Sehertum in seiner Grundauffassung gabelt. Das eine lehrt und formt um, ohne daß es fordernd ist, das andere ist fordernd, weil umformend, es bedient sich des alten Orgiasmus des Vortänzers. Es ist ohne Zweifel, Nietzsche und Burckhardt waren Narthexschwinger ... Wir sind an der Grenze seines Könnens. Aber er hat das gehabt, was ihn eben über uns hinaushebt, und was unser Vorbild ist: die Fähigkeit, durch seine Sophrosyne die Grenzen seiner eigenen Mission vielleicht zu scharf zu fühlen, aber sie jedenfalls nicht zu überschreiten.«

(*Burckhardt-Übungen*, Notizbuch, 1927)

Die Worte, mit denen Warburg dieses Seminar abschließen wollte, zeigen erneut, wie sehr er sich selbst als Mystagoge fühlte, der seine Hörer in die gefährlichen Geheimnisse des Historikers einführt:

> »Wir haben in den unheimlichen Hallen der Transformatoren innerster seelischer Ergriffenheiten zu künstlerisch bleibender Gestaltung einen Augenblick verweilen dürfen; nicht um für die Rätsel der Menschenseele eine Lösung zu finden, wohl aber eine neue Formulierung der ewigen Frage, warum das Schicksal den schöpferischen Menschen in die Region der ewigen Unruhe verweist, ihm überlassend, ob er seine Bildung im Inferno, Purgatorio oder Paradiso findet.«
>
> (*Schlußübung*, Notizbuch, 1927-28, S. 68-69)

XIV
DAS LEBEN DER SYMBOLE

(1926-1929)

Wir haben gesehen, daß Warburg mit der Theorie des sozialen Gedächtnisses, die er in den Jahren nach seiner Rückkehr aus Kreuzlingen entwickelte, zwei historische Erscheinungen erklären wollte, mit denen er sich zeit seines Lebens auseinandergesetzt hatte: die Rückkehr zu antiken Formen von Ausdrucksgebärden bei Botticelli und Ghirlandajo, die ihn in den zwanzig Jahren von 1888 bis 1908 beschäftigt hatte, und das Nachleben einer Sternensymbolik, die in den darauffolgenden Jahrzehnten in den Mittelpunkt seines Interesses gerückt war. Warburg konnte seine Kulturphilosophie am besten an diesem zweiten Problem entwickeln. Die Konstellation am Nachthimmel, auf die der Mensch Mythengestalten wie Perseus projiziert, dienen der rationalen Orientierung ebenso wie der Magie. In Warburgs Sicht offenbart sich diese Polarität in der Geschichte der Symbole.

Perseus, der Held, der das Ungeheuer getötet hat und daher die höchsten Ziele der Menschheit verkörpert, wird zu einer bloßen wahrsagenden »Hieroglyphe« »degradiert« und überlebt in dieser Verkleidung als astrologisches Symbol, geistert im menschlichen Gedächtnis als »Dekan« herum, bis die Renaissance zuerst seine ursprüngliche Form an der Decke der Villa Chigi wiederherstellt (wo er auch noch einem astrologischen Aberglauben unterworfen bleibt) und ihn schließlich in seine Funktion als Symbol des heroischen Menschen wiedereinsetzt (Abb. 92-95). Für Warburg war, wie wir gesehen haben (S. 261 ff.), die Darstellung dieses Nachlebens so wichtig, daß er dieses eine Mal alle wissenschaftliche Vorsicht außer acht ließ. Er sah den »verkleideten Perseus« in mehr Bildern, als es von der Sache her gerechtfertigt schien, und ausnahmsweise, wie Saxl mir erzählte, ließ er sich hier nicht vom Gegenteil überzeugen. Vielleicht war ihm das Symbol deshalb so wichtig, weil er in der Lebensgeschichte dieses Heroen, der verzaubert und bis zur Unkenntlichkeit umgeformt worden war, ein Spiegelbild seines eigenen Schicksals zu sehen glaubte.

Die Theorie der »Mneme« verlangte geradezu das Vorhandensein solcher ungebrochenen Überlieferungsketten. Das Symbol war in Warburgs Deutung für den Kollektivgeist, was das »Engramm« für das Nervensystem des Einzelnen war. Es mußte daher ein Postulat seiner Theorie sein, daß das Symbol trotz aller Umformungen fortlebte und seinen Wert behielt. Warburg suchte nach dem, was er manchmal ein »Leitfossil« nannte, ein aus der Geologie entlehnter Ausdruck, wo man geologische Schichten durch die Entwicklungsstufe bestimmter Lebewesen identifiziert, die für das fragliche Zeitalter charakteristisch sind. Mit der Methode, die Warburg zu entwickeln hoffte, wollte er die unterschiedlichen Entwicklungsstadien eines Symbols in aufeinanderfolgenden Geschichtsperioden freilegen.

Das neue Ziel hing eng mit einer neuen Darstellungstechnik zusammen, die in nicht geringem Maß auf Saxl und auf die Erfordernisse des Augenblicks zurückzuführen war – das Ausbreiten von Photographien auf Leinwänden. Saxl hatte in der Zeit zwischen dem Krieg und seiner Rückkehr an die Bibliothek Warburg bei einer Volksbildungseinheit der österreichischen Armee gearbeitet. Dort, glaube ich, hat er sein Interesse am Anschauungsunterricht entdeckt und diese einfache Form des visuellen Hilfsmittels entwikkelt, das leicht zusammenzustellen und zu transportieren war.

Er hatte Warburg bei dessen Rückkehr mit einer solchen Zusammenstellung von Photographien begrüßt, auf denen Kunstwerke abgebildet waren, die in Warburgs Forschungen eine Rolle gespielt hatten, in der berechtigten Erwartung der Wirkung dieses Panoramas auf den Gelehrten, der die Fäden seiner Forschungsarbeit wiederaufnehmen wollte. Große, aber leichte Holzrahmen, über die grobe schwarze Leinwand gespannt war, bildeten die Unterlage, auf der die Photographien mit leichten Klammern befestigt wurden. Warburg hat auf diese Idee anscheinend sofort angesprochen, und er verwendete diese Technik, um alle Motive zusammenzustellen, die ihm wichtig waren. Seine Bibliothek spielte ja in der Öffentlichkeit eine neue Rolle, und so bediente man sich gerne dieser Methode als eines Hilfsmittels, um Problemkreise und Zielsetzungen der Bibliothek zu erklären. Während der letzten Lebensjahre Warburgs wurde eine Reihe solcher Ausstellungen in Hamburg veranstaltet, und als Warburg noch einmal nach

Italien reiste, wollte er auf diese bestaunten Rahmen (Abb. 138), die wohl einen halben Eisenbahnwaggon gefüllt haben müssen, nicht verzichten. Wir werden im nächsten Kapitel noch sehen, daß das Projekt, in dem Warburgs Lebensarbeit seinen Höhepunkt finden sollte, aus dieser Technik erwuchs.

Es gab eine Ausstellung über astrologische Bilder, als Warburg einen Vortrag zum Gedenken an Franz Boll hielt; sie wurde, mit verändertem Schwerpunkt, anläßlich des Orientalistentages am 30. September 1926 wiederholt, und Warburg erläuterte seine Forschungsergebnisse vor diesen Bildtafeln, die er zusammen mit Saxl entworfen hatte. Der Horizont bildlicher Dokumente war ja einmal durch Saxls Forschung über die Geschichte der Planetensymbole in arabischen Handschriften erweitert worden und zum anderen dadurch, daß einige Orientalisten die *Picatrix* entdeckt hatten, ein Handbuch verbotener magischer Praktiken, das auch aus arabischen Quellen stammte und für Warburg deshalb so interessant war, weil es ein fehlendes Glied in der Überlieferungskette der Perseus-Geschichte war. Es enthielt eine ziemlich scheußliche Darstellung des Ersten Dekans des Widders (Abb. 99), in der Warburg eine weitere Umformung des griechischen Helden erblickte.

In seiner Rede[1] hob Warburg die Bedeutung solcher Urkunden für unsere »Einsicht in die Psychologie des inneren Zusammenhangs der Kulturbewegungen, die vom Rande des Mittelmeerbekkens ausstrahlten«, hervor und forderte eine stärkere Zusammenarbeit zwischen klassischer Philologie, Kunstgeschichte und Orientalistik, um diese Urkunden und Texte zugänglich zu machen. Er schloß mit einem Hinweis auf seine Polaritätstheorie in Sätzen von einer solchen Dichte, daß selbst ein Gelehrter sie wohl nur mit Mühe verstehen konnte:

> »Aus der gezeigten Bilderreihe sollte somit, unter geistesgeschichtlichem Gesichtspunkt, die orientalisierende Astrologie als eine dem Erbe der Antike gegenüber jeweilig auswahlbestimmende Macht nachgewiesen werden, die die europäische Unfähigkeit, die pagane Kultur in der Totalität ihrer polaren Spannung zu begreifen, als typische Funktion des tendenziösen ›sozialen Gedächtnisses‹ im Geschäfte der kosmologischen Orientierung verständlich macht.

1 *Ges. Schr.* II, 561-65 [Veröffentlichte Werke, 35].

Die Hoffnung der K. B. W. ist, daß noch zahlreiche Meilensteine auf der vorerst nur trassierten Wanderstraße Kyzikos – Alexandrien – Oxene – Bagdad – Toledo – Rom – Ferrara – Padua – Augsburg – Erfurt – Wittenberg – Goslar – Lüneburg – Hamburg ausgegraben werden, damit in steigender Unanfechtbarkeit die europäische Kultur als Auseinandersetzungserzeugnis heraustritt, ein Prozeß, bei dem wir, soweit die astrologischen Orientierungsversuche in Betracht kommen, weder nach Freund noch Feind zu suchen haben, sondern vielmehr nach Symptomen einer zwischen weitgespannten Gegenpolen pendelnden, aber in sich einheitlichen Seelenschwingung: von kultischer Praktik zur mathematischen Kontemplation – und zurück.«

(*Ges. Schr.* II, 564-65)

Ob man diese Worte in ihrer ganzen tieferen psychologischen Bedeutung nun wirklich verstand oder nicht, die Ausstellung selber, mit ihrer Erläuterung der Geschichte kosmologischer Symbole, hinterließ einen tiefen Eindruck. Im folgenden Jahr wurde Warburg gebeten, eine ähnliche Bilderreihe für das Deutsche Museum in München zusammenzustellen, und eine abgewandelte Version wurde für das Hamburger Planetarium geschaffen, die seit 1968 wieder zugänglich ist.

Kurze Zeit nach der Ausstellung auf dem Orientalistentag nutzte Warburg die Gelegenheit, diese anschauliche Darstellung der Sternbilder durch eine neuerliche Betonung des heidnischen Pathosmotivs zu ergänzen. Der Verein Niederdeutscher Bibliotheken hatte seinen Besuch angesagt, und dieses Mal konzentrierte sich die Ausstellung auf Ovid-Illustrationen als Beispiele für Umformungen mythologischer Erzählungen.

Das Thema hieß: »Kunstgeschichtliche Bilderreihen zu den Epochen der Auseinandersetzung des europäischen Menschen mit der Geste der Antike.«[2] Wieder bewegen sich Warburgs Notizen um die Probleme von Kontinuität und Wandel, da er seine bevorzugten Beispiele für die Pathosformel, die »Urworte leidenschaftlicher Gebärdensprache«, ausstellen wollte. Der Rembrandt-Vortrag hatte ihm gezeigt, wie er den engen Bereich überschreiten konnte, innerhalb dessen sich seine Suche in früheren Jahren bewegt hatte, und rasch entwickelte er genügend Selbstvertrauen, um seine Beispiele für das Nachleben und das soziale Gedächtnis außerhalb dieses Zauberkreises zu sammeln.

---

2 *Ovid*, Notizbuch, 1927, S. 9.

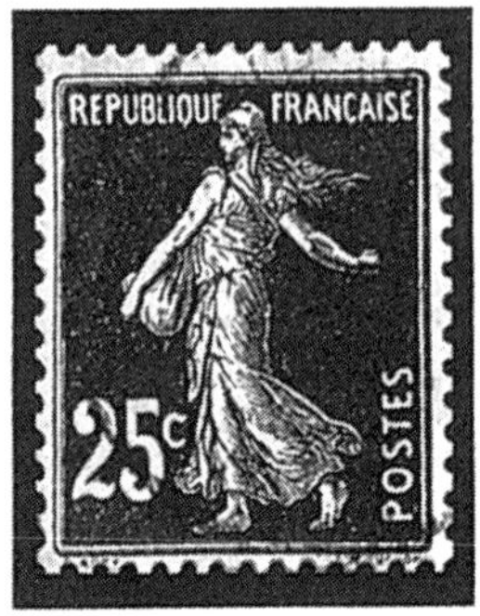

134 O. Roty, *Semeuse.* Französische Briefmarke.

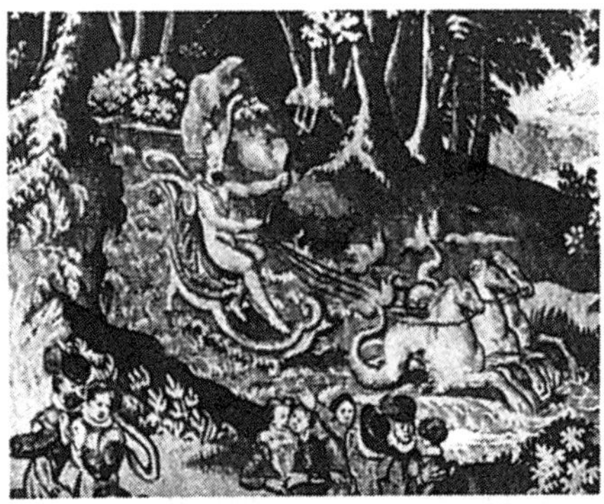

135 Neptun auf seinem Triumphwagen.
Valois-Teppich mit dem Fest in Bayonne, 1565 (Ausschnitt).
Florenz, Uffizien.

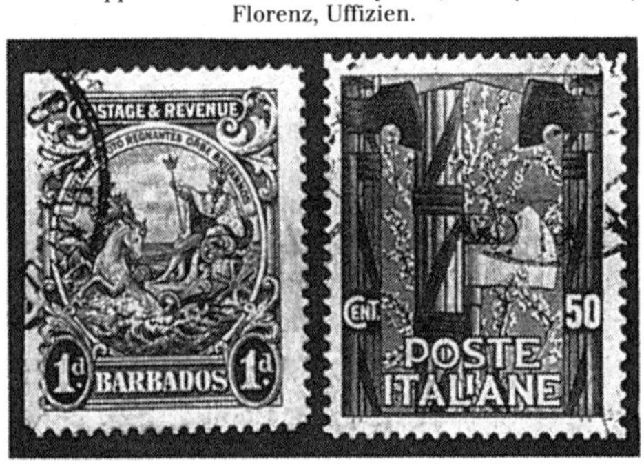

136 Edward VII auf einer Barbadosbriefmarke. Italienische Briefmarke mit *fasces.*

Es war stets ein Grundsatz des Warburgschen Forschungsprogramms gewesen, daß der Kulturhistoriker sich nicht auf die Werke der großen oder »schönen« Kunst beschränken dürfe, sondern auch andere Formen der Symbolik in seine Arbeit aufnehmen müsse. Die ephemeren Künste des Festwesens, aber auch Propaganda- und Flugschriften waren solch ein Gebiet, das Warburg der Aufmerksamkeit der Historiker empfahl. Jetzt ging es ihm darum, die potentielle Bedeutung eines Gebiets aufzuzeigen, das anscheinend übersehen oder verachtet wurde, weil es nur allzu bekannt war: die Gestaltung von Briefmarken und anderer offizieller Symbole.

Warburg hatte lange Zeit Briefmarken gesammelt, und die Möglichkeiten, die sich dem Historiker auf diesem Gebiet eröffneten, müssen ihm wohl schon 1913 aufgegangen sein, als er ein Buch zu diesem Thema plante, das bei Teubner verlegt werden sollte. Nun, im Sommer 1927, stellte er eine Ausstellung von Briefmarken zusammen, in der er eine Typologie ihrer Bilderwelt, Bildnisse, Landschaften und Heraldik, entfaltete, sich im wesentlichen aber auf das Schicksal der antiken Symbolik konzentrierte.

Er versuchte, anders gesagt, die bei der Untersuchung der Renaissance entwickelten Methoden auch hier anzuwenden und die Bilder der Gegenwart bis in die Zeit ihrer Ursprünge zurückzuverfolgen. Dies betrachtete er keineswegs als intellektuelle Spielerei, sondern als eine Gelegenheit, die Gültigkeit seiner Theorie des sozialen Gedächtnisses zu bestätigen.

War denn nicht Rotys *Semeuse*[3] auf den französischen Briefmarken (Abb. 134) jenes unvergängliche Bild, die »Nympha«, und insofern mit den Prägungen der antiken Kunst verknüpft? Legten denn nicht einige dieser Machtsymbole Zeugnis ab für die Beharrlichkeit dieser Prägungen? Als Warburg sich mit den Valois-Teppichen beschäftigte, hatte er sich mit den Festlichkeiten von Bayonne im Jahre 1565 auseinandergesetzt, die im Hintergrund abgebildet waren und wo man, unter anderem, die antiken Götter sehen konnte, die sich auf dem Wasser vergnügen. Neptun erscheint auf seinem Triumphwagen (Abb. 135) und erinnert uns an den eindrucksvollen Auftritt des Herrschers der Meere in Vergils *Aeneis* und an sein »quos ego«, das die Winde in ihre Höhlen zurückweist. Warburg stellte mit Freude fest, daß ein Herrscher der Gegenwart sich noch

3 A. Maury, *Histoire des Timbres-Postes français*, 1908, S. 541ff.

immer der diesem antiken Symbol innewohnenden Kraft bediente – auf einer Briefmarke! Die Marke von Barbados (Abb. 136) zeigte den König von England auf einem von Seeungeheuern gezogenen Triumphwagen, eine Nachahmung einer ähnlichen Darstellung auf dem Siegel von König Charles II.[4]

Dies war also eine weitere Kette, die über die Jahrhunderte zurückführte und das Nachleben klassischer Prägungen zeigte. Nach Warburgs Auffassung gehorcht diese Briefmarke aber auch den wahren Gesetzen der Symbolik: sie wahrt die Distanz der Metapher. Sie erhebt keinen Anspruch auf Realität, sie verwendet die Grisailletechnik, das »Anführungszeichen« der Bildenden Kunst. Der König gibt keineswegs vor, Neptun zu sein. Er vergleicht lediglich seine Macht mit der Macht des antiken Gottes. Warburg sieht dies in seiner dunklen Sprache als »energetisches Symbol mit metaphorischer Distanz durch die archäologisierende mnemische Katharsis« (*Briefmarke*, Notizbuch, 1927, S. 13).

Der Akzent, den Warburg auf die moralische Bedeutung dieser »metaphorischen Distanz« legt, bliebe unverständlich ohne den Kontrast zu den Symbolen des italienischen Faschismus. Die *fasces* mit der Axt sind ebenfalls antiken Ursprungs, aber auf Mussolinis Briefmarken (Abb. 136) wirken sie überhaupt nicht mehr als bloß metaphorische Symbole – das Beil ist ein reales Beil und eine reale Bedrohung.

So notiert Warburg als möglichen Titel eines Vortrags oder eines Aufsatzes:

> »Zwei antikisierende Symbole politischer Macht im Spiegel der Briefmarke: das Seefahrergespann auf der englischen Marke; das Beil der Faschisten.« (*Briefmarke*, S. 1)

Als Warburg im Herbst 1927 eingeladen wurde, den Eröffnungsvortrag des wiedererrichteten Deutschen Kunsthistorischen Instituts in Florenz zu halten, wählte er die Valois-Teppiche als Thema. Dieses Mal war es das Fest von Bayonne selbst, das er in den Mittelpunkt seiner Rede stellte, aber auch hier war seine eigentliche Absicht, gegen die künstliche Trennung von großer Kunst und Kunstgewerbe zu protestieren und die Bedeutung des letzteren für die Arbeit des Kulturpsychologen darzulegen.

4 Vgl. *Ges. Schr.* I, Abb. 74. [Veröffentlichte Werke, 37].

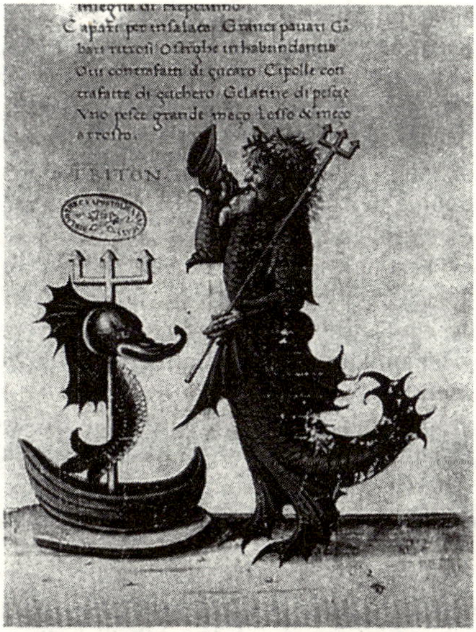

137 Triton aus den *Nozze* von 1457 in Pesaro.
Vatikanische Bibliothek, MS. Vat. Urb. lat. 899, fol. 71r.

»Kunstgewerbliche Schöpfungen haben ja das Unglück, als Erzeugnisse aus der niederen Region des hantierenden Menschen, im besten Falle als technisch interessante Schöpfungen im Souterrain des Museums zur Geschichte der menschlichen Geistigkeit abgesondert zu werden: wer käme so leicht auf die Idee, so kostbare Prunkstücke als nervöse Auffangsorgane des zeitgenössischen inneren und äußeren Lebens nachzuempfinden?«
(*Bayonne*, Notizbuch, 1927, S. 12)

Was Warburgs Stethoskop im Laufe seines Vortrags diagnostizierte, war erneut die »Polarität« der Symbole, in diesem Fall des Neptun-Wagens und der anderen Meeresungeheuer. Einerseits führen sie zu der typisch barocken Machtrhetorik, andererseits tragen diese Festveranstaltungen aber doch den Keim einer neuen Kunstform, der italienischen Oper, in sich. Warburg verknüpfte hier seine Betrachtung des Festes von Bayonne mit den Resultaten der älteren Abhandlung über die *Costumi teatrali*, die ebenfalls im

Zusammenhang mit einem mediceischen Fest in der zweiten Hälfte des Cinquecento gestanden hatte. Wenn in früheren Festen, z. B. dem Fest von Pesaro im Jahr 1475[5] (Abb. 137), die antiken Götter nur dazu dienten, dem Fürsten zu huldigen, ja sogar zu Dienern an seiner Tafel degradiert wurden und die erlesenen Speisen aufzutragen hatten, die zu solchem Pomp gehörten, so führte die immer stärkere Betonung der Musik bei diesen Anlässen zu einer Sublimierung dieser groben Symbolik. Wir wissen aus Shakespeare[6], daß auf einem Fest in Kenilworth mit dem Auftritt von Meeresungeheuern gleichzeitig die Macht der Musik gepriesen wurde. Von hier ist es nur ein Schritt zur neuen Kunst Monteverdis: »Die Humanisierung der antikischen Pathosformel durch die rezitativische Oper« (*Bayonne*, S. 73).

Wir wissen nicht genau, wie Warburg diese Glieder in seinem Vortrag miteinander verknüpft hat. Wir besitzen aber seine schriftlich formulierte Zusammenfassung, aus der im Zusammenhang mit Warburgs Theorie des Gedächtnisses bereits zitiert wurde (S. 339):

> »Die Darstellung des bewegten Lebens, nordisch realistisch oder südlich antikisierend, führte schließlich dazu, die Verkörperung der heidnisch-mythischen Seemonster zum Manometer seelischer Dynamik zu machen, deren Gesetze eine Scheidung von großer und kleiner, angewandter und idealischer Kunst nicht kennen darf . . .
>
> Indem ich heute die französischen antikisierenden Festlichkeiten vor Ihren Augen zwischen einem Tafelaufsatz von Pesaro von 1475 und der modernen, von einem Australier entworfenen britischen Briefmarke genetisch zu plazieren versuchte, hoffte ich Ihnen gezeigt zu haben, daß eine Seite der Barockentwicklung bedeutet: Abschnürung des Ausdruckswertes von dem Prägwerk des realen bewegten Lebens.
>
> Die Aufgabe des sozialen Gedächtnisses tritt hierbei als mnemische Funktion klar zu Tage, durch stets erneute Berührung mit den Denkmälern der Vergangenheit selbst das Säftesteigen bis in die antikisierende Gestaltung zu wahren, damit nicht aus der energetisch-erfüllten Gestaltung ein kalligraphiertes Dynamogramm werde.« (*Bayonne*, S. 81 f.)

5 Vgl. T. de Marinis (Hrsg.), *Le Nozze di Constanzo Sforza e Camilla d'Aragona celebrate a Pesaro nel maggio 1475. Narrazione anonima, accompagnata da 32 miniature di artista contemporaneo*, Florenz, 1946.

6 *Ein Sommernachtstraum*, II, 1.

Der immer umfassender werdende Zugriff, mit dem Warburg seine Beispiele für diesen Vorgang aus unterschiedlichsten Gebieten und Epochen nimmt, weil er die Notwendigkeit einer solchen Übersicht über die Symbole demonstrieren will, läßt sich gut an der Rolle verfolgen, die eine Stelle aus einem Goethe-Brief damals in seinen Notizen zu spielen begann. Diese Stelle ist einem Brief an Herder aus dem Jahr 1772 entnommen, in dem das Bild der Quadriga sehr wirkungsvoll als moralische Metapher verwendet wird (ähnlich wie das Zweigespann in Platos *Phaedrus*). In diesem Brief antwortet der knapp dreiundzwanzigjährige Goethe auf den Vorwurf Herders, er sei ein »spechtisches Wesen«. Goethe hatte durch die Lektüre von Pindars olympischen Oden begriffen, was »Meisterschaft« bedeutete: in einem Wagen stehend vier sich aufbäumende Pferde zu zügeln, »bis alle sechzehn Füße in einem Takt ans Ziel tragen«. Sei er nicht bis jetzt, so fragt er sich, nur »überall herumspaziert«, habe »überall nur dreingeguckt, nirgends zugegriffen«?

Hier war also ein aus der Antike stammendes Bild, das die ihm innewohnende psychologische Kraft noch nach mehr als zweitausend Jahren im Geist eines Dichters offenbarte. Es war eine moralische Kraft, die neue Gefühlsstärke gab. Dasselbe Bild der antiken Quadriga, das sich in der hohlen Rhetorik öffentlicher Feste oder auf offiziellen Denkmälern verwenden ließ, hatte hier sein Potential erwiesen, das Leben eines jungen Genies zu verändern.

In den Vorträgen und Aufzeichnungen dieser letzten Jahre, in denen die Ketten symbolischer Traditionen verwendet werden, um die Moral der Geschichte vor Augen zu führen, tritt die Betonung der Sublimierung oder Katharsis, wie Warburg sie manchmal nennt, immer stärker in den Vordergrund. Nach seinen rasch hingeworfenen Notizen und den wenigen ausgearbeiteten Formulierungen zu urteilen, beschäftigte er sich in seinen Universitätsseminaren im Wintersemester 1927/28 hauptsächlich mit solchen Kontinuitäten und Umformungen. Das Problem war immer noch das alte: die psychologische Bedeutung der Renaissance – aber ein neues Gefühl des Vertrauens in die Gültigkeit seiner Methode läßt sich aus den folgenden Worten ablesen:

». . . Unsere Versuche, auf dem Hintergrund der Antike die Vorgänge innerhalb der Stilentwicklung als kunstpsychologische Notwendigkeit zu begreifen, müssen uns schließlich zu einer Kritik der weltgeschichtlichen Epochen-Abgrenzung führen. Gibt es z. B. eine durch stilpsychologische Interpretation gewonnene exakte Abgrenzung zwischen Mittelalter und Renaissance? Ein solcher Abgrenzungsversuch, rein auf die Zeit bezogen, kann keine zuverlässigen evidenten Einteilungsprinzipien zu Tage fördern, weil das, was wir mit Mittelalter und Neuzeit bezeichnen, ein Versuch ist, den geistigen Habitus einer bestimmten innerlich zusammenhängenden Gruppe von Menschen einheitlich zu benennen, deren Denkweise wohl nach außen hin mehr oder weniger vorherrschend nachgewiesen werden kann, in seiner eigentlichen Existenz aber innerhalb der menschlichen Seele wurzelt und nach Gesetzen lebt oder abstirbt, die kein zeitloses ›entweder–oder‹ des Vorhandenseins kennt. Immerhin läßt sich soviel sagen, daß das Überwiegen des Lebensideals der vita contemplativa, wie sie die mönchische Kirchenzucht forderte, dem Lebensideal entgegenstand, wie es etwa das romantische, auf Frauenkultus gegründete Diesseitige in das gesellschaftlich Festliche hineintrug, daß aber diese auf die Gegenwart gerichtete Wunschregion ihrerseits wiederum nur durch eine schöpferische Umformung einer neuen Geisteswendung, wie sie eben das Wesen der italienischen Renaissance ausmacht, jene Idealsphäre der heroischen Existenz der Einzelpersönlichkeit hervorbringen und weisend aufstellen konnte, die ihre Kraft der Eigenexistenz im Kampfe mit der Gegenwart aus dem Wiedererinnern vergangener historischer Größe gewann. Das Leben alla monaco, alla franzese und all'antica muß also in dem Auffangspiegel überlieferter Bilderwelt analysiert und interpretiert werden.

Die Methode, die ich im Laufe dieser wenigen Übungen vor Ihren Augen zu entfalten versuchte, ist in der Grundidee sehr einfach, wir suchen den Geist der Zeiten in seiner stilbildenden Funktion dadurch persönlich zu erfassen, daß wir den gleichen Gegenstand zu verschiedenen Zeiten und in verschiedenen Ländern vergleichend betrachten.

(*Schlußübung*, Notizbuch, 1927-28, S. 70-72)

Diese Formulierungen sind deswegen interessant, weil sie erneut zeigen, wie sehr die Gleichsetzung von Warburgs Methode mit »Ikonographie« verfehlt ist. Ikonographie ist für Warburg nur einer von mehreren vorbereitenden Schritten zur Kettenbildung. Die thematische Identität erlaubt es ihm, die Kontraste in ihrer formalen und psychologischen Behandlung aufzuzeigen.

In dem Vortrag, den Warburg im Frühjahr 1928 vor Mitgliedern der Hamburger Handelskammer hielt, für die auch eine Ausstellung zur Geschichte des Festwesens veranstaltet wurde, hebt er den ethischen Charakter seiner Bilderreihe noch eindringlicher hervor:

»Den Entwicklungsgang in der Geschichte des Festwesens, wie er Ihnen heute abend in rascher Skizze vorgeführt werden soll, könnte man bezeichnen als eine Umformung von der höfischen Mimik alla franzese zum Idealstil einer Energetik all'antica. Um diesen Sublimierungsprozeß in seiner folgehaften Bedeutung für die europäische Stilentwicklung von Grund auf zu würdigen, müssen wir uns freilich entschließen, die nachlebende antike Götterwelt einerseits als religiöse Macht – in Gestalt von Schicksalsdämonen, die in der Astrologie ihre systematischen Kultvorschriften fanden – anzuerkennen, und aus dieser Einsicht heraus als Akt der Humanisierung zu begreifen, wenn Raphael eben diese fatalen Dämonen zu olympisch heiteren Göttern wandelt, in deren höherer Region kein Raum mehr ist für abergläubische Praktiken.

Dieser Humanisierungsprozeß der heidnisch-antiken Götterwelt entspricht einer Entrückung der antiken Heroen, wie sie die Sage schildert, und der Charaktere, wie sie die Geschichte der alten Griechen und Römer aufweist, in das Mittelreich der erhabenen idealischen Größe.

So wird gleichsam ein mehrfach geschichtetes Sphärensystem zwischen menschlicher Niederung und himmlischer Schicksalsgewalt geschaffen, aus dem die Erhebungsfähigen ermutigender Anruf trifft, die der seelenfressenden Banalität des Alltags den Wunsch der Auffahrt zur Idee entgegensetzen wollen.«

(*Handelskammer*, Notizbuch, 1928, S. 4f.)

Wie in seinen jungen Jahren betonte Warburg auch hier die Überlegenheit solcher Einsichten über den problemlosen Ästhetizismus gängiger Interpretationen. Er verwies auf seine Philosophie der »Mneme« und definierte das Programm seiner Bibliothek als einen Versuch,

». . . auf die Funktion des europäischen Kollektivgedächtnisses als stilbildende Macht hinzuweisen, indem sie die Kultur des heidnischen Altertums als Konstante nimmt. Die Abweichungen der Wiedergabe, im Spiegel der Zeit erschaut, geben die bewußt oder unbewußt auswählende Tendenz des Zeitalters wieder und damit kommt die wunschbildende, idealsetzende Gesamtseele an das Tageslicht, die, im Kreislauf von Konkretion und Abstraktion und zurück, Zeugnis für jene Kämpfe ablegt, die der Mensch um die Sophrosyne zu führen hat.« (*Handelskammer*, S. 1f.)

Als Warburg diese Worte schrieb, hatte in ihm die Vorstellung schon Gestalt angenommen, aus diesen Bilderreihen eine riesige Symphonie von Symbolen zu gestalten, die diese Botschaft verkünden sollte. Dieses *magnum opus*, das sein Lebenswerk krönen soll-

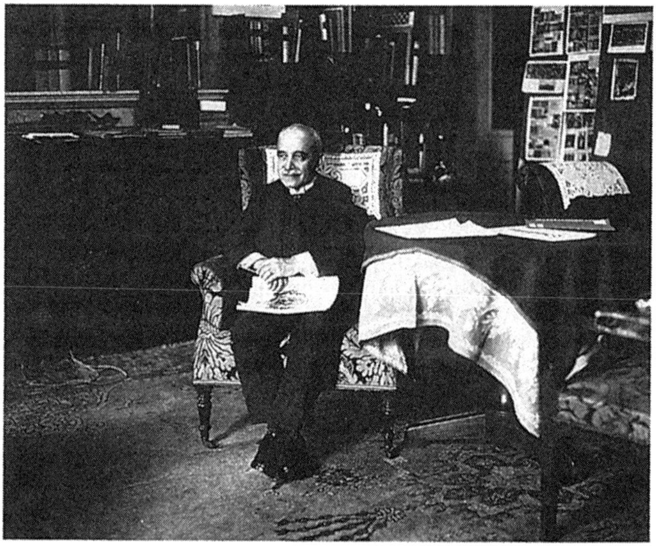

138 Aby Warburg in Rom. Winter 1928/29.

te, bedurfte frischer Impulse und zusätzlichen Materials, und so beschloß Warburg, im Herbst 1928 nach Italien zu reisen. Die »anthäische Entdeckungsreise zu den Quellen des europäischen Enthusiasmus«, wie Warburg sie in seinen Notizen bezeichnete[7], war im großen Stil angelegt. Er reiste in Begleitung eines Dieners und von Gertrud Bing, der er seine Entwürfe diktierte und die er in seine Pläne einweihte. Es war ihre »heilige Neugier«, wie er es nannte, die ihn zum Schreiben inspirierte, und es war der Wunsch, ihr neue Welten zu eröffnen, der ihm Kraft und Ausdauer verlieh.

Man bezog eine Suite des Hotels Eden in Rom, wo zunächst die Bildtafeln für Warburg aufgestellt wurden (Abb. 138). Am 19. Januar 1929 hielt er in der Hertziana vor diesen Tafeln einen Vortrag. Wie alle seine Vorträge hat auch dieser wahrscheinlich sehr lange gedauert, und er muß sehr schwer zu verstehen gewesen sein, da Warburg den Unterschied zwischen verschiedenen Versionen der »Nympha« anhand von Photographien darlegte, die die Zuhörer un-

7 *Grisaille*, Notizbuch, 1929, S. 3.

möglich erkennen konnten. Nach über einer Stunde versuchte Ernst Steinmann, der Direktor der Hertziana, diskret, Warburg auf die Zeit hinzuweisen, was ihm nie verziehen wurde. Und doch war der Vortrag ein großer moralischer Erfolg. Kenneth Clark hat einmal gesagt, sein Leben habe sich durch dieses Erlebnis geändert.[8]

Mittelpunkt des Vortrags war ein Lieblingsthema Warburgs: die Kunst Ghirlandajos, der in seinem Vokabular ebenso frei auf den nordischen Realismus eines Hugo van der Goes zurückgriff wie auf die Pathosformeln der antiken Plastik. Aber dieser Nachweis sollte durch eine Einleitung über die Bedeutung des Festwesens für die Entwicklung der Kunst und durch eine Erörterung des Vorgangs der »Inversion« bei Donatello und anderen noch verstärkt werden, und weitere Verweise auf Dürer, Rembrandt und Rubens sollten dies verdeutlichen. Im Schlußwort, das wir im Entwurf besitzen, zieht Warburg sämtliche Register, um seinen Hörern das Drama dieses psychologischen Konflikts zwischen ungezügelter paganer Leidenschaft und der Hirtenfrömmigkeit des flämischen Künstlers vor Augen zu führen:

> »Vom Pathos der geistigen Erbgutverwaltung soll die Bilderreihe erzählen, die vor Ihnen ausgebreitet steht. Der römische Triumphbogen in seiner Zeiten, Völker und Menschen überschattenden gloriosen Magnificenza steigt auf.
>
> Von der vorprägenden Gewalt antiker Ausdruckswerte in ihrer zwiefachen, griechischen und römischen, Schichtung künden zunächst Donatello und Agostino di Duccio.
>
> In der Grabkapelle des Francesco Sassetti findet das wilde Heer, das in entfesselter Leidenschaft um Francesco Sassetti wie um Meleager klagt, nordische Bundesgenossen im Seelendienst. Während Ghirlandajo ... flandrisch-physiognomisch die Legende des hl. Franziscus, des avvocato speciale beim jüngsten Gericht, erzählt, trägt Francesco Sassetti selbst auf dem Tafelbilde seine Hirtenfrömmigkeit im Stile des Hugo v. d. Goes vor.
>
> Ein Intermezzo, das man als Kampf um den Kopfputz bezeichnen könnte, wird illustriert durch den Sieg der antiken Medusenflügel über den flandrisch-französischen Spitzhut, den Hennin mit der wallenden Guimpe. Die Reaktion gegen die lastende Modetracht in der Darstellung der Antike bringt endlich die schaumgeborene Venus, Herrin und Geschöpf der befreiten Natur, in das Florenz Ficinos. Die Schicksalsdämonin Venus, der Planet, erfährt die Metempsychose zum kosmischen Eros.
>
> (*Hertziana-Vortrag*, Schlußwort)

8 In einem Radiovortrag am 13. Juni 1948.

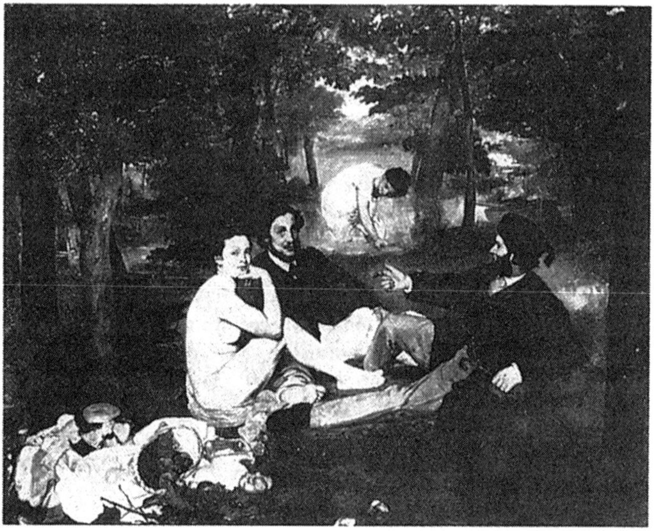

139 Manet, *Le déjeuner sur l'herbe.*
Paris, Jeu de Paume.

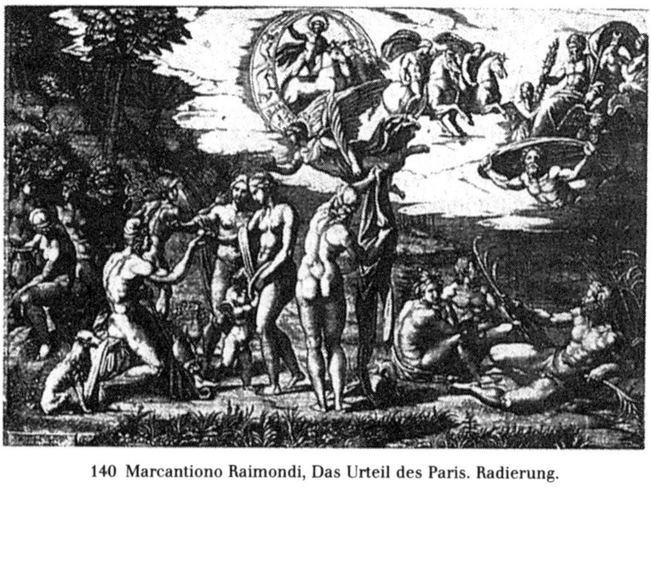

140 Marcantiono Raimondi, Das Urteil des Paris. Radierung.

Es waren nun schon mehr als vierzig Jahre vergangen, seit Warburg sich zum erstenmal mit dem Rätsel der Venus von Botticelli auseinandergesetzt hatte, und obwohl es so aussah, als hätten sich seine Gedanken in den langen Jahren des Suchens mit immer demselben Problem abgegeben, so hatte er doch in seiner Deutung einen weiten Weg zurückgelegt.

Trotzdem erkannte er immer stärker die Notwendigkeit, seine neuerworbene Freiheit zu nutzen und von den Beispielen wegzukommen, die seine Arbeit so lange Zeit beherrscht hatten; tatsächlich waren die neun Monate, die er in Italien verbrachte, zum großen Teil dieser Anstrengung gewidmet.

Ein zufälliger Fund seines Freundes Pauli, des Hamburger Kunsthistorikers, löste diese neue Suche aus. Es war die Entdekkung bzw., wie sich später herausstellte[9], die Wiederentdeckung der überraschenden Tatsache, daß Manets »Déjeuner sur l'herbe« (Abb. 139) einer Gruppe von Flußgöttern mit Nymphe auf dem bekannten Stich »Das Urteil des Paris« von Marcantonio Raimondi (nach Raffael) (Abb. 140) nachgebildet war. Diese Komposition ließ sich ihrerseits von antiken Sarkophagen herleiten, von jenem Denkmaltypus, dem Warburg als »Engramm« heidnischer Leidenschaft eine so ausschlaggebende Bedeutung zumaß. Hier ließ sich also eine weitere Kette schmieden, die von einem hellenistischen Denkmal über die Renaissance bis zum Pionier der Moderne reichte.

Indem Warburg sich dieser Herausforderung stellte, kam er auf eine alte Vorliebe zurück. Das kleine Theaterstück, das er 1896 geschrieben hatte, trug das Motto »Luft und Licht auch für die Moderne« (S. 125), und es konnte für ihn kein Zweifel bestehen, daß die Moderne einen Befreiungsakt darstellte. In diesem Sinn notiert er in seinem Tagebuch, kurz nach dem Vortrag in der Hertziana: »Manet tritt mit der Führerfackel vor mich hin, und ich werde folgen.« Er diktierte Gertrud Bing ziemlich lange Abschnitte, die sein Engagement und seine Entdeckerfreude bezeugen:

> »Bei keinem modernen Bild kann es dem Kunstrichter schwerer fallen, formale und sachliche Zusammenhänge mit der Tradition als wesentlich mitbestimmend nachweisen zu wollen, als bei Manets Déjeuner sur l'herbe. Entstanden wie eine Vortragsfahne im Kampfe für die lichtwendige Erlösung aus den Fesseln

9 E. Chesneau, *L'art et les artistes modernes,* Paris, 1864, S. 190.

akademischer Virtuosität erscheint es ein mindestens überflüssiges intellektuelles Beginnen, etwa eine Entwicklungslinie durch die Jahrhunderte, von Arkadien über Rousseau nach Battignolle ziehen zu wollen. Und doch hat Manet im Kampfe um die Menschenrechte des Auges das Vorbild des Giorgione heraufbeschworen, um das Zusammensein von bekleideten Männern und nackten Frauen im Freien als an sich unrevolutionäre Sachlichkeit zu verteidigen. Brauchte sich, fragen wir uns heute, Manet, der vorwärts Schreitende zum Licht durch Rückwärtswendung als getreuer Erbgutsverwalter vorzustellen, da er doch durch seine unmittelbare Gestaltung die Welt erfahren ließ, daß Teilhabe am geistigen Gesamterbgut erst die Möglichkeit schafft, einen neue Ausdruckswerte schaffenden Stil zu finden, weil diese ihre Durchschlagskraft nicht aus der Beseitigung alter Formen, sondern aus der Nuance ihrer Umgestaltung schöpfen. Der überpersönliche Zwang mag für den Durchschnittskünstler eine untragbare Belastung bedeuten, für das Genie bedeutet diese Auseinandersetzung einen Akt geheimnisvoller antheischer Magie, die den Neuprägungen erst die hinreißende Überzeugungskraft verleiht ...« (*Manet*, S. 1f.)

Wenn Warburg seine Deutung der Überlieferung an diesem Beispiel umfassend demonstrieren wollte, so mußte er die »heidnische« Urbedeutung, die diese Formen einst verkörpert hatten, herausfinden und darlegen, wie diese primitiven Impulse in der »Mneme« des europäischen Geistes von einem befreienden Genie umgekehrt und einer neuen Verwendung zugeführt werden konnten.

Ein gewisses Maß an philologischer Vorarbeit war daher nötig, um die Motive und Bedeutungen der Sarkophage herauszuschälen, auf die sich die Komposition von Marcantonio stützte. Die fragliche Gruppe ist nicht rein antik. Der Flußgott geht wahrscheinlich mehr auf Raffaels »Heliodorus« als auf ein antikes Vorbild zurück[10] (Abb. 141). Es gibt jedoch einen antiken Sarkophag mit dem »Urteil des Paris« (Abb. 142), der eine verwandte Gruppe zeigt, die zwar starke Beschädigungen aufweist, aber anhand eines Kupferstichs von Bonasone (Abb. 143) rekonstruiert werden kann.

Im Gegensatz zu Marcantonios Komposition wird die Gruppe hier in die ganze Erzählung der Ereignisse auf dem Berg Ida ein-

---

10 Eine spätere Restaurierung fügte den Flußgott und die Nymphe von Marcantonios Stich zu dem antiken Relief der Villa Ludovisi mit dem »Urteil des Paris«, das sich jetzt im Museo delle Terme (Rom) befindet. Diese Restaurierung wurde inzwischen entfernt. Vgl. C. Robert, *Die antiken Sarkophag-Reliefs*, II, Berlin, 1890, S. 17.

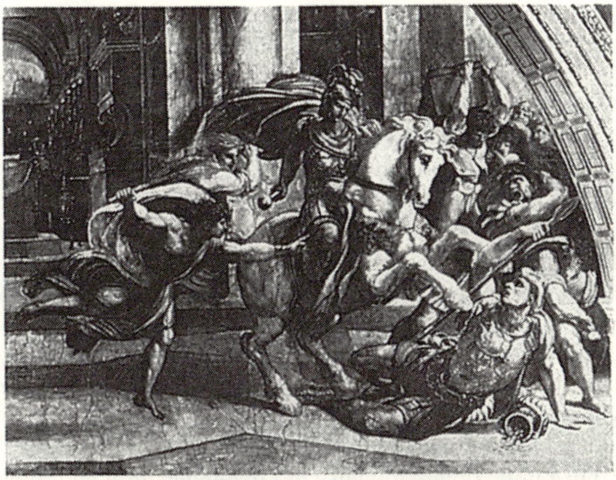

141 Raffael, Heliodorus (Ausschnitt). Vatikan, Stanze.

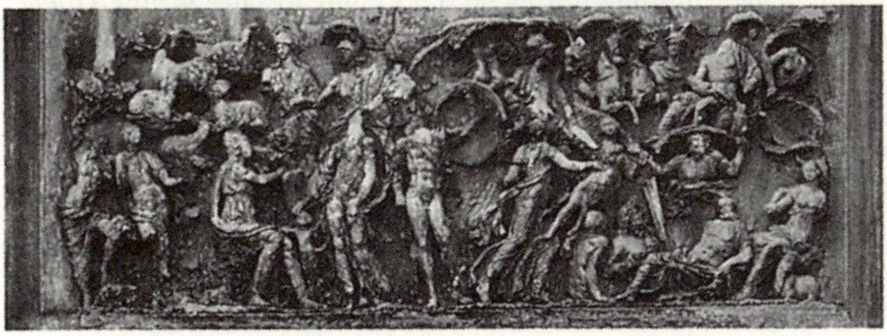

142 Das Urteil des Paris. Römischer Sarkophag. Rom, Villa Medici.

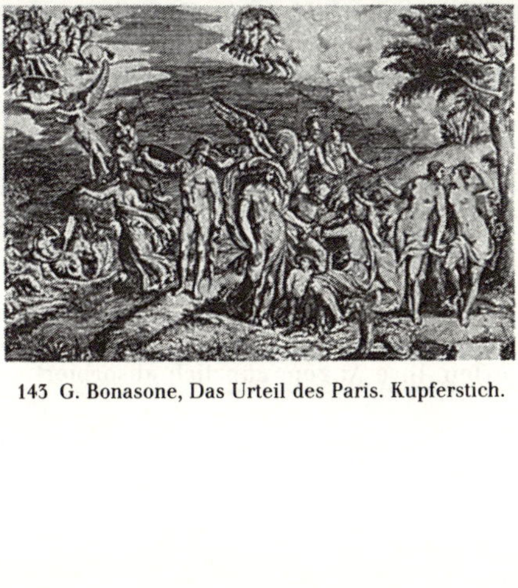

143 G. Bonasone, Das Urteil des Paris. Kupferstich.

bezogen, denn das Relief stellt nicht nur das Urteil des Paris dar, sondern auch die anschließende Rückkehr der Götter auf den Olymp. Warburg deutete die Auffahrt der Götter versuchsweise als ein Symbol für den Aufstieg der Seele ins ewige Leben und so als für ein Grabdenkmal sehr geeignet. In dieser Version wenden sich Flußgötter und Nymphe dieser Szene zu und beobachten die aufsteigenden Götter, wobei die Nymphe überrascht oder aus Ehrfurcht die Hand erhebt. Hier hatte Warburg ein Residuum jener »phobischen« Reaktion, das er mit heidnischen Gottheiten verbunden hatte, seit er als junger Student von Usener in die psychologischen Ursprünge der heidnischen Götterwelt eingeführt worden war. Was aber bedeuteten die Zeugen am Boden? Waren auch sie nicht »verkörperte Ursachen«, Resultate einer mythischen Vorstellung, die im murmelnden Bach oder in raschelnden Bäumen einen liegenden Flußgott oder eine Nymphe erblickte?

Warburg untersuchte die Pose des liegenden antiken Flußgottes eingehender, um den Ausdruckswert dieser Formel zu deuten. Von den astrologischen Bildern her kannte er bereits einen dieser Götter (dort wird der Flußgott Eridanus mit Saturn in Zusammenhang gebracht, vgl. S. 291). Wir erinnern uns auch an die Verbindung zwischen der Pose des liegenden Flußgottes und der des trauernden Gefangenen, die in Dürers »Melencolia« fortlebt, jenem Inbegriff des saturnischen Bildes. Der antike Flußgott wurde daher für Warburg zur Verkörperung von Depression und Passivität, zum genauen Gegenteil der bewegten »Nympha« mit ihrem flatternden Gewand und ihrer Ähnlichkeit mit der rasenden Mänade.

Dies also ist das ursprüngliche »phobische« Engramm, das Manet schließlich zu einem Bild der freiheitsliebenden Menschheit umformte. Diese Umformung geschah aber nicht unvermittelt. Sie kündigte sich in den kleinen Veränderungen an, die in dem Werk Raffaels bzw. von dessen Kupferstecher vorgenommen worden waren. Seine Nymphe blickt nicht mehr voller Ekstase oder Sehnsucht zu den Höhen des Olymp; sie wendet ihr Haupt dem Betrachter zu, als wollte sie um ihrer Schönheit willen bewundert werden. Die männlichen Götter reagieren nach alter Manier:

> »In den Berg und an das Flußufer gebannt richten sie sich, sehnend oder fürchtend, zu einer lichten Höhe auf, der sie nicht angehören dürfen. Ihre Augen, gänzlich absorbiert von der terri-

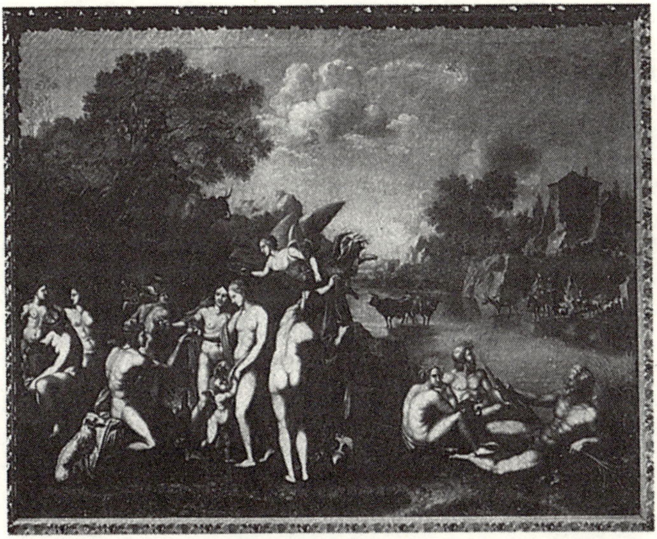

144 Das Urteil des Paris. Kopie nach Marcantonio Raimondi, 17. Jhdt. Tivoli, Villa d'Este.

blen Gotteserscheinung, gehören dieser an und sprechen sehnsuchtsvoll von lastender Noch-Körperlichkeit, die eben das Schicksal der Nicht-Olympier ist.« (*Manet*, S. 9)

Wie schon an anderen Stellen, so erinnert uns Warburgs Interpretation heidnischer Götter auch hier an die Bewunderung, die er für die Kunst Arnold Böcklins empfand. Aber selbst dieses Relikt der ursprünglichen Bedeutung, das Warburg im Ausdruck der Flußgötter von Marcantonio festgestellt hatte, wurde ausgelöscht, während die Formen von der sozialen »Mneme« weitertransportiert wurden. Warburg war hocherfreut, als er eine holländische Variante aus dem siebzehnten Jahrhundert entdeckte (Abb. 144), in der die Flußgötter nicht mehr die Olympier, sondern etwas so Faszinierendes wie eine Kuhherde betrachteten. Die Umformung in eine pastorale Szene war vollzogen, und nun war der Weg für Manet offen, sie mit einem neuen revolutionären Pathos zu erfüllen. Damit setzt er die von der Renaissance eingeleitete Umformung fort. Wenn Marcantonios Nymphe, so wie die nackte Figur bei Manet, den Betrachter anschaut, so tut dies bei Manet auch eine der Männerfiguren. Aus diesen Gestalten, die sich auf dem Rasen niedergelassen haben, spricht keine Furcht mehr. Ihre Umformung scheint die Gültigkeit der Warburgschen Methode zu bestätigen, denn die Wandlungen innerhalb eines sich über zweitausend Jahre erstreckenden Nachlebens führen uns die Umformung der menschlichen Kultur in diesem Zeitraum vor Augen.

> »In anscheinend ganz unbedeutenden Abweichungen im Spiel der Gebärden und des Gesichtes vollzieht sich nun eine energetische Umverseelung des dargestellten Menschentumes. Aus der kultlich zweckgebundenen Geste untergeordneter blitzfürchtiger Naturdämonen auf dem antiken Relief vollzieht sich über den italienischen Stich die Prägung freien Menschentums, das sich im Lichte selbstsicher empfindet.« (*Manet*, A, S. 3)

> »Zwischen dem ›Urteil des Paris‹ auf dem heidnischen Sarkophag und Manets ›Déjeuner sur l'herbe‹ vollzieht sich der Umschwung in der Verursachungslehre die elementaren Naturereignisse betreffend. Die immanente Gesetzlichkeit in den Naturvorgängen vertreibt als persönlich unfaßbare Idee das ganze hadernde Regierungskollegium mit seinen menschlichen Süchten vom Himmel. Wenn auch das Siebenerkollegium der Planeten bis auf den heutigen Tag als Schicksalslenker seine Virulenz in dem ungestörten astrologischen Aberglauben bewahrt hat, so sind doch die großen olympischen Götter, seit sie archäologisch sterilisiert wurden, nicht mehr Objekt des aktiven offiziellen Opferkultus.« (*Manet*, S. 12f.)

Die Interpretation von Manets »Reform« heidnischer Angst war nur eines der Themen aus dem Ringen des neuzeitlichen Menschen um Aufklärung, mit denen Warburg sich in diesem Jahr großer Schaffenskraft auseinandersetzte, als er Gertrud Bing in die Methode einweihte, die er für seine Bibliothek ins Auge faßte. Er hatte Giordano Brunos *Spaccio della bestia trionfante* für sich entdeckt, und in der Entscheidung des Philosophen, die alten Bilder vom Himmel zu vertreiben, erblickte er ein weiteres ausschlaggebendes Moment in der europäischen Geistesgeschichte, die endgültige Vergeistigung des Weltalls, das sich allzu lange in der Gewalt der bildlichen Vorstellungswelt befunden hatte.

Gleichzeitig stellte er erneut die Frage, was das von Giordano Bruno hinweggefegte Bild der sich kreisförmig bewegenden Sphären einst für die Menschheit bedeutet hatte. Er verlagerte seine

Lektüre von den Astrologen zu den neuplatonischen Mystikern wie Poimandres und näherte sich dem religiösen Inhalt dieser Denkgebäude mit einer neuen Empfänglichkeit. Die Idee des *pneuma*, der Weltseele, kam ihm in den Sinn, als er die Bildwelt des Tempio Malatestiano in Rimini betrachtete, in der Agostino di Duccios Musen und Planeten (Abb. 12) die Ekstasen antiker Mänaden zu spiegeln scheinen, als würden ihre Gewänder vom alle Sphären durchdringenden *pneuma* bewegt.

Alle diese neuen Interessen reflektieren Warburgs immer stärkere Beschäftigung mit dem Hauptproblem der Kulturpsychologie, das in seinen Untersuchungen der Renaissance seltsamerweise immer nur am Rand behandelt wurde: dem Problem der Religion, besonders der christlichen Religion. Gewiß hatte es ihn immer beschäftigt. Besonders seine Schrift über Luther zeigt, welche Bedeutung er der Reformation als einem Akt der Aufklärung beimaß.

Er hatte seinen eigenen Kampf um Befreiung aus den Fesseln jüdischer Strenggläubigkeit nie vergessen, aber er betrachtete Religion stets mit tiefer Hochachtung. In den Beispielen, die er sammeln wollte, suchte er den Prozeß der »Vergeistigung« zu finden, den er in den anderen Bilderreihen feierte. Es war der Schritt von Zauberpraktiken und Blutopfern zur rein spirituellen Haltung innerer Frömmigkeit, auf die er mit großem Enthusiasmus reagierte.

Als daher im Jahr 1929 in Palästina ein Mosaik entdeckt wurde[11], das neben einer Darstellung der Opferung Isaaks auch heidnische Götter zeigte, äußerte Warburg lebhaftes Interesse, weil er auf diesem Denkmal einen weiteren Meilenstein des geistigen Entwicklungsweges der Menschheit zu finden hoffte. Die jüdische Religion hatte sich nach seiner Ansicht weniger aus eigenem Antrieb auf den Weg der Vergeistigung begeben als durch den Zwang der Verhältnisse. Die Zerstörung des Tempels hatte das bis dahin praktizierte Blutopfer unmöglich gemacht. Das Christentum hatte die Macht dieser Tradition durch die Lehre vom Sakrament, in dem Gott sich opfert, gebrochen. Konnte das Mosaik aus Palästina nicht, indem es die Bedeutung des Widders hervorhebt, der an Isaaks Stelle tritt, eine parallele Entwicklung im Judentum andeuten?

---

11 Vgl. E. L. Sukenik, *The Ancient Synagogue of Beth Alpha*, Jerusalem, 1932, Abb. XIX, sowie E. Kitzinger, *Israeli Mosaics of the Byzantine Period*, London, 1965.

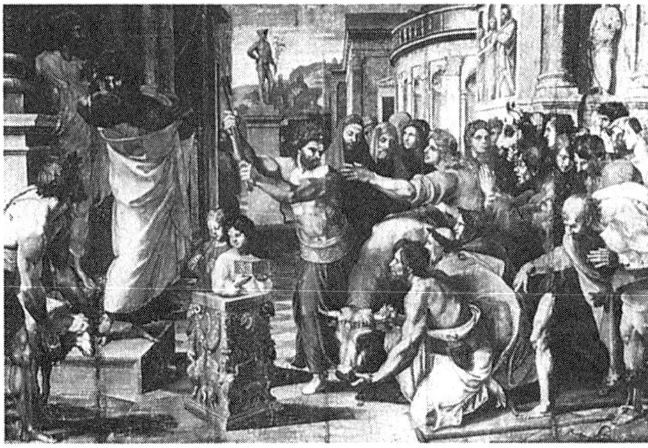

145 Raffael, Das Opfer von Lystra. Karton.
London, Victoria and Albert Museum.

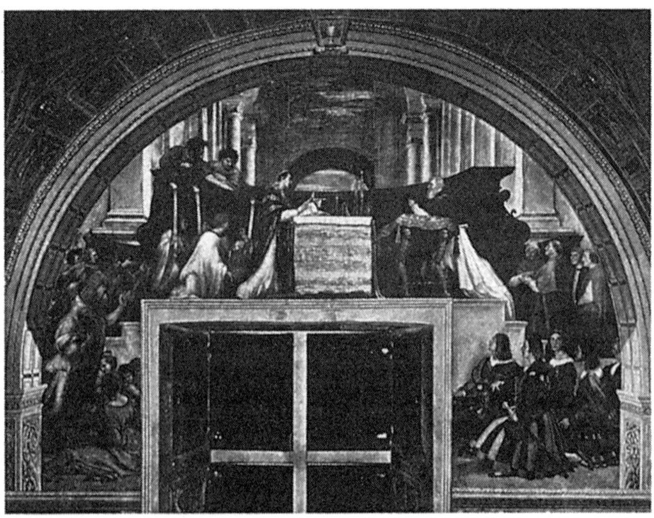

146 Raffael, Die Messe von Bolsena.
Vatikan, Stanze.

Damals arbeitete Saxl an seiner Untersuchung der Mithrasmonumente, und Warburg beabsichtigte, auch diese Episode der Religionsgeschichte in seine Darstellung aufzunehmen. Der mithraische Initiationsritus verlangte noch das wirkliche Blut eines getöteten Stieres, das man anscheinend auf den Initianden tropfen ließ. Das christliche Taufzeremoniell hat sich von solcher handgreiflichen Praktik schon weiter entfernt. Was Warburg vor allen Dingen am Christentum schätzte, war eben diese Ablehnung des Opfers. Raffaels »Opfer von Lystra« (Abb. 145) schildert die Episode aus der Apostelgeschichte, wo die Apostel das Opfer verwerfen. Die Monstren, die den Altar schmücken, symbolisieren für Warburg die primitive Urschicht, auf der die heidnische Religion gründet. Mit diesem für Warburg so wichtigen Beispiel sollte der Humanisierungsprozeß bei Raffael gezeigt werden. Deshalb wandte er sich auch Raffaels »Messe von Bolsena« (Abb. 146) zu. Das Bild schildert die naive Legende von der blutenden Hostie, aber in Raffaels Deutung wird die Legende zum Ausdruck eines tiefen geistigen Erlebnisses: wir sehen den Priester in andächtiger Versunkenheit und die Gläubigen im Ausdruck frommer Innerlichkeit aufwärts streben.

Diese intensive Beschäftigung mit der Kirchengeschichte wurde vielleicht durch ein Ereignis ausgelöst, das Warburg in Rom erlebt und das auf den geschichtsbewußten Gelehrten einen tiefen Eindruck gemacht hatte: der Abschluß des Lateranvertrages zwischen dem Vatikan und der italienischen Regierung. Der Papst verzichtete darin auf seine weltliche Macht über Rom, dafür erkannte die Regierung seine geistliche Herrschaft an. Warburg befand sich auf dem Petersplatz, als der Papst nach diesem Akt des Verzichtes, den er als einen Wendepunkt in der Geschichte interpretierte, die Menge segnete. Den Gegensatz zwischen den brutalen Machtsymbolen der Faschisten und dem Rückzug des Papstes auf eine rein symbolische Domäne betrachtete er als ein weiteres Glied in der langen Kette des menschlichen Weges zur Aufklärung.

Warburg war empfindlich, vielleicht sogar überempfindlich gegenüber der Sprache visueller Symbole geworden. Wenn die Gefahr für ihn früher darin bestanden hatte, daß er sich von den selbstgewählten Beispielen nicht entfernen konnte, so lag zweifellos auch eine Gefahr in dem neuen Selbstvertrauen, mit dem er bestimmte Symbole heranzog, um ihre Bedeutung für die Kulturpsychologie zu untersuchen. Vielleicht war es ein Gefühl für eben diese Gefahr, das ihn so lange Zeit gefangengehalten hatte. Aber nun, da sein Werk anerkannt war, und sein Lebenswerk sich der Vollendung näherte, glaubte er sich diesen Dingen nähern zu können, und er verließ sich darauf, daß sein Humor die nötige »Distanz« schaffen würde.

Wir werden im folgenden Kapitel einige dieser Reaktionen wieder aufgreifen, die hier durch die letzte Gelegenheit, bei der er eine Rede hielt, nur kurz verdeutlicht werden sollen. Er war im Juni 1929 aus Italien zurückgekehrt. Am 30. Juni sprach er im Rahmen einer Promotionsfeier zu einer kleinen Gruppe von Studenten. Warburg war gutgelaunt, entspannt, aber er wollte seinen Hörern die Wichtigkeit kulturgeschichtlicher Untersuchungen, so wie er sie sah, doch verdeutlichen. Als Thema seiner durchaus humorvollen Ansprache wählte er eine Seite der Bildbeilage des *Hamburger Fremdenblattes* (Abb. 147), das ihn durch eine Mischung aus Bildern von Sportlern und Rennpferden, die direkt neben ein Photo des Papstes auf der *sedes gestatoria* gerückt waren, an einer ganz empfindlichen Stelle getroffen hatte. Was die ganze Sache nur noch schlimmer machte, war die Tatsache, daß der Setzer, der für das Photo eines Schwimmers Platz benötigte, eben dieses Photo in das der heiligen Zeremonie eingebaut hatte und damit demonstrierte, daß ihm die Wertordnung, die sogar ein Agnostiker respektieren sollte, gleichgültig war.

Warburgs kurze Ansprache verdient es, als ein Beispiel für seine Fähigkeit, Ernst und Humor zu verbinden, aber auch als psychologisches Dokument ausführlicher zitiert zu werden:

> »Aus zwei ganz entgegengesetzten Welten schöpft also die Redaktion die verkäufliche Fülle der Gesichte: [Meist sind es] selbstzufriedene Schaustellungen menschlichen Könnens. Sie sind – wenn man nur auf die Entwicklung zurückgeht – echte Nachkommen jener uralten Monstrablätter, nur daß aus den Unheil weissagenden Greueln kultivierte, mit einander wetteifernde Dynamiker geworden sind.
>
> Die Atmosphäre zufriedener Diesseitigkeit steht nun in grellstem Kontrast zu der Papstprozession, deren Mittelpunkt nicht das Monstrum, sondern die Monstranz bildet. Aus dem romanischen Süden kommt also die Mahnung von der Nichtigkeit des Weltlichen hinein, wenn man über das Wesen dieser Prozession nachdenkt. Muß man ja nicht! Ob man ein bißchen mehr oder weniger davon sieht, ist auch einerlei, aber der tüchtige Schwimmer, der muß ganz gesehen werden und ragt deshalb schonungslos in die Bildecke der Prozession hinein; obgleich

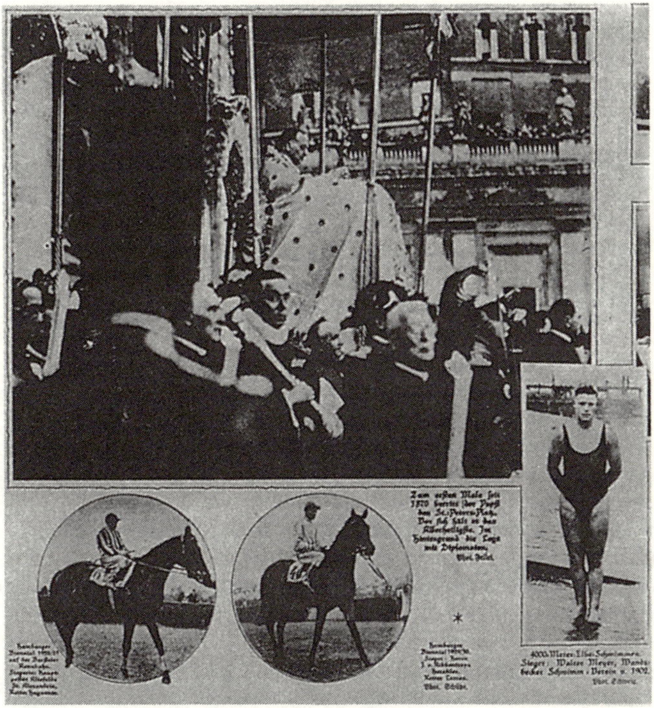
Zum ersten Male seit 1870 betritt der Papst den St.-Peters-Platz. Vor sich hält er das Allerheiligste. Im Hintergrund die Loge mit Diplomaten.
4000-Meter-Elbe-Schwimmen. Sieger: Walter Meyer, Wandsbecker Schwimm-Verein v. 1902.

147 *Hamburger Fremdenblatt,* Bildbeilage, 29. 7. 1929.

meiner Meinung nach auch seine Beine allein als wesentliches Symbol seiner staunenswerten Leistungsfähigkeit genügt hätten.

Ich frage mich: weiß der Schwimmer, was eine Monstranz ist? Hat dieser Tüchtling, ich sehe ganz von seiner Person ab und behandle nur den Typus, wirklich nicht nötig, von dem Wesen jener Symbolik etwas zu wissen, die aus dem Heidentum her stammt, und die tiefsten inneren Kräfte des Nordens zum Widerstand aufrief und Europa zerspaltete?

Rohe Zusammenstellung zeigt, daß ganz unvermittelt das vergnügliche *hoc meum corpus est* neben dem tragischen *hoc est corpus meum* vor die Augen geführt werden kann, ohne daß die Diskrepanz zu Protest gegen solche barbarische Stillosigkeit führt.

Man verstehe mich recht: meine liebe Frau hat während meiner Abwesenheit in Italien einen Brief erhalten, in dem mein Übertritt zum Katholizismus heftig als Charakterlosigkeit begrüßt wird. Über solche gegenstandslose Albernheit zu lächeln, ist mir nicht genug, denn es zeigt, wie schwer die Kenntnisnahme der Kultur des Mittelmeerbeckens als Akt der Selbsterziehung des nordischen Menschen gefördert werden kann. Nicht um jenen Dogmen sich zu verschreiben, sondern um den Auseinandersetzungsprozeß, der letzten Endes eine religiöse Konkretion oder wissenschaftliche Abstraktion bedeutet, in seinem augenblicklichen Stadium zu begreifen, müssen wir eine Auffangstelle jener Austauschbewegung von Vergangenheit und Gegenwart im nördlichen Europa besitzen, die uns hilft, so oder so, dem Chaos von Unvernunft ein Filtersystem der retrospektiven Besonnenheit entgegenzusetzen.«

(*Doktorfeier*, Notizbuch, 30. Juli 1929)

Es fällt nicht schwer, aus diesen Worten herauszulesen, wie stark Warburg den Konflikt gegensätzlicher psychologischer Kräfte selbst empfand, wie sehr er die Notwendigkeit erfahren hatte, »dem Chaos von Unvernunft ein Filtersystem der retrospektiven Besonnenheit entgegenzusetzen«. Es war diese Notwendigkeit, die das Projekt einer Bildersammlung hatte entstehen lassen, in der jedes einzelne Symbol seinen eigenen Platz erhalten würde. Warburg arbeitete in den kurzen drei Monaten, die ihm noch blieben, ununterbrochen an diesem großen Werk. Die Beschreibung dieses gigantischen Fragments gehört einem eigenen Kapitel.

XV
DAS LETZTE PROJEKT: *MNEMOSYNE*

Das Wesen des Werkes, an dem Warburg arbeitete, als er am 26. Oktober 1929 einem Herzinfarkt erlag, sollte aus seiner Geschichte, die im vorangegangenen Kapitel zur Sprache kam, deutlich geworden sein. Im Kern bestand es aus Bildtafeln, die die zwei Hauptinteressen Warburgs illustrieren sollten – das Schicksal der olympischen Götter in der astrologischen Überlieferung und die Rolle der antiken Pathosformel in der nachmittelalterlichen Kunst und Kultur. Diese beiden miteinander verbundenen Themen sollten den Stoff für den ersten Satz einer gewaltigen Symphonie liefern, andere Themen wären gefolgt und hätten vielleicht ein Scherzo und ein triumphierendes Finale gebildet. Warburg hatte im Dezember 1927 die Komposition eines solchen Werkes in der Form eines »Bilderatlas« angekündigt, dessen Titel »Mnemosyne« lauten sollte. Sämtliche Vorträge und Untersuchungen, mit denen er sich beschäftigte, sollten nun in diese Synthese eingehen. In der Praxis hieß das, daß er die in Frage kommenden Photographien an den Tafeln befestigte und ihre Anordnung häufig veränderte, je nachdem, welches Thema ihm gerade am wichtigsten war. Als Warburg starb, gab es vierzig solcher Bildtafeln, die meisten bis zum Rand bedeckt mit Photographien unterschiedlichen Formats, insgesamt fast tausend. Es gab keine Bildunterschriften und keine ausführlichen Kommentare. Die einzigen zusammenhängenden Texte, die Warburg geschrieben hatte, waren jene Passagen, die er Gertrud Bing in Rom im Zusammenhang mit dem Hertziana-Vortrag diktiert hatte (S. 361), sowie seine Untersuchung zu Manets »Déjeuner« (S. 363-368). Außerdem gab es natürlich auch hier zahlreiche Notizen, in denen Warburg Bildtafeln plante und Überschriften für einzelne Abteilungen oder für das Gesamtwerk ausprobierte.

Diese aneinandergereihten Bilder und die fragmentarischen Texte sollten für den Leser, der bisher die Geduld aufgebracht hat, die Entwicklung des Warburgschen Denkens über vier Jahrzehnte hinweg zu verfolgen, nicht rätselhafter sein als für Warburg und seine unmittelbare Umgebung selbst. Er wird vermutlich verstehen, daß die Notiz »Der *Hennin* als Wetterfahne zwischen dem alten und dem neuen Stil«[1] sich auf die symptomatische Bedeutung bezieht, die Warburg dem Auftreten und Verschwinden burgundischer Mode auf Florentiner Drucken beimaß, und er wird solche Drucke auf den Bildtafeln erwarten. Er wüßte, daß »Neptungespann gegen Beil«[2] sich auf Warburgs Interesse an der Symbolik der Macht bezieht, die sich auf englischen Briefmarken und im Italien Mussolinis (S. 354) sehr gegensätzlich darstellt, und er wäre nicht überrascht, diese Punkte illustriert zu finden. Wer sich hingegen völlig unvorbereitet in dieses Kapitel gestürzt hat, wird wahrscheinlich genau so verwirrt sein wie der Verfasser dieses Buches, als er zum ersten Mal die Photographien zu sehen bekam, die von den Bildtafeln angefertigt worden waren und die Seiten des sogenannten »Atlas« bilden sollten. Ich war in der Tat der Überzeugung, daß die der *Mnemosyne* zugrunde liegenden Ideen nur dadurch zugänglich gemacht werden konnten, daß man ihre Entstehungsgeschichte in Warburgs Gedanken aufspürte; dies führte mich zu den frühen Notizbüchern und schließlich auf den Weg eines genetischen Ansatzes. Denn in Warburgs Entwicklung liegt der Schlüssel nicht nur für seine ganz persönliche Sprache, sondern auch für die Form, die er seinem Lebenswerk geben wollte.

Als Saxl Warburg zu den Bildtafeln führte, muß er gewußt haben, daß diese Technik Warburgs Bedürfnissen ganz besonders gut entsprach. Mit der Methode, Photographien an eine Leinwand zu heften, ließ sich das Material leicht ordnen und in immer neue Kombinationen bringen, so wie es Warburgs Gewohnheit war, seine Karteikarten und Bücher immer dann umzustellen, wenn er sich mit einem neuen Thema beschäftigte. Der Gelehrte, dem das Schreiben so große Schwierigkeiten bereitete, der seine Formulierungen unablässig glaubte ändern zu müssen, verfügte nun über eine Methode, die seine mühevolle Arbeit ein wenig erleichtern konnte.

Es war kein Zufall, daß ihn das schriftliche Formulieren so sehr gequält hat. Warburg war von der Komplexität der historischen

1 *Schlußübung*, Notizbuch, 1927-28, S. 151.
2 *Allgemeine Ideen*, Notizbuch, 1927, S. 62

Prozesse, die ihn interessierten, so sehr überzeugt, daß es ihn immer stärker bedrückte, seine Darstellung auf eine einzige Ebene reduzieren zu müssen. Jedes einzelne Werk des Zeitalters, das er sich angeeignet hatte, sah er nicht nur innerhalb einer »geradlinigen« Entwicklung mit dem Vergangenen und dem Nachfolgenden verknüpft, es konnte vielmehr nur durch die Kenntnis seiner Quellen verstanden werden, und durch das, was ihm widersprach, durch sein Ambiente, seine ganz entfernten Ahnen und seine möglichen Wirkungen in der Zukunft. Schon in seinen frühen Notizen hatte Warburg diese komplexen Beziehungen sehr gerne in Diagrammen dargestellt, in denen das Werk, das er gerade untersuchte, als ein Ergebnis verschiedener Kräfte erscheint. In diesen Diagrammen taucht auch Warburgs private Schreibweise zum ersten Male auf: »Ny« steht für Nymphe und für das, was diese Figur verkörpert, so wie andere Bilder, die für bestimmte Tendenzen standen, ebenfalls in Kürzeln notiert wurden.

Warburg hat in diesen kaleidoskopartigen Permutationen, die auf seine Untersuchungen über Flandern und Florenz zurückgehen, vor allem den Polaritätsgedanken erprobt und entwickelt. Die Tatsache, daß jedes Bild ganz widersprüchliche Kräfte in sich barg, daß dieselbe »Pathosformel« einmal für »Befreiung« stand, ein anderes Mal für »Verfall«, machte es Warburg äußerst schwer, die Komplexität seiner Geschichtsauffassung in diskursiver Sprache darzulegen. Wir wissen ja, daß er es nach jahrelangem Kampf, der ihn praktisch gelähmt hatte, aufgab, diesen speziellen Stoffkreis in entsprechender Form zu veröffentlichen.

In diesem Zusammenhang entwickelte sich nun auch zum ersten Mal in Warburgs Notizen die Idee, durch Verwendung von Illustrationen aus der Sackgasse zu kommen. 1905, auf dem Höhepunkt seiner Krise, findet sich ein Hinweis auf einen »Atlas«, wobei vier Gebiete aufgezählt werden, die vermutlich die Themenschwerpunkte bilden sollten:

> »Der Eintritt der Antike in den pathetischen Stil der Florentiner Frührenaissancemalerei: Der Triumphbogenkreis, die Rückkehr der Victoria, die Substitution des höfischen Genrebildes, der Bilderkreis der Leinwandbilder aus Burgund.«
>
> (*Festwesen*, S. 73)

Dieses psychologische Bedürfnis, eine komplexe Geschichte anhand von Bildern zu erzählen, wurde zweifellos durch das Vorhan-

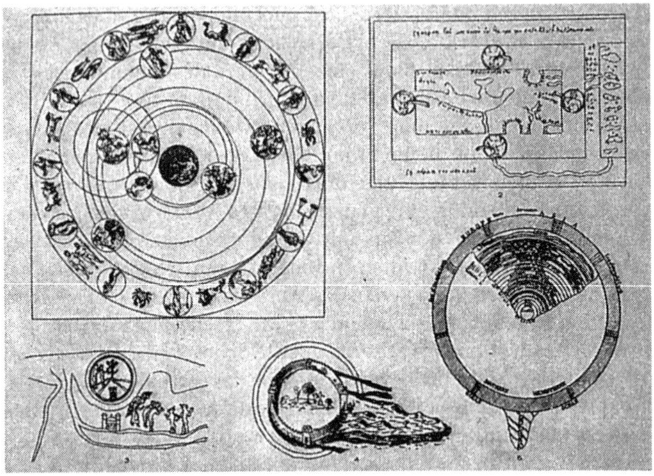

148 Tafel XV aus: A. Bastian, *Ethnologisches Bilderbuch*, 1887.
1. Konstellationen aus einer Aratus-Handschrift.
2. Aus der Kosmographie des Cosmas Indicopleustes.
3. Fra Mauros Paradies.
4. Aus der Weltkarte Haldingsham's (zu Hereford).
5. Schema der Hölle Dantes.

densein eines Vorläufers verstärkt, der für Warburg in dieser Zeit, als er sich von der Erforschung des »Ausdrucks« zu der der »Orientierung«, d. h. den Sternbildern, wandte, immer größere Bedeutung erlangt haben muß. Denn hier gab es ein Vorbild für einen solchen Atlas.

Der Völkerkundler Adolf Bastian, mit dessen Werk Warburg in einer frühen Phase seiner Entwicklung in Berührung gekommen war, hatte eine seiner großen theoretischen Schriften (*Die Welt in ihren Spiegelungen unter dem Wandel des Völkergedankens*, Berlin, 1887) durch ein »ethnologisches Bilderbuch« in Form eines »Atlas« ergänzt (Abb. 148). Wie alle Schriften Bastians ist auch dieses Werk ebenso verwirrend wie ambitiös. Das programmatische Vorwort spricht davon, daß das wissenschaftliche Zeitalter einer wissenschaftlichen Psychologie bedürfe, und es sei die Absicht des Verfassers, im Dienste dieser zukünftigen Psychologie die »Völkergedanken« zu sammeln. Es ging ihm um die Art, wie sich unterschiedliche Kulturen das Universum vorstellen und wie sie es verbildlichen. So reichen die Abbildungen des Bandes von peruanischen Töpfen, die den Himmelsgott in Gestalt einer von einer Atlasfigur emporgehaltenen Schlange zeigen, über Darstellungen von Himmel und Hölle in der indischen Volkskunst, Illustrationen zu Dante und gnostischen Gemmen bis hin zu kabbalistischen Diagrammen. Das Buch, zu dem diese Bildtafeln einen Kommentar bieten sollen, trägt den Untertitel: »Prolegomena zu einer Gedankenstatistik«. Bastian war nämlich davon überzeugt, daß der menschliche Geist nur zu einer beschränkten Anzahl von Grundgedanken fähig sei und daß darin, und nicht im Kulturkontakt, die Erklärung für Parallelen in der Vorstellungswelt zu finden sei. Leider beruhte Bastians Forschungsprogramm auf einem extremen methodologischen Induktivismus. Er glaubte, daß die bloße Sammlung und Anhäufung von ethnologischem Material zur Entdeckung jener Grundgedanken führen müsse, und so schweift er ständig in minuziöse Beschreibungen von ganz heterogenen Bräuchen, Mythen und Anschauungen ab, für die er irgendwo auf dem Erdball Belege gefunden hatte.

Selbst diese Darstellungsweise erinnert mitunter an Warburgs Vortragsstil, und es bleibt zu bedenken, ob Warburgs oft zitierte Mahnung »Der liebe Gott steckt im Detail« nicht wenigstens indirekt von Bastian beeinflußt war. So heißt es bereits in Bastians 1860 erschienenem dreibändigem Hauptwerk *Der Mensch in der Geschichte*, Band I, *Die Psychologie als Naturwissenschaft* (S. 127): »Nicht in der Auffassung des Ganzen und Großen, sondern in dem kleinsten Teilchen liegt für uns die Unendlichkeit«, eine Lehre, die er immer wieder in anderer Form wiederholte, um sein unermüdliches Sammeln scheinbar unscheinbarer Einzelheiten, die »mikroskopische Arbeit der Lupe[3]« zu rechtfertigen. Warburg hatte wohl Ähnliches im Sinn, wenn er immer wieder darauf bestand, die Veränderungen im Kopfschmuck des tanzenden Mädchens auf zwei Zuständen des Baldinistichs der Venuskinder zum Ausgangspunkt seiner Deutung der Renaissance zu wählen.

Gertrud Bing zitierte gern das Wort Warburgs, das sie ihn oft sagen hörte: »Der Mensch ist mit wenig Auslagen gearbeitet« – ein weiterer Anklang an Bastians Grundanschauung. So wie Bastian wollte ja auch er in seinem »Atlas« ein Inventar der Grundreaktio-

3 *Wie das Volk denkt*, Berlin, 1892, S. 201.

nen des Menschen vorlegen, die nach seiner Auffassung ebenso gefühlsbedingt wie rational waren. Selbst die Bilder des Universums und die Formen der Mythen sollten als Projektionen gedeutet werden, die im Drang nach der Angstüberwindung wurzelten. Gerade weil Warburg den Ursprung von Mythos und Wissenschaft in dieselben urtümlichen Schichten unseres psychischen Erbes verlegte, die auch Darwin in seinem Buch über den Ausdruck der Gemütsbewegungen herangezogen hatte, fühlte er sich berechtigt, die Bilder kosmischer Mächte und den Ausdruck der urtümlichen Leidenschaften in Ritual und Kunst in seiner Zusammenschau zu verbinden.

Als der *Mnemosyne*-Atlas Gestalt gewann, gab es natürlich schon andere Beispiele für diese Suche nach den emotionalen Grundhaltungen in der menschlichen Kultur. Nietzsches Deutung des griechischen Mythos als eines Ausdrucks für einen fundamentalen Gegensatz zwischen dem Apollinischen und dem Dionysischen wurde von Warburg gelegentlich angeführt, und es gibt in seinen Notizen vereinzelte Hinweise auf Frazers Priester-König.[4] Von Freud wollte Warburg nichts wissen, während Jungs Ansatz ihm gewiß nicht unsympathisch war, obwohl er in keiner der Aufzeichnungen, die ich habe einsehen können, erwähnt wird. Jung erkannte übrigens den Zusammenhang seiner Ideen mit Bastians Begriff der »Völkergedanken« an.

Dies ist der Hintergrund, vor dem wir den Entwurf zur *Mnemosyne* sehen müssen, wie er in den späten zwanziger Jahren Gestalt annahm. Wie sehr auch der Atlas als eine Rekapitulation von Warburgs früheren Forschungen gedacht war, ging es doch in der Hauptsache darum, so etwas wie ein grundlegendes Vokabular der Urworte der menschlichen Leidenschaft vorzulegen und Themen wie die »Nympha« aus Warburgs Florentiner Jahren im Lichte dieser archetypischen Erinnerungen neu zu interpretieren. War es nicht bezeichnend, daß sowohl Salome wie Judith nach diesem Typus gestaltet wurden, und war die Nymphe nicht eigentlich das Bild einer verkleideten Kopfjägerin? Genauer gesagt, wurde nicht der uralte, wilde Impuls der Kopfjägerei im Bild dieses Mädchens, das doch nichts als einen Korb mit Obst und Gemüse trug, »sublimiert«? Warburg notiert daher:

4 *Allgemeine Ideen*, Notizbuch, 1927, S. 74.

»Von der Kopfjägerei: Judith, Salome, Mänade, über die Nymphe – Fruchtspenderin, Fortuna, Herbsthore, zur Wasserkrugspenderin, Rachel am Brunnen, die Feuerlöscherin beim Brand des Borgo ... (*Grundbegriffe*, Notizbuch, II, 1929, S. 82)

Die letzten Anspielungen verweisen natürlich auf Botticellis Fresko im Vatikan und die Raffaelfresken in der Stanza dell'Incendio. Derartige Assoziationen wollte der »Atlas« festhalten und erläutern. Denn wenn die Theorie des Kollektivgedächtnisses überhaupt brauchbar war, dann könnten selbst persönliche Assoziationen auf Anknüpfungspunkte in der sozialen »Mneme« verweisen. Warburgs Philosophie der »Mneme« schien ja auch die Zuversicht zu rechtfertigen, es ließe sich, was er eine »Gespenstergeschichte für ganz Erwachsene«[5] nannte, allein in Bildern erzählen. Das Bild spielte im Kollektivgedächtnis dieselbe Rolle wie das »Engramm« im Zentralnervensystem des Individuums. Es stellt eine Energieladung dar, die durch Berührung wirksam wird.

Dies war ein weiterer Grund, warum längere Erklärungen der Bilder vielleicht entbehrlich gewesen wären. Zweifellos hoffte Warburg, daß der Betrachter auf die Bilder von Leidenschaft oder Leiden, von geistiger Verwirrung oder Ausgeglichenheit mit der gleichen Intensität reagieren würde, wie er es in seinem Werk getan hatte. Wieder fällt einem der Vergleich des *Mnemosyne*-Atlas mit einer Symphonie ein. Wir sollen das wechselhafte Schicksal des Perseus (S. 261) in den Bildfolgen genauso nacherleben, wie wir auf die wechselnden Stimmungen in Beethovens *Eroica* reagieren. Nach Warburgs Auffassung konnten Texte höchstens so etwas leisten wie die erläuternden Notizen, die manchmal Konzertprogrammen beigegeben werden.

Es ist jedoch zu befürchten, daß diese Notizen nicht viel Aufklärung gebracht hätten, denn Warburgs Neigung, eine Privatsprache zu entwickeln und Neologismen eigener Schöpfung zu verwenden, nahm eher noch zu, weil er sein Lebenswerk in einige wenige prägnante Seiten verdichten wollte. In den zwanziger Jahren, als der Expressionismus auch die wissenschaftliche Prosa nicht unberührt ließ, hätte der gnomische Stil dieser Äußerungen wahrscheinlich nicht anstößig gewirkt. Aber wiederum ist für den, der

5 *Grundbegriffe*, I, S. 3.

die Entwicklung der Gedanken Warburgs verfolgt hat, der Argumentationsgang dieser Einleitung trotz ihres fragmentarischen Charakters leichter zu erkennen.

Jedenfalls würde ein Leser, der bis an diesen Punkt gelangt ist, sich um den Lohn seiner Mühe betrogen fühlen, wenn ihm Warburgs letzte theoretische Formulierungen wegen ihrer Schwierigkeiten vorenthalten würden. Auch auf die Gefahr hin, eine Art Kommentar zu liefern, wie er der Erläuterung heiliger Texte durch gelehrte Rabbis vorbehalten zu sein pflegte, wollen wir daher den Versuch unternehmen, durch Paraphrasen die komplizierten Bedeutungen freizulegen, die Warburg in diesen Entwürfen beschäftigen.

Er beginnt mit der Idee der »Distanz« als einer Voraussetzung für Kultur, sowohl in der Kunst als auch im Denken.

> »Bewußtes Distanzschaffen zwischen sich und der Außenwelt darf man wohl als Grundakt menschlicher Zivilisation bezeichnen; wird dieser Zwischenraum das Substrat künstlerischer Gestaltung, so sind die Vorbedingungen erfüllt, daß dieses Distanzbewußtsein zu einer sozialen Dauerfunktion werden kann.«
> (*Mnemosyne*, Einleitung, S. 1)

Das Schicksal der Kultur hängt daher von der Fähigkeit des Menschen ab, zwischen der konkreten Phantasie, die zur Kunst gehört, und den Abstraktionen des rationalen wissenschaftlichen Denkens zu schwingen. Hier kommt dem Einzelnen ebenso wie der Gesellschaft das Gedächtnis zu Hilfe. Das Gedächtnis kann zwar keine »Distanz« schaffen, aber es kann den Abstand zwischen den beiden Polen der ruhigen Betrachtung und der orgiastischen Hingabe an das Gefühl dadurch erweitern, daß es Vorbilder für beide Haltungen liefert.

> »Der Rhythmus vom Einschwingen in die Materie und Ausschwingen zur Sophrosyne bedeutet jenen Kreislauf zwischen bildhafter und zeichenmäßiger Kosmologik, deren Zulänglichkeit oder Versagen als orientierendes geistiges Instrument eben das Schicksal der menschlichen Kultur bedeutet. Dem so zwischen religiöser und mathematischer Weltanschauung schwankenden künstlerischen Menschen kommt nun das Gedächtnis sowohl der Kollektivpersönlichkeit wie des Individuums in einer ganz eigentümlichen Weise zur Hilfe: nicht ohne weiteres Denkraum schaffend, wohl aber an den Grenzpolen des psychischen Verhaltens die Tendenz zur ruhigen Schau oder orgiastischen

Hingabe verstärkend. Es setzt die unverlierbare Erbmasse mnemisch ein, aber nicht mit primär schützender Tendenz.«
(*Mnemosyne*, Einleitung, S. 1)

Die Erinnerungen, so müssen wir erläutern, können den Einzelnen vor irrationalen Ängsten schützen, indem sie mythologische oder rationale Erklärungen anbieten. Aber die Erinnerungen, die für Warburg den Hang zur orgiastischen Hingabe verstärken, sind offensichtlich von entgegengesetzter Art, eher bedrohlich als schützend. Beide, so erfahren wir aus dem nächsten Abschnitt, gehören zu jenem Prozeß, mit dem sich der *Mnemosyne*-Atlas auseinandersetzt:

»... sondern es greift die volle Wucht der leidenschaftlich-phobischen, im religiösen Mysterium erschütterten gläubigen Persönlichkeit im Kunstwerk mitstilbildend ein, wie andererseits aufzeichnende Wissenschaft das rhythmische Gefüge behält und weitergibt, in dem die Monstra der Phantasie zu zukunftsbestimmenden Lebensführern werden.«
(*Mnemosyne*, Einleitung, S. 1)

Diese Passage verweist auf den Dualismus zwischen Magie und Wissenschaft in der mythenbildenden Phantasie und erklärt, daß die Polaritätstheorie auch den Schlüssel zum Wesen der Kunst enthalte, da das künstlerische Bild beide Möglichkeiten besitze. Den Künstler, das haben wir Warburgs frühesten Überlegungen entnommen, muß man sich als einen Vermittler zwischen Rationalität und primitiver Unreflektiertheit vorstellen, weil er den Gegenstand nicht ergreift, sondern nur seinen Umrissen nachfährt. Die Kunst steht, wie die Wissenschaft, dem Chaos sich aufdrängender »phobischer« Eindrücke gegenüber und trägt so zu jener Distanz bei, die das Wesen der Kultur ausmacht.

»Um die kritischen Phasen im Verlauf dieses Prozesses durchschauen zu können, hat man sich des Hilfsmittels von der polaren Funktion der künstlerischen Gestaltung zwischen einschwingender Phantasie und ausschwingender Vernunft noch nicht in vollem Umfang der durch ihre Dokumente bildhaften Gestaltens möglichen Urkundendeutungen bedient. Zwischen imaginärem Zugreifen und begrifflicher Schau steht das hantierende Abtasten des Objekts mit darauf folgender plastischer oder malerischer Spiegelung, die man den künstlerischen Akt nennt. Diese Doppelheit zwischen antichaotischer Funktion, die man so bezeichnen kann, weil kunstwerkliche Gestaltung das Eine auswählend umrißklar herausstellt, und der augenmäßig vom Beschauer erforderten, kultlich erheischten Hingabe an das geschaffene Idolon, schaffen jene Verlegenheiten des geistigen Menschen, die das eigentliche Objekt einer Kulturwissenschaft bilden müßten, die sich [die] illustrierte psychologische Geschichte zwischen Antrieb und Handlung zum Gegenstand erwählt hätte.«

Es ist die moralische Errungenschaft des Denkraums, die Warburg in jenem Prozeß des Nachlebens der antiken Ausdrucksformeln in der Renaissance gefährdet sieht, denn aus seiner Sicht trugen diese Formeln heidnische Assoziationen mit sich, die die Kirche zu unterdrücken versucht hatte, und die Wiederkehr dieser antiken Impulse wird in Warburgs einleitenden Bemerkungen als eigentliches Thema der *Mnemosyne* definiert:

»Der Entdämonisierungsprozeß der phobisch geprägten Eindruckserbmasse, der die ganze Skala des Ergriffenseins gebärdensprachlich umspannt, von der hilflosen Versunkenheit bis zum mörderischen Menschenfraß, verleiht der humanen Bewegungsdynamik auch in den Stadien, die zwischen den Grenzpolen des Orgiasmus liegen, dem Kämpfen, Gehen, Laufen, Tanzen, Greifen, jenen Prägrand unheimlichen Erlebens, das der in mittelalterlicher Kirchenzucht aufgewachsene Gebildete der Renaissance wie ein verbotenes Gebiet, wo sich nur die Gottlosen des freigelassenen Temperaments tummeln dürfen, ansah. Der Atlas zur Mnemosyne will durch seine Bildmaterialien diesen Prozeß illustrieren, den man als Versuch der Einverseelung vorgeprägter Ausdruckswerte bei der Darstellung bewegten Lebens bezeichnen könnte.«

Vielleicht ahnt der aufmerksame Leser schon, daß das Problem, das Warburg stellen wollte, ihm am Ende wieder entglitt. Dieses Problem war zweifellos jener doppelte Prozeß, dem der »Atlas« gewidmet war: das Problem der Wiederherstellung der Herrschaft der olympischen Götter und das der Wiederherstellung der Ausdrucksbewegung. Die Verbindung zwischen diesen beiden Forschungsgebieten war für Warburg, als er über die Renaissancekunst arbeitete, deutlich genug, aber sosehr er auch die Wiederherstellung dieser zwei Bildformen als zusammengehörig betrachtete, bemühte er sich vergeblich um eine Formel, unter die er beide subsumieren konnte. Um genau dieses Problem kreisen unzählige Entwürfe für den Buchtitel, wobei einige das eine Element

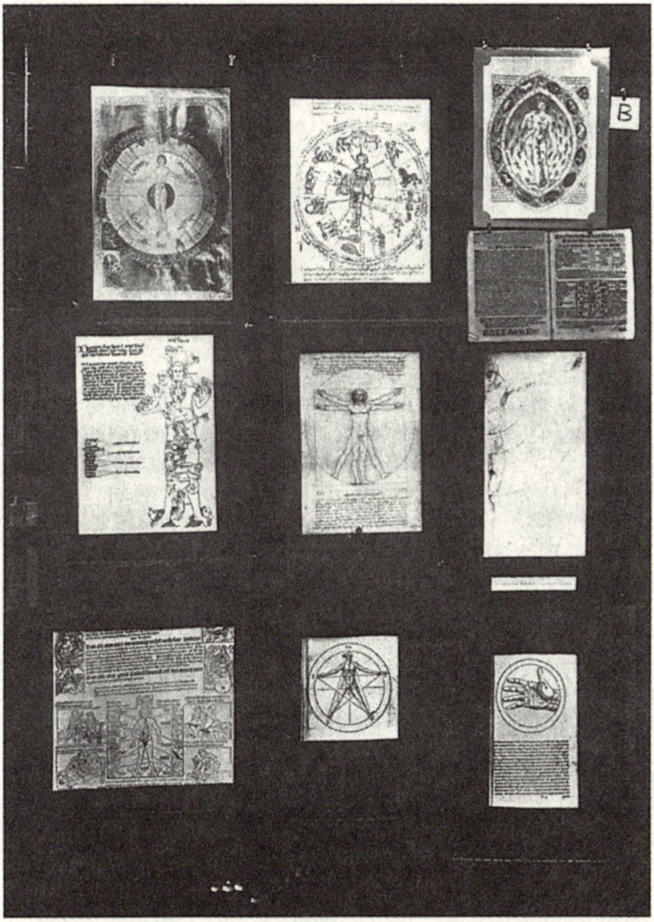

149 *Mnemosyne,* Tafel B: Makrokosmos und Mikrokosmos.

und andere das andere hervorheben. Vielleicht am aussichtsreichsten waren die Versuche, die mit der Idee der doppelten Wurzel der Renaissance operierten[6], aber am Ende dominierte in den Titelentwürfen zum »Atlas« das Motiv der »Gebärde«, so daß die Meinung entstand, er sollte ein Bildinventar von Ausdrucksbewegungen bieten.

Ob dieser »Atlas« überhaupt je hätte publiziert werden können, läßt sich kaum entscheiden. Vor seiner Veröffentlichung hätte man zweifellos enorme technische und in der Sache liegende Schwierigkeiten bewältigen müssen, da das Material jeder einzelnen Bildwand sehr viele Tafeln erforderlich gemacht hätte, wenn die Photographien überhaupt zur Wirkung kommen sollten. Es ist aber immerhin möglich, zumindest die von Warburg geplante Abfolge kurz anzudeuten und dabei einige Abschweifungen und Episoden der Folge unberücksichtigt zu lassen. Denn trotz der Wiederholung alter Themen, die diese Beschreibung zwangsläufig mit sich bringt, läßt sich nur durch einen solchen Überblick erklären, warum Warburgs Umgebung dieses Projekt beinahe mit ehrfurchtsvoller Scheu betrachtete.

Drei einleitende Tafeln, die durch Buchstaben und nicht durch Seiten gekennzeichnet sind, sollen wohl eines der Themen anschlagen: die erste Tafel zeigt eine Himmelskarte mit den Sternbildern, eine Karte von Europa, auf der all die Orte eingetragen sind, die in der astrologischen Überlieferung eine Rolle gespielt haben, und schließlich einen Stammbaum der Medici, den Warburg in seinen Vorträgen über das europäische Festwesen gezeigt hatte. Die zweite Tafel (Abb. 149) geht schon mehr *in medias res*. Sie bezieht sich auf das Thema von Makrokosmos und Mikrokosmos, das nach dem Bilde des menschlichen Körpers begriffene Universum und auf die dieser Idee innewohnende Polarität: Die mystische Vision der Hildegard von Bingen wird den Aderlaßanweisungen in Barbierkalendern (vgl. S. 276) gegenübergestellt, die die Tierkreiszeichen auf den menschlichen Körper projizieren; und wiederum der Sublimierung dieser Vorstellung durch den Begriff harmonischer Proportion, die Leonardo und Dürer veranlaßte, die Vitruvische Figur eines in einen Kreis eingezeichneten Mannes darzustellen. Die zwei letzten Photographien zeigen den Einfluß der Planeten auf den Körper und auf die Hand, nach Agrippa von Net-

6 *Grundbegriffe*, I, Notizbuch, 1929, S. 115.

tesheim, einem Zeitgenossen Dürers. Die Idee der kosmischen Harmonie sollte auf der anschließenden Tafel weiterverfolgt werden in der anschaulichen Erinnerung daran, daß dieser erhabene Gedanke zur Wahrsagerei herunterkam, aber auch in den Keplerschen Berechnungen gipfelte, die der Menschheit dazu verhalfen, die Gesetze der Himmelsmechanik zu erfassen.

Nach den einleitenden Abschnitten beginnt Warburg mit einer chronologischen Folge numerierter Bildtafeln. Die »Orientierungs«-Motive werden zuerst angestimmt, mit Abbildungen babylonischer Tierkreisbilder sowie nahöstlichen und etruskischen Objekten, die der Wahrsagerei dienten. Ihnen folgen die Schöpfungen der mythenbildenden Phantasie der Griechen, die das Himmelsgewölbe mit mythischen Gestalten bevölkerten, ohne ihre Funktion einer Orientierungshilfe am Sternenhimmel zu zerstören.

Die Szene verlagert sich dann vom Himmel zur Erde und damit von kosmischer Orientierung zum Ausdruck. Warburg stellt eine ganze Reihe bildlicher Beispiele griechischer Symbole für die Elementargeister zusammen: Nymphen, Flußgötter, Giganten (als Söhne der Erde), kurz, die Begriffe, in denen die Griechen sich die Natur vorstellten. In den Gestalten des liegenden Flußgottes und der Nymphen sah Warburg einen Ausdruck für den diesen Naturdämonen (siehe S. 366) innewohnenden Mangel an Freiheit und für ihr tragisches Pathos, das in den Erzählungen des Ovid so häufig zum Vorschein kommt. Sie sind die passiven Opfer der Launen und der Liebe der Götter. Der tragische Sturz des Phaethon mit den weinenden Nymphen darunter bezeichnet diesen Gegensatz zwischen Himmel und Erde.

Aber bald steigert sich die griechische Abteilung zu größerer Intensität. Wir werden an das heroische Pathos griechischer Mythen erinnert, an Herkules, Prometheus und an das Motiv ungezügelter Leidenschaft, den Frauenraub (S. 308). Mittelpunkt des tragischen Pathos der griechischen Kunst ist meist eine weibliche Gestalt. Die mörderischen Mythen von Medea (S. 318f.), von Pentheus (S. 334), Orpheus (S. 234), von Niobe (S. 335) erscheinen nacheinander, zusammen mit Abbildungen der Trauerklage, in denen die Mänade, die rasende Frau, eine neue Bedeutung erhält – der Mythos von Meleager und Alkestis (S. 160). Dies sind die Bildsymbole, in denen das Dionysische einer dunklen und weit zurückliegenden Vergangenheit in der hellenistischen Kunst zum Ausdruck kam, aber auch die Prägewerke, in denen die Superlative der Gebärdensprache geschaffen wurden, aus denen die Kunst späterer Zeiten Kraft zu schöpfen vermochte, deren gefährlichem Zauber sie aber auch mitunter erlag, wenn sie nicht die Geistesstärke besaß, ihre Botschaft zu assimilieren.

Ein weiteres ewiges Symbol wird erwähnt – das von den Göttern geforderte Menschenopfer. Darstellungen des Opfers der Polyxena werden bezeichnenderweise ganz nahe mit jenem großen Symbol unerlösten Leidens zusammengebracht, das die Antike hervorbrachte, der Figur des Laokoon, des sterbenden Priesters (Abb. 2) und der Kybele, der »Magna Mater«, deren grausige Riten für das Dunkle in der griechischen Religion stehen.

Der römische Militarismus verwandelte das Pathos griechischen Leidens in die jubelnde Leidenschaft von Krieg und Triumph. Die Symbole römischer Geisteshaltung sind nicht rasende Mänaden, sondern zu Kopfjägern (S. 239) gewordene grausame Soldaten, die die abgeschlagenen Köpfe ihrer hingestreckten Gegner als Siegeszeichen emporheben. In der römischen Siegesgöttin haben die Ideale der Eroberer ein bleibendes Symbol geprägt.

Das Motiv von Opfer und Erlösung, des Sturzes von Phaethon und des ehrfurchterweckenden Weltalls wird nun in Bildern des Mithraskultes aufgegriffen. Das wirkliche Blut, das in den Initiationsriten dieses Kultes floß, zeigt, daß dieser jüngste Mysterienkult im Grunde heidnisch und primitiv war. Aber die Sehnsucht nach Erlösung, die sich im Glauben an die Reise der Seele durch die Himmelssphären ausdrückt, erinnert uns an das Potential von Enthusiasmus und Erleuchtung, das in der Symbolik dieser Religion verkörpert wird, in der sich die Motive kosmischer Orientierung und des Ausdrucks durchdringen. Das Bild des Gottes, der das wilde Tier tötet, war eine der bleibenden Verkörperungen der Idee des *homo victor*.

Es gibt Anhaltspunkte dafür, daß Warburg diese Exposition im großen Stil fortsetzen und um weitere Symbole und Archetypen des menschlichen Ausdrucks und der Orientierung erweitern wollte, die in der Kunst der Antike ihre sichtbare Verkörperung gefunden hatten. Denn in der Numerierung der Tafeln tritt nun eine Lücke ein, an deren Ende wir uns mitten in der Entwicklung der beiden Hauptthemen wiederfinden. Der nächste Abschnitt geht bekannte Wege: Wir folgen dem Schicksal der griechischen kosmischen Symbole, wie sie in arabischen Handschriften zu orientalischen Ungeheuern umgeformt wurden, wie sie in Handschriften des Kreises um Alfonso el Sabio nach Spanien wandern und schließlich durch Vermittlung von Scotus nach Italien eindringen; der Salone von Padua ist eine monumentale Erinnerung an ihre Bedeutung (S. 270). Eine schematische Darstellung der Sphären in Dantes *Commedia* berührt erneut die Fähigkeit dieser Symbolik, die erhabensten Hoffnungen und Strebungen der menschlichen Seele auszudrücken. Dem stehen wiederum die niedrigeren Möglichkeiten der Wahrsagerei und des Glücksspiels gegenüber, wie sie in den *Libri di sorte* verkörpert werden. Die Symbolik der Planetenkinder (S. 192, 275) zeigt erneut den banalisierten Gebrauch dieser antiken Ideen und das Ausmaß, in dem die Planeten zu primitiven Dämonen geworden waren, die den grauen Alltag des spätmittelalterlichen Menschen beherrschten.

Unterdessen erscheint das andere Hauptthema des »Atlas« in seinen Umformungen: Die Motive des klassischen Pathos treten uns in der seltsamen Verkleidung der Ritterromane entgegen, die Tragik des griechischen Epos wird von der Förmlichkeit der höfischen Minne zugedeckt und fast erstickt, und die Gebärden ungezügelter Leidenschaft werden in feste Bahnen gelenkt, damit sie die Konventionen empfindsamer Marionetten nicht verletzen. Nach dieser symphonischen »Durchführung« erleben wir den triumphalen Wiedereintritt der echten, elementaren griechischen Formen: die Götter kehren aus den entwürdigenden niederen Regionen zum Olymp der klassischen Schönheit zurück (S. 248-253), und die antiken Mythen werden in der Berührung mit den wahren Symbolen menschlicher Leidenschaft, die in den »Engrammen« antiker Sarkophage aufbewahrt worden waren (S. 330ff.), zu neuem Leben erweckt.

Dieser Prozeß der Wiedererweckung menschlicher Werte, die Befreiung Athens aus den Klauen von Bagdad (orientalische Astrologie) und von Brügge (kleinlicher burgundischer Realismus) sollte den Hauptteil des *Mnemosyne*-Atlas bilden. Warburg konnte den Stoff für die anschauliche Darstellung dieser dramatischen Rückkehr zu den Quellen des europäischen Enthusiasmus seinen vorausgegangenen Untersuchungen entnehmen. Er konnte der Kunst *alla franzese*, wie sie vom Medici-Kreis bevorzugt wurde (S. 176f., 197-211), den Wandteppichen, der nordischen Groteske und dem nordischen Realismus die Art gegenüberstellen, wie diese Themen von Donatello, Pollaiuolo und Botticelli *all'antica* (S. 132) neu formuliert wurden. Er konnte die gesellschaftliche Atmosphäre zeigen, in der dieser Konflikt seine größte Dramatik entfaltete: die Turniere und galanten Embleme, den häuslichen Bereich der Cassoni (S. 132, 173) und den kirchlich-religiösen Bereich frommer Stiftungen. Noch einmal ließ sich die schwierige Stellung Sassettis zwischen mittelalterlicher Loyalität und dem Selbstbewußtsein des Renaissancemenschen (S. 215-223), von Lorenzo de' Medici zwischen der einfachen Frömmigkeit seiner Mutter und seiner eigenen heidnischen Dichtung, von Ghirlandajo zwischen Weiterentwicklung der nordischen Andacht und Nachahmung römischer Rhetorik (S. 224-234), von Botticelli zwischen mittelalterlicher Religiosität und sinnlichem Heidentum in augenfälligen Symbolen wieder in Erinnerung rufen.

Gleichzeitig sollte der aufmerksame Betrachter keineswegs den Doppelcharakter, die Polarität all dieser Symbole vergessen – die religiöse Abgeklärtheit von Piero della Francescas Schlachtszene wird durch den Stil *alla franzese* vorbereitet (S. 238f.), etwas in der burgundischen Antike spricht von eben der Energie, mit der man eine Beziehung zu einer heroischen Vergangenheit herstellen wollte (S. 205-209), und etwas in der Rückkehr zu olympischer Größe und klassischem Pathos trägt den Keim theatralischer Hohlheit in sich (S. 228-234). In der *Mnemosyne* erscheint deshalb deutlicher als je zuvor die Renaissance als der kostbare Augenblick in einem labilen Kräftespiel, in dem die Quellen heidnischer Leidenschaft bereits erschlossen, aber noch beherrscht waren.

Während in Warburgs frühen Schriften die Betonung hauptsächlich auf der befreienden Energie heidnischer Ausdrucksgebärden liegt, verlegt der *Mnemosyne*-Atlas den Schwerpunkt auf den vergeistigenden Einfluß, durch den diese ursprünglichen, primitiven Symbole sublimiert werden in einem Vorgang der »Inversion« (S. 335-339), durch den die Motive und Symbole heidnischer Wildheit in die christliche Gedankenwelt aufgenommen werden konnten. Dante, der die Milde Trajans darstellt, Donatello, der die Raserei der Mänaden als »Heilungswunder« neu formuliert, Agostino di Duccio, der die rasende Medea in eine fromme Mutter umbildet, die den hl. Bernardino um die Rettung ihrer Kinder anfleht – sie alle zeigen uns den gleichen Kampf des Künstlers mit den Mächten der Vorzeit, die ihr seelisches Gleichgewicht bedrohten.

Die Stärke des Künstlers, diese Mächte in Schach zu halten, ohne den Impuls, der von ihnen ausgeht, preiszugeben, wird in dem künstlerischen Mittel der Grisaille symbolisiert (S. 227, 247). Bei dieser Technik verwendet der Künstler die Symbole heidnischer Raserei, ohne daß er sie seine seelische Ruhe beeinträchtigen läßt. Er hält sie in sicherer Distanz, indem er diese Figuren nicht völlig lebendig werden läßt. Er malt sie als Plastik und hält sie so in der Sphäre »seelischer Distanz«, in jenem fremdartigen Zwischenreich gefangen, in dem die Schatten wohnen. Dies ist die Haltung starker Charaktere gegenüber der antiken Formen- und Gefühlswelt, die Haltung, die z. B. Mantegnas tiefen Ernst kennzeichnet. Mantegnas Antike ist ganz und gar Grisaille, er gestattet seinen antiken Gestalten nicht, wirklich lebendig zu werden. Die Revenants haben ihren Meister gefunden, der sie in dem Zauberkreis gefangenhält, den er ihnen zugewiesen hat. Welch ein Gegensatz, aus Warburgs Sicht, zu so schwachen Charakteren wie Ghirlandajo, der sich in der Berührung mit römischen Triumphdarstellungen von heidnischer Raserei überwältigen ließ und der den römischen Legionären mit ihrer grausamen »Kopfjägerei« im »Bethlehemitischen Kindermord«, wo sich die wilden Metzeleien von Raffaels »Konstantinsschlacht« schon ankündigen (S. 232, 239), Zugang zu seinem Weltbild gewährte.

An dieser Stelle bringt Warburg eine Bildtafel, die der »Nympha« gewidmet ist (Abb. 150), und wir sollten kurz innehalten, um wenigstens an einem Beispiel zu untersuchen, wie dieses Motiv der laufenden Frau sich mit den anderen Themen der Symphonie, die Warburg komponierte, verband.

Die Bildtafel wird natürlich von Ghirlandajos Fresko »Die Geburt des Täufers« aus Santa Maria Novella dominiert, mit dem Warburg sich um die Jahrhundertwende beschäftigt hatte (S. 141 bis 164). Die Photographie wird zur Rechten eingerahmt von einer Ausschnittvergrößerung der Dienerin mit dem Obstkorb und zur Linken von einem Photo des Tondo von Filippo Lippi, der zweifellos Ghirlandajos Vorlage für die Wochenstube und die Dienerin gewesen war. Rechts sehen wir von oben nach unten eine dem Mantegna-Kreis zugeschriebene Zeichnung *all'antica*, die das antike Motiv des wehenden Schleiers verwendet, Raffaels Studie der Wasserträgerin für den »Brand des Borgo« sowie einen Kupferstich von Agostino Veneziano aus dem Jahr 1528, der eine weitere Variante des Motivs darstellt. Daneben hatte Warburg eine Photographie befestigt, die er viele Jahre vorher in Settignano von einer ita-

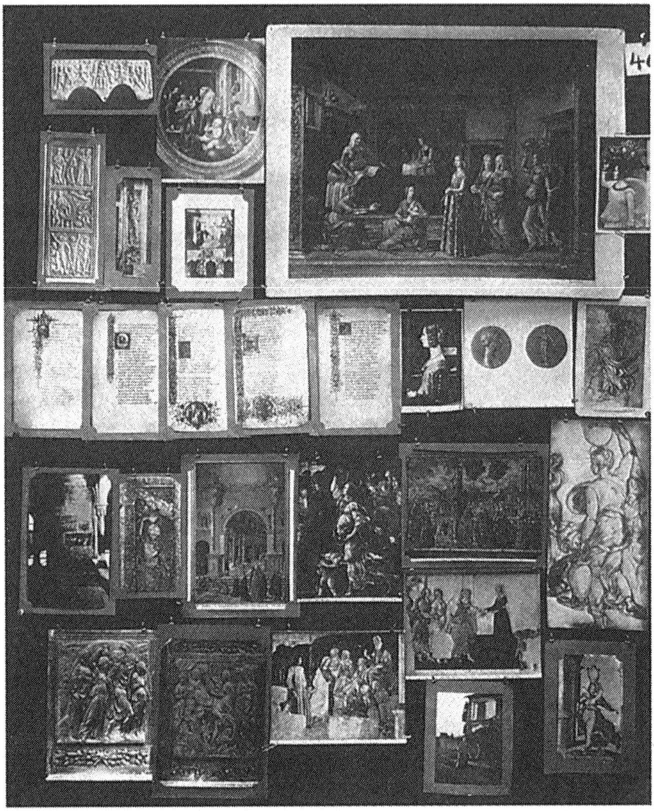

150 *Mnemosyne,* Tafel 46: Die »Nympha«.

lienischen Bäuerin gemacht hatte, die die Straße entlangeilt. Das Motiv der Frau, die auf dem Kopf eine Last trägt, erklärt auch, warum in der linken Hälfte zwei Reliefs der Fassade von San Petronio in Bologna (von Tribolo) aufgenommen wurden, die einmal Lot und seine Frau bei der Flucht aus Sodom und zum anderen die Geburt der Jungfrau darstellen. Im oberen Teil können wir Botticellis Fassung der Holzträgerin aus der »Versuchung Christi« in der Sixtinischen Kapelle erkennen und den »Tempelgang Mariä« aus der

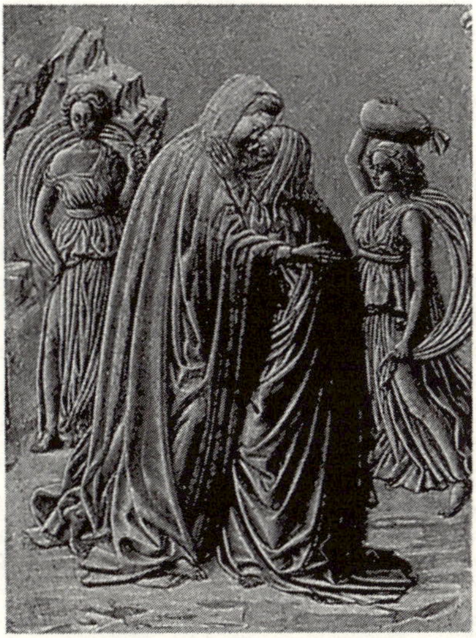

151 Heimsuchung Mariä aus der Barberini-Tafel (Ausschnitt).
Boston, Museum of Fine Arts.

sogenannten Barberini-Tafel, auf der ein Relief neben dem Triumphbogen die »Heimsuchung Mariä« mit einer ähnlichen Dienerin darstellt (Abb. 151).

Warburg besaß jetzt einen »Spitznamen« für diese Erscheinung, die seine Phantasie vor mehr als dreißig Jahren beflügelt hatte. In seinen Notizen nennt er sie die »Eilsiegebring« oder »Eilsiegbringitte«. Die Bildtafel soll »Das Märchen vom Fräulein Schnellbring« erzählen.

Dieses Märchenelement tritt am deutlichsten in den beiden Photographien über den Tribolo-Reliefs zutage, die ein antikes Relief mit einer Figur zeigen, die ein Gefäß trägt. Warburg hatte diese römische Steintafel in der Krypta von San Zeno in Verona bemerkt, wo sie quer in die Wand eingelassen war, und diese »Entwertung« des einstmals triumphalen Motivs war ihm als ein Symbol für genau jenen Prozeß ins Auge gesprungen, den er gerade untersuchte, nämlich die »Entwertung« und »Einkapselung« heidnischer »Engramme« in der Zeit des Vorherrschens christlicher Werte.

»Die Eilsiegbringitte Symbolum ihrer tektonischen Versklavung in der Krypta von Verona – als bestrafte Eilsiegebring verquer eingemauert in die Grundpfeiler der Krypta für den Negerapostel San Zeno.

(*Grundbegriffe*, Notizbuch, I, S. 22; II, S. 24)

Zwar stand das gleiche Motiv auch einer antikisierenden mittelalterlichen Kunst zur Verfügung (wie auf der Kanzel der Kathedrale von Sessa Aurunca, Abb. 152), aber die Figur wird hier umgedeutet als Erythräische Sibylle.

Allerdings kam es auch vor, daß das Mittelalter sich ihrer Macht bediente. Ein lombardisches Relief in Florenz (in der linken oberen Ecke), das zu König Aigilulfs Krone gehörte, zeigt die sonderbare Darstellung einer eilenden Victoria und gemahnt uns an die primitiven Wurzeln solcher Machtsymbole (Abb. 153).

»Wenn König Aigilulf sich die Nike eignet, so will er sich durch Tätowierung die Expansionskraft des römischen Imperiums magisch erwerben.« (*Grundbegriffe*, II, S. 21)

Warburg hatte im Lateran ein ähnliches Motiv an einer Benin-Bronze bemerkt, das die Interpretation bestätigte und den Assoziationskreis mit der Gestalt des San Zeno als Negerapostel schloß.

Trotzdem mußte erklärt werden, wie diese Gestalt in die Wochenstube einer christlichen Legende Einlaß finden konnte. Ein frühchristliches Elfenbeinrelief in Bologna schien die Lösung zu bieten, denn sie zeigt in der oberen Reihe die Geburt Christi, neben der eine gestikulierende Frauengestalt mit wehendem Schleier zu sehen ist (Abb. 154). Sie sieht wie eine antike Mänade aus, ist aber Salome, eine der Hebammen, die die jungfräuliche Geburt bezweifelten und deswegen, nach der Legende, mit der Lähmung der Hand bestraft wurden.

»Zivilversorgung der Mänade als Wochenstubenwärterin.«

(*Grundbegriffe*, II, S. 20)

152 Erythraeische Sibylle.
Kanzel in der Kathedrale von Sessa Aurunca.
153 König Aigilulf. Lombardisches Relief. 7. Jhdt.
Florenz, Museo Nazionale.
154 Christi Geburt. Elfenbein (Ausschnitt), 7. Jhdt.
Bologna, Museo Civico.
155 Die Geburt Johannes des Täufers aus Fouquets *Heures d'Étienne Chevalier* (Ausschnitt). Chantilly, Musée Condé.

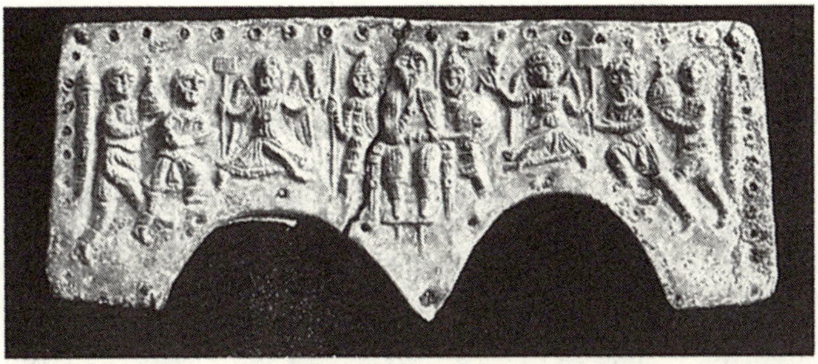
153

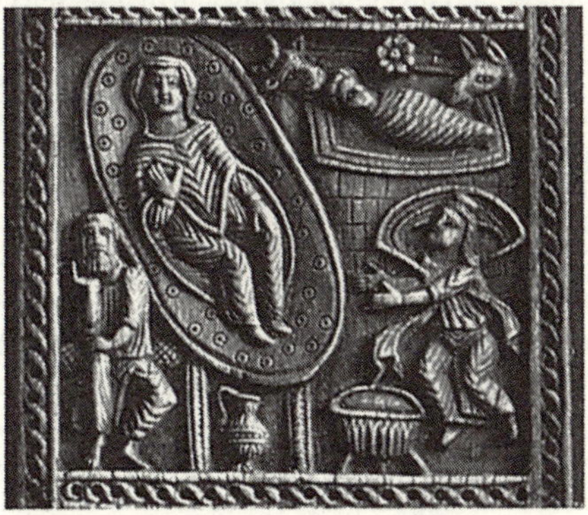
154

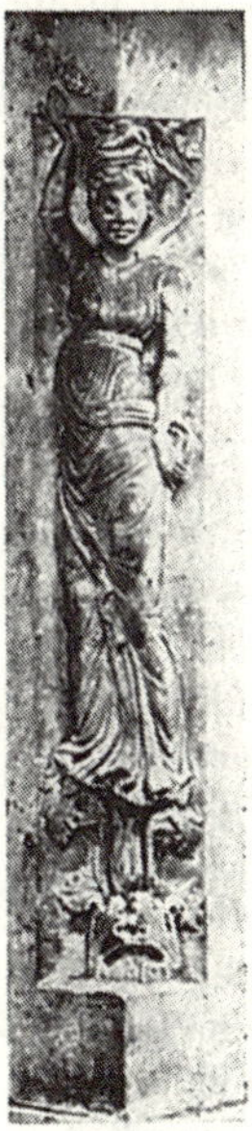
152

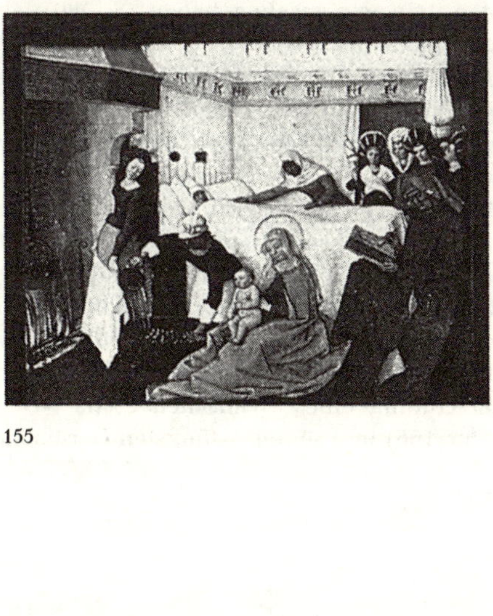
155

Dies also sind die Bilder, die die lange Vorgeschichte des Kunstwerks von Ghirlandajo erhellen. Dieselbe Tafel will aber auch an das Milieu erinnern, in dem diese »Erinnerung« hervortrat. Die Miniatur der Wochenstube aus Fouquets *Heures d'Etienne Chevalier* (Abb. 155), die links neben Ghirlandajos »Geburt des Täufers« abgebildet ist, steht vermutlich für den gesamten Komplex des nordischen Realismus, der ein so wichtiger Bestandteil der Kunst und des Geschmacks von Ghirlandajos Milieu ist. Die Reihe darunter greift das Thema der Auftraggeber auf, der *consorteria Tornabuoni*, und zwar das Bildnis und die Medaille der Giovanna Tornabuoni, die auch in Ghirlandajos »Heimsuchung« zu sehen ist. Die fünf Seiten aus einer Handschrift sind gereimte Nacherzählungen heiliger Legenden von Lucrezia Tornabuoni, der Mutter des Lorenzo de' Medici, die Warburg hatte veröffentlichen wollen und die ihn ganz besonders als ein Dokument jener schlichten Frömmigkeit faszinierten, die die Geschichte der Judith oder des jungen Tobit zu einer florentinischen Novelle umgeformt hatte. Die Rückseite der Medaille zeigt allerdings Venus als heidnische Diana (Abb. 16) im flatternden Gewand der »Nympha«, und Botticellis Fresken in der Villa Lemmi, die gewöhnlich mit Lorenzo Tornabuoni und seiner Frau in Verbindung gebracht werden, zeigen ebenfalls, wie der neue Stil in dieses gesetzte Milieu eindringt.

Für Warburg und seine Helfer riefen die Bilder des *Mnemosyne*-Atlas genau diese Assoziationen hervor. Eine Bildtafel nach der anderen beschwor diese Gedankenverbindungen, die der ganzen Sammlung ihre tiefere Bedeutung verlieh. Judith und Salome werden, wie wir gesehen haben (S. 380), als mänadische »Kopfjägerinnen« interpretiert, die in einen christlichen Zusammenhang Aufnahme gefunden haben; Fortuna, im Mittelalter eine statische Figur, die ihr Rad dreht, wird in der Renaissance eine weitere Verkörperung der eilenden Frau, die man bei ihrem Haar packen muß, wenn sie nicht vorbeieilen soll. Wo immer solche Verbindungen sich konstruieren ließen, griff Warburg auf sie zurück, um neue Begründungen und Assoziationen zu knüpfen. Michelangelo hatte in seinem geistigen Weltbild bisher noch keinen Platz eingenommen, aber anläßlich seiner Reise nach Rom erkannte er die Notwendigkeit, sich diesem Giganten mit den Methoden seiner Philosophie zu nähern. Warburg denkt über die Verbindung zwischen Michelangelos Zeichnung eines Ovidischen Stoffs (»Der Sturz des Phaethon«, Abb. 156) und seinem »Jüngsten Gericht« (Abb. 157) nach:

»Phaethon Zeichnung taucht auf und verlangt, als schweres Kettenglied eingeschmiedet zu werden.«

(*Tagebuch KBW*, 27. Februar 1929)

Die Heliaden in der Zeichnung werden von ihrem Leiden nicht erlöst. Auf den antiken Sarkophagen gibt es keine Seligen, und daher ist Michelangelos Verwendung eines heidnischen Motivs ein weiteres Beispiel für die »Inversion« dieser »Engramme« in der christlichen Kunst. Auf ähnliche Weise kann man die Engel des »Jüngsten Gerichts«, die die Geißelsäule Christi tragen, als eine »Inversion« eines verwandten Motivs der Gemma Augustea (Abb. 158) auffassen, auf der eine Säule als Trophäe aufgerichtet wird.[7]

Auch in der weiteren Bilderfolge werden Warburgs frühere Forschungen mehr oder weniger rekapituliert: Dürers Verhältnis zur antiken Pathosformel und zur Astrologie (S. 284ff., 286-293), die Verbreitung von Planetenbildern in deutschen Holzschnitten und in der dekorativen Kunst, dann die Mediceischen Feste in den Darstellungen der Valois-Teppiche und auf Kupferstichen, speziell die Wasserfeste, auf denen die Beliebtheit des Neptunwagens als eines Symbols maritimer Macht vorgeführt wird (S. 353-356).

Diese Bildtafeln führen dann zu den Ovid-Themen bei Rubens und Rembrandt. Dabei werden zahlreiche Bilder aus dem Rembrandt-Vortrag verwendet (S. 307-322), aber es wird hier auch neues Material hinzugefügt. Warburg hatte ja stets nach den wahren Gründen gefragt, die den Künstler dazu veranlaßten, ein Motiv aus einer offenbar überraschenden Quelle zu entlehnen, und so war er von der Beobachtung tief beeindruckt, daß Rembrandt für die Darstellung des römischen Hauptmanns auf Golgatha in dem späten Stich der »Drei Kreuze« (Abb. 159) eine Figur aus einer Medaille von Pisanello (Abb. 160) verwendet hatte. Weit davon entfernt, die Formel einer Ausdrucksgebärde zu verwenden, die zu der tragischen Figur der trauernden Magdalena, der »Mänade unter dem Kreuz« (Abb. 126), geführt hatte, führte Rembrandt vielmehr ein isoliertes, in sich geschlossenes Bild vor, als wollte er die Innerlichkeit der Bekehrung hervorheben, jene »Pause zwischen Antrieb und Handlung«, die für Warburg die höchste Kultur charakterisierte und die er in der Stille der religiösen Bilder Rembrandts symbolisiert sah. Dieselbe reine Betrachtung, die bei eini-

7 *Tagebuch KBW*, 26. August 1929.

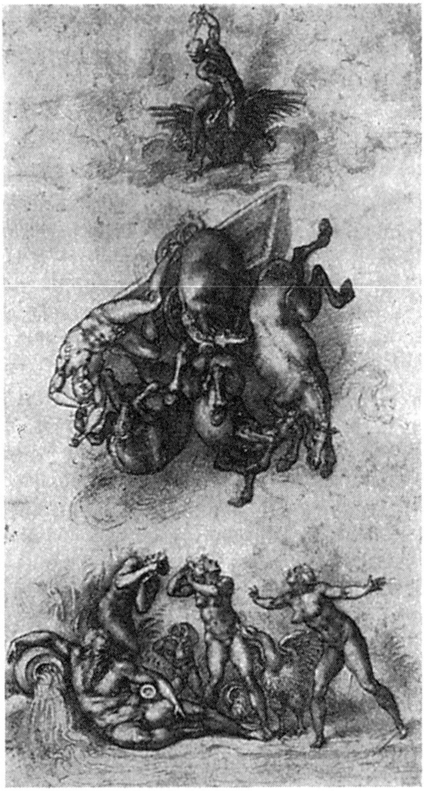

156 Michelangelo, Sturz des Phaethon.
Schloß Windsor, Royal Library, Nr. 12766.

gen Gemälden religiöser Natur ist, kann auch wissenschaftliche Distanz ausdrücken, z. B. in der »Anatomie« (Abb. 161). Der leidenschaftslosen Betrachtung, die aus diesen Bildern spricht, steht die Gefühlserregung auf Darstellungen der Totenklage gegenüber (Abb. 35, 36, 65).

Schließlich gab es einige Tafeln mit einer Auswahl von Bildern, die nach so viel Erhabenheit den Eindruck des Schrulligen nicht verleugnen konnten (Abb. 162-164). Das Thema seiner Ansprache

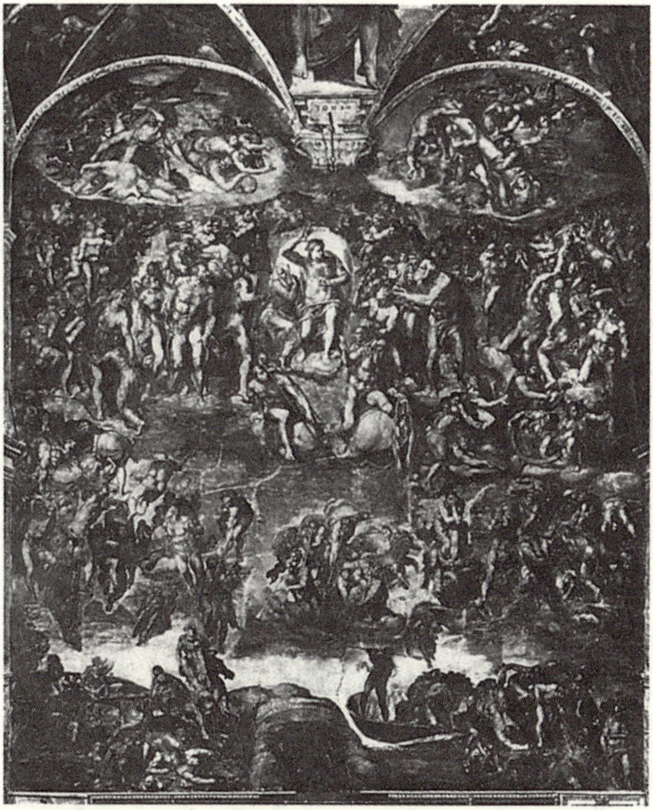

157 Michelangelo, Jüngstes Gericht.
Vatikan, Sixtinische Kapelle.

zur Promotionsfeier (S. 371-374) verwies Warburg auf ein mögliches Nachleben in Motiven der Bildbeilage einer Zeitung, die Gegenstand seiner Rede gewesen war. Die Bedeutung von Sportlern und Golfspielern auf den ephemeren Bildern des zwanzigsten Jahrhunderts führte zu der Frage, ob der Sport nicht als eine Form der Sublimierung bzw. »Katharsis« jener von ihm aufgespürten Impulse betrachtet werden könne. Wir erhalten daher das Photo einer Golfspielerin (Abb. 162) und die Notiz: »Die Katharsis der

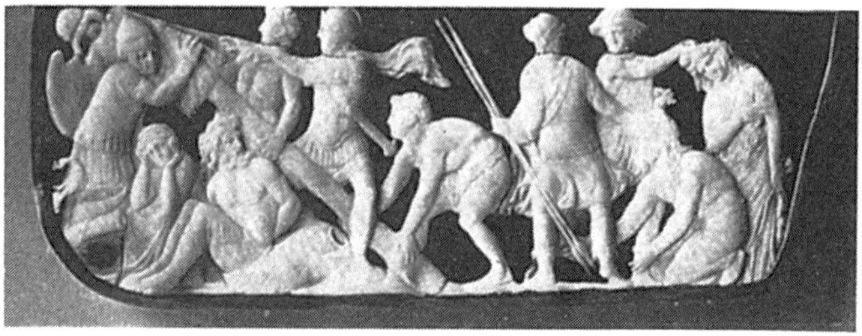

158 Gemma Augustea (Ausschnitt).
Wien. Kunsthistorisches Museum.

Kopfjägerin in Gestalt der Golfspielerin«[8] und, als noch größere Überraschung, den Versuch, das Photo japanischer Golfspieler mit dem Ritual des Harakiri, dem dunklen Urgrund kultureller Vergangenheit, zu verknüpfen. Gleichzeitig werden Reklamezettel angeführt, um das Thema der »Nympha« im modernen Gewand anzustimmen; Plakate der Hamburg-Amerika-Linie (Abb. 163) konnten dieses Nachleben illustrieren:

> »Das Reisefräulein auf dem Reklamezettel ist eine heruntergekommene Nymphe, wie der Matrose eine Viktoria ist.«
> (*Tagebuch*, 20. September 1929)

Zeitungsphotos von der Unterzeichnung des Konkordats (Abb. 164) (S. 372) mit Mussolini wurden mit Darstellungen der heiligen Messe und des Abendmahls verglichen (Abb. 146), um den Betrachter an den Ernst der Probleme zu erinnern, um die es ging.

Wahrscheinlich wären nicht alle diese Vergleiche beibehalten worden, aber es kann kein Zweifel bestehen, daß Warburg mit diesen ganz ungewöhnlichen Beispielen wieder aus dem Bilderkreis ausbrechen wollte, der ihn so lange gefangengehalten hatte. In einer Notiz aus einer der letzten Wochen äußert er sich dazu in der ihm eigenen charakteristischen Weise. Als er seinen Mitarbeitern berichtete, er plane einen neuen Bildvergleich, schrieb er in sein Tagebuch, das er in dieser ganzen Zeit für Mitteilungen an seine Helfer verwendete:

8 *Tagebuch KBW*, 31. Juli 1929.

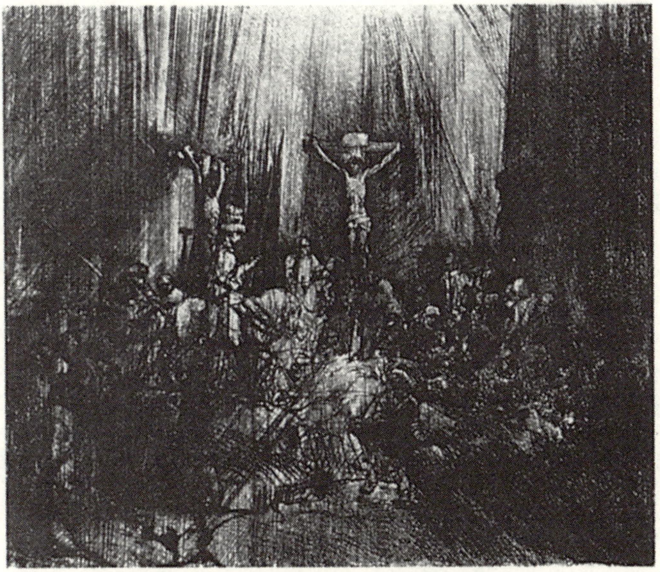

159 Rembrandt, Die Drei Kreuze. Radierung, letzter Zustand.

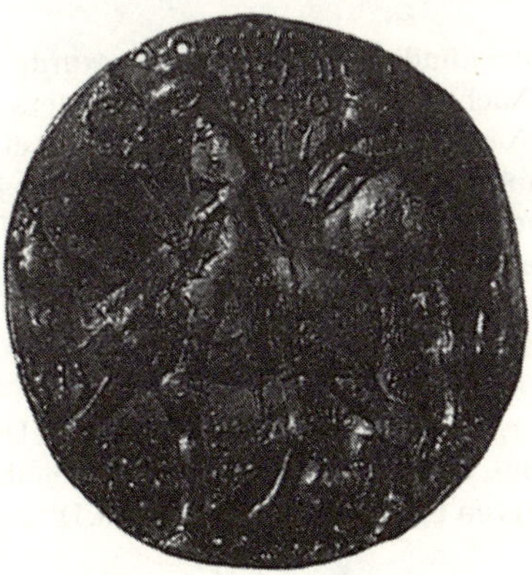

160 Pisanello, Medaille des Gianfrancesco Gonzaga.
Washington, National Gallery of Art, Samuel H. Kress Collection.

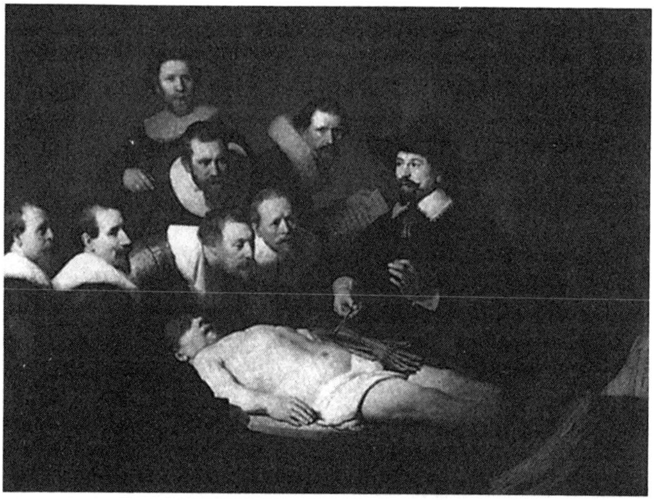

161 Rembrandt, Die Anatomie des Dr. Tulp.
Den Haag, Mauritshuis.

»Ich kann meine alten, aus Edelblech gestanzten Ausdruckswerte nicht mehr hören.« (*Tagebuch KBW*, VIII, 5. September 1929)

Der damit angekündigte neue Gedanke wurde im September 1929 von der Nachricht ausgelöst, daß Eckeners Zeppelin zum zweiten Mal in New York angelegt habe. Dies war ein Triumph der Wissenschaft und der Vorausschau. Warburg war besonders von der Tatsache beeindruckt, daß die Besatzung des Luftschiffs den Kurs änderte, als die Instrumente einen Sturm angekündigt hatten. Die Wissenschaft kann Voraussagen treffen und daher die Angst überwinden: »Die Quecksilbersäule als Waffe vor dem Satan Phobos«.[9]

Nun plante er, dem Photo des Zeppelins die Darstellung des Riesenfisches aus der Wahrsageschrift des Leonhard Reymann (S. 284, Abb. 104) von 1524 gegenüberzustellen. Dieser Fisch war ein

9 *Tagebuch KBW*, 9. September 1929.

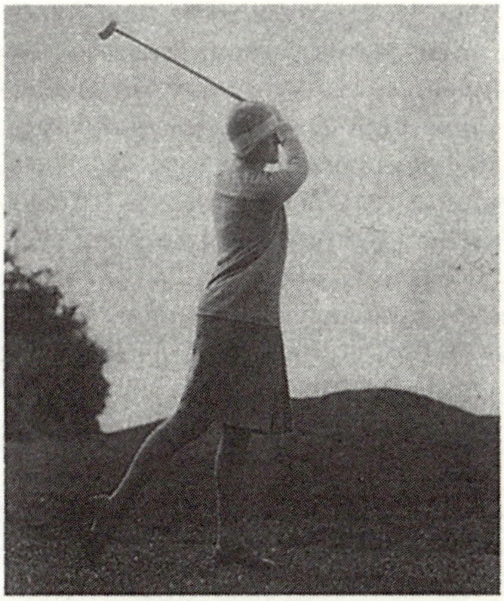

162 Golfspielerin, aus *Mnemosyne,* Tafel 77.

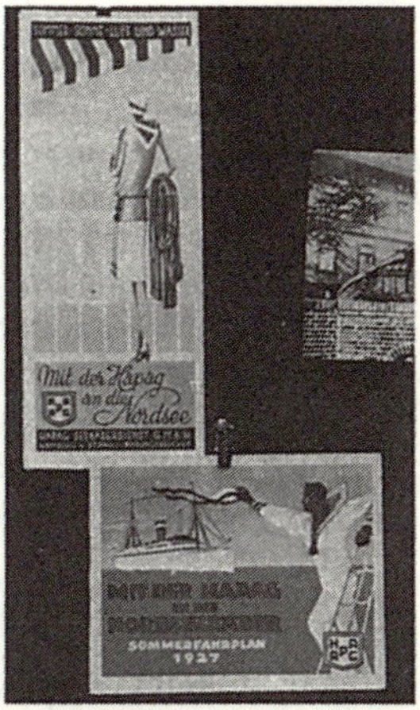

163 Reklamezettel der Hamburg-Amerika-Linie, aus *Mnemosyne,* Tafel 77.

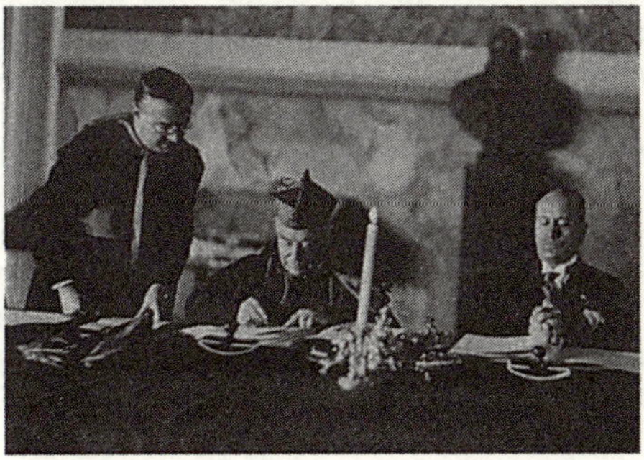

164 Das Konkordat von 1929, aus *Mnemosyne,* Tafel 77.

Produkt der Angst, der Angst vor einer Sintflut, die prophezeit worden war, weil eine Reihe von bösartigen Planeten in das Zeichen der Fische treten würde. So ließ sich die Projizierung imaginärer Ursachen im mythologischen Denken erneut mit den Errungenschaften »distanzierter« rationaler Handlungen vergleichen.

Es ist vielleicht müßig, darüber nachzudenken, wie viele dieser Aktualitäten beibehalten worden wären, wenn Warburg die Drucklegung seines Werkes noch erlebt hätte. Seine Mitarbeiter standen zweifellos so sehr unter dem Zauber dieses außergewöhnlichen Unternehmens, daß sie überzeugt waren, das Werk stehe kurz vor seiner Vollendung, als Warburg am 26. Oktober 1929 starb. Selbst eine kursorische Beschreibung einiger der Themen und Motive, die aus dieser seltsamen Bildersymphonie ausgewählt wurden, mag hinreichend deutlich gemacht haben, welche Probleme die Veröffentlichung eines so weitgespannten und esoterischen Werkes in jedem Fall gestellt hätte.

In gewisser Weise ist der Titel dieses Werkes, *Mnemosyne* (»Gedächtnis«) sogar noch zutreffender, als er es in Warburgs Vorstellung war. Das Werk zeigt uns die Erinnerungen aus dem Leben eines Gelehrten, als seien sie in einen Traum verwoben. Für all jene, die seine stumme Sprache lesen und den Zusammenhang aufdecken können, wird es tatsächlich die Intensität eines Traumes besitzen; seine Artverwandten sind weniger in historischen Werken zu suchen als in gewissen Formen der Dichtung, die auch aus dem zwanzigsten Jahrhundert vertraut sind und in denen eine Menge von historischen und literarischen Anspielungen immer neue Schichten von Privatdeutungen sowohl verhüllen wie bloßlegen. Wie wir gesehen haben, läßt die Sprache der Aphorismen und Epigramme, mit denen Warburg seine Bildersammlung begleitete, diese geistige Verwandschaft ganz deutlich hervortreten.

In einigen seiner Notizen spielt er mit dem Wortklang und dem Wortsinn auf eine Weise, die sich zwischen mystischer Wortspielerei und den für den Traum und gewisse Psychosen charakteristischen Sprachassoziationen bewegt. So versucht er, seine Sicht des Antriebs und die Doppeldeutigkeit des Wortes »Be/Er-Greifen« zu folgendem Satz zu verdichten:

> »Unter dem dunkel surrenden Flügelschlage des Vogels Greif erträumten wir – zwischen Ergreifung und Ergriffenheit – den Begriff vom Bewußtsein.«
> (*Mnemosyne, Überschriften*, Notizbuch, 1928, S. 28)
> [vgl. Abb. 165]

Manchmal war sich Warburg des privaten, persönlichen Charakters seines Projekts durchaus bewußt. In einer Mitteilung an seine Helfer verweist er auf diesen Zusammenhang:

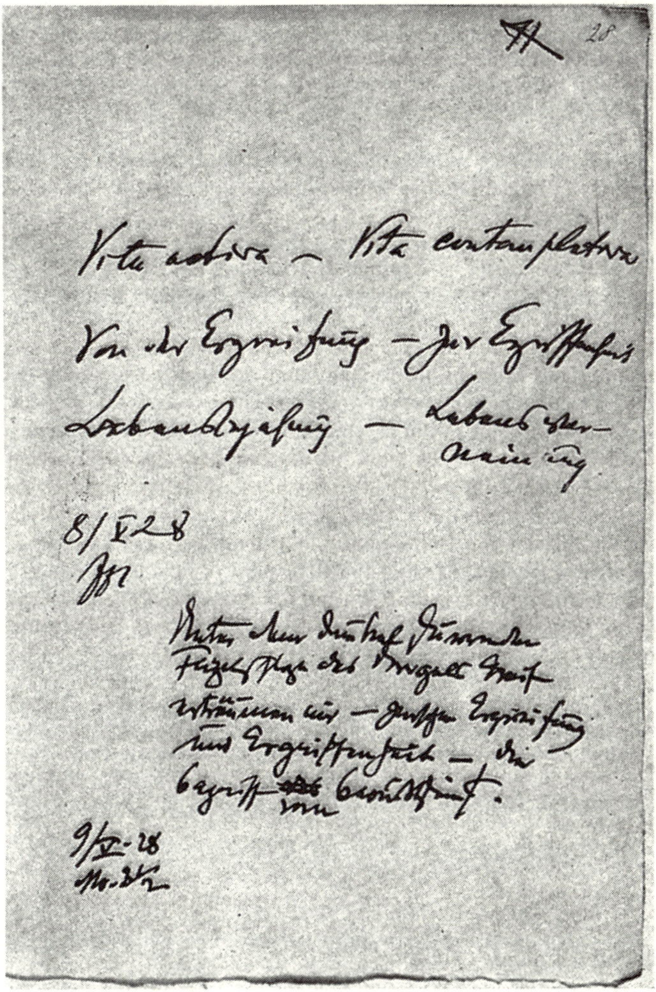

165 Seite aus Warburgs Notizbuch, Mai 1928.

»Manchmal kommt es mir vor, als ob ich als Psychohistoriker die Schizophrenie des Abendlandes aus dem Bildhaften in selbstbiographischem Reflex abzuleiten versuche: die ekstatische Nympha (manisch) einerseits und der trauernde Flußgott (depressiv) andererseits . . .« (*Tagebuch KBW*, 3. April 1929)

Der Romantiker Novalis spricht in einem Distichon von dem verborgenen Bild der Isis, das Schiller als ein Symbol der Wahrheit interpretiert hatte:

»Einem gelang es – er hob den Schleier der Göttin zu Sais –
Aber was sah er? – er sah – Wunder des Wunders, sich selbst.«

Man braucht hier die Fachausdrücke, mit denen Warburg seine erstaunliche Einsicht ausdrückte, nicht wörtlich zu nehmen. Einem Psychiater, der zwischen der Diagnose von Schizophrenie und manisch-depressiven Psychosen wohl deutlich unterscheiden würde, könnten sie ohnehin nicht genügen. Die technischen Aspekte von Warburgs »selbstbiographischem Reflex« gehören jedoch nicht in dieses Buch. Auch ohne Fachkenntnisse wird der Leser die Phasen von Depression und Tatendrang bemerkt haben, die sich in Warburgs Leben ablösten.

Bezeichnenderweise fährt Warburgs bereits zitierte Selbstanalyse mit dem Hinweis fort, wie sehr er Anteil nahm an den moralischen Fragen seiner Zeit:

»Daß zur ekstatischen Nymphe heutzutage im jungen Leben selbst eine Phase gehört, die man als ›wildernde Hündin‹ bezeichnen müßte, muß zwar vom gewitzten und weisen Zuschauer ausgehalten werden – aber um im erwogenen Augenblick umso schärfer reinfahren zu können. Nichts von Ethik, nur eine Frage der Reinlichkeit, ›ein Luxus‹.«
(*Tagebuch KBW*, 3. April 1929)

Wichtiger für seine intellektuelle Biographie ist jedoch Warburgs eigener Hinweis, daß seine Theorien und Untersuchungen mit diesen ganz persönlichen Elementen verknüpft waren. Wir haben bei früherer Gelegenheit bereits über Warburgs Angstzustände gesprochen, jene »phobischen« Reaktionen, auf denen so viele seiner entwicklungsgeschichtlichen Spekulationen gründeten. Im Sieg über die Angst sah er eines der Ziele der Rationalität, den Triumph der menschlichen Kultur. Sein Verhältnis zum »manischen« Element leidenschaftlich bewegter Gebärde war zweifellos viel komplexer. Einerseits verhieß diese Berührung mit »primitiven« Schichten freudige Erregung, Befreiung von Schranken und Konventionen, als ob die Lethargie seiner melancholischen Stimmungen zu einer Sehnsucht nach freudiger Bewegtheit geführt hätte. Andererseits empfand er den Zustand von Leidenschaft und Erregbarkeit als Bedrohung, als Gefahr, die zur Selbstaufgabe führen kann. Diese Bedrohung galt es zu beherrschen, wenn man den »Superlativen« der Rhetorik und der Raserei nicht anheimfallen wollte.

Am meisten bewunderte Warburg jene seelische Stärke, die er Francesco Sassetti zugeschrieben hatte, der beide Extreme verbinden konnte, ohne unter dem Druck dieser gegensätzlichen Pole das innere Gleichgewicht zu verlieren.

Wer kann sagen, ob nicht Warburgs ganzes Leben von seiner seelischen Disposition bestimmt wurde? Vielleicht sprach Lessings *Laokoon* ihn zu seiner Schulzeit gerade deswegen an, weil dort die ästhetischen und moralischen Probleme des Schmerzensschreis und der Forderung nach Selbstbeherrschung in der antiken Plastik erörtert wurden. Lessings Analyse wies ein Paradox auf, das gelöst werden mußte. Lessing hatte, im Gefolge Winckelmanns, die Laokoon-Gruppe mit ihren ringenden Körpern als Vorbild jener klassischen Zurückhaltung besprochen, die der Plastiker, im Gegensatz zum Dichter, beachten mußte. Aber weder in der Kunst der Antike noch in der Kunst der Renaissance, die sich auf diese Vorbilder zurückführen ließ, konnte von Verhaltenheit die Rede sein. Beide führten die Schmerzen und die Leidenschaft des Menschen in ihrer ganzen beeindruckenden und furchterregenden Nacktheit vor. Dieselbe Nacktheit wurde bei den Göttern, die aus ihrer ins Dämonische umgeformten Gestalt befreit worden waren, als Schönheit erlebt, in den Darstellungen der Raserei und der Angriffslust aber auch als Bedrohung.

Wir haben gesehen, daß Warburg die Idee dieser Bedrohung mit bestimmten Motiven identifizierte. Die Betonung der »Kopfjägerin« enthüllt jene Angstschicht, die durch Warburgs Faszination von der »Nympha« hindurchscheint, aber dieselbe Ambivalenz, die ihn seine Polaritätstheorie formulieren ließ, mag auch seine Identifikation mit Perseus erklären, dem Helden, der das Haupt der Medusa schwingt.

Man ist versucht, die Assoziationsketten zurückzuverfolgen, die möglicherweise vom Bild des Perseus mit seiner Waffe über das Bild des Saturn mit der Sichel bis hin zum Mythos der Geburt der Venus führen, der den Beginn von Warburgs wissenschaftlicher Arbeit bezeichnet. Es ist jedoch sicherer, an dieser Stelle abzubrechen, als sich in dieses Labyrinth hineinzubegeben, in dem sich nicht nur der Laie leicht verirren kann. Selbst wenn man die unbewußten Motive aufdecken könnte, die hinter Warburgs Forschungsinteresse stehen, so wäre noch immer zu fragen, wieweit dieser persönliche Hintergrund für seine Leser relevant ist. Die geistigen Interessen jedes Menschen haben schließlich immer auch eine persönliche, unbewußte Determinante, und kein ernst zu nehmender Historiker wird sich sein Leben lang mit all seiner Energie einer Sache widmen, an der er, ob bewußt oder unbewußt, keinen inneren Anteil nimmt.

Warburg selbst hat das, was die Nachwelt von ihm denken werde, einmal in den folgenden Worten beschrieben: »Und von diesen von mir so hochgeschätzten allgemeinen Ideen wird man vielleicht später sagen oder denken: diese irrtümlichen Formalideen haben wenigstens das Gute gehabt, ihn zum Herausbuddeln der bisher unbekannten Einzeltatsachen aufzuregen ...« (8. April 1907) (S. 180).

Und doch ist Warburgs Persönlichkeit zu sehr Bestandteil der Geschichte unserer Disziplin, als daß man sich mit einem solchen Achselzucken einfach zurückziehen dürfte. Es obliegt dem Historiker, bei aller Anerkennung der unleugbaren Subjektivität von Warburgs Geschichtsbild auch seine Wirkung nicht aus dem Auge zu verlieren, die geradezu zur Umgestaltung der Theorie und Praxis der Kunstgeschichte führte.

XVI
ZUR STELLUNG WARBURGS IN DER KUNSTGESCHICHTE

Es war die Absicht dieses Buchs, Warburgs Ideen vorzustellen und eher ihn selbst zu Wort kommen zu lassen, als seine Gedanken kritisch zu würdigen. Es gibt eine bekannte Anekdote, die gerne zitiert wird, um den Autor einer Biographie davon abzuhalten, seine eigenen kritischen Überlegungen hinzuzufügen: Der Herausgeber der Gespräche mit Goethe versah eine der Bemerkungen des Dichters mit der inzwischen klassischen Fußnote »Hier irrt Goethe«, allerdings lag die notorische Albernheit dieser Bemerkung darin, daß sie sich auf Goethes Aussage bezog: »Nur Lilli habe ich wirklich geliebt.« In anderer Hinsicht wäre eine weniger unkritische Einstellung selbst in der Literatur über Goethe nicht immer fehl am Platz gewesen. Wie dem auch sei, der Leser der vorangegangenen Kapitel wird sicherlich verstehen, warum es nicht angebracht gewesen wäre, die Darstellung mit Fußnoten wie »Hier irrt Warburg« zu unterbrechen, aber er wird vielleicht jene »Distanz« vermissen, die eine kritische Würdigung der Warburgschen Geschichtsauffassung erst ermöglicht. Diese Aufgabe sollte sich am *Mnemosyne*-Atlas, trotz seiner dichterischen Subjektivität, leichter bewältigen lassen, als wenn man etwa die veröffentlichten Abhandlungen über Botticelli oder Sassetti, mit all ihren Abschweifungen und Zitaten, auseinandernehmen wollte. Denn in *Mnemosyne* wird vielleicht am besten deutlich, was Warburg unter dem »Nachleben der Antike« verstand. Es handelte sich nicht so sehr um ein Problem formaler Traditionen als um ein Problem der Kollektivpsychologie. Warburg bat seinen Freund Mesnil, der das Problem auf ganz konventionelle Weise mit den Worten »que représentait en réalité l'antiquité pour les hommes de la Renaissance?« formuliert hatte, die Frage

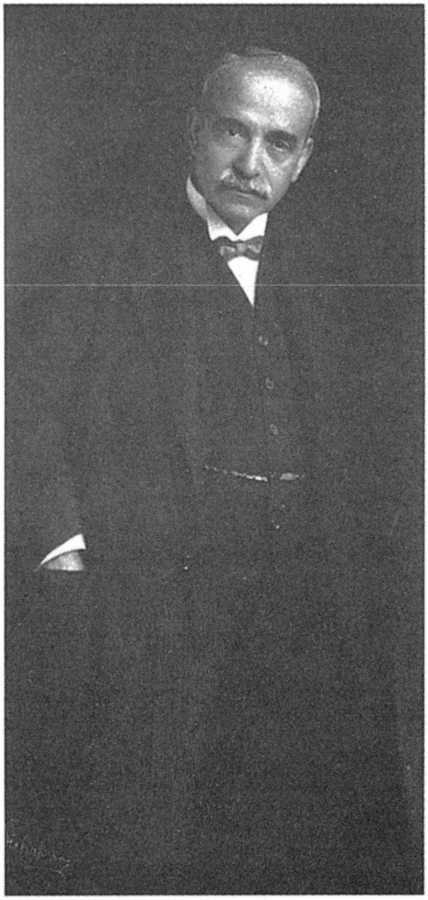

166 Aby Warburg 1925.

»... einmal derartig zu ergänzen, daß Sie hinzusetzen: Ein Problem, das sich später im Laufe der Jahre zu dem Versuch, die Bedeutung des Nachlebens des Heidentums für die europäische Gesamtkultur zu erfassen, erweiterte.« (12. Februar 1926)

Unter Heidentum verstand Warburg, wie wir wissen, einen seelischen Zustand, in dem man sich den Impulsen der Erregung und Angst auslieferte. Dieses verhängnisvolle Erbe wollte er untersuchen, und dabei setzte er ohne weiteres das Leben des Einzelnen mit dem des Kollektivgeistes gleich. Das Drama des Wiedererwachens dieser Impulse, die im Kollektivgeist geschlummert hatten, wird hauptsächlich auf der Bühne der Renaissance ausgetragen. Bestimmte Fragen scheint Warburg niemals gestellt zu haben. Beispielsweise die Frage, wie berechtigt es ist, das Heidentum an sich mit der hellenistischen Kunst, mit der relativ späten Phase der antiken Plastik, die uns die Laokoon-Gruppe und die Sarkophagarchetypen überliefert hat, gleichzusetzen. Warburg spricht hier und da von der Orgiastik des Dionysoskultes und anderer Mysterienkulte, die diese Gleichsetzung stützen sollten, aber der Hinweis auf Nietzsche und auf Parallelen in der Anthropologie sind allein noch keine hinreichende Erklärung dafür, daß diese Gebärden und Bewegungen nur in einer ganz bestimmten Periode der antiken Kunst dargestellt wurden. Die Lücke ist nicht auf ein Versehen zurückzuführen, sie ist vielmehr von systematischer Bedeutung. Warburg hat der orthodoxen Kunstgeschichte, die sich auf die allmähliche Herausbildung der stilistischen Mittel der Naturwiedergabe konzentrierte, nie etwas abgewinnen können. Er wollte kein Kunstkenner sein, sondern eine wissenschaftliche Psychologie des künstlerischen Schaffens entwickeln.

Wir haben allerdings gesehen, daß die psychologische Betrachtungsweise, der er sich verschrieben hatte, zu einem Verständnis von Traditionen wenig beizutragen vermochte. Dort war hauptsächlich die Rede von Sinneseindrücken und Ideenassoziationen. Daher wollte auch Warburg die künstlerischen Bilder immer aus dem erklären, was der Künstler selbst gesehen oder erlebt hatte. Schon ziemlich früh richtete er sein Augenmerk auf das Element des Festwesens als einen prägenden Einfluß. Er betrachtete die Festumzüge und das Theater, Tanz und orgiastische Riten als äußere Anlässe, die dem Künstler ein vorgeprägtes Bild darboten, das er nur noch in eine Skulptur oder in ein Gemälde zu übersetzen hatte. Das Problem, das Warburg hier aufwarf und das er von seiner Dissertation bis zum Rembrandt-Vortrag, von den Valois-Teppichen bis hin zu seinen Interpretationen der dionysischen Kunst verfolgte, ist zweifellos von bemerkenswerter Originalität.[1] Aber aus irgendeinem Grund hat sich Warburg nie gefragt, warum die Tänze und Aufführungen, die er bei den nordamerikanischen Indianern miterlebte, in der Kunst dieser Stämme nicht vorkamen, welche stilistischen Bedingungen also für eine derartige Übersetzung notwendig waren.

Und doch liegt paradoxerweise das nachhaltigste Ergebnis seiner Weigerung, sich der Kunst mit konventionellen Stilbegriffen zu nähern, darin, daß er eine neue Epoche des Studiums von Bildüberlieferungen einleitete. Da er ja, anders als die meisten Kunsthistoriker, Einflüsse und Formeln nicht als etwas Selbstverständliches betrachtete, mußte ihn seine Entdeckung des Nachlebens mit einer ganz neuen Wucht treffen, da es ursprünglich kein Bestandteil seiner Theorien gewesen war. Er hatte sich die Fähigkeit des Staunens bewahrt, und so trug er die Tatsachen und Voraussetzungen künstlerischer Entlehnungen mit einem Nachdruck vor, der die Menschen aufhorchen ließ. Der Erfolg eines Begriffes wie der »Pathosformel«, den wir inzwischen mit Warburgs Namen verbinden, bezeugt die Anziehungskraft dieser neuen Prägung.

Warburg selbst gab sich, wie wir wissen, mit dieser Wiederentdeckung von Typen und Stereotypen nicht so schnell zufrieden. Psychologischen Erklärungsansätzen verpflichtet, beobachtete er weiterhin voller Staunen den Wiedereintritt künstlerischer Formen, bis er das Phänomen in eine entfaltete psychologische Theorie des sozialen Gedächtnisses eingearbeitet hatte. Selbst in diesem neuen Zusammenhang ist ja die Wiederkehr der Pathosformel nicht ein stilistisches Phänomen, sondern ein psychologisches Symptom, ein Indiz für den Zustand des Kollektivgeistes.

Warburgs Abneigung, Stilprobleme als Ausdruck von Konventionen und Traditionen zu betrachten, die im Wesen des künstlerischen Schaffensprozesses selbst liegen, erklärt vielleicht auch die merkwürdigste Lücke in seinem Geschichtsbild: das Mittelalter hat er praktisch ausgespart. Eine stilistische Erklärung dafür, daß

1 Diese Theorie habe ich zu entwickeln versucht in »Ritualized Gesture and Expression«, *Philosophical Transactions of the Royal Society of London*, Serie B, Nr. 772, Bd. 251, 1966, S. 393f.

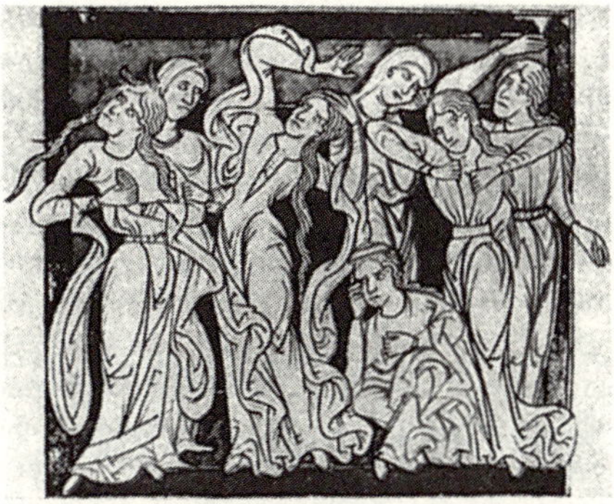

167 Die weinenden Mütter zu Bethlehem, aus Wernher von Tegernsee, *Das Lied der Magd.*
Deutsche Handschrift des 13. Jhdts., Berlin, Cod. germ. oct. 109
(zerstört; nach einem Faksimile).

die Bilder von leidenschaftlich bewegten Körpern, die die Renaissance aus der hellenistischen Kunst übernahm, in das Vokabular des Mittelalters nicht einfach eingehen konnten, sondern auf die Herausbildung dieses neuen künstlerischen Ausdrucksmittels in der Renaissance warten mußten, hat er nie in Betracht gezogen. Warburg sah sich daher, wenn er den Hiatus zwischen Darstellungen aus der Antike und der Renaissance erklären wollte, auf seinen eigenen Begriffsapparat angewiesen. Ganz in der Tradition des neunzehnten Jahrhunderts suchte er die Erklärung in der Vorherrschaft christlicher Moral im Mittelalter.

In den Tagen seiner Jugend bestand natürlich weithin die Auffassung, die Kirche habe die Darstellung des menschlichen Körpers aus asketischen Erwägungen mißbilligt, und dieses Tabu der Sinnlichkeit erkläre die Spiritualität der mittelalterlichen Kunst und damit auch die Irreligiosität der Renaissancemalerei. Warburg bezog die Erklärung nicht nur auf die Sinnlichkeit, sondern auch auf die leidenschaftlichen Gebärden des menschlichen Körpers. Es ist einer der unsichtbaren Eckpfeiler seines Gedankengebäudes, daß die kirchliche Zucht heidnische Impulse, die mit der nachlassenden Selbstbeherrschung erstmals in der Renaissance wieder hervorbrechen, unterdrückt hat. Diese Macht christlicher Unterdrückung hielt Warburg, wie wir uns erinnern, für so stark, daß die heidnischen Bilder der Leidenschaft nur verwendet werden konnten, wenn ihr Sinn in das Gegenteil verkehrt wurde, als seien sie dann psychologisch ungefährlich. Der Gedanke ist gewiß psychologisch sehr reizvoll, aber keines der von Warburg angeführten Beispiele hält der Kritik völlig stand.

Aber ganz abgesehen von diesem rein sachlichen Einwand, wird jeder Leser, der ein wenig Distanz zu dem Zauber der Warburgschen Formulierungen herstellen kann, sich zwangsläufig fragen, wie er die ungeheure Leidenschaft, die so viele der Meisterwerke des Mittelalters durchdringt, überhaupt übersehen konnte. Wer kann die leidenden Seelen der Verdammten in manch einem »Jüngsten Gericht« vergessen, die Klage über den Tod Christi oder die weinenden Mütter im »Bethlehemitischen Kindermord« (Abb. 167), um nur einige Motive zu nennen. Noch eigenartiger ist es ja, daß viele der Gebärden und Bewegungsmotive, die während des gesamten Mittelalters überliefert und neu gestaltet wurden, zum Nachleben der Antike gehören. Weit davon entfernt, sie zu unterdrücken, hat sich die Kirche ihrer ständig bedient, um die Gefühle der Gläubigen aufzurütteln.

Warburg muß von dieser Überlieferung Kenntnis besessen haben, um so mehr, als er schon die Formulierung seines Problems – »Das Nachleben der Antike« – einer Abhandlung von Anton Springer entnommen hat, die sich mit dessen mittelalterlichem Aspekt auseinandersetzte (S. 70). Aber seltsamerweise ist er nicht der einzige Kunsthistoriker seiner Generation, der das Jahrtausend der mittelalterlichen Kunst praktisch ignorierte, wenn es darum ging, ein System der Kunstwissenschaft zu entwickeln. Das trifft auch für Alois Riegl und Heinrich Wölfflin zu, obwohl beide Gelehrte Schriften über Probleme des Mittelalters vorgelegt haben. Sie standen alle von Jugend auf noch im Bann von Vasaris Geschichtsbild, wonach die Kunst während des ganzen Mittelalters tot oder zumindest in einem tiefen Schlaf befangen war.

Was Warburg betrifft, so wurde dieses spezielle Versäumnis von Fritz Saxl und Erwin Panofsky, den ersten Historikern, die in seinen Wirkungskreis traten, natürlich bemerkt und richtiggestellt. Besonders Panofsky unternahm den Versuch, etwas von Warburgs Geschichtsbild durch einen Vorschlag der Neuformulierung zu retten.[2] Natürlich leben die antiken Prägungen im gesamten Mit-

2 Vgl. E. Panofsky und F. Saxl, »Classical Mythology in Medieval Art«, *Metropolitan Museum Studies*, Bd. IV, 2, 1933, S. 228ff. sowie E. Panofsky, *Renaissance and Re-*

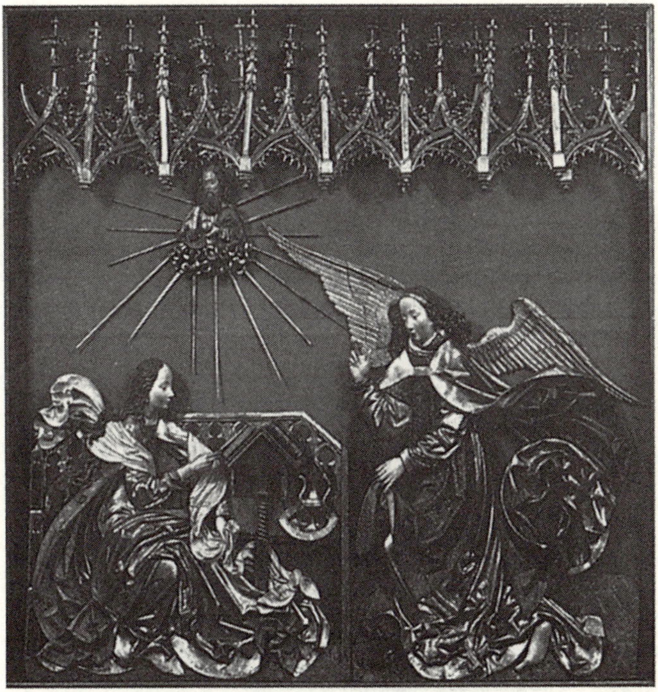

168 Veit Stoss, Verkündigung (Ausschnitt).
Altar in der Marienkirche, Krakau.

telalter fort, aber nur in einem christlichen Kontext; heidnische Motive aus Mythologie und Astrologie leben ebenfalls fort, aber erst im Zusammenhang mit diesen Traditionen äußert sich die Mißbilligung der Kirche gegenüber den leidenschaftlichen Darstellungen von Schönheit und erregter Gebärde. Antike Formen und Inhalte kommen daher erstmals wieder in der Renaissance zusammen. Ob diese Formel nun immer anwendbar ist oder nicht, es ist fraglich, ob sie Warburg zufriedengestellt hätte. Ein Blick auf den Ursprung seiner Frage soll diese Bedenken erklären.

---

nascences in Western Art, Uppsala, 1960 (mit Angaben zu früherer Literatur); dt.: *Die Renaissancen der europäischen Kunst*, Frankfurt, 1979.

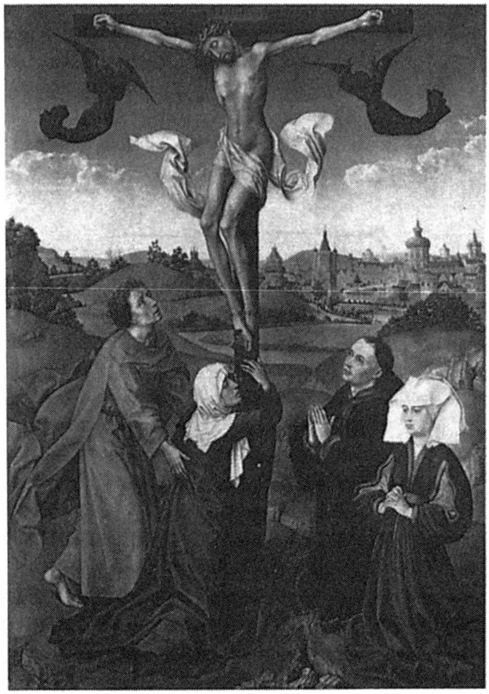

169 Rogier van der Weyden, Kreuzigung.
Wien, Kunsthistorisches Museum.

Warburgs Ausgangspunkt in jenem denkwürdigen Winter des Jahres 1888, als er seine zukünftige Frau durch die Florentiner Galerien führte, waren die Gewandmotive bei Filippino Lippi und Botticelli, die flatternden Gewänder und das wallende Haar, dem er dann die Bezeichnung »bewegtes Beiwerk« gab.

Ursprünglich war es der Mangel an Realismus bei diesen rätselhaften Formen, der ihn Vasaris Darstellung der Stilgeschichte als einer schrittweisen Beherrschung der Naturwiedergabe in Frage stellen ließ. Das Problem kann als stilistisches Problem aufgefaßt werden. Warum wurden diese wogenden Formen im letzten Jahrzehnt des Quattrocento bei Florentiner Malern zu so beliebten

Ausdrucksmitteln? So gesehen, muß die erste Antwort lauten, daß diese Mode keineswegs auf Florenz beschränkt war. Sie zeigt sich vielmehr besonders ausgeprägt in bestimmten Schulen der nordischen Plastik und Malerei, wo sie als »spätgotisch« (Abb. 168) bezeichnet wird. Einer der Schöpfer dieses Stilmittels ist wahrscheinlich Rogier van der Weyden, der diese ornamentalen Floskeln flatternder Schleier und Bänder als Kompositions- und Ausdrucksmittel mit höchster Meisterschaft verwendet (Abb. 169). Die erneute Vorliebe für dieses Stilmittel gegen Ende des Quattrocento hat F. Antal als »zweite Gotik« bezeichnet, als eine Reaktion auf den recht statischen Realismus der vorangegangenen Generation.[3]

In dieser Perspektive wird deutlich, daß Warburg eine schwerwiegende Entscheidung traf, als er beschloß, sich bei seiner Untersuchung dieses rätselhaften Phänomens auf zwei mythologische Werke Botticellis zu beschränken. Denn die Antwort, die er dann gab, erklärte den neuen Stil mit den Erfordernissen der neuen Themen. Das »bewegte Beiwerk« war dem Maler von Polizian nahegelegt worden, der es seiner Lektüre antiker Poesie entnahm, die sich an antiken Sarkophagen bewährt hatte. Diese formalen Merkmale erklären sich also einzig und allein durch das Nachleben antiker Stoffe. Nachdem Warburg dies postuliert hatte, ergab sich das Problem, warum die Florentiner soviel Gefallen an der gotischen Genrekunst gefunden und gotische Andachtsbilder aus Flandern importiert hatten. Aber sosehr er sich auch mit der historischen Situation auseinandersetzte, die ihm so paradox erschien, stellte er sich doch nie die Frage, wieweit man auch Botticelli im Zusammenhang mit der gotischen Mode sehen konnte. Er hätte dann vielleicht die Vorliebe bestimmter Künstler des Quattrocento für antike Plastiken, die mehr von Erregung als von Ruhe geprägt sind, als ein Symptom des Geschmacks und der künstlerischen Probleme der Zeit interpretiert. Allein schon die »Nympha« d. h. die Dienerin, die Gaben in die Wochenstube bringt, hätte womöglich Licht auf die vielschichtigen Probleme einer solchen Konvergenz geworfen. Die älteren Versionen des lebhaften Mädchens, wie wir sie bei Filippo Lippi oder auf einem Warburg unbekannten Fresko des Meisters von Prato (Abb. 170) finden, stehen höchstwahrscheinlich in keinem Zusammenhang mit der antiken

3 »Studien zur Gotik im Quattrocento«, *Jahrbuch der preußischen Kunstsammlungen*, XLVI, 1925, S. 6ff.

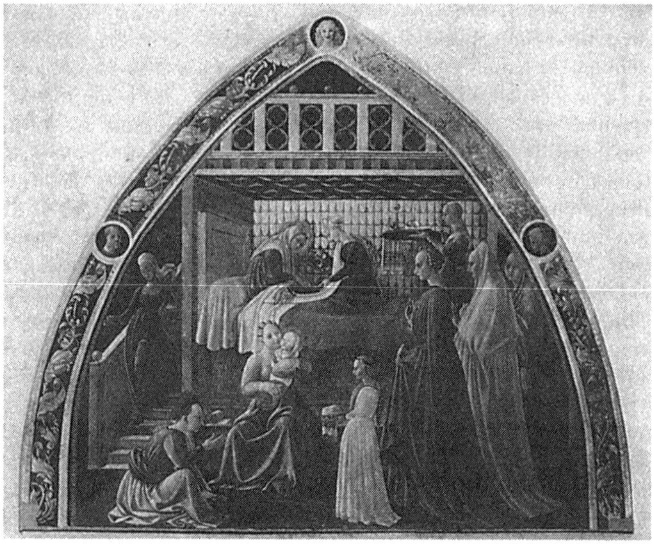

170 Meister von Prato, Geburt Mariae. Um 1445.
Ehemals in der Capella dell'Assunta der Kathedrale in Prato.

Plastik. Wenn wir Warburgs späteren Überlegungen, in denen er ihre Körperhaltung als einen Durchbruch des Rassegedächtnisses interpretierte, nicht folgen, dann müssen wir das Nachleben dieses Typus aus der Macht der Konvention erklären, auf die Warburg selbst uns aufmerksam gemacht hat. Wie diese Art von Themen und Typen auf die Entdeckung neuer künstlerischer Gestaltungsmittel antwortet, wird sich wohl immer einer restlosen Klärung entziehen. Vom heutigen Standpunkt aus gesehen, hätte sich Warburg gewiß auf die künstlerischen Probleme konzentrieren können, zu deren Lösung dieses belebende Motiv herangezogen wurde. Die Dienerin als dekorative Figur ist weniger als die Gesellschaft von Heiligen von Konventionen beengt und kann daher eine Rolle spielen, wie etwa die Soubrette in der Oper, die ja auch oft eine Zofe darstellt. Allgemeiner gesagt, mit dem »bewegten Beiwerk«, dem Warburgs Aufmerksamkeit zu Anfang galt, ließen sich die starren Konturen der Quattrocento-Malerei lockern, die Vasari so hart und trocken vorkamen. So gesehen, hätte Warburg sein Urteil über Botticelli als einen »Manieristen«, der allzu »biegsam« war, vielleicht sogar abgeschwächt.

Es ist hier natürlich nicht der Ort, jene Stilgeschichte der Quattrocento-Malerei zu schreiben, von der Warburg sich abgewendet hatte, um in eine andere Richtung zu gehen. Aber möglicherweise kann sein Rang in der Kunstgeschichte erst dann in seiner wirklichen Bedeutung gesehen werden, wenn wir seine hartnäckige Weigerung, sich mit Stilfragen auseinanderzusetzen, ganz deutlich machen. In gewisser Weise scheint diese Beurteilung das landläufige Bild von Warburg zu bestätigen. Nach allgemeiner Auffassung steht Warburg in der Kunstgeschichte für die Aufgabe der Formenanalyse zugunsten der Ikonographie. Wer dieses Buch gelesen hat, weiß, daß es eine Karikatur wäre, Warburg in Zusammenhang mit diesem Zweig der Kunstgeschichte zu bringen. Wenn es überhaupt einen Kunsthistoriker gibt, dessen Name mit der Ikonographie verbunden werden sollte, dann ist es natürlich Emile Mâle. Ikonographie war für Warburg etwas Marginales; seine Interpretation des astrologischen Bilderzyklus im Palazzo Schifanoja in Ferrara war zwar in der Tat ein Höhepunkt seines öffentlichen Schaffens, aber ihn interessierte weniger die Identifizierung der Dekane als die Entdeckung umgeformter und verkleideter Gestalten der Antike, die in ihrer unverfälschten Schönheit wiederhergestellt sein wollten.

Wenn Warburg sich der Ikonographie zuwandte, so nur aus pädagogischen Erwägungen. Er stellte der degradierten Form eines Themas gerne seine ursprüngliche Fassung gegenüber, um so das Erlebnis der Befreiung bestimmter Inhalte von fremden Zusätzen innerlich mitzumachen. Manchmal bezeichnete er diese Verfahrensweise als »Ikonologie«[4], aber für ihn war Ikonologie nicht das Studium komplexer Embleme und Allegorien, sondern die Untersuchung der Wechselwirkung von Form und Inhalt im Konflikt der Traditionen.

Hier nähern wir uns einer Definition dessen, was zu dem Geheimnis von Warburgs pädagogischem Erfolg beigetragen hat. Indem er den stilgeschichtlichen Ansatz ablehnte bzw. ignorierte, hatte er das Hauptthema der theoretischen Kunstgeschichte umgangen, das letztlich auf Winckelmann und Hegel zurückging,

4 W. S. Heckscher, »The Genesis of Iconology«, a.a.O. [S. 255].

nämlich das Problem eines einheitlichen Stils als Ausdruck eines »Zeitalters«. Allen diesen Systemen gemeinsam war die Auffassung, daß der Zeitgeist sich in parallelen Erscheinungsformen äußere, wobei die Verbindung zwischen Kunst und Weltanschauung am häufigsten erörtert wurde.[5]

Nicht daß Warburg diese Auffassung, in der er selbst aufgewachsen war, umstürzen wollte, aber seine Forschung ließ ihn einige ihrer Annahmen immer mehr in Frage stellen und führte dazu, daß ihm ihre Verallgemeinerungen unzulänglich erschienen. Als er sich mit dieser Tradition schließlich in dem Vortrag über Rembrandt direkt auseinandersetzte, schien er sie zu akzeptieren, aber nur, um sie noch mehr in Frage zu stellen:

> »Jeder Wissenschaftler, der sich an ein kulturgeschichtliches Problem heranwagen muß, liest über dem Eingang seiner Werkstatt Goethes Worte: ›Was Ihr den Geist der Zeiten heißt, das ist im Grund der Herren eigener Geist, in dem die Zeiten sich bespiegeln‹. Und die vernichtende Wahrheit dieses Urteilsspruchs hat dann gewiß jeder Versuchende in seiner ganzen Wucht empfunden; wenn wir nun dennoch ... gleichsam eine Teilrevision dieses Spruches befürworten wollen, so veranlaßt uns dazu die Einsicht, daß bisher methodologisch nicht alles versucht wurde, um den ›Geist der Zeiten‹ aus den eigenen Stimmen der Zeit selbst herauszustellen.
>
> Solange nur ganz gelegentliche Übereinstimmungen zwischen Wort und Bild sich nicht zu einer systematisch geordneten Reihe von Beleuchtungskörpern zusammenschließen, und solange z. B. die Beziehungen stofflicher und formaler Natur zwischen bildender Kunst und Drama – es sei dies nun kultliche Handlung, stummes Schauspiel oder sprechendes und singendes Theater – in ihrer gegenseitigen Bedeutung überhaupt nicht erkannt, geschweige systematisch zusammengeschaut werden, muß man dem angeklagten Historismus das Recht zu dem Versuch lassen, ›den Geist aller Zeiten‹ aus Stimme und Gestaltung des Zeitgeistes selbst zum Bilde beizubringen, um damit sich selbst aus der Region des Zusammenhangs von Wort, Handlung und Bild als größte Fehlerquelle auszuschalten.«
>
> (*Rembrandt-Vortrag,* Einleitung)

---

5 Vgl. hierzu Edgar Wind, »Kritik der Geistesgeschichte. Das Symbol als Gegenstand kulturwissenschaftlicher Forschung«, *Kulturwissenschaftliche Bibliographie zum Nachleben der Antike,* I, Leipzig, 1934, S. VII-XI; sowie E. H. Gombrich, *In Search of Cultural History*, 1969.

Der Vortrag über Rembrandt, den Warburg mit dieser Warnung einleiten wollte, zeigt in der Tat, wie weit er sich davon entfernt hatte, den »Zeitgeist« in irgendeiner Form zu akzeptieren. Was er nämlich bei Rembrandt herausarbeiten wollte, war gerade der Widerstand dieses Künstlers gegenüber dem Zeitgeist. Man wird sich erinnern, daß es Warburg immer gerade darum gegangen war. In der Tat steht noch der Nachweis aus, daß Warburgs eigenwilliger Genius auf diese Weise dazu beigetragen hat, daß der konventionellere Ansatz der Kunstgeschichte untergraben und schließlich aufgegeben wurde. Er, der selbst ein Opfer von Konflikten war, reagierte nicht auf die oberflächliche Einheit, sondern auf die Konflikte vergangener Zeiten.

Es ging ihm nicht um Stile, die sich nach bestimmten Gesetzmäßigkeiten entfalten, sondern um Individuen, die in Konflikte und Entscheidungen verwickelt waren.[6] Wenn sie ein traditionelles Thema, sei es christlich oder heidnisch, mit Leben erfüllen wollten, mußten sie eine Sprache suchen, ein Vokabular finden, mit dem sie ihre Vision formulieren konnten, und es war diese Entscheidung, die für ihre Persönlichkeit, ihre Stärke oder Schwäche, symptomatisch war. In den Jahren seiner Florentiner Archivforschungen hatte Warburg gelernt, sich solche Situationen ganz konkret vor Augen zu führen und das Kunstwerk als Ergebnis einer bestimmten Lage zu begreifen, an der der Auftraggeber nicht weniger als der Künstler beteiligt war. Ein gegebenes Kunstwerk kann dann ebenso symptomatisch sein für die Entscheidung des Auftraggebers wie für die des Künstlers. Durch die Konzentration auf einen bestimmten Auftrag sowie auf die Lösung, die aus den gegensätzlichen Möglichkeiten einer historischen Situation hervorgeht, errang Warburgs Ansatz seinen größten Triumph. Er nötigte den Kunsthistoriker, die Allgemeinheiten der »Geistesgeschichte« aufzugeben und sich auf einzelne Menschen und einzelne Bilder zu konzentrieren.

Getreu dem, was er bei Lamprecht und Usener gelernt hatte, sah Warburg alle Formen bildlicher Darstellung als eine Widerspiegelung von »Vorstellungen« im Medium der Malerei, der dekorativen Kunst oder des Festwesens. Bei einem Venusbild war entscheidend, wie jemand – sei es Auftraggeber oder Künstler – sich die

6 Vgl. meinen Aufsatz »Künstler und Kunstgelehrte« in *Meditationen über ein Stekkenpferd,* Wien, 1973.

antike Göttin vorstellte. Er konnte, wie es ja oft der Fall war, die Tradition übernehmen, die bestimmte Formen für einen bestimmten Vorstellungsinhalt vorschrieb, er konnte aber auch in der Überlieferung nach einem angemesseneren, richtigeren oder erhebenderen Bild der Liebesgöttin suchen. Auch hier geht es also kaum um das Problem des »Stils«. Die Umformung des Bildes als solchen, nicht nur des Inhalts oder der Form, wird als symptomatisch aufgefaßt. Wir haben gesehen, daß Warburg manchmal beinahe so weit ging, diese Bilder mit eigenem Leben zu erfüllen, so daß er fast versucht war, die Lebensgeschichte von mythischen Gestalten wie Perseus oder von Prägungen wie dem liegenden Flußgott zu schreiben, die im menschlichen Geist herumspuken und durch die Hand des Künstlers vergeistigt oder entwürdigt werden konnten. Es ist nicht immer ganz leicht, mit Sicherheit zu wissen, wo für Warburg die Metapher des Nachlebens endet und wo der Glaube an eine autonome psychische Existenz dieser Wesen beginnt. Hier ist es vielleicht legitim, an das Urteil über den Wert seiner Forschungsarbeit zu erinnern, das er selbst vorausgesagt hat. Durch seine Beschäftigung mit dem Nachleben bestimmter Bilder eröffnete er ein völlig neues Forschungsgebiet. Weil er überzeugt war, daß das Leben der »Götter im Exil« (um mit Heinrich Heine zu reden) eine Schicksalsfrage war, schickte er Fritz Saxl nach Rom und Wien, um dort die illustrierten astrologischen und mythologischen Handschriften zu katalogisieren.[7] Das führte zur Herausbildung eines eigenen Forschungsbereichs, der die Bilder antiker Götter in astrologischen und mythologischen Zusammenhängen untersuchte.

Allein schon die kulturellen Austauschprozesse und Filiationen, die Saxl in den Einleitungen zu diesen Verzeichnissen nachweisen konnte, waren so faszinierend, daß es zweifellos gerechtfertigt war, dieses Unternehmen fortzuführen und auch auf die Untersuchung der mythologischen Bilderwelt auszudehnen. Es entwickelte sich daher ein ganz neuer Zweig weltlicher Ikonographie, der sich mit dem Auftreten der antiken Götter in astrologischen, mythographischen und allegorischen Darstellungen befaßte.

---

7 F. Saxl, *Verzeichnis astrologischer und mythologischer illustrierter Handschriften des lateinischen Mittelalters,* Bd. I: *Handschriften in römischen Bibliotheken,* Heidelberg, 1915; Bd. II: *Die Handschriften der National-Bibliothek in Wien,* Heidelberg, 1926.

Saxl war während Warburgs Abwesenheit die Aufgabe zugewachsen, den Gelehrten, die die neueröffnete Bibliothek besuchten und von ihrem weiten Horizont und der Originalität ihrer Anordnung beeindruckt waren, Warburgs Zielsetzungen und Interessen zu erklären und sie zu interpretieren. Die öffentlichen Vorträge, die in der Bibliothek gehalten wurden, leitete er 1922 mit der programmatischen Rede über »Die Bibliothek Warburg und ihr Ziel«[8] ein, in der er Warburgs Lebenswerk ganz in die Tradition Burckhardts, Useners und Nietzsches stellte. Im selben Jahr veröffentlichte Saxl außerdem im *Repertorium für Kunstwissenschaft* eine längere Abhandlung unter dem Titel »Rinascimento dell'antichità«, die zum ersten Mal eine Übersicht über das Warburgsche Werk gab, von seiner Dissertation über Botticelli bis hin zu der Abhandlung über Luther. Bezeichnenderweise ergänzte Saxl die Warburgschen Beispiele durch viele eigene Beobachtungen, die die Ansichten des älteren Gelehrten illustrieren, unterstützen und in ihrer Anwendung zeigen sollten. Es war vor allem diese Abhandlung, die Warburgs Namen bekannt machte.

Für Warburg war es natürlich auch eine glückliche Fügung, daß er für seine Forschung einen weiteren großen Gelehrten gewinnen konnte, Erwin Panofsky, der sein treuer Anhänger wurde. Panofsky war während Warburgs Abwesenheit als Privatdozent an die neugegründete Hamburger Universität gekommen, aber er scheint mit Warburg bereits 1912 auf dem Kongreß in Rom zusammengetroffen zu sein. Da er eine Dissertation über Dürers Kunsttheorie geschrieben hatte, wird ihn seine Arbeit bald wieder mit Warburgs Werk in Berührung gebracht haben. Vielleicht war es dann ein historischer Zufall, der zu weiterer Zusammenarbeit führte. Der Wiener Kunsthistoriker Karl Giehlow hatte ein unabgeschlossenes Manuskript über Dürers »Melencolia« hinterlassen, und sein Verlag hatte Warburg gebeten, es zu vollenden. Da Warburg krank war, lag nichts näher, als daß Saxl den Dürer-Spezialisten Panofsky bat, sich an diesem Unternehmen zu beteiligen, das die Brauchbarkeit der Warburgschen Form von Ikonologie auf einem Gebiet unter Beweis stellen sollte, das zweifellos Aufmerksamkeit auf sich ziehen würde. Was ihre Monographie[9] von frühe-

8 Veröffentlicht in *Vorträge der Bibliothek Warburg*, I, 1921-22.

9 E. Panofsky und F. Saxl, *Dürers »Melencolia I«. Eine quellen- und typengeschichtliche Untersuchung (Studien der Bibliothek Warburg*, II), Leipzig und Berlin, 1923.

ren Ansätzen einer ikonographischen Interpretation dieses Stiches unterscheidet, ist eben die Aufmerksamkeit, die den Überlieferungen bestimmter Bilder gewidmet wird, der Darstellung der Geometrie und der Saturnkinder sowie den Verbildlichungen des melancholischen Temperaments. Indem die Verfasser darlegten, wie Dürer sich mit diesen Traditionen auseinandersetzte, um einen ganz neuen Begriff dieser seelischen Verfassung zum Ausdruck zu bringen, führten sie eine neue Methode in der Anwendung vor. Panofskys nächste Monographie über *Herkules am Scheidewege*[10] bewies erneut die Flexibilität und Fruchtbarkeit einer Betrachtungsweise, die die Geschichte eines gegebenen Themas in seinen Umformungen daraufhin untersucht, was sie über die Anschauungen des jeweiligen Milieus oder des Künstlers aussagen.

Zweifellos konnte diese Methode in weniger erfahrenen Händen zur bloßen Geschichte eines künstlerischen Motivs führen; das erklärt, entschuldigt aber nicht die Mißdeutung von Warburgs Rolle in der Kunstgeschichte, ein Mißverständnis, das nicht so ins Gewicht fiele, wenn es nicht so häufig mit der Kritik einherginge, daß Warburg und seine Nachfolger nur am Inhalt von Kunstwerken und nicht an den eigentlich künstlerischen Aspekten interessiert seien.

Man kann unschwer erkennen, wie dieser Eindruck entstanden ist. Obwohl Warburg nicht nur am Inhalt interessiert war, war für ihn eher die bildliche Vorstellung als das Kunstwerk ein Dokument der menschlichen Kultur. Wir haben gesehen, daß er zwischen der Abbildung auf einer Briefmarke und einem großen Gemälde manchmal kaum einen Unterschied zu machen schien, und zwar nicht, weil er für künstlerische Formen kein Gefühl besessen hätte. Er schätzte Piero della Francesca schon sehr früh, bevor dieser Künstler modern wurde, und als er die Mittel aufbringen konnte, ein Kunstwerk zu erwerben, überraschte er seine Bewunderer mit einem Gemälde von Franz Marc. Ausschlaggebend aber ist, daß für Warburg selbst der Stil immer eine Frage der Entscheidung und damit ein Symptom einer moralischen Haltung war; was ihm unausgesprochen den »stilistischen« Ansatz verdächtig machte, war das Element von Konformismus, das damit einhergeht.

Warburgs Einstellung wird sehr deutlich in den Notizen zu einer

10 E. Panofsky, *Herkules am Scheidewege und andere antike Bildstoffe in der neueren Kunst* (*Studien der Bibliothek Warburg*, XVIII), Leipzig und Berlin, 1930.

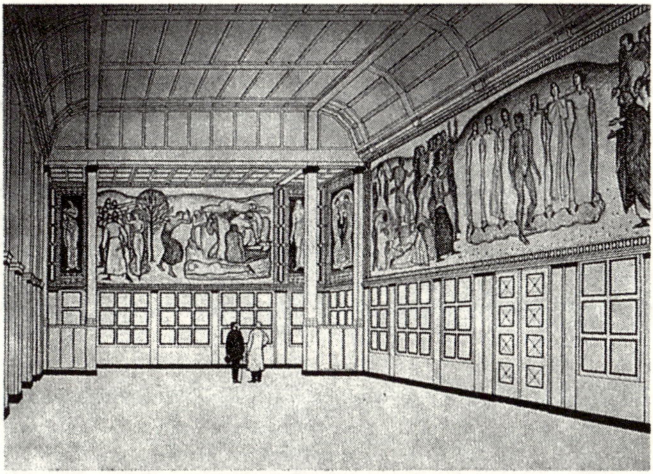

171 Willi von Beckerath, *Die Welle*.
Wandmalerei in der Hamburger Kunstgewerbeschule. 1918.

kurzen Ansprache, die er im März 1918 anläßlich der Enthüllung von Wandmalereien seines Freundes Willi von Beckerath (1886-1938) (Abb. 171) in der Hamburger Kunstgewerbeschule hielt. Er tritt für ihn ein, weil er sich weigert, mit der Zeit zu gehen.

»Willi von Beckerath hat es gewagt, seinem künstlerischen Gewissen folgend, gegen den Strom zu schwimmen in der Wahl eines allegorischen Stoffes und in seiner der klaren Harmonie in Umriß und Farbe zustrebenden Formensprache. Das ist ohne Zweifel landläufig gesprochen nicht ›modern‹.

Mögen andere einem anderen Stilideal folgen; das Wesentliche ist doch nur, daß die erwählte Formensprache die innere Figurenwelt, in der eben dieser Künstler lebt, zum erschöpfenden Ausdruck bringt.

So ist für diejenigen, die in der wohlgeordneten kunstwissenschaftlichen Verbuchung unter allgemeinen Richtungsbezeichnungen, wie ›modern‹, ›gotisch‹ oder ›impressionistisch‹, nur ein Hilfswerkzeug – wenn auch ein gewiß berechtigtes – sehen, gerade ein solcher Widerstand gegen die Tagesströmung ein Grund mehr, die Einführung in das Werk eines Künstlers um so ernsthafter zu versuchen.

Neben dem Gefallen, das wir an dem artistischen Können

empfinden mögen, wird uns der Künstler, der uns gefühlsmäßig davon überzeugt, daß in seinem Stil für seine inneren Figuren die naturnotwendige Mitteilungsform gefunden ist – er mag nun Albrecht Dürer oder Franz Marc heißen – zum Helfer bei unseren Versuchen, die Idee der Dinge ›in der Erscheinungen Flucht‹ zu fassen.

Die Lehrkräfte und die Schüler dieser Anstalt brauchen meine Umschreibungen nicht, um zu wissen, was es für sie bedeutet, wenn in ihrem Hauptsaal die Spiegelreinheit künstlerischen Gewissens in Harmonie mit meisterlichem Können eine Sphäre schafft, die zu dem Versuche, aus dem Alltag aus ihr aufzusteigen, verpflichtet.

Aber auch wir Fernerstehenden dürfen mit der Schule zugleich uns Glück wünschen, in der Hoffnung, wenn auch nur schauend, gelegentlich an diesem Aufstieg in lichtere Regionen teilnehmen zu dürfen: Künstler und Kunstfreund treffen sich ja in der Gemeinschaft der Lichtwendigen . . .«

Wie sehr diese Äußerung sich auch einem zufälligen Anlaß verdanken mag, sie soll uns hier zum letzten Mal an das entscheidende Element in Warburgs Betrachtungsweise erinnern, nämlich die Tatsache, daß er nicht nur altmodisch, sondern auch entschiedener Gegner jeglicher Mode war.

Er hatte sich schon sehr früh vorgenommen, gegen die moralischen Vorstellungen des Fin de siècle anzugehen, die sich im Ästhetizismus und in der Verehrung des Künstlers als eines Übermenschen ausgedrückt hatten. Sein Interesse an der Sozialpsychologie und sein Glaube an den Einfluß äußerer Lebensbedingungen ließ ihn gegenüber jedem Versuch, das Kunstwerk als vom Milieu unabhängig zu betrachten, unduldsam werden. Was er schätzte, war jedoch nicht das Kunstwerk, das ein Produkt seiner Umgebung zu sein schien, sondern das Kunstwerk, das eine moralische Entscheidung implizierte.

Man kann sagen, daß Warburg in dieser Hinsicht noch keinen Nachfolger gefunden hat und daß die Botschaft seines Lebenswerkes in die Kunstgeschichte noch nicht eigentlich Eingang gefunden hat. Zwar haben wir uns mannigfacher künstlerischer »Revolutionen« erfreuen dürfen, aber die so gefeierten Revolutionen waren eher von Hegelscher Art, die den Fortschritt betonte. Warburg hat die künstlerischen Entscheidungen der Vergangenheit komplexer und auch weniger optimistisch erlebt. Er lehnte eine »einlinige« Interpretation der Kunstgeschichte ausdrücklich ab und bemühte sich, die komplexen Kraftfelder zu verstehen, die eine

»Periode« ausmachen. Bei dem Versuch, diese Spannungen zu erfassen, konnte er als Modell nur auf seine eigene Erfahrung von seiner Umgebung zurückgreifen. Darin war das Risiko eingeschlossen, daß er die Bedeutung von Entscheidungen und die Beiklänge von Bildern, die er begreifen wollte, vielleicht mißverstand. Deshalb sollte ihm aber das Verdienst nicht abgesprochen werden, gespürt und formuliert zu haben, wie sehr jeder Schritt in der Kunst oder in der Mode mit sozialen und moralischen Bedeutungen beladen ist.

Das leichte Gewand der »Nympha« hat die Zeitgenossen des Lorenzo de' Medici vielleicht genauso, vielleicht aber auch ganz anders beeindruckt als Isadora Duncans gewagtes Kostüm die Zeitgenossen Warburgs. Seine Überzeugung, daß der Historiker über die Beschreibung stilistischen Wandels hinaus bis zu dieser Art Resonanz vordringen muß, dürfte immer noch gültig sein.

Der Leser wird sich erinnern, daß sich Warburg an einem bestimmten Punkt seiner Forschungen mit sprachwissenschaftlichen Theorien beschäftigte, um Ghirlandajos Gebrauch eines neuen Vokabulars beschreiben zu können (S. 228f.). Diese Spur hat er nicht systematisch weiterverfolgt, aber ein Vergleich zwischen den beiden Forschungsgebieten läßt vielleicht diesen unentwickelten Aspekt seines Erbes deutlich werden.

Die Sprachwissenschaft unterscheidet sich von der Poetik genauso wie die Ikonologie sich von der Ästhetik der Bildenden Künste unterscheidet. Theoretisch gibt es aber keinen Grund, warum ein Sprachhistoriker »wertfrei« forschen und beschließen sollte, die Wurzeln und Ableitungen von Wörtern unabhängig von ihrer psychologischen und sozialen Bedeutung zu untersuchen. Jede Sprachgemeinschaft hat ein Gefühl dafür, daß Wörter eine Atmosphäre besitzen, die nicht im Lexikon verzeichnet ist. »Essen« ist nicht dasselbe wie »Speisen«. Die antike Rhetorik besaß ein besonderes Feingefühl für die in der Wortwahl mitschwingenden Untertöne, die sich natürlich mit der Zeit und mit dem Milieu verändern. Warburgs Ikonologie erstrebte eine vergleichbare Sensibilität gegenüber der Bildwahl. Seine Intuition bleibt immer noch anzuwenden und zu entwickeln.

Wir haben gesehen, daß er sich bei diesen Untersuchungen nicht neutral verhalten wollte. Er ging in der Tat von der Überzeugung aus, daß es gute und schlechte Bilder gibt, so wie es in der Sprache gehobene und gemeine Ausdrücke gibt. Die Schwierigkeiten mit denen er dann zu kämpfen hatte, beruhten zum Teil auf der Entdeckung, daß das Koordinatensystem der Werte sich in dem Moment zu verschieben und umzukippen schien, als er es auf die kulturelle Welt von Lorenzos Florenz anwenden wollte. So wie ein »ordinäres« Wort sich durch seine Direktheit empfehlen kann und ein Wort aus der Hochsprache vielleicht affektiert klingt, genauso unterliegt das künstlerische Vokabular vielen Deutungsverschiebungen.

Vielleicht weisen die Schwierigkeiten, auf die Warburg stieß und die seine Arbeit zeitweilig nahezu lähmten, auf eine Unklarheit in seiner Betrachtung des künstlerischen Vokabulars hin, die noch immer eine Rolle spielt. Er war sich der Bedeutung des Kontextes, der Gefahr der Inflation und der Bedeutung der Wahl, die der Einzelne zwischen einer Reihe von Möglichkeiten trifft, durchaus bewußt. Wir wissen aber auch, daß er stets an der Vorstellung festhielt, daß Bilder eine immanente Bedeutung besitzen, mit einem bestimmten emotionalen Gehalt geladen sind, wodurch sie von dem Kontext, in dem sie stehen, unabhängig werden. Um diese gegensätzlichen Interpretationen in Einklang zu bringen, mußte Warburg Zuflucht zur Idee der Polarität nehmen, zu der Hypothese, daß die dynamische Kraft der Ladung gleich bleibt, ihre Bedeutung aber »umgekehrt« wird. Diese Deutung hat ihn nie befriedigt, und sie ist auch in der Tat nicht leicht beweisbar und schwer zu formulieren, da die Vorstellung einer »umgekehrten Bedeutung« sehr viel weniger eindeutig ist, als sie es auf den ersten Blick zu sein scheint. Vielleicht hat diese verborgene Schwierigkeit dazu geführt, daß dieser Aspekt von Warburgs Interessen verhältnismäßig unbeachtet blieb. Sicherlich hat der Begriff Pathosformel Anklang gefunden, und man verwendet ihn, manchmal recht vage, um auf die fortdauernde Gültigkeit gewisser Gebärden und Formen des Gefühlsausdrucks hinzuweisen. Aber das Problem des Nachlebens bestimmter Formeln für Bewegungen bzw. Typen in der Geschichte der Kunst hat sehr viel weniger Aufmerksamkeit gefunden als Warburgs Interesse am Nachleben der antiken Götter und Dämonen.[11] Es wäre gewiß möglich, noch viel mehr Typen ruhender bzw. eilender Figuren zu verzeichnen, als Warburg es je unternommen hat, aber ein solches Unternehmen könnte zweifel-

11 Eine wichtige Ausnahme sind die Kapitel über »Energie« und »Pathos« bei Kenneth Clark, *The Nude*, London, 1956.

los ebenso mechanisch werden wie die Geschichte mythologischer Stoffe.

In jedem Fall entsprach dies nicht Warburgs Vorgehen. Sein Verhältnis zur Geschichte der Kunst unterschied sich grundlegend von dem seiner Zeitgenossen wie Adolph Goldschmidt oder Max J. Friedländer. Wie wir gesehen haben, erinnert er eher an John Ruskin, für den die Kunst ebenfalls ein Ausdruck der Grundfragen menschlichen Daseins war.

Selbst in dieser Hinsicht hat man Warburgs historische Stellung manchmal mißverstanden. In seinen frühen Jahren war er ein Außenseiter gewesen, und seine Arbeit war erst nach dem Ersten Weltkrieg in den Mittelpunkt des öffentlichen Interesses gerückt, als es in Deutschland Mode geworden war, die Nachtseite des Lebens, das Irrationale des Menschen und die Vorherrschaft primitiver Restbestände in der Kultur hervorzuheben. Als Thomas Mann einmal in einem scharfsinnigen Aufsatz über diese Mode der zwanziger Jahre sprach, charakterisierte er Freud als einen Ausnahmefall, denn er kenne die dunkle Seite der Seele, stehe aber auf der Seite der Vernunft.[12] Das gilt zweifellos auch für Warburg. Ebenso wie Freud war auch er kein Optimist. Er war nicht überzeugt, daß die Vernunft jemals die Unvernunft endgültig besiegen würde, aber er betrachtete es als seine Aufgabe – wobei er vielleicht ein wenig naiv seine eigenen Kräfte überschätzte –, am Kampf um Aufklärung gerade deshalb mitzuarbeiten, weil er die Kraft des gegnerischen Lagers kannte. Von Anfang an ging sein Widerstand gegen die modernistischen Strömungen in der Literatur und Kunst teilweise darauf zurück, daß er einen moralischen Relativismus ablehnte. Im Jahre 1896 hatte er in einem Brief an seinen Freund Mesnil die folgenden Bemerkungen zu d'Annunzios Roman *Innocente* gemacht:

> »Ich mag mich nur von jemandem durch ein Inferno schleifen lassen, dem ich auch die Fähigkeit als Führer durchs Purgatorio zum Paradiso zutraue. Aber daran fehlt's eben den Modernen; ich verlange kein Paradiso, wo alle weißgekleidet und ohne Genitalien Psalmen singen und die lieben Lämmchen mit den guten gelben Löwen ohne fleischliche Gelüste spazieren gehen – aber ich verachte den Mann, der das Ideal, homo victor, aus den Augen verliert.« (26. Juni 1896)

12 Thomas Mann, »Über die Stellung Freuds in der modernen Geistesgeschichte«, erstmals abgedruckt in: *Die psychoanalytische Bewegung*, Bd. I, 1, Mai/Juni 1929.

An dieser Überzeugung hielt Warburg sein Leben lang fest. Und wenn diese Haltung ihn von den Ästheten ebenso wie von den Kunsthistorikern trennte, so empfahl er sich durch seine intensive Beschäftigung mit grundlegenden psychologischen Fragen einer Generation, die die Lektionen Freuds in sich aufgenommen hatte und sich der ungeheuren Komplexität des menschlichen Geistes immer deutlicher bewußt geworden war. In dieser Hinsicht ruht Warburgs Ruhm natürlich nicht auf einem Mißverständnis. Die Geschichte des Irrationalen war traditionell entweder das Reservat der Irrationalisten, die den von ihnen untersuchten Aberglauben teilten, oder die Domäne von Satirikern à la Voltaire, die die Torheit der Menschen bloßstellen wollten. Hier nun war jemand, der mit Leidenschaft die Sterngläubigkeit untersuchte und dem viel daran lag, sowohl den Einfluß zu erklären, den diese »Pseudologik« auf die Kultur ausübte, als auch den Kräften der Befreiung, die diesen Fundus heidnischer Unvernunft in Schach hielten, seine Achtung zu bezeugen. Schon allein die Tatsache, daß er bei dieser Demonstration Bilder verwendete, unter denen sich berühmte Kunstwerke befanden, machte der Öffentlichkeit klar, daß die Bilder der Vergangenheit uns mehr zu sagen haben als ein hohler Ästhetizismus ihnen hatte entnehmen können.

Warburg besaß ein Gespür für dieses wachsende Unbehagen unter Kunsthistorikern, das zum Widerhall auf seine Botschaft so sehr beigetragen hat. In einem anderen Brief an Mesnil, kurz vor seinem Lebensende, schrieb er:

> »Erst wenn die Kunstgeschichte zeigen wird, ... daß sie das Kunstwerk in einigen Dimensionen mehr sieht als bisher, wird sich das wissenschaftliche und allgemeine Interesse unserer Tätigkeit wieder mehr zuwenden.« (18. August 1927)

Warburgs eigene Veröffentlichungen und die seines Instituts, die von Fritz Saxl herausgegeben wurden, trugen dazu bei, auf die Vielfalt von Dimensionen aufmerksam zu machen, die erforscht werden konnten. Vor allen Dingen aber war es sein Forschungsinstrument, die Bibliothek, die überzeugend wirkte.

Wie subjektiv auch immer seine Reaktion auf gewisse Bilder gewesen und wie tief seine Kulturpsychologie in Evolutionismus und Assoziationspsychologie des neunzehnten Jahrhunderts verwurzelt gewesen sein mag, so hatte Warburg doch Tag und Nacht an dem Instrument gearbeitet, mit dem seine eigenen Grenzen überschritten werden konnten. Die Unmenge seiner Bücher sollte andere Gelehrte in die Lage versetzen, bei der Weiterführung der Entdeckungsreise, die er begonnen hatte, immer neue Fragen zu stellen. Die Bibliothek bleibt funktionsfähig, obwohl die Ideen ihrer Benutzer vielleicht nicht mehr die ihres Gründers sind. Hier liegt der Prüfstein für Warburgs Genie.

In der Anordnung der Bibliothek hat jene neuartige Vision einer einheitlichen Kulturwissenschaft, die den jungen Studenten von Usener und Lamprecht fasziniert hatte und die er immer in einer größeren Veröffentlichung zu verdeutlichen hoffte, ihren Ausdruck gefunden, lebendiger und überzeugender als sämtliche theoretischen Formulierungen. Wie sehr die Anordnung der Bücher sich auch geändert haben mag, um neuen Problemen und Forschungsvorhaben gerecht zu werden, sie trägt diese Botschaft doch immer noch in ein Zeitalter wachsender Spezialisierung und einen nahezu automatisierten Wissenschaftsbetrieb. Aus welchem Grund auch immer der Besucher die Bibliothek betreten mag, er wird, während er an den Regalen entlanggeht, immer noch bemerken, daß, ungeachtet aller speziellen Theorien, die Psychologie für die Fragen von Ausdruck und Symbolik von unmittelbarer Bedeutung ist, und daß diese wiederum zur ethnologischen Ritualforschung weiterführen. Von hier wird er einen natürlichen Übergang zu den Büchern über das Festwesen und das Theater finden, und sogar zur Rechtsgeschichte und zu Fragen der sozialen und politischen Geschichte. Jede einzelne Abteilung der Bibliothek spiegelt Warburgs ursprüngliche Überzeugung, daß die Reaktionen des primitiven Menschen in der Sprache und in der Bilderwelt zu dem führen können, was er in Religion, Wissenschaft oder Philosophie »Orientierung« genannt hat, oder aber zu Magie oder Aberglauben herabsinken; daß der Literatur- und Kunsthistoriker über das Wesen dieser Reaktionen in der Sprache und in der Kunst nachdenken muß und daß kein »Grenzwächtertum« ihn davon abhalten dürfe, diese konventionellen Schranken »akademischer Disziplinen«[13] zu überschreiten. Sogar diejenigen, die Warburgs Frage lediglich in ihrer geläufigen Formulierung als Geschichte des »Nachlebens der Antike«[14] kennen, werden begreifen, daß die

13 Vgl. hierzu Harry Levin, »New Frontiers of Knowledge in the Humanities«, in: *Contexts of Criticism*, Cambridge (Mass.), 1958, S. 14.

14 Vgl. S. 44.

abendländische Kultur etwas Einheitliches ist und nicht unter Disziplingesichtspunkten aufgeteilt werden kann. Warburgs Gründung hätte ihre Anziehungskraft nicht bewahren können, wenn er nicht Schüler und Nachfolger gefunden hätte, die seine Ideen den Bedürfnissen nachfolgender Generationen von Forschern angepaßt haben. Es war vor allem Fritz Saxl, der, mit der Unterstützung von Gertrud Bing und den anderen Mitarbeitern der ersten Stunde, Warburgs Vision eines solchen Instruments in die Realität übersetzte. Es ist daher angebracht, dieses Buch mit dem Kapitel schließen zu lassen, in dem Saxl, während des Zweiten Weltkrieges, aus seiner unmittelbaren Erfahrung berichtet.

XVII
DIE GESCHICHTE DER BIBLIOTHEK WARBURGS

(1886-1944)

Von Fritz Saxl*

Aby Warburg begann 1886 im Alter von zwanzig Jahren damit, regelmäßig über seine Neuanschaffungen Buch zu führen. Seine Mittel waren damals recht begrenzt, aber die Tatsache, daß er systematisch Buch führte, beweist, wie »bibliotheksbewußt« er bereits war. Später pflegte Warburg seinen Freunden von dem Ereignis zu erzählen, bei dem ihm klargeworden war, daß er mit seinen Anschaffungen über seinen persönlichen Bedarf hinausgegangen sei und damit bewußt begonnen habe, Bücher für Schüler und Nachfolger zu erwerben. Er beabsichtigte, zwei teure Reihenwerke zu kaufen, die Veröffentlichungen der Graphischen Gesellschaft und das luxuriös ausgestattete kunsthistorische Jahrbuch der kaiserlichen Sammlungen in Wien.[1] Er bat seinen Bruder um die nötigen Summen und erklärte ihm, daß diese Anschaffung mehr bedeute als den Kauf zweier großer Zeitschriften, es würden damit vielmehr die Grundlagen einer Bibliothek für kommende Generationen gelegt. Seiner Bitte wurde entsprochen, und mit der finanziellen Hilfe seiner Familie begann Warburg, systematisch Bücher zu sammeln. Das war im Jahr 1901/02. 1904 war die Biblio-

---

* Saxls Aufzeichnungen sind ungefähr 1943 entstanden, aber offenbar nie abgeschlossen oder in Umlauf gebracht worden, da die letzten Abschnitte nur als Bleistiftnotizen existieren. Ich habe den Text an einer Stelle aus Saxls unvollendetem Entwurf zu einer Warburg-Biographie ergänzt, der 1944 niedergeschrieben wurde.

Die hier abgedruckte deutsche Übersetzung von Elfriede Knauer unter Mitwirkung von Dieter Wuttke ist dem Band *Aby M. Warburg. Ausgewählte Schriften und Würdigungen*, hrsg. von Dieter Wuttke, Baden-Baden: Verlag Valentin Koerner, 1979, entnommen. Herausgeber und Verlag sei für ihr freundliches Entgegenkommen gedankt.

1 Für dieses frühe Stadium siehe Warburgs Briefe, oben S. 67 und 166f.

thek bereits so groß und hatte ein so eigenes Gesicht gewonnen, daß Warburg für den Fall seines Todes Vorkehrungen zur Eingliederung in eine öffentliche Institution traf, mit der Auflage, daß sie gesondert aufgestellt werden müsse.[2] Entweder sollte sie an die Hamburger Staatsbibliothek oder an das deutsche Kunsthistorische Institut in Florenz fallen, zwei Institutionen, denen Warburg in jenen frühen Jahren eng verbunden war und denen er sich lebenslang verpflichtet fühlte.

Eine Erfahrung seiner Studienjahre bewog ihn, das Experiment einer Bibliotheksgründung zu wagen. Als er an der Universität Straßburg über das Thema der beiden mythologischen Meisterwerke Botticellis arbeitete, wurde ihm nämlich deutlich, daß jede Bemühung, die Gedanken eines Renaissancemalers zu verstehen, vergeblich wäre, versuchte man, die Frage nur von der formalen Seite her anzugehen. Damals bestand das Seminargebäude in Straßburg aus einer Reihe eigener Abteilungen mit Spezialbibliotheken; zu allen hatte der Student Zutritt. Warburg, der glühend wünschte, das Rätsel dieser geheimnisvollen Bilder zu lösen, benützte eine dieser Bibliotheken nach der anderen und verfolgte Spuren, die von der Kunst zur Religion, von der Religion zur Literatur, von der Literatur zur Philosophie führten. Damals reifte sein Entschluß, dem Studenten eine Bibliothek an die Hand zu geben, die all die verschiedenen Gebiete der menschlichen Kulturgeschichte umfaßte und in der man unbehindert von Regal zu Regal wandern könnte. Er vermutete, daß sich die Regierung niemals zur Schaffung eines solchen Instruments bereit finden würde. Die Initiative müßte daher aus dem privaten Sektor kommen, und so überredete er seine Familie, die finanzielle Verantwortung für dies neuartige und kostspielige Projekt zu übernehmen. Derartiges war höchst ungewöhnlich im damaligen Deutschland, wo im Normalfall die Regierung Mittel für wissenschaftliche Einrichtungen zur Verfügung stellte.

Warburgs Plan war in der Tat außerordentlich; er paßte nicht in das offizielle Schema, das nur zwei Arten kannte: die kleine Spezialbibliothek und die große, magazinierte, allumfassende Bibliothek. Warburg war in England und in den USA gewesen, wo zwei seiner Brüder wohnten, und hatte in diesen Ländern die Arbeitsweise von Privatunternehmen auf wissenschaftlichem Gebiet er-

2 *Tagebuch*, 23. März 1904.

lebt. In Hamburg, das so stark von England beeinflußt war, bestand eine Chance für das Gelingen eines so ungewöhnlichen Planes. Hamburg war Handelsstadt ohne eine Universität mit standesbewußten Professoren, aber mit einer alten Gelehrtentradition. Das war der richtige Boden für eine private Gründung.

Gewiß – Hamburg lag weit ab von bedeutenden wissenschaftlichen Zentren. Kilometermäßig ist die Entfernung nach Berlin nicht groß, aber eine Welt von Geschichte, Gebräuchen und Denkart trennte die beiden Städte. Und wie anders war Hamburg als jede einzelne der berühmten kleineren Universitätsstädte wie Göttingen, Heidelberg oder Jena. Hamburgs Interessen lagen in Übersee, die Verwaltung arbeitete nach örtlichen hanseatischen Richtlinien. Zu Beginn dieses Jahrhunderts jedoch war Hamburgs Schulwesen fortschrittlich, die Erwachsenenbildung hoch entwikkelt, die öffentlichen Sammlungen blühten – alles in merklichem Gegensatz zum übrigen Deutschland. Hamburg schaute nach vorn, blieb aber isoliert, sowohl in seiner fortschrittlichen wie in seiner ganz stark traditionsgebundenen Haltung. Auch Warburgs Gründung blieb isoliert, und das junge Unternehmen konnte sich ungestört vom Lärm eines alteingesessenen Universitätsbetriebs entwickeln.

Als ich 1911 die Bibliothek zum ersten Mal betrat, war deutlich, daß Warburg mehrere Jahre in Italien gelebt hatte. Obwohl umfassend angelegt, enthielt sie vor allem Deutsches und Italienisches. Sie besaß damals etwa 15000 Bände, und jeder jüngere Student, wie ich, muß sich bei dem Anblick verwirrt gefühlt haben. Einerseits traf er auf eine ausgezeichnete Sammlung von Bibliographien, die meisten davon für ihn unbekannt, aber sehr nützlich zur Arbeitsersparnis; andererseits auf sehr spezielle Sammlungen, z. B. für das Gebiet der Astrologie, mit dem er kaum vertraut war. Auch die Aufstellung der Bücher verwirrte, und ein Student mußte sie als höchst sonderbar empfinden – vielleicht wurde Warburg nicht müde, sie immer wieder umzustellen. Jeder Fortschritt in Warburgs geistigem System, jeder neue Gedanke zum Zusammenhang von Fakten veranlaßte ihn, die einschlägigen Bücher neu zu ordnen. Die Bibliothek änderte sich mit jedem Wechsel seiner Forschungsmethoden und seiner Interessen. Klein, wie die Sammlung war, war sie doch ungeheuer lebendig, und Warburg hörte nie auf, sie umzuformen, damit sie seine Vorstellungen von der Geschichte des Menschen so gut wie möglich ausdrückte.

In jenen Jahrzehnten wurde in vielen kleinen und großen Bibliotheken die alte systematische Aufstellung aufgegeben, weil die alten Einteilungsschemata den Bedürfnissen einer neuen Zeit nicht mehr entsprachen. Man strebte eine »praktischere« Aufstellung an und begünstigte Vereinheitlichung und alphabetische und arithmetische Einteilungsschemata. So wurden die Schubkästen des systematischen Katalogs zu Hauptführern des Studenten, der Zugang zu den Regalen und den Büchern selbst dagegen wurde selten. Die meisten Bibliotheken, sogar die, zu denen der Student offenen Zugang hatte (wie z. B. die Universitätsbibliothek in Cambridge), mußten Zugeständnisse an das Maschinenzeitalter und seine ständig steigende Buchproduktion machen und sich zur Aufgabe der systematischen Aufstellung von Büchern entschließen. Der Buchtitel im Katalog ersetzte jetzt in den meisten Fällen die andere und dem Gelehrten so viel angemessenere Vertrautheit mit dem Buch, die beim Durchblättern entsteht.

Warburg erkannte diese Gefahr. Er sprach vom »Gesetz der guten Nachbarschaft«. Ein Buch, das man kannte, war meist nicht das, was man brauchte. Der unbekannte Nachbar auf dem Regal aber enthielt die wichtige Information, obwohl man das aus dem Titel nicht ohne weiteres erschlossen hätte. Der Gedanke dahinter war natürlich, daß die Bücher zusammen – jedes mit seinem größeren oder kleineren Beitrag an Wissenswertem und ergänzt durch das benachbarte Buch – durch ihre Titel den Studenten zur Erkenntnis der wesentlichen Triebkräfte des menschlichen Geistes und seiner Geschichte führen sollten. Bücher waren für Warburg mehr als reine Forschungsinstrumente. Versammelt und gruppiert, veranschaulichten sie die Gedanken der Menschheit in ihrer Beständigkeit und in ihrem Wechsel.

Bis 1908 hatte Warburg weder ausgebildete Hilfskräfte noch ein Haus mit genügend Stellraum für eine große Sammlung zur Verfügung. Im August 1908 machte er Dr. P. Hübner zu seinem Assistenten, und im April 1909 erwarb er das Haus Heilwigstraße 114, in dem er bis zu seinem Lebensende gewohnt hat. Dr. Hübner war Spezialist auf dem Gebiet der Renaissance-Sammlungen antiker Skulptur und daher für den Posten gut geeignet. Aber seinen Anlagen nach war er mehr Verwaltungsmann als Forscher – später hat er in der Verwaltung der deutschen Museen hohe Posten eingenommen – und daher trennten sich die Männer schon nach einem Jahr. Die Ernennung Hübners und das neue Gebäude machten jedoch deutlich, daß die Entwicklung in ein anderes Stadium getreten war. Hübners Nachfolger war Dr. Waetzoldts, ein Wissenschaftler, der sich sowohl für allgemeine Ästhetik wie für historische Fragen interessierte, der aber auch ein fähiger Lehrer und Verwaltungsmann war. Als er 1911 wegging, um die Bibliothek der Berliner Museen zu übernehmen, fühlte sich Warburg ganz vereinsamt. Es zeigt, welche Geltung die Warburgbibliothek damals hatte, daß die staatliche Verwaltung bei der Einstellung Waetzoldts die dort verbrachten Jahre so anrechnete, als hätte er im öffentlichen Dienst gestanden. 1912 wurde Dr. W. Printz, ein junger Orientalist und der zukünftige Bibliothekar der Deutschen Morgenländischen Gesellschaft, zum Assistenten ernannt und im Oktober 1913 als sein Kollege, der Verfasser dieser Skizze.[3]

Warburg hatte also jetzt zwei Assistenten, einen für die Bibliothek, den anderen für die Forschung, beide hatten Anleitung nötig. Abend für Abend, wenn die Tagesarbeit geleistet war, verbrachte Warburg über Antiquariatskatalogen, und je weiter sich seine Interessen spannten, desto schwieriger wurde es zu entscheiden, was wirklich angeschafft werden sollte. Weder die Räume noch die Mittel gestatteten unbegrenzte Ankäufe. Warburgs Gedächtnis für Buchtitel war nicht besonders gut – er hatte nichts vom Gelehrten, in dessen Gehirn sich, säuberlich geordnet, eine Enzyklopädie der wissenschaftlichen Literatur befindet –, und bibliographische Listen wurden beim Aufbau der Bibliothek kaum benützt. Seit Beginn seiner Forschungsarbeit hatte er jeden Buchtitel, der ihn interessierte, auf eine eigene Karte notiert. Diese Karten wurden in ein System eingeordnet, das in dem Maße, wie die Zahl der Kästen wuchs, immer komplizierter wurde. Die Kastenzahl stieg von zwanzig über vierzig auf sechzig, und als er starb, waren mehr als achtzig vorhanden. Natürlich veralteten im Laufe der Zeit viele Eintragungen, und oft war es einfacher, in wenigen Minuten eine dem neuesten Stand entsprechende Bibliographie zu einem Thema aus modernen systematischen Bibliographien anzufertigen als aus Warburgs Karten. Aber ganz abgesehen davon, daß er soviel ungewöhnliches Material enthielt, das kaum je in den üblichen

3 Die nächsten beiden Absätze stammen aus Saxls Entwurf zu einer Warburg-Biographie, die hier seinen Aufsatz ergänzen. Hierzu und zum folgenden vgl. auch Gertrud Bing, »Fritz Saxl (1890-1948). A Memoir«, in: *Fritz Saxl 1890-1948,* hrsg. von D. J. Gordon, London, 1953, S. 1-46.

Katalogen auftaucht, hatte dieser Zettelkatalog einen besonderen Vorzug: die aufgeführten Titel hatten irgendwann Warburgs wissenschaftliche Neugier beim Verfolgen eines Problems erweckt. Sie waren alle in einer persönlichen Weise miteinander verbunden als eine Art bibliographische Gesamtsumme seiner eigenen Tätigkeit. So kam es, daß diese Karteikarten ihn in seiner Bibliothekarstätigkeit leiteten; nicht, daß er sie jedes Mal konsultiert hätte, wenn er Verlagsankündigungen oder Antiquariatskataloge durcharbeitete; aber sie waren doch Teil seines Systems und seiner Gelehrtenexistenz geworden. So erklärt sich, wie ein Mann, dessen Ankäufe so stark von seinen momentanen Interessen diktiert waren, schließlich doch eine Bibliothek zusammenbrachte, die neben den Standardbüchern zu jedem gegebenen Thema eine außerordentlich große Zahl oft sehr seltener und höchst interessanter Publikationen enthielt. Oft sah man Warburg müde und bekümmert über seine Karteikästen gebeugt, einen Stoß Stichwortkarten in der Hand und bemüht, für jede den bestmöglichen Platz innerhalb des Systems zu finden; es schien eine solche Kraftverschwendung, und man bedauerte das. Gab es doch bessere Bibliographien als alles, was er je hoffen konnte, selbst zusammenzustellen. Es brauchte einige Zeit, bis man begriffen hatte, daß sein Ziel gar nicht bibliographischer Natur war. Er bestimmte auf diese seine Weise die Grenzen und den Inhalt seiner Forschungswelt, und die hier gewonnene Erfahrung trug entscheidend zur Auswahl von Büchern für die Bibliothek bei. Seine Freunde pflegten seinen »Instinkt« für interessante und wertvolle Bücher zu bewundern, die Schnelligkeit, mit der er entschied, was wichtig oder unwichtig war. In Warburgs Wertesystem dagegen rangierte der Instinkt nicht sehr hoch; er schätzte die Erfahrung mehr, die aus dem harten und mühevollen Notizenmachen erwuchs, und aus der Aufgabe, diese Notizen in ein System zu bringen.

Warburgs großartiges Desinteresse am Technischen des Bibliothekswesens wuchs sich nachgerade zu einer rechten Last für ihn aus. Er hatte nur altmodische hölzerne Bücherregale; katalogisiert wurde nicht nach feststehenden Regeln; der Umgang mit Buchhändlern war nicht praktisch organisiert – alles hatte den Charakter einer Privatbibliothek, in der der Hausherr selbst dafür sorgte, daß die Rechnungen zur Zeit bezahlt wurden, daß der Buchbinder das richtige Material auswählte und daß weder er noch der Tischler, der ein neues Regal ablieferte, übervorteilt wurde. Die Aufgaben eines patriarchalischen Bibliothekars mit denen eines Gelehrten zu verbinden, wie es Warburg tat, war wirklich keine Kleinigkeit.

An einem makellosen Florentiner Frühlingstag des Jahres 1914 nach Wochen harter Arbeit, die mit einem glänzenden Vortrag zu Ende gebracht worden waren, gingen Warburg und ich zu Ma saccios Fresken in die Carmine. Unterwegs besprachen wir zum ersten Mal Mittel und Wege, wie die Bibliothek in ein Institut umzuwandeln sei. Warburg hatte Gelehrten und Laien immer Zugang zu seinen Büchern und Notizen gestattet, auch zu der Photosammlung, die langsam anwuchs; und natürlich hatte er ergebene Schüler und Anhänger. Aber Hamburg war kein Zentrum humanistischer Gelehrsamkeit, und daher gab es nicht den normalen studentischen Nachwuchs. Der städtische Senat hatte die Gründung einer Universität abgelehnt und statt dessen ein Institut für Kolonialforschung geschaffen. An jenem Morgen des 21. April 1914 waren wir uns einig, daß nur mit der Einrichtung von Stipendien an der Bibliothek eine Reihe von Forschern aus Deutschland und dem Ausland gewonnen werden könnte und daß von jetzt an ein Teil der zur Verfügung stehenden Mittel dafür abgezweigt werden müßte. Die Bibliothek sollte Warburg helfen, junge Wissenschaftler in seiner Methode auszubilden und bei ihren Forschungen anzuleiten. Wenige Monate später brach der Krieg aus, die Pläne mußten ad acta gelegt werden; Warburgs Forschungsarbeit aber ging weiter, und damit die Anschaffung neuer Bücher.

1920 war die Lage gänzlich verändert. Der geistige Hunger der Nachkriegsjahre und die allgemeine Begeisterung für Friedenswerke inspirierten die republikanisch gesonnenen Stadtväter: sie beschlossen die Gründung der Hamburger Universität. Diese neuen Umstände hätten die Stellung von Warburg und seiner Bibliothek automatisch verändert, wäre Warburg nicht gerade in diesem Augenblick ernstlich erkrankt. Er mußte sein Haus verlassen, und es war ungewiß, ob er je würde zurückkehren können. Bis zur letzten Stunde vor der Abreise saß er an der Arbeit, überzeugt davon, daß er nie wieder heimkommen werde. Er ließ sein Werk in der Obhut des Verfassers dieser Zeilen zurück.

Die Verantwortung lastete schwer. Die Bibliothek war allein durch Warburgs schöpferische Kraft zu dem geworden, was sie darstellte; jedes Buch hatte er ausgewählt, von ihm stammte die systematische Anordnung, er hielt zu einem großen Kreise von Gelehrten Kontakt. Eingegliedert in den Rahmen des neuen Hamburger Erziehungswesens, mußte nun das Erbe des abwesenden Meisters und Freundes gepflegt und ohne seine Hilfe zu etwas Neuem weiterentwickelt werden. Die Familie stellte großzügig Mittel für dieses Unternehmen zur Verfügung.

Das Jahr 1920 war daher für den Fortgang entscheidend. Bislang hatte Warburg keine Notwendigkeit gesehen, die Ziele der Bibliothek vor einem größeren Publikum zu definieren, und der Schwerpunkt ließ sich ständig auf andere Teile der Sammlung verschieben, so wie es seine Interessen und Bedürfnisse eben nötig machten. Je länger er abwesend war, desto deutlicher wurde, daß Wahrung des Bestandes nicht ausreichte und daß diese ungemein persönliche Schöpfung in eine öffentliche Einrichtung umgewandelt werden mußte. Dabei war von Anfang an klar, wieviel durch einen solchen Schritt verlorengehen würde. Überall in der Bibliothek gab es kleine Büchergruppen, die eine bestimmte Denkrichtung anzeigten – sosehr gerade dieser außerordentliche Ideenreichtum den Gelehrten erfreute, er erschwerte es ihm gleichzeitig, sich in der Bibliothek zurechtzufinden. Als der Philosoph Ernst Cassirer die Bibliothek zum ersten Mal benützte, beschloß er, ihr entweder gänzlich fern zu bleiben – was er eine Zeitlang durchgehalten hat – oder sich dort für Jahre in Gefangenschaft zu begeben – das hat er später öfter mit Freuden getan. Warburgs Neuanschaffungen hatten natürlich immer eine innere Kohärenz, es gab aber auch viele »Versuchsballons« und persönliche Arabesken, die in einer für ein größeres Publikum bestimmten Institution weniger erwünscht erschienen.

Die erste und dringendste Stabilisierungsarbeit in der Bibliothek mußte folglich darin bestehen, Warburgs System, auf dem Stand, den es 1920 erreicht hatte, zu normalisieren, d. h., es hier zu erweitern, dort zurückzuschneiden. Kein verfügbares Klassifikationssystem ließ sich anwenden, da diese Bibliothek dem Studium der Kulturgeschichte – und zwar aus einem ganz bestimmten Blickwinkel – gewidmet war. Sie sollte das wesentliche Material enthalten und es in Unterteilungen darbieten, die den Studenten zu Büchern und Ideen hinleiteten, mit denen er noch nicht vertraut war. Es schien bedenklich, dies in zu starrer Form zu tun. In gemeinsamer Arbeit mit Gertrud Bing, der neuen Assistentin, wurde eine Form gewählt, die so flexibel war, daß sich das System ohne Schwierigkeit jeden Augenblick ändern ließ, jedenfalls für kleinere Themengruppen. Daher wird es nie so einfach sein, in der Warburgbibliothek ein Buch zu finden wie in einer Sammlung, die nach Alphabet und Nummern aufgestellt ist; man zahlt einen hohen Preis dafür – aber die Bücher bleiben eine Einheit lebendigen Denkens, so wie Warburg es geplant hatte.

Die zweite Aufgabe war die Normalisierung des Bibliotheksbestandes. Kenntnisse und Interessen keiner Einzelperson – und sei es selbst eines Warburg – können je so weit gespannt sein wie die einer Gruppe anonymer Benützer einer Sammlung, deren Wünsche gewiß ebenso berechtigt sind. Im Jahre 1920 umfaßte die Bibliothek etwa 20000 Bände; bestimmte Teile waren fast ganz ausgebaut, andere gerade erst begonnen. Dank der Tatsache, daß die Mittel zum Teil von Familienmitgliedern stammten, die in den USA lebten, auch wegen der Inflation in Deutschland, waren wir imstande, den Ankauf von Büchern fortzusetzen und Lücken zu füllen. Ein öffentliches Institut muß einfach gewisse Standardwerke und Zeitschriften besitzen, die ein Privatgelehrter sich leicht von einer öffentlichen Bibliothek ausleihen kann. Nach und nach entwickelte sich die Hamburger Universität, und dementsprechend wuchs die Zahl jüngerer Studenten, die zum Arbeiten in die Bibliothek kamen. Auch deren Bedürfnisse mußten berücksichtigt werden. Das hatte mit Takt zu geschehen, damit der ursprüngliche Charakter der Sammlung als Forschungsinstrument nicht zerstört würde.

Aber noch schwieriger als die Umwandlung der Bibliothek war es, die wissenschaftlichen Aufgaben ohne Warburgs Hilfe fortsetzen zu müssen. Der alte Gedanke von 1914, die Bibliothek in eine Institut umzuwandeln, schien sich als geeignete Lösung anzubieten. Da Hamburg jetzt eine Universität besaß, war die Einrichtung von Stipendien nicht mehr nötig. Einige der neuernannten Universitätslehrer waren natürlicherweise an einer Zusammenarbeit sehr interessiert. Obwohl sie sich mit sehr verschiedenen Gebieten beschäftigten, fanden sie in der Bibliothek doch wissenschaftliche Kontakte und eine gemeinsame Basis.

Ernst Cassirer (Philosophie), Gustav Pauli und Erwin Panofsky (Kunstgeschichte), Karl Reinhardt (Klassische Philologie), Richard Salomon (Byzantinische Geschichte), Hellmut Ritter (Orientalische Sprachen) und andere wurden Mitglieder des Kreises. Die kleine Gruppe vergrößerte sich bald durch andere deutsche und ausländische Forscher, Belgier, Italiener, Holländer und Engländer. Ähnlich wie bei der Bibliothek, ließ es sich auch in diesem Bereich kaum vermeiden, Warburgs Vorstellungen zu vereinfachen, um den Gang der Institutsaktivitäten zu erleichtern. So fiel manches fort, das wichtig war und das wiederzugewinnen schwierig sein wird, aber die Hauptaufgabe wurde gelöst. Warburgs Schöpfung lebte weiter, vor allem gestützt durch Jüngere, die von seiner Persönlichkeit und seinem Werk angefeuert wurden, während er selbst der Welt entzogen war. Während seiner Krankheit verwandelte sich die Privatbibliothek in eine öffentliche Institution. Zwei Publikationsreihen enthielten die Forschungsergebnisse des Instituts: das Jahrbuch mit *Vorträgen* und die *Studien*, die ganz bestimmte Themen behandelten. Bedingung war, daß nicht nur die *Studien*, sondern auch die *Vorträge* neue Forschungsergebnisse enthalten sollten. Bei der Atmosphäre, die in den zwanziger Jahren in Hamburg herrschte, bestand auch keine Gefahr, daß diese Vorträge nicht gut besucht werden würden. Durch diese Veröffentlichungen sind Warburgs Gedanken besser bekanntgeworden, und es bildete sich eine Tradition heraus.

Bald zeigte sich, daß das 1909 gekaufte Haus nicht genügend Raum für die neuen Aufgaben bot. Es fehlten ein Hör- und ein Lesesaal für die wachsende Zahl der Benutzer, und selbst der einfallsreichste Tischler hätte kein System zur Schaffung von mehr Stellfläche ersinnen können. Vom Boden bis zur Decke standen die Wände voller Bücher, die Speisekammer war Magazin, schwere Regale hingen gefährlich über Türen, das Billardzimmer hatte in einen Büroraum umgewandelt werden müssen, in der Eingangshalle, auf den Treppenabsätzen, im Familienwohnzimmer – überall Bücher, Bücher, Bücher; und jeden Tag kamen neue Bücher ins Haus. Irgend etwas mußte geschehen. Damals wurden in Universitätsnähe passende Räumlichkeiten zum Kauf angeboten, und vieles sprach dafür, die Sammlung aus einem reinen Wohnviertel wegzuverlegen. Das hätte allerdings den persönlichen Charakter der Bibliothek zerstört und die Gefahr mit sich gebracht, daß sie nur eines von vielen Seminargebäuden der Hamburger Universität geworden wäre. Viele Studenten, die nicht wirklich an Forschung interessiert waren, hätten sie dann einfach aus Bequemlichkeit benutzt. Aus pädagogischen Gründen war Warburg stets dagegen gewesen, Dinge technisch zu einfach für Studenten zu machen. Als seine Gesundheit sich 1923 zu festigen begann und man zu diesem Thema seine Meinung einholte, war er ganz und gar nicht geneigt, einer grundsätzlichen Änderung zuzustimmen.

Seine Rückkehr nach Hamburg im Jahre 1924 brachte jedoch die Entscheidung. Das Nachbargrundstück war schon 1909 gekauft worden für den Fall, daß die Bibliothek eines Tages zu groß für das alte Haus werden sollte. Zur Unterbringung einer Bibliothek hätte es sich wohl geeignet, nicht aber – da es lang und schmal geschnitten war – für die Bedürfnisse eines im Aufbau begriffenen Institutes. Aber Warburg zögerte nicht. Der Gedanke an ein großes öffentliches Gebäude im Stadtzentrum verlockte ihn überhaupt nicht. Die Bibliothek sollte ihren privaten und persönlichen Charakter trotz ihrer öffentlichen Funktionen behalten, und sofort wurden Pläne in Angriff genommen, die trotz großer technischer Schwierigkeiten eine Lösung bieten sollten. Am wichtigsten war, durch die Anlage des Magazins das Einteilungssystem der Bibliothek klar erkennen zu lassen. Beide Häuser zusammen sollten Raum für die Aufstellung von ca. 120000 Bänden schaffen, der Lesesaal mit seiner Empore sollte mit den nötigen Handbüchern und Nachschlagewerken ausgestattet sein und Stellfläche für ältere und neuere Zeitschriften bieten. Außerdem mußte die Akustik gut sein, damit der Lesesaal abends als Hörsaal dienen könnte. Auch waren Räume für die Mitarbeiter und die photographische Abteilung nötig, ein Gastzimmer mit Bad, eine Photowerkstatt und im Untergeschoß die üblichen Wohnräume. Es war sogar ein Sonnendach geplant für die Leser, mit Blick über die Gärten und den kleinen, von Weiden umstandenen Fluß. Am 25. August 1925 wurde der Grundstein gelegt, am 1. Mai 1926 das Gebäude eröffnet.

Nur wenige Leute erkannten die Bücher auf den Regalen als dieselben wieder, die im alten Gebäude gestanden hatten (Abb. 172, 173). Vieles, was vorher wunderlich und unzusammengehörig wirkte, paßte sich nun richtig ein. Vierzig Jahre lang hatte Warburg Bücher angeschafft, aber nicht wie ein Bibliothekar völlig neutral für ihm unbekannte Leser. Warburg kaufte stets in der Absicht, Neues und Wichtiges für seine Arbeit kennenzulernen, und sein Denken war so folgerichtig, daß er am Ende seines Lebens dem Publikum eine Bibliothek übergeben konnte, die ein voll ausgebildetes System und klar gegliederte Unterabteilungen aufwies. Die Bücher waren auf vier Stockwerken untergebracht. Im ersten standen Werke über allgemeine Ausdrucksprobleme und das Wesen von Symbolen. Dann folgten Anthropologie und Religion, Philosophie und Geschichte der Naturwissenschaften. Der zweite Stock beherbergte Bücher über künstlerische Ausdrucksformen,

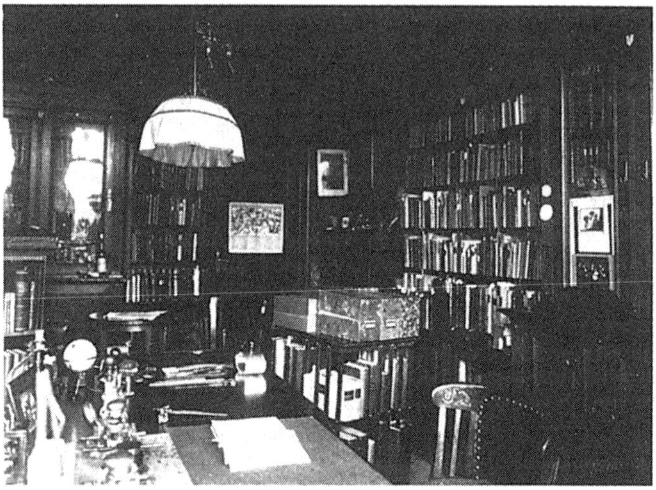

172 Ein Teil der Bibliothek Warburgs in seinem Privathaus.

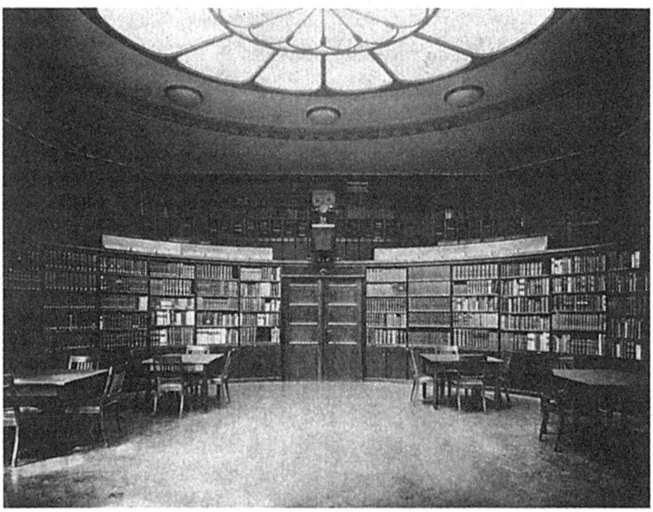

173 Lesesaal im neuen Bibliotheksbau. 1926.

ihre Theorie und Geschichte. Der dritte war Sprache und Literatur vorbehalten und der vierte den sozialen Erscheinungsformen des menschlichen Lebens – Geschichte, Recht, Volkskunde usw. Warburgs lebenslanger, oft chaotischer und verzweifelter Kampf, die Ausdrucksformen des Geistes, ihr Wesen, ihre Geschichte und ihre Zusammenhänge zu verstehen, hatte ein Bibliothekssystem geschaffen, das so natürlich wirkte, als sei es nicht das Ergebnis, sondern der Ausgangspunkt von Warburgs Anstrengungen gewesen. Was es von jedem vorgefertigten Bibliothekssystem unterschied, war der Ideenreichtum in den Unterteilungen. Nur durch ständig tiefschürfende Forschungsarbeit hatte eine solche Menge interessanter und oft längst vergessener Bücher aufgespürt und zusammengebracht werden können. Bei seiner Arbeit leitete der Forscher stets den Bibliothekar, und was dieser empfangen hatte, das zahlte er dem Forscher zurück.

Das neue Haus, platzsparend gebaut wie ein Schiff und mit allem technischen Gerät ausgestattet, das eine moderne Bibliothek braucht, bewährte sich als geeigneter Rahmen für die schnelle Entwicklung des Instituts. Was in den Jahren von Warburgs Abwesenheit als Versuch begonnen worden war, wurde nun unter seiner Anleitung und mit seiner Hilfe fortgeführt. Er hatte einen, später zwei Mitarbeiter, die gleichzeitig Universitätslehrer waren. Seminare wurden am Institut abgehalten und Studenten in die Benutzung der Bibliothek eingewiesen; es gab Forschungs- und Reisestipendien. Der Mitarbeiterstab – Wissenschaftler und Sekretäre – wurde vergrößert und sachdienlich eingeteilt. Während der Ferien arbeiteten dort manche bedeutende Gelehrte. Es wurden mehr Bücher gekauft als je zuvor, und die bislang etwas stiefmütterlich behandelte Photoabteilung wurde ausgebaut. Die Vorlesungen, die in den ersten Jahren, je nach dem Interesse der Vortragenden viele, sehr verschiedenartige Themen behandelt hatten, konzentrierten sich seit 1927 auf je eines der Hauptforschungsgebiete des Instituts. 1929 lagen bereits zwölf Bände der *Studien* gedruckt vor, weitere befanden sich im Druck. 1928/29 blieb Warburg fast für ein Jahr in Italien, und die Beziehungen zwischen italienischen und deutschen Gelehrten in Italien waren so eng, daß die Frage, ob das Institut nicht besser nach Rom verlegt werden sollte, ernsthaft diskutiert wurde.

Mit Warburgs Tod im Jahre 1929 ging die Periode fieberhafter Tätigkeit, die mit Warburgs Rückkehr 1924 angefangen hatte, zuende. »Warburg redux« steht als Unterschrift unter einem seiner Briefe. Er hatte das Gefühl und flößte es auch anderen ein, daß er ein nach siegreicher Schlacht heimgekehrter Soldat sei, heimgekehrt aus einer Entscheidungsschlacht mit den Mächten der Finsternis und der Hölle. Fast furchterregende Kräfte gingen von ihm aus; er lebte und arbeitete in der Überzeugung, daß ein Forscher seinen Beruf nicht wählt, sondern daß er in allem, was er tut, einem höheren Befehl gehorcht. Niemand, der in jenen Jahren mit ihm lebte und arbeitete, konnte sich dieser bezwingenden Atmosphäre entziehen. Wer immer das Institut betrat, spürte etwas von diesem Geist, empfand etwas von der Magie dieses Mannes, für den das normale Leben nicht mehr zu existieren schien, der in einer Welt von Ideen lebte, die vom Höchsten bis zu den kleinsten Details historischer Forschung reichten. Warburg erzog seine Schüler und Nachfolger zu einer vollständigen und bedingungslosen Unterwerfung ihrer ganzen Existenz unter die Forderungen der Wissenschaft.

Nach Warburgs Tod ging das Institutsleben äußerlich ohne große Veränderungen weiter. Die Familie, die ihn so viele Jahre unterstützt hatte, erklärte feierlich ihre Bereitwilligkeit, seine Schöpfung auch in Zukunft mitzutragen. Aber bald machten sich üble Vorzeichen des kommenden Sturmes bemerkbar. Zuerst die internationale Währungskrise und mit ihr eine beträchtliche Verringerung des Budgets. Auch die deutschen Universitäten bekamen die Wirtschaftskrise zu spüren. Als Folge der Arbeitslosigkeit gab es bald viel zu viele Studenten, manche waren einfach schlecht. Der Lesesaal des Instituts war besuchter denn je, aber mehr von Studenten als von Gelehrten. Wir sehnten uns nach den Zeiten zurück, als es das neue Haus noch nicht gab und nur wenige Leute in der Bibliothek gearbeitet hatten. Das Institut entbehrte Warburgs Weisheit und Energie; es geriet in jenen unproduktiven Jahren, den letzten Jahren des alten Deutschland, in eine Krise. Aber ein Institut hat seine eigene Schwungkraft; die Forschung ging also weiter, neue Veröffentlichungen kamen heraus, und es wurden Vorträge gehalten. Die Vorlesungsreihe »England und die Antike« bestritten englische und deutsche Wissenschaftler. Sie führte zu den ersten politischen Schwierigkeiten bei unserer Arbeit. Ein Vortrag über »Das römische und das britische Weltreich« schloß mit der Behauptung, daß sich das Ende des britischen Weltreiches abzeichne, und wir weigerten uns, derartige politische Meinungen abzudrucken. 1931 fand sich eine Gruppe von etwa vierzig Mitarbeitern bereit, jährlich eine kritische *Bibliographie zum Nachleben der Antike* zusammenzustellen. Sie war eine bibliographische Grundlage für die Arbeit des Instituts und als Hilfe für und Bindeglied zu anderen, in diesem Felde tätigen Forschern gedacht. Nie zuvor hatte das Institut versucht, eine derart weitgespannte internationale Organisation aufzubauen. Daß die Aufforderung auf so fruchtbaren Boden fiel, zeigt, welches Ansehen es damals bereits genoß.

Im Frühjahr 1933 zeigte sich deutlich, daß unsere Arbeit in Deutschland ihrem Ende entgegenging.[4] Noch behelligte man uns nicht; die Politiker waren viel zu beschäftigt, als daß sie sich um solche Dinge wie private Forschungsinstitute hätten kümmern können. Unabhängige und privat organisierte Forschung auf dem Gebiet der Geisteswissenschaften hätte sich in einem nationalsozialistischen Deutschland jedoch niemals halten können – ganz abgesehen von der rassischen Benachteiligung, die in der Zeit vor den Nürnberger Gesetzen noch nicht so offenkundig und bedrohlich war wie später. Rieten uns auch viele Freunde, einstweilen an Ort und Stelle zu bleiben – nur ein Jahr später mußte jeder begreifen, daß das unmöglich gewesen wäre. Als 1934 der erste Band der Bibliographie herauskam – ein Unternehmen, das trockener und unpolitischer auch von keinem anderen geisteswissenschaftlichen Institut hätte zusammengestellt werden können –, erschien im *Völkischen Beobachter* [vom 5. Januar 1935] eine ganzseitige Besprechung, deren Ignoranz ihrer Unverschämtheit entsprach. Wären wir damals noch in Deutschland und von der Zusammenarbeit mit unseren alten Freunden abhängig gewesen, wäre die Lage kritisch geworden. Manche von ihnen hätten rasch jede Verbindung zu uns abgebrochen, während andere, treuere tapfer versucht hätten fortzufahren, bis auch sie, durch Gesetze und schlimme Erfahrungen gezwungen, sich – gegen ihr Gewissen – hätten fügen müssen.

Ein unvergeßliches Erlebnis war damals der Besuch eines jungen aktiven Freundes des Instituts, Dr. R. Klibansky. Voller Entsetzen über das, was er sich an der Universität Heidelberg abspielen

4 Vgl. auch Gertrud Bing, »A Memoir«, a.a.O., und Eric Warburgs Bericht über die Verpflanzung des Instituts nach England im Jahre 1933, in: *The Warburg Institute Annual Report 1952-1953*, S. 13-16.

sah, deren Lehrkörper er angehörte, war ihm der Gedanke gekommen, ein Forschungszentrum außerhalb von Deutschland aufzubauen, in das die alte deutsche humanistische Tradition hinübergerettet werden sollte. Wir beschlossen, gemeinsam zu handeln. Die Institutsmitglieder – ohne Rücksicht auf ihre Rasse – und die Familie Warburg vereinbarten die Emigration. Aber wohin? Freunde an der Universität Leiden boten uns kostenlos eine ausgezeichnete Unterkunft und jede Möglichkeit zur Arbeit, Mittel aber standen in Holland nicht zur Verfügung; hatten wir Deutschland erst einmal verlassen, wäre unsere finanzielle Lage völlig ungesichert gewesen. Es lag auf der Hand, daß wir nicht mit der Überweisung von Geldmitteln aus Deutschland rechnen konnten.

Im Frühsommer [1933] ging Dr. Wind, der dem Institut seit 1928 angehörte, zu Verhandlungen nach England. Er hatte dort schon früher viele Freunde gewonnen, als er über das englische 18. Jahrhundert arbeitete. Einige Gelehrte in diesem Lande beobachteten voller Besorgnis und Mitgefühl, was sich an den deutschen Universitäten abspielte. Ein Komitee zur Information der Öffentlichkeit war gebildet worden, das auch »akademischen Beistand« leisten sollte. Zwei Mitglieder des Academic Assistance Council, Professor W. G. Constable und Professor C. S. Gibson der Universität London, fuhren nach Hamburg, um sich an Ort und Stelle über die Lage des Warburg Instituts zu unterrichten. Aber noch fehlte es an finanzieller Unterstützung, und die Lage in Deutschland verschlechterte sich von Monat zu Monat. Da kam als dritter Besucher Sir Denison Ross nach Hamburg. Mit dem scharfen Instinkt des weitgereisten Mannes war er stets darauf aus, neue wissenschaftliche Erfahrungen zu sammeln. Vor allem aber war er begeisterungsfähig. Wenige Wochen nach seiner Rückkehr nach London kam ein Telegramm mit guten Nachrichten und einer Einladung zu Besprechungen. Ein Geldgeber, der anonym zu bleiben wünschte, versprach, etwas zu den reduzierten Zuschüssen der Familie Warburg beizusteuern, und Lord Lee of Fareham hatte sich bereit gefunden, für ihn zu handeln.

Die Verpflanzung des Warburg Instituts von Hamburg nach London im Jahre 1933 war kein gewöhnliches Ereignis. Eines Tages lief ein Schiff in die Themse ein, mit 600 Bücherkisten an Bord, eisernen Regalen, Büchertischen, Buchbindermaschinen, photographischen Ausrüstungen, etc., etc. Zehntausend Quadratfuß waren für die Unterbringung der Bibliothek nötig. Die Umstände schienen günstig; Lord Lee of Fareham hatte Räume in Thames House, einem großen Geschäftsbau in Millbank gemietet, der 1933 noch nicht ganz bezogen war. Mr. Samuel Courtauld und der amerikanische Zweig der Familie Warburg versprachen, die nötigen Mittel aufzubringen.

Aber wie sollten sich die sechs Leute, die von Hamburg mit den Büchern hinübergekommen waren, an die Arbeit machen? Die Sprache, in der sie schrieben – auch wenn sie englische Worte benutzten – war ihnen fremd, denn ihre Denkgewohnheiten waren unenglisch; und wen konnte man überhaupt aus dieser wunderlichen Erdgeschoß-Bibliothek in einem riesigen Geschäftshaus erreichen? Wer sollte das lesen, was diese unbekannten Ausländer vorlegen würden? Es war schon ein sonderbares Abenteuer, mit etwa 60000 Büchern im Herzen von London zu landen und gesagt zu bekommen: »Sucht euch Freunde, und macht sie mit euren Problemen bekannt.«

Die Ankunft des Instituts fiel mit dem wachsenden Interesse des britischen Erziehungswesens an der Erforschung sichtbarer Dokumente der Vergangenheit zusammen. Das Warburg Institut wurde von dieser Woge getragen, seine Methode, Kunstwerke als Ausdruck eines Zeitalters zu untersuchen, fand bei einigen jüngeren Gelehrten Anklang. Eine Anzahl deutscher Flüchtlinge, die nicht zum ursprünglichen Stab gehört hatten, wurden Mitarbeiter und trugen zu weiteren Kontakten mit englischen Gelehrten bei.

1936 hatte es die University of London unternommen, das Institut bis 1943 unterzubringen, dem Zeitpunkt, an dem alle Geldmittel erschöpft sein würden. Was danach geschehen sollte, war – und das gab zu Hoffnungen Anlaß – noch nicht entschieden worden. Als der Krieg ausbrach, wurden die Bücher ausgelagert. Ein Mitglied des ursprünglichen Stabes kam bei einem Luftangriff um; das Veröffentlichen wurde immer schwieriger. Würde irgendjemand im Jahr 1943 sich bereit finden, die Unterstützung dieses Skeletts zu übernehmen?

EPILOG

Fritz Saxl hätte wohl kaum beabsichtigt, seine Aufzeichnungen mit dieser rhetorischen Frage abzuschließen, wenn er damals nicht schon gewußt hätte, daß sich eine Antwort abzuzeichnen begann: Der großzügigste aller Brotherren war willens, die Gesamtverantwortung für Warburgs Erbe zu übernehmen – der britische Steuerzahler. Unter den Fakten, die zu dieser Wendung der Dinge führten, war ein Stichprobenvergleich zwischen der Institutsbibliothek und der des British Museum entscheidend. Er ergab, daß mehr als 30% der Buch- und Zeitschriftentitel, die von Hamburg herübergebracht worden waren, in diesem großen Bücherschatzhaus fehlten. Am 28. November 1944 wurde das Warburg Institut der University of London eingegliedert. Die weitere Entwicklung läßt sich an den Jahresberichten des Instituts ablesen.

E. H. G.

BIBLIOGRAPHIE

Die nachstehend abgedruckte Bibliographie umfaßt drei Teile: 1. von Warburg selbst veröffentlichte Werke, 2. die in diesem Buch herangezogenen unveröffentlichten Arbeiten Warburgs (A. Vorträge, B. Entwürfe und Notizen) und 3. Schriften über Warburg.

Da inzwischen von Dieter Wuttke [siehe hier: Veröffentlichte Werke, 42] eine umfangreiche, Vollständigkeit anstrebende Bibliographie von Schriften von und über Warburg vorgelegt worden ist, wurde darauf verzichtet, unsere Bibliographie über das Erscheinungsjahr der englischsprachigen Ausgabe dieses Buches hinaus fortzuführen.

Absicht der vorliegenden Bibliographie ist es in erster Linie, dem Leser die Übersicht über die in diesem Buch besprochenen Arbeiten Warburgs zu erleichtern. Zu diesem Zweck wird bei den einzelnen Titeln auch auf die Seiten verwiesen, auf denen hier von ihnen gehandelt wird.

WARBURGS VERÖFFENTLICHTE WERKE

1. »Matteo de' Strozzi. Ein italienischer Kaufmannssohn vor 500 Jahren«, *Hamburger Weihnachtsbuch,* 1892.
2. *Sandro Botticellis »Geburt der Venus« und »Frühling«. Eine Untersuchung über die Vorstellungen von der Antike in der italienischen Frührenaissance,* Hamburg und Leipzig, 1893 [siehe S. 76-92, 134, 163, 234, 416f., 434].

2a. »Vier Thesen«, Anhang zu Nr. 2, als Manuskript gedruckt, o. O. u. J. [1893] [siehe S. 76, 92, 110-112].

3. »I costumi teatrali per gli intermezzi del 1589. I disegni di Bernardo Buontalenti e il Libro di Conti di Emilio de' Cavalieri«, *Atti dell' Accademia del R. Istituto Musicale di Firenze, 1895: Commemorazione della Riforma Melodrammatica* [siehe S. 113-117, 355f.].

4. »Amerikanische Chap-books«, *Pan*, Bd. 2, Nr. 4, April 1897 [siehe S. 123].
5. »Sandro Botticelli«, *Das Museum*, Bd. 2, Nr. 10, Berlin und Stuttgart, 1898 [siehe S. 130f.].
6. »Die Bilderchronik eines florentinischen Goldschmiedes« (Anzeige von *A Florentine Picture Chronicle* . . . by Maso Finiguerra with . . . a critical an descriptive text by Sidney Colvin . . ., London, 1898), *Beilage zur Allgemeinen Zeitung*, Nr. 2, 3. Januar 1899 [siehe S. 131f., 187].
7. »Ein neuentdecktes Fresko des Andrea del Castagno«, *Beilage zur Allgemeinen Zeitung*, Nr. 138, 20. Juni 1899.
8. »Flandrische und florentinische Kunst im Kreise des Lorenzo Medici um 1480« (Vortragsresümee), *Sitzungsberichte der Kunstgeschichtlichen Gesellschaft zu Berlin*, 1901, VIII [siehe S. 169f.].
9. *Bildniskunst und florentinisches Bürgertum. Domenico Ghirlandajo in Santa Trinita: Die Bildnisse des Lorenzo de' Medici und seiner Angehörigen*, Leipzig, 1902 [siehe S. 165f., 214-215].
10. »Flandrische Kunst und florentinische Frührenaissance«, *Jahrbuch der Königlich Preußischen Kunstsammlungen*, 1902 [siehe S. 166, 205, 211, 212].
11. »Die Grablegung Rogers [van der Weyden] in den Uffizien« (Vortragsresümee), *Sitzungsberichte der Kunstgeschichtlichen Gesellschaft zu Berlin*, 1903, VIII.
12. »Per un quadro fiorentino che manca all' esposizione dei Primitivi Francesi«, *Rivista d'Arte*, Bd. II, Nr. 5, Florenz, 1904.
13. »Austausch künstlerischer Kultur zwischen Norden und Süden im 15. Jahrhundert« (Vortragsresümee), *Sitzungsberichte der Kunstgeschichtlichen Gesellschaft zu Berlin*, 1905, II [siehe S. 179, 203].
14. »Delle Impresse Amorose nelle più antiche incisioni fiorentine«, *Rivista d'Arte*, Bd. III, Florenz, Juli-August 1905 [siehe S. 187-192].
15. »Dürer und die italienische Antike« (Vortragsresümee, *Verhandlungen der 48. Versammlung deutscher Philologen und Schulmänner in Hamburg, Oktober 1905*, Leipzig, 1906 [siehe S. 234-238].
16. »Die Bilderausstellungen des Volksheims«, *Das Volksheim in Hamburg, Bericht über das sechste Geschäftsjahr 1906-1907*.
17. »Francesco Sassettis letztwillige Verfügung«, *Kunstwissen-*

schaftliche Beiträge August Schmarsow gewidmet, Leipzig, 1907 [siehe S. 215-228].

18. »Arbeitende Bauern auf burgundischen Teppichen«, *Zeitschrift für bildende Kunst,* N. F., Bd. 18, 1907 [siehe S. 210-211, 212].
19. »Die antike Götterwelt und die Frührenaissance im Süden und im Norden« (Vortragsresümee), *Verein für Hamburgische Geschichte,* 1908 [siehe S. 247-253].
20. »Der Baubeginn des Palazzo Medici«, *Mitteilungen des Kunsthistorischen Institutes in Florenz,* Bd. 1, Nr. 2, 1909.
21. »Kirchliche und höfische Kunst in Landshut« (Vortragsresümee), *Münchner Neueste Nachrichten,* 21. September 1909, Nr. 4 [siehe S. 253].
22. »Über Planetengötterbilder im niederdeutschen Kalender von 1519« (Vortragsresümee), *Erster Bericht der Gesellschaft der Bücherfreunde zu Hamburg,* 1910 [siehe S. 247-252].
23. »Die Wandbilder im hamburgischen Rathaussaale«, *Kunst und Künstler,* Bd. 8, Nr. 8, Mai 1910 [siehe S. 326].
24 »Zwei Szenen aus König Maximilians Brügger Gefangenschaft auf einem Skizzenblatt des sogenannten Hausbuchmeisters«, *Jahrbuch der Königlich Preußischen Kunstsammlungen,* Bd. 32, 1911.
25. »Eine astronomische Himmelsdarstellung in der alten Sakristei von S. Lorenzo«, *Mitteilungen des Kunsthistorischen Institutes in Florenz,* Bd. 2, Nr. 1, 1912.
26. »Italienische Kunst und internationale Astrologie im Palazzo Schifanoja zu Ferrara« (Vortragstext), *L'Italia e l'Arte Straniera. Atti del X Congresso Internazionale di Storia dell'Arte. 1912,* Rom, 1922 [siehe S. 207, 254-261].
27. »Piero della Francescas Constantinsschlacht in der Aquarellkopie des Johann Anton Ramboux«, *L'Italia e l'Arte Straniera. Atti del X Congresso Internazionale dell'Arte, 1912,* Rom, 1922 [siehe S. 238-239].
28. »Eine heraldische Fachbibliothek«, *Gesellschaft der Bücherfreunde zu Hamburg, Bericht über die Jahre 1909-1912,* Hamburg, 1913.
29. »Luftschiff und Tauchboot in der mittelalterlichen Vorstellungswelt (Burgundische Teppiche mit Darstellungen der Alexandersage im Palazzo Doria in Rom), *Hamburger Fremdenblatt,* Illustrierte Rundschau, Bd. 85, Nr. 52, 2. März 1913 [siehe S. 208].

30. »Der Eintritt des antikisierenden Idealstils in die Malerei der Frührenaissance« (Vortragsresümee), *Kunstchronik*, N. F., Bd. 25, Nr. 33, 8. März 1914 [207, 232, 278].
31. »Zum Gedächtnis Robert Münzels«, *Zeitschrift für Bücherfreunde*, N. F., 10, Hamburg, 1918-19.
32. »Das Problem liegt in der Mitte«, *Die Literarische Gesellschaft*, Bd. 4, Nr. 5, Hamburg, 1918.
33. »Heidnisch-antike Weissagung in Wort und Bild zu Luthers Zeiten«, *Sitzungsberichte der Heidelberger Akademie der Wissenschaften*, Philos.-hist. Klasse, 26. Abhandlung, Heidelberg, 1920 [siehe S. 281-293].
34. »A Lecture on Serpent Ritual«, *Journal of the Warburg Institute*, Bd. II, 1939 (Übersetzung des in Kreuzlingen am 21. April 1923 gehaltenen Vortrags) [siehe S. 295-304].
35. »Orientalisierende Astrologie«, *Wissenschaftlicher Bericht über den deutschen Orientalistentag in Hamburg, 1926, Zeitschrift der Deutschen Morgenländischen Gesellschaft*, N. F., 6, Leipzig, 1927 [siehe S. 350f.].
36. »Begrüßungsworte zur Eröffnung des Kunsthistorischen Instituts im Palazzo Guadagni zu Florenz am 15. Oktober 1927«, Privatdruck.
37. »Mediceische Feste am Hofe der Valois auf flandrischen Teppichen in der Galleria degli Uffizi« (Vortragsresümee), *Kunstchronik und Kunstliteratur*, Beilage zur *Zeitschrift für bildende Kunst*, Nr. 9, 1927-28 [siehe S. 353-356].
38. »Ernst Cassirer. Warum Hamburg den Philosophen Cassirer nicht verlieren darf«, *Hamburger Fremdenblatt*, Nr. 173, 23. Juni 1928.
39. »Kulturgeschichtliche Beiträge zum Quattrocento in Florenz«, *Mitteilungen des Kunsthistorischen Institutes in Florenz*, Bd. 3, Nr. 4, 1930.
40. *Gesammelte Schriften*, 2 Bde., Leipzig-Berlin, 1932 [siehe S. 13ff.] (enthält alle hier genannten Nummern, außer 34 und 38).
41. *La Rinascita del Paganesimo Antico*, Florenz, 1966 (Auswahl aus Nr. 40; enthält Nr. 2, 3, 9, 10, 13, 14, 15, 17, 18, 26, 29, 30 [vollst. Text des Vortrags] und 33).
42. *Ausgewählte Schriften und Würdigungen*, hrsg. von Dieter Wuttke, in Verbindung mit Carl Georg Heise, Baden-Baden, 1979 (2. verb. Aufl., 1980) (enthält Nr. 2, 9, 10, 15, 17, 18, 26, 33).

UNVERÖFFENTLICHTE QUELLEN

Die Zitate aus den unveröffentlichten Arbeiten Warburgs beziehen sich auf die Bestände im Londoner Warburg-Archiv, dessen Beschaffenheit und Geschichte in unserer Einführung kurz umrissen worden ist [S. 15 und 21 f.]. Mit den Forschungen Warburgs zusammenhängende Materialien wurden von Gertrud Bing soweit wie möglich in chronologisch geordneten *Mappen* gesammelt. Sie enthalten unter anderem Warburgs *Kollegnachschriften* aus seiner Studienzeit, die Notizen und Entwürfe für seine eigenen Vorträge und Seminare und andere Forschungsvorhaben, einschließlich der meisten Vorarbeiten zu seinen Veröffentlichungen, sowie die endgültigen Manuskripte und korrigierten Fahnenabzüge. Soweit nach Warburgs Tod Maschinenabschriften seiner unveröffentlichten Aufzeichnungen angefertigt wurden, sind diese ebenfalls in den entsprechenden *Mappen* enthalten und werden hier gelegentlich zitiert. In den zwanziger Jahren benutzte Warburg im allgemeinen *Notizbücher* aus losen Blättern; sie werden in diesem Buch nach den abgekürzten Titeln zitiert, die Warburg ihnen gab. Auch diese *Notizbücher* sind im Archiv chronologisch geordnet, und die danach angefertigten Maschinenabschriften befinden sich in den *Mappen*.

Ich habe außerdem Warburgs Briefwechsel [siehe S. 17, 20-21] herangezogen, seine Taschenkalender, sein *Tagebuch* (1894-1914, 3 Bde.) und das »Tagebuch der Kulturwissenschaftlichen Bibliothek Warburg« (*Tagebuch KBW*, 1926-1929, 9 Bde.), eine Art Logbuch für den Gedankenaustausch zwischen Warburg und seinen engeren Mitarbeitern, das er auch auf seine letzte Reise nach Italien mitnahm. Schließlich enthält das Archiv Photographien von den großen Bildtafeln für Ausstellungen und zur Vorbereitung des »Atlas« [siehe S. 349 ff., 375 ff.].

A. VORTRÄGE

Wie im Text unseres Buches erwähnt, hat Warburg seine Vorträge nur selten vollständig niedergeschrieben, sondern es in der Regel vorgezogen, eine Einleitung und einen Schluß zu formulieren und außerdem eine Liste der Lichtbilder anzulegen. In einigen Fällen ist nachträglich ein vollständiger Vortragstext oder ein Resümee veröffentlicht worden. Die im folgenden genannten Vorträge sind in diesem Buch herangezogen worden:

1. »Über die Darstellungen des Centaurenkampfes am Westgiebel des Zeustempels zu Olympia, am Westfries des Theseion zu Athen und auf den Parthenonmetopen«, Seminarreferat, Bonn, 26. Juli 1887 [siehe S. 56-57] (Mappe: *Bonn 1886/87*).
2. »Über zwei Reliefbruchstücke in Venedig und Brescia, Schiffskämpfe darstellend«, Seminarreferat, Bonn, 22. Februar 1888 [siehe S. 57] (Mappe: *Bonn 1887/88*).
3. Drei Vorträge über Leonardo, Hamburg, September 1899 [siehe S. 133-141] (in zwei Mappen, zusammen mit Entwürfen und Maschinenabschriften).
4. Drei Vorträge über Ghirlandajo und seinen Kreis, Hamburg, Oktober 1901 (Warburgs korrigierte Maschinenabschriften in Mappe). Weitgehend die Grundlage für Veröffentlichte Werke, 17.
5. »Flandrische und florentinische Kunst im Kreise des Lorenzo Medici um 1480«, Berlin, 1901 [siehe S. 169f.]. Veröffentlichte Werke, 8.
6. »Austausch künstlerischer Kultur zwischen Norden und Süden im 15. Jahrhundert«, Berlin, 17. Februar 1905 [siehe S. 179]. Veröffentlichte Werke, 13.
7. »Dürer und die italienische Antike«, Hamburg, 6. Oktober 1905 [siehe S. 234-238]. Veröffentlichte Werke, 15.
8. *Vorträge* – sieben Vorträge, »Einführung in die Kultur der italienischen Frührenaissance«, Hamburg 1908-9 [siehe S. 200, 204] (Entwürfe und Maschinenabschriften in drei Mappen).
9. »Die antike Götterwelt und die Frührenaissance im Süden und im Norden«, Hamburg, Verein für Hamburgische Geschichte, 14. Dezember 1908 [siehe S. 247-253] (Notizen und Manuskript in Mappe). Veröffentlichte Werke, 19 und 22.
10. »Über astrologische Druckwerke aus alter und neuer Zeit«, Hamburg, Gesellschaft der Bücherfreunde, 9. Februar 1911 [siehe S. 272f.] (Notizen und Maschinenabschrift in Mappe).
11. »Italienische Kunst und internationale Astrologie im Palazzo Schifanoja zu Ferrara«, Rom, Oktober 1912 [siehe S. 254]. Veröffentlichte Werke, 26.
12. »Wanderungen der antiken Götterwelt vor ihrem Eintritt in die italienische Hochrenaissance«, Göttingen, Vereinigung Göttin-

ger Kunstfreunde, 29. November 1913 [siehe S. 264-277] (Notizen, Manuskript und Maschinenabschrift in zwei Mappen).

13. »Die antike Sternbilderwelt in der Kunst neuerer Zeiten«, Hamburg, Ferienkurse, August 1913 (zwei Vorträge, inhaltlich weitgehend identisch mit den beiden vorher genannten).
14. »Der Eintritt des antikisierenden Idealstils in die Malerei der Frührenaissance«, Florenz, Kunsthistorisches Institut, 20. April 1914 [siehe S. 207, 232-234, 278] (Notizen, Vortragsmanuskript und Maschinenabschrift in Mappe). Vortragsresümee, siehe: Veröffentlichte Werke, 30; vollständiger Text (ital.) in Nr. 41.
15. Rede zur Einweihung der Fresken von Willi von Beckerath, Hamburg, Kunstgewerbeschule, März 1918 [siehe S. 424-426] (Notizen und Manuskript u. a. in Mappe *Zeitgenössische Kunst*).
16. *Kreuzlinger Vortrag* (»Bilder aus dem Gebiet der Pueblo-Indianer in Nord-Amerika«), Kreuzlingen, 21. April 1923 [siehe S. 36-37, 117-118, 295-304] (Entwürfe und Vortragsmanuskript in Mappe). Veröffentlichte Werke, 34 (engl.).
17. »Die Einwirkung der *sphaera barbarica* auf die kosmischen Orientierungsversuche«, Vortrag zum Gedächtnis von Franz Boll, Hamburg, 25. April 1925 [siehe S. 305-307] (Notizen und vollständiges Vortragsmanuskript in Mappe).
18. Seminar über »Die Bedeutung der Antike für den stilistischen Wandel in der italienischen Kunst der Frührenaissance«, Hamburg, November 1925 – Februar 1926 [siehe S. 28, Anm. 7, 307] (Notizen u. a. in Mappe).
19. »Italienische Antike im Zeitalter Rembrandts«, Hamburg, Mai 1926 [siehe S. 307-322, 420-421] (Notizen und Vortragsmanuskript in Mappe und zwei Notizhefte).
20. »Mediceische Feste am Hofe der Valois auf flandrischen Teppichen in der Galleria degli Uffizi«, Florenz, 29. Oktober 1927 [siehe S. 339, 340, 353-356] (Notizen und Entwürfe in Notizbuch: *Bayonne*). Veröffentlichte Werke, 37.
21. Übungen über Jacob Burckhardt, November 1926 – Februar 1927 und Juni, Juli 1927 [siehe S. 344-346] (Notizen und Manuskript für die letzte Sitzung, *Schlußübung*, am 27. Juli in zwei Notizheften; Abschriften in Mappe).
22. Seminar über Methoden der Kulturgeschichte (*Kulturwissenschaftliche Methode*), November 1927 – Februar 1928 [siehe S. 341, 347, 357-358] (zwei Notizhefte, eines für die letzte

Sitzung, *Schlußübung*, 29. Februar 1928; Abschriften in Mappe).

23. Vortrag über Mediceische Feste, Hamburg, Handelskammer, 14. April 1928 [siehe S. 339-340, 358-359] (Notizen und Vortragstext in Notizheft: *Handelskammer*).
24. Vortrag über »Mnemosyne«, Rom, Bibliotheca Hertziana, 19. Januar 1929 [siehe S. 361 f.] (einige Gertrud Bing diktierte Texte, Entwürfe für eine Zusammenfassung mit korrigierter Maschinenabschrift in Mappe: *Hertziana-Vortrag*).
25. »Doktorfeier«, Hamburg, 30. Juli 1929 [siehe S. 372-374] (Notizen und Vortragstext in Notizheft; Maschinenabschrift in Mappe).

B. ENTWÜRFE UND NOTIZEN

In dem vorliegenden Buch wird aus den im folgenden aufgeführten und jeweils mit einem Stichwort bezeichneten Entwürfen und Notizen des Nachlasses zitiert:

1. *Fragmente* (»Grundlegende Bruchstücke zu einer monistischen Kunstpsychologie«), eine Folge von Aphorismen Warburgs aus den Jahren zwischen 1888 und 1903, wovon 400 numerierte Eintragungen bis 1900 von fremder Hand in einen Folioband übertragen wurden. Eine Maschinenabschrift liegt vor in einer Mappe [siehe S. 18, 69, 71 f., 98 f., 104 f., 108, 121, 244].
2. *Ninfa Fiorentina*, eine Mappe mit Notizen und Fragmenten von Warburg und A. Jolles aus dem Jahr 1900 [siehe S. 18, 146-164, 214, 232, 325].
3. *Zeitgenössische Kunst*, eine Mappe, die neben anderem zwei kurze Schauspiele enthält: »Als ein junges Mädchen die Duse sehen wollte«, 1893 [siehe S. 125, Anm.] und »Hamburgische Kunstgespräche«, 1896 [siehe S. 125-128, 194, 363], außerdem Entwürfe über Böcklins Beerdigung, 1901 [siehe S. 194 f.], eine Stellungnahme zu Lederers Bismarckdenkmal, 1901 [siehe S. 195 f.] und Bemerkungen über Liebermann, 1902 [siehe S. 196 f.].
4. *Kunsthistoriker*, eine Mappe vermischten Inhalts, mit dem Entwurf eines Briefes [zitiert auf S. 20] und Aufzeichnungen über »Die Richtungen der Kunstgeschichte«, die sich an A. Goldschmidt wenden [siehe S. 181-183].

5. *Weltliche Kunst,* Entwürfe zu einem geplanten Aufsatz »Weltliche Kunst aus Flandern im Mediceischen Florenz«, in dem Warburg das Careggi-Inventar erörtern wollte, das er in dem in Veröffentlichte Werke, 8 resümierten Vortrag bekanntgemacht hatte. Der Aufsatz existiert in zahlreichen Entwürfen, gelangte aber nie über das Druckfahnenstadium von 1904 hinaus. Drei Mappen mit diesen Druckfahnen, Notizen und Materialien [siehe S. 171, 180, 199, 205f.].
6. *Festwesen,* Mappe mit einer Sammlung unterschiedlicher Entwürfe und Notizen aus den Jahren 1903 bis 1906, sowie einer Maschinenabschrift, auf die sich die Seitenzahlen unserer Zitate beziehen [siehe S. 184, 185, 198, 202, 203, 205, 228, 229f., 326, 377].
7. *Briefmarke,* 1927, Notizbuch im Zusammenhang mit einer Briefmarkenausstellung; Maschinenabschrift in Mappe [siehe S. 329, 341, 354].
8. *Ovid,* 1927, Notizbuch im Zusammenhang mit einer Ausstellung von Photographien; Maschinenabschrift in Mappe [siehe S. 351ff.].
9. *Notizen,* 1927, Notizbuch [siehe S. 192].
10. *Allgemeine Ideen,* 1927, Notizbuch; Maschinenabschrift in Mappe [siehe S. 329, 338, 340, 376, 393].
11. *Mnemosyne, Überschriften,* 1928, Notizbuch; Maschinenabschrift in Mappe [siehe S. 404].
12. *Grundbegriffe* I und II, 1929, Notizbücher; Maschinenabschriften in Mappe [siehe S. 331, 338, 381, 386, 394].
13. *Grisaille,* 1929, Notizbuch; Maschinenabschrift in Mappe [siehe S. 334, 360].
14. *Mnemosyne,* 1928-29 (der »Atlas«). Es liegen Photographien der Tafeln in verschiedenen Stadien vor, sowie einige Gertrud Bing diktiert Entwürfe für die Einleitung, in einer Mappe, zusammen mit einer Maschinenabschrift [siehe S. 14, 15, 81, 331, 359f., 375-408] (siehe auch oben 10-13).
15. *Manet,* 1929. Gertrud Bing diktierte Texte, die wahrscheinlich in Nr. 14 aufgenommen werden sollten, in einer Mappe zusammen mit einer Maschinenabschrift [siehe S. 363-368].

SCHRIFTEN ÜBER WARBURG

1. Rudolf Hoecker, »Eine kunstwissenschaftliche Studienbibliothek: Die Bibliothek Professor A. Warburgs in Hamburg«, *Zentralblatt für die deutsche Kunst,* April 1917.
2. Fritz Saxl, »Rinascimento dell'Antichità Studien zu den Arbeiten A. Warburgs«, *Repertorium für Kunstwissenschaft,* Bd. 43, 1922 [wiederabgedruckt in D. Wuttkes Sammlung von Schriften und Würdigungen Warburgs, Veröffentlichte Werke, 42].
3. Fritz Saxl, »Die Bibliothek Warburg und ihr Ziel«, *Vorträge der Bibliothek Warburg 1921-22,* Leipzig 1923.
4. Christian Herrmann, »Die Bibliothek Warburg und ihre Veröffentlichungen«, Kant-Studien, Bd. 29, Nr. 3-4, 1924.
5. Jacques Mesnil, »La Bibliothèque Warburg et ses publications«, *Gazette des Beaux-Arts,* 5. Per., 14, 1926.
6. Johannes Geffcken, »Neues und Neuestes vom Nachleben der Antike«, *Süddeutsche Monatshefte,* Bd. 23, Nr. 4, Januar 1926.
7. Georg Stuhlfauth, »A. Warburg und die Warburg-Bibliothek. Das Problem des Nachlebens der Antike in Kultur und Religion«, *Theologische Blätter,* Bd. 5, Nr. 3, März 1926.
8. Ernst von Aster, Rezension der *Vorträge der Bibliothek Warburg,* Bd. I und II, 1, in *Zeitschrift für Ästhetik und Allgemeine Kunstwissenschaft,* Bd. 20, 1926.
9. Erwin Panofsky, Nachruf, *Hamburger Fremdenblatt,* 28. Oktober 1929.
10. *Aby M. Warburg zum Gedächtnis. Worte zur Beisetzung von Professor Dr. Aby M. Warburg.* Beiträge von Erich Warburg, Ernst Cassirer, Gustav Pauli, Walter Solmitz und Carl Georg Heise, Hamburg, Privatdruck, Oktober 1929.
11. Fritz Saxl, »Aby Warburg«, *Frankfurter Zeitung,* 9. November 1929.
12. Ed. Fränkel, »Aby Warburg«, *Gnomon,* Bd. 5, Dezember 1929.
13. Olga Herschel, »Erinnerungen an Professor Aby Warburg«, *Hamburger Universitäts-Zeitung,* 10. Dezember 1929.
14. Erwin Panofsky, »Professor A. Warburg«, *Das Johanneum,* Bd. 13, Nr. 9, Dezember 1929 [dasselbe wie Nr. 9].
15. Gustav Pauli, »In Memory of Professor Aby M. Warburg, 1866-1929«, *Hamburg-Amerika-Post,* Bd. 1, 1929.
16. Fritz Saxl, »Rede, gehalten bei der Gedächtnis-Feier für Professor Warburg am 5. Dezember 1929« (maschinenschriftlich).

17. Max M. Warburg, »Rede, gehalten bei der Gedächtnis-Feier für Professor Warburg am 5. Dezember 1929« (maschinenschriftlich).
18. Giovanni Costa, »La Collezione Warburg«, *Bilychnis*, Dezember 1929.
19. Wilhelm Waetzoldt, »Aby Warburg«, *Kunst und Künstler*, Bd. 28, Nr. 3, 1929-30.
20. Alceste Giorgetti, »Aby Warburg«, *Archivio Storico Italiano*, Siebte Serie, Bd. 13, Nr. 2, 1930.
21. Rudolf Hoecker, »Aby Warburg zum Gedächtnis«, *Zentralblatt für Bibliothekswesen*, Bd. 47, 1930.
22. Giorgio Pasquali, »Ricordo di Aby Warburg«, *Pegaso*, Bd. 2, Nr. 1, 1930 (wiederabgedruckt in *Vecchie e nuove pagine stravaganti di un filologo*, Florenz, 1952).
23. Eduard Rosenbaum, »Commerzbibliothek und Bibliothek Warburg in Hamburg«, *Zentralblatt für Bibliothekswesen*, Bd. 47, 1930.
24. Fritz Rougemont, »Aby Warburg und die wissenschaftliche Bibliophilie«, *Imprimatur*, Bd. 1, 1930.
25. Fritz Saxl, »Die Kulturwissenschaftliche Bibliothek Warburg in Hamburg«, in: Ludolph Brauer (u. a.), *Forschungsinstitute, ihre Geschichte, Organisation und Ziele*, Bd. 2, Hamburg, 1930 (wiederabgedruckt in Veröffentlichte Werke, 42).
26. Wilhelm Waetzoldt, »In Memoriam Aby Warburg«, *Mitteilungen des Kunsthistorischen Institutes in Florenz*, Bd. 3, Nr. 5, 1930.
27. Alfred Doren, »Aby Warburg und sein Werk«, *Archiv für Kulturgeschichte*. Bd. 21, Nr. 1, 1931.
28. *Bericht über die Tätigkeit der Bibliothek Warburg in den Jahren 1930 und 1931* (maschinenschriftlich).
29. Arthur Beer, »Sterndämonen unterwegs ... Ein Besuch in Warburgs ›Himmelsmuseum‹«, *Die Sterne*, 1931, Nr. 8-9.
30. Edgar Wind, »Warburgs Begriff der Kulturwissenschaft und seine Bedeutung für die Ästhetik«, *Zeitschrift für Ästhetik und allgemeine Kunstwissenschaft*, 25. Beiheft, 1931 [wiederabgedruckt in: Veröffentlichte Werke, 42].
31. Fritz Saxl, »Die Ausdrucksgebärden der bildenden Kunst«, *Bericht über den XII. Kongreß der Deutschen Gesellschaft für Psychologie in Hamburg*, April 1931 [zu Warburgs Idee einer dynamischen Inversion; wiederabgedruckt in Veröffentlichte Werke, 42].

32. Gertrud Bing, Vorwort zu Aby Warburg, *Gesammelte Schriften*, 2 Bde., Leipzig-Berlin, 1932.
33. Nikolaus Pevsner, Rezension von A. Warburg, *Gesammelte Schriften*, in *Theologische Literaturzeitung*, 1933, Nr. 26.
34. Werner Kaegi, »Das Werk Aby Warburgs«, *Neue Schweizer Rundschau*, N. F., Bd. 1, Nr. 5, 1933.
35. Gertrud Bing, »The Warburg Institute«, *The Library Association Record*, 4. Folge, Bd. 1, 1934.
36. Edgar Wind, »The Warburg Institute Classification Scheme«, *The Library Association Record*, 4. Folge, Bd. 2, 1935.
37. Anthony F. Blunt, »A Method of Documentation for the Humanities«, *Transactions of the International Federation for Documentation*, XIV. Konferenz, 1938.
38. E. H. Gombrich, Rezension von Aby Warburg, *Gesammelte Schriften*, in *A. Bibliography for the Survival of the Classics*, Bd. 2, London, 1938.
39. Erwin Panofsky, *Studies in Iconology*, Vorwort, New York, 1939 [dt.: *Studien zur Ikonologie*, Köln, 1981].
40. Carl Georg Heise, *Persönliche Erinnerungen an Aby Warburg*, New York, 1947 (Neuausgabe: Gesellschaft der Bücherfreunde zu Hamburg, 1959).
41. Alfred Neumeyer, Rezension von Carl Georg Heise, *Persönliche Erinnerungen an Aby Warburg*, in *American-German Review*, Nr. 14, Dezember 1947.
42. Hans van de Waal, *Drie eeuwen vaderlandsche geschied-uitbeelding 1500-1800. Een iconologische studie*, 2 Bde., Den Haag, 1952.
43. Eric M. Warburg, »The Transfer of the Warburg Institute to England in 1933«, *Warburg Institute Annual Report 1952-53*.
44. Gustav Hillard, *Herren und Narren der Welt*, München, 1954 [S. 285-86: Warburgs Ängste im Ersten Weltkrieg].
45. Geoffrey T. Hellman, »A Schiff Sortie and a Warburg Wallow or, Churning around with the Churnagooses«, *The New Yorker*, 11. Juni 1955 [»Ich wünschte, ich könnte Deutsch und Italienisch lesen, um Aby gerecht zu werden . . .«].
46. Joachim Poley, »Aby Warburg zum Gedächtnis«, *Neues Hamburg*, Bd. X], 1956.
47. Gertrud Bing, »Fritz Saxl, 1890-1948, a Memoir«, in D. J. Gordon (Hrsg.), *Fritz Saxl 1890-1948. A Volume of Memorial Essays*, London, 1957.

48. E. H. Gombrich, »Art and Scholarship. An Inaugural Lecture«, London, 1957 (dt. in *Meditationen über ein Steckenpferd,* Wien, 1973).
49. Fritz Saxl, »Three ›Florentines‹: Herbert Horne, A. Warburg, Jacques Mesnil«, in *Lectures,* 2 Bde., London 1957.
50. Fritz Saxl, »Warburg's Visit to New Mexico«, in *Lectures,* 2 Bde., London, 1957.
51. Gertrud Bing, *Aby M. Warburg* (Vortrag anläßlich der feierlichen Aufstellung von Aby Warburgs Büste in der Hamburger Kunsthalle am 31. Oktober 1958 mit einer vorausgehenden Ansprache von Senator Dr. Hans H. Biermann-Ratjen), Hamburg, 1958 (italienisch in *Rivista Storica Italiana,* Bd. 72, Nr. 1, 1960).
52. Hans W. Hertz, Rezension von C. G. Heise, *Persönliche Erinnerungen an Aby Warburg* (Ausgabe von 1959), in *Zeitschrift des Vereins für Hamburgische Geschichte,* Bd. 46, 1960.
53. M. Pastore Stocchi, »Iconologia e storia della cultura«, *Lettere Italiane,* Bd. 12, Nr. 3, 1960.
54. E. H. Gombrich, »The Style *all'antica:* Imitation and Assimilation«, *Acts of the Twentieth International Congress of the History of Art at New York, 1961* (wiederabgedruckt in *Norm and Form,* London, 1966).
55. *Catalogue of the Warburg Institute Library, University of London,* 2 Bde., Boston, Mass., 1961; Neuausgabe in 12 Bänden, Boston, Mass., 1967 [Einleitung].
56. J. B. Trapp, »The Warburg Institute«, *Studi Medievali,* 3. Folge, Bd. II, 1961.
57. Eduard Rosenbaum, »M. M. Warburg & Co., Merchant Bankers of Hamburg. A Survey of the first 140 years, 1798-1938«, *Year Book of the Leo Baeck Institute of Jews from Germany,* Nr. 7, 1962.
58. Giorgio Tonelli, »Attività recenti del ›Warburg Institute‹ di Londra (1960-1961), *Sguardi su la Filosofia Contemporanea,* Bd. 40, 1962.
59. Jan Bialostocki, »Iconography and Iconology«, *Encyclopedia of World Art,* Bd. 7, New York, 1963 [dt. in E. Kaemmerling (Hrsg.) *Ikonographie und Ikonologie,* Köln, 1979].
60. William S. Heckscher, »The Genesis of Iconology«, *Stil und Überlieferung in der Kunst des Abendlandes (Akten des XXI. Internationalen Kogresses für Kunstgeschichte in Bonn,* Bd. 3), Berlin, 1967 [dt. in E. Kaemmerling, siehe Nr. 59].

61. Gertrud Bing, »A. M. Warburg«, *Journal of the Warburg and Courtauld Institutes,* Bd. 28, 1965 [überarbeitete Fassung eines Vortrages, gehalten am Courtauld Institute, 1962; ital. als Einleitung zu Veröffentlichte Schriften, Nr. 41].
62. E. H. Gombrich, »Gertrud Bing zum Gedenken«, *Jahrbuch der Hamburger Kunstsammlungen,* Bd. 10, 1965.
63. Carlo Ginzburg, »Da A. Warburg a E. H. Gombrich (Note su un problema di metodo)«, *Studi Medievali,* 3. Folge, Bd. 7, Nr. 2, 1966.
64. E. H. Gombrich, *Aby Warburg zum Gedächtnis* (enthält E. H. Gombrichs Vortrag anläßlich des 100. Geburtstages von Warburg sowie eine Begrüßung durch Karl-Heinz Schäfer und abschließende Bemerkungen von Carl Georg Heise), *Hamburger Universitätsreden,* Nr. 34, 1966 (wiederabgedruckt in *Jahrbuch der Hamburger Kunstsammlungen,* Bd. 11, 1966).
65. E. H. Gombrich, »Aby Warburg, 1866-1929«, *Neue Zürcher Zeitung,* 11. Dezember 1966.
66. E. H. Gombrich, »Ritualized Gesture and Expression in Art«, *Philosophical Transactions of the Royal Society of London,* Ser. B., Biological Sciences, Nr. 772, Bd. 251, 1966.
67. W. S. Heckscher, »Aby M. Warburg, 13. Juni 1866 - 26. Oktober 1929«, *Hollands Maandblad,* Juni-Juli 1966.
68. Udo Kultermann, *Geschichte der Kunstgeschichte. Der Weg einer Wissenschaft,* Wien, 1966.
69. Dieter Wuttke, »Aby Warburg und seine Bibliothek. Zum Gedenken anläßlich Warburgs 100. Geburtstag am 13. Juni 1966«, *Arcadia,* Bd. 1, 1966.
70. Stephen Birmingham, *»Our Croud«. The Great Jewish Families of New York,* New York, 1967 [S. 192f.; 342-43: »Die Religion begann Aby Warburg durch die Astrologie zu ersetzen ... dieses eichhörnchenhafte Sammeln ...«].
71. Alfred Neumeyer, *Lichter und Schatten,* München, 1967 [S. 220, 224f.].
72. E. H. Gombrich, *In Search of Cultural History,* The Philip Maurice Deneke Lecture, 1967, Oxford, 1969.
73. E. H. Gombrich, »Personification«, in R. R. Bolgar (Hrsg.), *Classical Influences on European Culture, Cambridge,* 1970 [Sassettis Fortuna].

REGISTER

Die kursiven Ziffern verweisen auf die Fußnoten

ABBILDUNGSNACHWEIS

Basel, Öffentliche Kunstsammlung Abb. 49
Berlin (Ost), Staatliche Museen Abb. 67
Berlin (West), Staatliche Museen Preußischer Kulturbesitz Abb. 40, 116
Bologna, Photo Poppi Abb. 154
Bologna, Photo Villani Abb. 89
Boston, Museum of Fine Arts, Charles Potter Kling Fund Abb. 151
Brüssel, A. C. L. Abb. 41
Düsseldorf, Kunstmuseum Abb. 76
Den Haag, Mauritshuis (Photo A. Dingjan) Abb. 112, 161
Escorial, Biblioteca del Monasterio de San Lorenzo el Real Abb. 68
Fiesole, Museo Bandini Abb. 52
Florenz, Biblioteca Nazionale Abb. 21, 22
Florenz, Photo Alinari Abb. 2, 7, 8, 10, 11, 12, 15, 16, 31, 32, 33, 34, 35, 37, 42, 43, 53, 54, 55, 56, 57, 58, 60, 61, 64, 65, 66, 69, 71, 75, 77, 85, 87, 88, 90, 91, 92, 95, 101, 123, 126, 128, 129, 130, 132, 141, 146, 153, 157
Florenz, Soprintendenza alle Galerie di Firenze Abb. 52, 70, 135, 170
Frankfurt, Städelsches Kunstinstitut Abb. 19
Hamburg, Kunsthalle Abb. 72
Hamburg, Photo Kleinhempel Abb. 18
Hamburg, Photo Strumper Abb. 50
Hannover, Niedersächsische Landesgalerie Abb. 17, 48
Krakau, S. Kolowca Abb. 168
Krakau, J. E. Sajdera Abb. 99
Leeds, Harewood House (mit freundlicher Genehmigung des Earl of Harewood) Abb. 29
Leiden, Universitätsbibliothek Abb. 94
London, British Museum Abb. 30, 111, 133
London, Courtauld Institute Abb. 152, 170
London, Victoria and Albert Museum Abb. 38, 145
London, Warburg Institute Abb. 14 (mit freundl. Genehmigung des Duke of Bedford)
Mailand, Dott. Ing. Giuseppe Torno Abb. 36
Neapel, Museo Nazionale Abb. 127
New Haven, Yale University Art Gallery (Photo A. C. Cooper) Abb. 44
Paris, Archives Photographiques Abb. 139
Paris, Bibliothèque Nationale Abb. 98, 102
Paris, Musée des Arts Décoratifs (Photo Sauvanaud) Abb. 59
Paris, Musée du Louvre Abb. 73
Paris, Photographie Giraudon Abb. 13, 93, 155
Rom, Biblioteca Apostolica Vaticana Abb. 83, 137
Rom, Deutsches Archäologisches Institut Abb. 115, 124
Rom, Gabinetto Fotografico Nazionale Abb. 84
Stockholm, Nationalmuseum Abb. 117
Stuttgart, Württembergische Landesbibliothek Abb. 104

Washington, National Gallery of Art Abb. 131, 160 (Photo Bullaty Lomeo, New York)
Wien, Kunsthistorisches Museum Abb. 158, 169
Wien, Nationalbibliothek Abb. 78
Windsor, Royal Library Abb. 20, 156